応用栄養学 第11版

ライフステージからみた人間栄養学

森　基子・玉川和子　他著

医歯薬出版株式会社

執筆者一覧

森《もり》　基《もと》子《こ》　岐阜市立女子短期大学　名誉教授

玉《たま》川《がわ》和《かず》子《こ》　京都文教短期大学　名誉教授

足《あ》達《だち》淑《よし》子《こ》　あだち健康行動学研究所　所長

今《いま》井《い》具《とも》子《こ》　同志社女子大学生活科学部食物栄養科学科　教授

金《かね》子《こ》康《やす》彦《ひこ》　金沢医療センター統括診療部内科系診療部内科　栄養管理室室長

久《く》米《め》美《み》代《よ》子《こ》　医療創生大学　教授

竹《たけ》田《だ》　省《さとる》　順天堂大学医学部産婦人科学講座　特任教授

中《なか》井《い》誠《せい》一《いち》　京都女子大学　名誉教授

平《ひら》井《い》千《ち》裕《ひろ》　順天堂大学医学部産婦人科学講座　非常勤講師

古《ふる》谷《や》　博《ひろし》　元・順天堂大学医学部　教授

守《もり》田《た》哲《てつ》朗《ろう》　川崎医科大学　名誉教授，川崎医療福祉大学　名誉教授

■執筆協力

林《はやし》ち《ち》か《か》子《こ》　あだち健康行動学研究所　研究員（執筆時）

第11版の序　LIFE STAGE

2019 年 12 月，管理栄養士・栄養士の業務推進の基礎的資料となる「日本人の食事摂取基準（2020 年版）」が公表されました．国民の健康寿命の延伸を図るという大きな目標に伴い変更された主な点は，①高齢期の年齢区分を 2 段階に分けたこと，②推定エネルギー必要量を，妊娠可能な年齢区分と，壮年期・高齢期の一部で引き上げたこと，③たんぱく質エネルギー比率の目標量の下限値を，妊娠後期と授乳期および壮年期・高齢期で引き上げたこと，④食塩相当量を，3 歳以上の各年齢区分で引き下げたこと，⑤食物繊維と飽和脂肪酸の目標値を，幼児期に新たに設定したことなどです．

本書では，「日本人の食事摂取基準（2020 年版）」の理解を深めるために，「第 16 章　食事摂取基準の基礎的理解」を新たに書き下ろしたほか，各章に変更点や新知見を反映しました．ヒトの生涯をライフステージごとに分け，各期の生理的特性・身体状況の特徴・栄養上の特徴・疾病の予防と栄養ケア・栄養の過不足がもたらす栄養障害とそのケアなどを，理解しやすいように図表を多用して，簡潔にまとめました．

また，栄養状態や身体状況，生活習慣を改善するためには，栄養ケア・プログラムの立案・実践が必要になることから，随所に個人を対象とした例あるいは集団対象例などを挿入してありますので，栄養教育現場・保健医療現場で有効活用していただきたいと思います．

日常の健康管理は，単に望ましいエネルギー量と栄養素量を食べ物の形で摂取するだけではできません．身体活動レベルと栄養，健康増進と運動のバランスを保ち，適切に休養や睡眠をとることが必要です．さらに，特殊な生活環境下での影響を考慮したり，心理的負荷への対処と栄養などのかかわりについても理解することが求められます．このように多岐にわたる管理栄養士・栄養士の役割を果たすにあたって，本書が好適の書物となるように努めたつもりです．

読者の皆様のご意見・ご叱正をいただければ幸いです．

2021 年春

著者代表　**森　基子**

初版の序 LIFE STAGE

ヒトは生命の営みと健康の保持・増進のために適切な食物を欠くことはできない．それは，ヒトの一生のライフステージすなわち乳幼児期，学童・思春期，成人期，老年期に見合った食物を摂取することである．また，同じライフステージでも個人差があり，身体状況や体位，運動や労働の程度によって異なってくる．こうした分野を考究していくのが，栄養士・管理栄養士養成の教育課程での，「栄養学各論」という科目である．

これまでの栄養学では，一般にヒトと食物との関係は，ある条件下におけるヒトの状態と食品中の栄養素の質と量からの観点で追求されてきた傾向が強いが，「ヒトが食べる」行動の意味はそのような狭い枠のなかでとらえきれるものではない．

食べることの基本行動である咀しゃくの発達を例にとってみても，先天的な反射運動としての吸啜と異なり，咀しゃくは乳児がそれを生理的に受け入れる準備段階に達した時期から，順を追った体験から修得させるものであり，その時期と機会を失えば，いわゆる「噛めない児」が生じるであろう．また，味つけに対する好みも長年にわたる食生活のなかからつちかわれた「慣れの現象」であり，望ましい味覚形成を目指すには離乳期から意識的に取り組む必要がある．

本書に「ライフステージからみた人間栄養学」という副題をつけたのも，人びとの摂食行動に少なからぬ影響を及ぼす因子として精神面や社会的な生活背景の変化，相違点をふまえた食生活のあり方をライフステージごとに考えようとした意図からである．

ヒトの一生のスタートである産科学にはじまり，小児科学，内科学，老年病学，心療内科学，運動生理・生化学など第一線で活躍中の医師の協力を得て，栄養士教育の現場にたずさわっている者との共働作業のなかから生まれ，著者らの専門領域を生かし，最新の知見にもとづく内容を理解しやすいように簡潔にまとめて記述している．

今後，高齢者人口が増え続け，疾病構造が成人病化していくなかで，栄養士に対する社会の期待はますます大きくなるものと思われる．本書が少しでも栄養士教育における学習の成果を高めるのに役立つことを願う次第である．また本書へのご批判ご叱責をいただければ幸いである．

1988 年 3 月

執筆者一同

応用栄養学 第11版

ライフステージからみた人間栄養学

CONTENTS

1 栄養ケア・マネジメント

1 栄養ケア・マネジメントの概要

ヒトは飲食物を摂取し，消化・吸収を経て体内にとり入れた物質によって，さまざまな働きをしている．酸素とともに生命の根源になる物質をつくり出し，成長・発育・発達および身体活動・精神活動が営まれる．

このように栄養素の代謝を良好な状態にすることが健康を維持していくことであり，その状態を保つように管理することが**栄養ケア・マネジメント**である．

マネジメントとは，組織の目的を達成するために，その手順とシステムを明確にし，構成員の技能や考え方を尊重し，協力し合って問題の解決にあたるもので，計画(plan)→実施(do)→評価(check)→アクション（action）（→フィードバック）を繰り返しながら，目標を達成するシステムである（**PDCA サイクル**）．

このような考え方から近年，**栄養サポートチーム**（NST，p. 13）や**チームティーチング**（TT）を組織し，栄養上・健康上の問題を抱えているリスク保有者を対象に，栄養ケア・

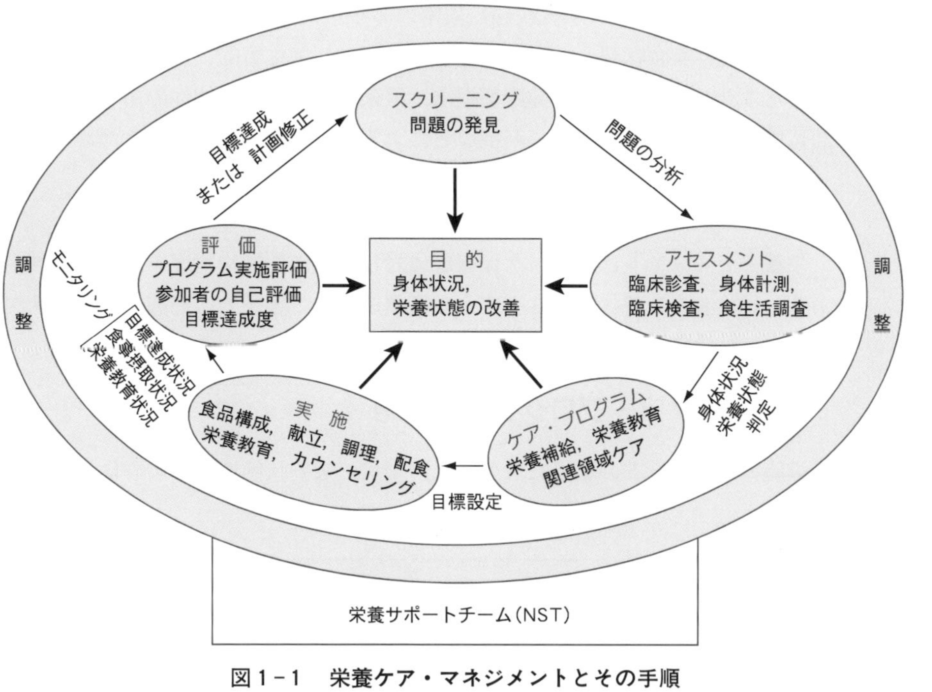

図 1－1 栄養ケア・マネジメントとその手順

マネジメントシステムが実施されるようになった．これは個々の人が抱える栄養上・健康上の問題点を改善して生活の質（QOL）を向上させることを目標に，望ましい栄養教育を行い，よりよい生活習慣を定着させるために，各専門家との連携をとりながら総合的な効果をねらうものである．

栄養ケア・マネジメントの手順

栄養ケア・マネジメントシステムは目的を達成するために組織をつくり，業務遂行上の機能や方式および，その手順に従って，目的を達成させるものである（図1-1）．

手順は，「**スクリーニング**（選別）→**アセスメント**（栄養状態の判定）→**ケア・プログラム**→実施→評価・判定」の一連の流れに沿って体系化されたもので，この評価の結果が不十分な場合，または新たな問題が発見された場合には再びアセスメントを行い，新しいプランを作成し，次の目標に向けての実施を始める．

このシステムの狙いは，医師，管理栄養士，看護師，薬剤師，歯科医師などの専門職がチームを組み，チームケアを行うことにより，身体状況や栄養状態を一定のレベルに保つまで改善しようというところにある．

しかし最近，国際標準化のために**栄養ケアプロセス***という考え方が出てきており，今後の動向が注視される．

1）栄養スクリーニング

栄養スクリーニングとは，栄養上のリスク保有者を選別することであり，選別のためのパラメータとしては，数多くの項目がある．栄養マネジメントの開始に先立ち，対象者にとって必要かつ適切なパラメータを選ぶ作業は，その後の労力や時間，医療費の軽減の点からも重要な意味をもつ．

スクリーニングでは，栄養状態に異常のある対象者を栄養上のリスクに応じて階層化し，身体的所見，喫食状況，生活調査などを参考にして主観的に把握する．

またスクリーニングは，健康増進上，将来に発生する可能性のあるリスクをさがし，生活習慣病の予防や，認知症，転倒などによる要介護状態を予防するためにも行う．

2）栄養アセスメント

栄養アセスメントは，リスク保有者に対してその問題や程度を評価し，判定する過程である．対象者の栄養状態をさまざまな指標を用いて客観的に把握し，身体状況や栄養状態を判定し，栄養ケア・プログラムを立てるための情報とする．

3）栄養ケア・プログラム，実施

栄養アセスメントの結果にもとづき，現状の栄養状態をどのように改善すればよいか，

*__栄養ケアプロセス__（nutrition care process：NCP）▶アメリカ栄養士会（ADA）から始まった栄養管理を国際標準化するためのプロセス．個々の患者やクライアントの栄養ケアを，単に標準化するだけでなく，ケアを提供するための過程を標準化することを目的にしている．その過程には，①栄養アセスメント，②栄養診断（栄養状態の判定），③栄養介入（計画と実施），④栄養モニタリングと評価，の4つの段階がある．日本栄養士会では，栄養専門職の基本スキルとしての普及を図りたいとしている．

栄養補給法，補給量を心身状況や環境を配慮し，関連領域と協力して，健康，医療，福祉の包括的なプログラムを作成する．実施にあたっては適切な補給法を選択し，経口摂取の場合は料理の形態，嗜好，いままでの食生活をふまえ計画を立てる．

4）評価とフィードバック

計画を実施した結果について，あらゆる角度から評価し，その改善度の判定を行い，問題があればフィードバックして新たな計画を立てる．

2　栄養アセスメント

栄養アセスメントは，各種パラメータから得た結果や情報により，対象者の栄養状態を判定するものである．**表1－1**に示すような各**パラメータ**のなかから必要な項目を選び，各ステージでも年齢階層や性別に応じた評価基準に準拠して評価を行う（**表1－2**）．

栄養状態を調べる方法としては**臨床診査**（身体所見），**身体計測**，**臨床検査**，**食生活調査**を主たるパラメータとし，生活習慣病においてはメタボリックシンドロームなどの判定を行い，環境因子や心理状態を加える．また高齢者，障害者においては日常生活動作の調査（ADL），摂食機能調査，認知症評価などを行う．

栄養アセスメントの種類と方法

1）静的アセスメントと動的アセスメント

静的アセスメントに適したパラメータとしては，身体計測値，血液・生化学的検査値（血清総たんぱく，アルブミン，コレステロールほか），皮内反応などがある．種々の変動要因に影響されにくく，対象者の平均的な栄養状態を反映する．

動的アセスメントに適したパラメータとしては，ラピッドターンオーバープロテイン（RTP），窒素出納値，血清アミノ酸パターン，CRPなどがある．これらは短期間での代謝変動，リアルタイムでの代謝・栄養状態をアセスメントするのに優れている．しかし，種々の要因に影響をうけやすく，変動幅が大きい．

2）臨床診査（身体所見）

栄養障害による自覚症状や視診，触診，問診などの観察や既往歴，現病歴，体重歴により，対象者の栄養状況を把握する．さらに生活パターン，食事の内容，摂食機能，薬剤服用歴や作業能力，喫煙歴，飲酒歴などを多角的に診査する（**表1－1**）．

3）身体計測

（1）身　長

身長は体格を決定する要素であり，必要なエネルギー量や適正体重の算出に用いる．

表1－1　栄養アセスメントに用いられるパラメータ

検査項目		パラメータ	
臨床診査（身体所見）		視　診	顔貌，頭髪，眼瞼・結膜，口唇，口腔内，皮膚・爪の状態など
		触　診	皮膚，浮腫，甲状腺，リンパ腺など
		問　診	既往歴，現病歴，家族病歴，自覚症状，消化器症状，睡眠時間と熟睡度
身体計測		身　長	評価は，性，年齢，心身の状態などによって異なる
		体　重	現体重とともに体重の変化，過去の最大値，体重減少率 （成長期は成長曲線，成人期以降はBMIにより判定）
		体成分	体脂肪率，インピーダンス法，ウエスト・ヒップ比，腹囲（臍周囲），骨密度，上腕周囲長(AC)，下腿周囲長（CC），上腕三頭筋皮下脂肪厚（TSF），上腕筋周囲長(AMC）など
臨床検査	生理学検査	エネルギー代謝量	間接エネルギー測定（呼気ガス測定），カロリーカウンター
		筋たんぱく質量	クレアチニン身長係数（CHI）＝24時間尿中クレアチニン量÷標準クレアチニン量×100
		骨塩量	DXA法，超音波法
		その他	体温，血圧，心拍，心電図，握力，呼吸筋力（スパイロメータ）
	生化学検査	尿	クレアチニン，尿素窒素，3-メチルヒスチジン，尿たんぱく量，尿比重
		血　液	総たんぱく量，アルブミン，トランスフェリン，プレアルブミン，レチノール結合たんぱく質，血糖，グリコヘモグロビン（HbA1c），グリコアルブミンン，総コレステロール，LDL-Cho，HDL-Cho，トリグリセリド，ヘモグロビン，ヘマトクリット その他，肝臓・腎臓・脾臓・消化管機能や電解質代謝に関する項目など
	免疫検査		総リンパ球数（TLC），免疫グロブリンなど
食生活調査	基礎調査		地域，家族構成，経済状態，運動習慣の有無と程度，飲酒習慣の有無と飲量，喫煙習慣の有無と本数，食欲の有無とその変化，味覚の変化，咀しゃく・嚥下の状態，便通の回数と便の状態，調理担当者，特定保健用食品・栄養補助食品・栄養剤の使用頻度，アレルギー疾患の有無，生活意欲，健康度の自覚，趣味・娯楽，薬剤服用状況など
	食習慣調査		食事パターン（時間，回数，摂取量，食事に要する時間），現在・過去の食嗜好，嗜好飲料（アルコール飲料を除く），加工食品・調理済食品などの使用頻度，外食の有無と頻度，間食の有無と頻度（夜食を含む）
	食品摂取頻度調査		食品群別摂取頻度状況調査（1日単位，1週間単位）
	食事摂取量調査（間食を含む）		秤量法，24時間思い出し法，食品摂取頻度調査（不可能な場合は，目安量記録法を用いる）
その他の調査	ADL，摂食機能調査，認知症評価など		ADL：日常生活動作（歩行，排泄，食事など）の判定に用いる 摂食機能調査：飲み込み，咀しゃくの状況や反応を判定する 認知症評価：日常生活，日常行動，意志疎通などで判定する 精神機能調査：精神状況を知る

表 1－2　各ステージ別栄養アセスメントでとくに注意する事項

妊娠・授乳期	既往歴（高血圧，腎疾患，妊娠高血圧症候群，糖尿病，肥満症，貧血など），各感染症，各種検診受診の有無，保健指導受講の有無，経済状態，体重の変化，浮腫の有無，梅毒・風疹検査，Hbs 抗原抗体反応，HTLV-I．妊娠初期（12 週程度）までの母体の健康管理に留意する（放射線，化学物質，薬剤，たばこ，アルコールなど） 月齢がすすむにしたがって，つわり，妊娠悪阻，妊娠高血圧症候群，貧血などの予防に注意する	
新生児・乳児期	新生児期・乳児期の栄養障害は，その後の成長・発達に大きく影響するためとくに重要．この時期の栄養アセスメントは身体所見・病歴・身体計測を中心に行うが，栄養障害が懸念される場合には，一般検査指標としての生化学検査を行う．しかし，対象が幼いため採血量が限られるので最小限のパラメータで，評価・判定を行うことが望ましい	
	身体所見	月齢に応じた身体発育，運動機能の発達，精神発達状況を観察．大泉門の閉鎖状況などの観察．黄疸，メレナ，口唇裂，口蓋裂などが認められれば適切な乳汁ならびに授乳法を選択．乳糖不耐症，アレルギーも同様
	身体計測	身長，体重，胸囲，頭囲．身長と体重のバランス，頭囲と胸囲のバランス
	臨床検査	先天代謝異常に関するマススクリーニングテストなど
	評　価	標準値として参考になるのは，2010 年発表の乳幼児身体発育値にもとづいて算出された身長・体重の発育パーセンタイル曲線が便利．運動機能の発達の参考には，厚生労働省が身体発育調査をふまえて発表している運動機能通過率（首のすわり，寝返り，はいはい，つかまり立ちなど）があるが，絶対的なものではなく個人差が大きい
幼児期	身体所見	年齢に応じた心身の発育，発達状態，口腔内の状態と口腔機能の発達段階（乳歯列の安定，噛み合わせの安定，乳臼歯での咀しゃく力など）
	身体計測	幼児期以降は頭囲の代わりに座高を測定
	食生活調査	食事のパターンとリズム，偏食の有無，嗜好の偏り，間食の度合い，咀しゃく力など
学童期	身体所見	肥満度，脊椎側弯症など
	身体計測	肥満度算定（標準体重，ローレル指数，皮脂厚計など），体脂肪量と除脂肪体重測定など
	臨床検査	学校保健法にもとづく健康診断，溶血性連鎖状球菌によるネフローゼ症候群，腎炎に注意する
	評　価	幼稚園児，児童，生徒の身体計測の評価は，学校保健統計調査の体位を参考
思春期	身体所見や身体計測の結果，極端な低体重は注意，神経性食欲不振症にも注意する．肥満度算定は学童期と同様	
成人期	社会的，家庭的に中心となる年齢層で，気力・体力ともに充実しているが，反面，自分の健康管理がおろそかになる欠点を合わせもつ．適正な食生活と運動で，生活習慣病の予防が大切な年代である	
	身体計測 臨床検査	生活習慣病予防の徹底をはかるため，特定検診の結果により，健康の保持につとめる必要がある者（40～74 歳）に対して保健指導を所定のプログラムに従い実施する
高齢期	高齢者の健康は，単に死亡率や有病率を低減させるのみではなく，快適で生きがいのある日常生活がおくれるということにある．そのためには，日常の生活動作を確保するだけではなく，生活機能を保持増進させることが望まれ，自立の程度を健康の評価と考えるのも大切である 高齢者の栄養素量の摂取は加齢による身体的な変化，心理的な要因，家族関係や居住環境など，いろいろな要因が影響し合って，ややもすれば低栄養におちいることがある	
	日常生活機能要因	①　自立能力（排泄，入浴，摂食，調理，洗濯，買い物，掃除など生活一般） ②　知的能力（判断力，思考力，記憶力） ③　社会的能力（積極性，協調性，社交性）
	身体的要因	食欲，味覚，咀しゃく，嚥下，便秘，薬剤，疾病，歩行能力，視力・聴力，転倒，手足の麻痺，言語表現，筋力など
	心理的要因	生きる意欲，閉じこもり，アルコール依存，ストレス，家族関係，人間関係，居住環境
	経済力	経済的自立の可否および程度
	栄養摂取的要因	低栄養，水分摂取
	要介護状況	要支援（1，2），要介護（1，2，3，4，5），認知度（I，II，III，IV，M） （介護保険法による）

身長推定の方法

・乳幼児の身長は背臥位測定（乳児用身長計）で計測する．

・寝たきりでは指極(両手を左右に広げて鎖骨の上を通って両中指の先端間＝身長)，膝高(踵から下腿の内側にある脛骨に沿って上縁の脛骨点までを計測)，身長を推定する．次式は高齢者向けの身長推定式（Chumlea らによる）を示す．

男性　身長 cm＝64.19－(0.04×年齢)＋(2.02×膝高 cm)

女性　身長 cm＝84.88－(0.24×年齢)＋(1.83×膝高 cm)

（2）体　重

体重の増減は栄養状態を察知するためにもっとも有用な項目で，その評価方法には体重の増減以外にも，標準体重，体重減少率（%），通常体重比（%），体格指数（カウプ指数，ローレル指数，BMI）がある．

$$\text{BMI}=\text{体重(kg)}/\text{身長(m)}^2$$

$$\text{体重減少率}=\frac{\text{通常体重}-\text{現体重}}{\text{通常体重}}\times 100$$

標準体重比から栄養状態を判定することができる（p. 315 の**付表 2** を参照）．

（3）周径囲

周径囲はウエスト，ヒップ，大腿囲，上腕周囲長（AC），腹囲（臍周囲），上腕三頭筋皮下脂肪厚（TSF）などが用いられ，腹囲およびウエストとヒップの比は脂肪組織の分布の評価に用いられる．これらが高いのは**内臓脂肪**および**皮下脂肪蓄積**を示し，糖尿病や脂質異常症のリスクが高い．周径囲は 1 カ所だけではなく，他の部位の周径囲と組み合わせて，体脂肪量の指標となる（判定基準は**付表 2** を参照）．

頭囲は，生後 1 ～ 2 年で脳の発達とともに増加し，胸囲は 6 カ月までは頭囲と胸囲がほぼ同じで，その後は胸囲が頭囲を上回る．乳・幼児の発育の判定に用いる．

（4）皮下脂肪厚・筋たんぱく量

皮下脂肪厚は体構成成分の推定に用いられる．全身の体脂肪量の推定には，上腕三頭筋部と肩甲骨下端部の皮下脂肪厚の測定が用いられる．筋たんぱく量は AC と TSF により，筋肉によるたんぱく蓄積状態（上腕筋周囲長）を知る（判定基準は**付表 2** を参照）．

正確には，腹部 CT 断面像の脂肪面積から判定する．

4）臨床検査

この検査は栄養状態を反映する血液や尿の成分で行い，さらに生理的な機能を検査する．**表 1 - 1** のパラメータを目的に応じて選択し，身体の栄養状態を評価するものである．

（1）血清たんぱく質

❶ 血清アルブミン

食事摂取たんぱく質の状態を反映している．比較的長期のたんぱく質欠乏状況を知るパラメータとして用いられている．血清総たんぱくの約 60 %を占め，内臓たんぱく量をよく反映するが半減期は 17～23 日と長く，早期に潜在的な欠乏状態を知るには不十分である．

❷ ラピッドターンオーバープロテイン（RTP）

半減期が比較的短く，短期間のたんぱく質栄養状態を反映する血清中のトランスフェリン，プレアルブミン，レチノール結合たんぱく質などの総称である．

・トランスフェリン

血清鉄の輸送たんぱく質であり，ヘモグロビン合成に関与している．半減期は7～10日で比較的短期間のたんぱく質の栄養状態を反映する．

・プレアルブミン（トランスサイレチン）

肝臓で合成され，血液中でチロキシンやレチノールの輸送に関与する血清たんぱく質で，半減期は3日のため，短期間のたんぱく質の栄養状態を反映する．

・レチノール結合たんぱく質

肝臓で合成され，血液中のレチノールの分泌に関与している．血中に分泌されたレチノール結合たんぱく質はプレアルブミンと複合体を形成して循環している．半減期は12時間で非常に早く栄養状態を反映する．

（2）窒素平衡

食事などで摂取した窒素量と糞便・尿などから排泄された窒素量の差でたんぱく質の栄養状態を知る．24時間尿で測定する．

窒素出納（g/日）＝摂取窒素（g/日）－排泄窒素量（g/日）

＝摂取たんぱく質（g/日）÷6.25－24時間尿中尿素窒素（g/日）＋4g

平衡状態：0　　同化亢進：＋　　異化亢進（消耗性疾患が考えられる）：－

（3）尿中クレアチニン，クレアチニン身長係数

クレアチニン産生量は筋肉量に比例するため，筋たんぱく質量の評価に用いる．尿中のクレアチニン排泄量で測定する．

クレアチニン身長係数は，同一身長の健常者と比較して筋たんぱく質の消耗状態を評価する指標に用いられる．

（4）総リンパ球数

末梢血球中に占めるリンパ球は約30％であり，生体防御を司っている．全身の栄養状態の悪化にともなって，リンパ球の機能が低下する．このような自己免疫能に関する指標も栄養状態を早期から反映する．

（5）その他の指標

貧血の指標として赤血球数，ヘモグロビン値，ヘマトクリット値を，脂質異常症・高血糖の指標として，LDL-コレステロール，HDL-コレステロール，トリグリセリド，ヘモグロビンA1c，血糖値などのパラメータを用いる．

❶ 総コレステロール（T-Cho）

血中脂肪はコレステロール（Cho），リン脂質（PL），トリグリセリド（TG）と遊離脂肪酸によって構成されている．このように多種の脂肪があるが，重要なのはコレステロールとトリグリセリドである．コレステロールは食事から摂取する以外に肝臓から各組織へコレステロールを輸送するのがLDL-Choで，各組織から肝臓へ転送するのがHDL-Choである．転送と輸送のバランスが崩れると脂質異常症を促進する．

❷ HDL-コレステロール（HDL-Cho）

HDL（高比重リポたんぱく）はたんぱく質の50％，脂質の50％で構成されている．細胞内に蓄積したコレステロールを除去し，細胞内へのLDL-Choの取り込みを抑制する．このために脂質異常を予防する効果がある．

❸ LDL-コレステロール（LDL-Cho）

LDL-Cho の高値のときは，酸化 LDL-Cho も多く，動脈硬化を促進する．

❹ トリグリセリド（TG）

中性脂肪のほぼ 90 %を占めている血清中の TG 値は，食事摂取の影響を受けやすい．全身の脂肪組織の主成分で，生体のエネルギー貯蔵を司る．

❺ 血糖（空腹時）

血糖検査は糖代謝異常あるいは関連疾患の診断鑑別に用いる．

❻ ヘモグロビン A1c*（HbA1c：糖化ヘモグロビン）

血液中のたんぱく質はブドウ糖と結合し，糖化たんぱく質となる．糖化たんぱく質の産生は，ブドウ糖濃度が高いほど大きい．ヘモグロビン A1c はヘモグロビン A に糖が結合したもので，ヘモグロビンの寿命が 120 日で過去 1〜2 カ月の平均血糖値を反映する．

❼ 赤血球，ヘモグロビン（Hb），ヘマトクリット（Hct）

赤血球数，血液中のヘモグロビン濃度，血液全体に対する赤血球の容積率（ヘマトクリット）の 3 種類の検査で，貧血の診断の指標とする．

5）食生活調査

栄養状態を評価する手段として非常に大切である．対象者の食事摂取状況は，質と量だけでなく，食事回数，間食，欠食の状況や，対象者の食事観や食生活に関する知識や行動，食事をする環境，また調理を担当する人の考え方など，対象者の食生活を知るうえで大切である．食事調査の方法は，24 時間思い出し法や，食事記録法，食品摂取頻度調査などがあるが，調査の目的にあわせて方法を選ぶ．

6）日常生活・摂食調査

（1）日常生活調査

食生活，身体活動，休養・睡眠の状況，飲酒・喫煙の状況などを調べる．

（2）健康意識調査

健康感，生活習慣行動の意識などを調べる．

（3）日常生活動作（ADL）の調査

歩行，排泄，食事，入浴，更衣など，日常生活動作の状態を調べる．

（4）摂食機能調査

食物に対する反応，飲み込み時間，飲み込み方など，摂食嚥下《えんげ》機能と誤嚥のリスクを調べる．

（5）認知症評価

知能，能力の調査や家族などからの聞き取りで，記憶力，識別能力，病的な物忘れ，夜間せん妄，異食癖などを調べる．

（6）身体的運動能力調査

握力（kg），開眼片脚起立時間（秒），歩行速度を調べる．

*HbA1c 値の表記法変更▶ HbA1c は国際的に糖尿病治療上，重要な指標として用いられている．わが国では JDS 値で表記されてきたが，他の多くの国で使用されている国際表記 NGSP 値と比較すると，約 0.4 %低値であることから，2012 年 4 月 1 日以降，表記とその運用が改められた．2014 年 4 月から NGSP 値に統一表記している．

7）食知識・態度・行動

個人の生活習慣が変わるためには「食知識の受容」「態度の変容」「行動の変容」の３段階を経ることで目的を達成できる．これらの過程をより効果的にすすめるためには「マスメディア」「小集団による働きかけ」「１対１のサービス」などの力が必要である．

たとえば「知識の受容」は必要な食事量や質，さらに食品の性質など多くの情報を得て，自分の適切な体重を知り，肥満や痩せが身体の栄養状態にどのような影響があるかについて気づき，どうすればよいかを考えるという「態度」が現れなければならない．そして自分が６カ月間に５ kg 減量しようという目標を立て，それに向かって「行動」する．

このように個人の行動変容を促すためには，専門家やマスメディア，地域・家庭が正しい情報の提供や具体的な技術の習得の機会をつくるなど，環境の整備が望まれる．

8）生活習慣と QOL の向上

今日の日本は生活水準の向上や医学，医療の進歩により世界一の長寿国となった．しかし，一方ではがん，心臓病，脳卒中などの生活習慣病が増加し，さらに寝たきりや認知症などの障害も増加している．不適切な生活習慣が疾病の発生やその増加につながったばかりではなく，身体や生活の質（QOL）の低下を招くことにもなった．

そこで，わが国では少子高齢化がすすむなかで，健康で活力ある社会を築くために従来の病気の早期発見・早期治療という二次予防から，健康を増進して発病を予防する一次予防を重視している．QOL の向上を図り健康寿命の延伸を実現するために，関係団体や家族，地域の支援が必要である（図１-２）．

9）健康・栄養問題の検出と課題の決定

課題の決定にあたっては，身体計測，臨床検査などの身体的状況の検出のみでなく，対象者の精神的・心理的状況，生活習慣や知識・スキルなど，全人的に問題を発見する．

そして本人（家族）がどんなことに困り，何を望んでいるか十分な話し合いが大切で，これらに対応するために関係する援助者が協議し，的確な方針とその具体策を決定する．

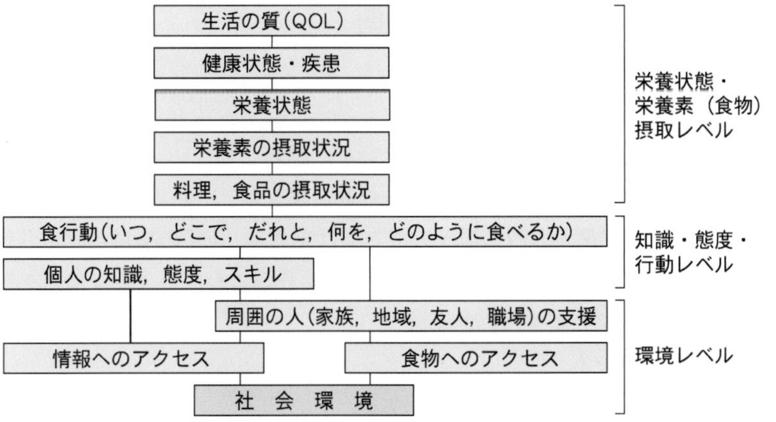

図１-２　栄養・食生活と健康，生活の質などの関係

3 栄養ケア・プログラムの計画・実施・評価

栄養ケア（nutritional care）とは，個人または集団を対象に，その人の身体状況，栄養状態にあわせて，QOL を高めるために行うものである．

栄養ケア・プログラムは，アセスメントの結果をもとにして，**改善目標の設定，栄養補給法，関連領域の栄養ケア，栄養教育**の 4 つの柱で作成する．また実施期間を定めて，ケアに関わる人々が協議（カンファレンス）して，具体的で実行可能なものとし，ときには生活習慣の課題を定め，書面にしたあとに実施する．実施期間中の記録は残し，実施結果を評価し，問題点があればそれをフィードバックして次の栄養ケア・プログラムに組み入れ，再び第二の改善目標に向かって新たなプログラムを立て実施する．

1．課題の必要性，優先性，実施可能性

プログラムづくりの過程のなかで述べたように，対象者と相談しながら課題を発見していく．この最初の過程がもっとも重要である．対象者の健康状況，改善しようとする意欲や動機づけなど，このプログラムを成功させるために，どのような課題をどれだけ発見できるか，そして課題のなかからどれが一番必要か優先順位を考える．

さらに必要な課題（テーマ）を実現するために，実施可能な方法を検討する．これは実施時期，実施期間，協力者，費用，対象者の知識や理解力，生活習慣など，実施に向けて実現の可能性を考え，到達目標や教育計画を立てる．対象者個人が自分の目標に向かって改善意欲を持ち，自らの目標に向かってすすむことが第一である．

2．資源と費用

栄養ケア・プログラムを実施するにあたっては各種保険，施設，サービスなどの公的資源や専門家，ボランティアなどの人的資源を活用し，幅広い援助が必要である．実施にかかる費用についても，到達目標に向かってゴールまで長期にわたり無理なく計画が実施されるよう勘案しなければならない．

3．栄養ケア・プログラムの計画

1）目標の設定

目標は栄養素の摂取レベルが低い場合にも，過剰な場合にも設定が必要である．目標を定めることは達成意欲を起こすことにもなり，栄養ケアチームの共通認識につながる．

まず，対象者の実態から改善事項の優先項目を選ぶ．多くの項目が設定された場合には，アプローチする項目に順位をつけたり，成果が明らかにわかるような項目を短期目標とし，中期目標，長期目標などを段階的に設ける．

目標設定のポイント

・過去の努力や，本人の意向を確認する．

・努力すれば 70～80 %は達成可能なものにする．

・具体的で明確な行動ができるものにする．

・極端な変化ではなく，持続できるものにする．

（1）短期目標

期間は1カ月から3カ月以内とし，対象者がもっとも達成しやすい内容を目標とする．一度に多くの項目をあげず，具体的に項目を決める（毎日体重を測るなど）．

（2）中期目標

短期目標で定めた内容が達成できたか確認したうえで，少なくとも6カ月間継続できる新たな目標を定める．中期の目標は5～6カ月とする．

（3）長期目標

短期，中期の目標が達成できたうえで，長期目標は期間を1年ぐらいにする．

2）栄養補給法の決定

（1）栄養補給法の決定

ヒトは食物を口からとり込むことが基本である．よく食べる人ほど回復が早い．食べることにより咀しゃく運動が促進され，唾液の分泌がうながされ，噛むことによって脳神経の刺激がもたらされる．また，腸管蠕動運動や免疫機能も促進される．

栄養補給はできるかぎり消化管を使うことが鉄則である．しかしながら摂食，消化，吸収などの機能の障害がある場合は，目的達成のために，やむなく経腸栄養法を用い，回復を待って経口栄養摂取へ移行する（**表1－3**）．経口的に食事摂取量が少ない場合は，栄養補助食品を使用するか，または経腸栄養と併用する場合もある．

（2）必要エネルギー・栄養素量の決定

対象者の栄養素量は，栄養アセスメントの結果から計算によって求める．

❶ エネルギー量の算出

標準的な体重の場合：

成人：エネルギー消費量＝エネルギー摂取量＝エネルギー必要量

推定エネルギー必要量

＝基礎代謝量（基礎代謝基準値×参照体重）（kcal/日）×身体活動レベル

（基礎代謝量は BMI 25≦～＜30 の肥満者に適応される）

重度疾患の場合：

総エネルギー消費量＝基礎代謝量（加算値で補正）×活動係数×ストレス係数

表1－3　消化管機能と栄養補給

		摂　食	消　化	吸　収	代　謝
経口栄養		○	○	○	○
経腸栄養	自然流動食または半消化態流動食（摂食機能の障害）		○	○	○
	完全消化態栄養剤（摂食・消化機能の障害）			○	○
静脈栄養					○

○印は機能が正常な場合

・ストレス係数はエネルギー代謝の変動を考慮して決める．

小手術　1.20，骨折　1.35，重症敗血症　1.60，重傷熱傷　2.10

・活動係数は傷病者の生活にあわせて決める．

寝たきり　1.0〜1.20，歩行可能　1.30

【基礎代謝量】

基礎代謝量は簡易熱量計を用いて個々に測定するのが望ましいが，一般的には性・年齢区分別基礎代謝基準値（kcal/kg/日）より算定する（p. 283 の**表 16-4** 参照）．

❷ たんぱく質量の算出（p. 284〜285 参照）

成　人　　たんぱく質推奨量＝体重×(0.65÷0.9×1.25)

高齢者　　たんぱく質推奨量＝体重×(0.85×1.25)

小児，妊婦，授乳婦　「食事摂取基準 2020 年版」を参考にして増減する．

低栄養（低アルブミン値の場合）　その程度にあわせて増加する（体重×1.2〜2.0）．

❸ その他の栄養成分

ビタミンや微量元素などの栄養素の欠乏がみられる場合は，これらを補充する．

❹ 水分の求め方

成人の場合：次式が用いられる．

投与水分量（食品中の水分を含む）＋代謝水＝尿量＋不感蒸泄＋便中水分

簡便法として次の式が用いられる．

① 必要水分量(ml)＝35（ml/kg)×現在の体重（kg）

② 必要水分量(ml)＝ 1（ml/kg)×摂取エネルギー量（kcal）

発熱などで体温が 37℃を超えた場合，必要水分量は 1℃上昇ごとに 150 ml/日増加する．

乳児の場合：新生児　400 ml(125〜150 ml/kg)，3 カ月児　1,150〜1,300 ml(140〜160 ml/kg)，6 カ月児　950〜1,100 ml（130〜155 ml/kg)．

幼児の場合：1 歳　1,150〜1,300 ml(120〜135 ml/kg)，2 歳　1,350〜1,500 ml(115〜125 ml/kg)，4 歳　1,600〜1,800 ml（100〜110 ml/kg)．

（3）食事の形態と，その他の注意

❶ 食事の形態

年齢や咀しゃく，嚥下の状態，消化吸収能力，疾病の程度や症状にあわせて，食形態と内容を決定する．

❷ 食事時間と回数

① 対象者の摂取能力にあわせて決定する．1 回に食べられない，消化器の負担などが大きい，食事所要時間が長くかかる場合などは，対象者の疲労を考えて頻回食とする．

② 経腸栄養（併用）の場合は，投与時間，投与速度を考える．

❸ 食事介助の方法（介助が必要な場合）

① 対象者の状態に適合した自助具を用いる．

② 自助食器，スプーン，フォークなどを選択して，食品の形態や形を考える．

③ 食事喫食の姿勢にあわせて食品の形態や大きさを考える．

4．栄養ケア・プログラムの実施

1）栄養補給

対象者にあわせてエネルギー・栄養素量を決定し，摂食，消化，吸収，代謝の状況により，経口・経腸・静脈の補給法を決める．これらの条件にあわせ目標を立て実施する．経口栄養の実施に当たっては，食事回数，食形態，調理法などを考慮に入れ，さらに次に示す事項について注意する．

・年齢，栄養状態，発育状態，摂食能力，食欲，嗜好，ADL，認知度

・疾病の有無（病状），投薬の状況

詳細については，ライフステージ別アセスメント（p.5の**表1-2**）と，各ステージの栄養ケアを参照されたい．

2）関連領域の栄養ケア

栄養ケアの効果を高めるためには，医師，看護師，薬剤師，歯科医師，ヘルパーなど，他職種との連携が必要で，ともに同じ目標に向かってケアをすすめているという認識が大切である．医療機関や高齢者福祉施設などでは，栄養サポートチーム（NST）をつくり，チーム医療として取り組んでいる．またクリニカルパス*の導入により，栄養ケアを体系的に実施していく方向がすすめられている．

NST

栄養サポートチーム（nutrition support team：NST）は職種の壁を越えて栄養をサポートする集団で，中央システム管理を行うものである．おもなメンバーは，医師，管理栄養士，看護師，薬剤師である．

入院，外来，在宅すべての対象者の栄養状態をアセスメントし，栄養補給法を選択し，栄養ケア・プログラムを作成する．食事摂取量（栄養補助食品を含む），栄養剤の処方内容を決定し，場合によってはカテーテルを挿入し栄養治療を開始する．開始後は栄養回診，ミーティング，モニタリングを行い，栄養治療の開始と終了を決定する．感染対策や褥瘡ケア，摂食障害ケアやクリニカルパス（医療の標準化）にもつながり，また病院の医療経営にもよい結果をもたらす．

（1）NSTによるメリット

① 適正エネルギー量や栄養素の補給により，適切で質の高い栄養管理が提供できる．
② 栄養障害の早期発見により栄養治療の早期開始ができる．
③ 栄養療法（経腸，静脈栄養）による合併症の予防．
④ 重症化の抑制，入院期間の短縮がはかられ，医療費の削減につながる．
⑤ 施設全体の栄養管理に対する関心が高まる．
⑥ 適正で統一された栄養剤・機器の使用により経費節減ができる．

（2）NST構成メンバーのおもな役割

医師：チームリーダー．栄養アセスメント，栄養法の決定，カテーテル挿入，栄養剤の処方を行う．栄養回診の中心的な役割．

看護師：輸液ラインの管理，全身観察，日常生活の援助，精神的な支えなど，対象者と接する時間がもっとも長い．ほかのメンバーに情報を発信する重要な役割．

管理栄養士：NSTの中心メンバーである．身体計測をし，アセスメントに参加する．対象者の個々のエネルギー量，栄養素量を計算（経口，経腸を含む）．経腸栄養剤の組成の検討などを行う．

薬剤師：病態に応じた輸液剤の調整を行う．細菌汚染チェックなど品質管理が中心である．栄養アセスメントや処方の決定に参画する．

***クリニカルパス**▶入院患者が「退院」というゴールに向かうなかで，治療計画が事前にわかり，当事者が安心する（「いつ，何の検査がある」「いつ，栄養や薬の相談ができる」「いつから常食になる」など）．メリットとして①インフォームドコンセントの充実，②医療費の削減，③チーム医療の推進，④入院期間や費用などが事前にわかり，患者の生活のリズムを立てやすくする，⑤患者，家族との触れ合いの増加，があげられる．

3）栄養教育

栄養ケア・プログラムに対する理解を求めるために，本人や家族に現状を知らせ，栄養改善の大切さを知らせる必要がある．

教育の目的は，必要な知識を習得し，それを理解することにより，自らの態度を変容させ，食行動が変わり，それを習慣化することにある．目的達成のために多角的に援助するのがチーム医療の任務である．対象者が教育方針をよく理解するために，いま摂取している食事を教材にして，具体的に指導計画を立てる．

教育を効果的に行うために，認知行動科学やカウンセリングの技法を取り入れる．

5．評価の種類

評価は参加者の行動変容など自己の目標や態度に対する評価，臨床検査・身体計測など客観的な評価，また各スタッフの自己評価や連携による効果など，多角的に行う．評価は結果に対するものだけでなく，実施過程中に目標達成に対する経時的な評価を段階的に行う．このような評価体制を確立し，評価時期にあった目標をモニタリングをし，修正をしながらゴールに向かうのである．各段階的な評価は次に示す．

1）経過評価

計画されたプログラムがうまく進行しているかどうかをプログラム実施中にみるもので，到達目標や対象者の健康状態によって異なるが，1週間から6カ月で経過をみる．

2）影響評価（短期目標）

プログラムの進行によって健康状態に影響を及ぼすような活動や，行動の変容が観察されるかを評価するものである．短期の目標に対しての評価であり，中期・長期に向かっての中間的評価である．

3）結果評価（中期・長期目標）

行動の変容によって健康状態や栄養状態が改善されたか，生活習慣として日常の生活に取り込まれたかなど，ゴールに向かっての評価である．

4）総括的評価

最終的に栄養ケア・プログラムによって対象者が望ましい方向にどの程度改善できたかをみるもので，たとえば身体計測・臨床検査・食事摂取状況や，QOL の向上など，総合的に評価したり，このプログラムが対象者にとって適当であったかを多角的に評価する．

5）経済評価（費用効果）

経済的効果は，改善に要した費用・検査や調査の回数・入院治療日数など，効果的に費用を使ったかをみる．

6）モニタリング

栄養ケア・プログラムを実施していくなかで，関係者と十分な話し合いや協力が必要であり，プログラムに無理が生じた場合，すみやかに対処する．たとえば，経口栄養の不適切や，合併症，対象者の心理的変化などに対しては，つねにモニタリングをすることにより適正なプログラムの変更や関係者の連携と協力により軌道を修正して，対象者に最適な方向で目標を達成していく．

6．評価結果のフィードバックの手順

評価した結果についても，プログラムの進行や内容やその方法など，フィードバックして次への計画のステップとする．

1）アセスメント・計画・実施へのフィードバック

アセスメントの手順や内容が対象者にとって適切であったか，得られた結果が具体的に栄養ケア・プログラムに結びつけるために無理はなかったか，修正や見直しを行いながら適切に進行したか検討する．

2）栄養ケア・プログラムの見直し

アセスメントの結果が反映されているか，それが具体的に実行可能なプログラムであったか，ケア体制や関係者との連携は十分とれていたか，対象者や家庭の理解や協力が十分とれていたかなど，さらに費用は適切に使われたかなど，組織的にプログラムの進行順に検討する．

3）栄養ケア・プログラムの標準化

栄養ケア・プログラムを検討した結果，適切であると評価されたら一つの標準化モデルに採用する．この場合，基本的な部分，修正や変更をさせやすい部分を整理しておくことで幅広く用いられ，人的にも経費的にも無駄なく使うことができる．

4）栄養マネジメントの記録（報告書）

管理のための情報はチーム内で共有し，正しく伝えられなければならない．そのためには，報告・指示書，計画表を正確に作成することが必要で，作業の調整や評価に役立てる．

最近では，POS*が導入され，関係者が医療，生活，心理的な要因を総合的に見出し，全体のケアに役立てるための書式を用いることが多くなっている．

栄養ケア・プログラムの推進のためには，つねにデータの整理をしておくことが必要であり，摂取エネルギー量，摂食状況・食事所要時間，たんぱく質量，臨床検査値，体重変化など経時的な変化をカルテより抽出し，これを指標にプログラムがすすめられるようなアセスメント表をつくっておく．

---

*POS（problem oriented system：**問題志向型システム**）▶ケアにかかわるスタッフが，共通の言語で統一された方式で記録を書くことによって情報を共有し，共通の目的意識をもつようにした書式である．P(問題)：対象者が抱えている問題の解決，O(志向)：みつけた問題点の解決の方法，S(システム)：ケアのための組織づくり．

国家試験問題（1栄養ケア・マネジメント）

1-1 第27回（90）

栄養アセスメントに関する記述である．正しいのはどれか．1つ選べ．

(1) 骨格筋量は，血清総たんぱく質値によって評価する．
(2) 内臓脂肪蓄積量は，血清トリグリセリド値によって評価する．
(3) 潜在性鉄欠乏状態は，血清セルロプラスミン値によって評価する．
(4) ビタミンB_1欠乏は，赤血球のトランスケトラーゼ活性によって評価する．
(5) 数日間のたんぱく質代謝は，血清アルブミン値によって評価する．

1-2 第28回（90）

栄養ケア・マネジメントに関する記述である．正しいのはどれか．2つ選べ．

(1) 栄養アセスメントの項目には，問診・観察が含まれる．
(2) 栄養ケア計画は，管理栄養士と他職種が連携し作成する．
(3) 短期目標は，計画全体の到達目標である．
(4) モニタリングは，最終的な評価である．
(5) 評価には，経済評価を含まない．

1-3 第28回（91）

鉄欠乏性貧血において上昇する検査値である．正しいのはどれか．1つ選べ．

(1) ヘマトクリット（Ht）
(2) 平均赤血球容積（MCV）
(3) ヘモグロビン（Hb）
(4) 総鉄結合能（TIBC）
(5) 血清鉄

1-4 第30回（85）

静的栄養アセスメントの指標である．正しいのはどれか．1つ選べ．

(1) 血清アルブミン
(2) 血清トランスフェリン
(3) 血清レチノール結合たんぱく質
(4) 血清トランスサイレチン
(5) ヘパプラスチンテスト

1-5 第31回（85）

栄養アセスメントに用いる血液検査項目と病態の組合せである．正しいのはどれか．1つ選べ．

(1) クレアチニン――――糖代謝異常
(2) HbA1c――――――脂質代謝異常
(3) アルブミン―――――低栄養
(4) 総コレステロール――貧血
(5) ヘマトクリット―――骨塩量低下

1-6 第34回（83）

栄養アセスメントに関する記述である．最も適当なのはどれか．1つ選べ．

(1) 食事記録法による食事調査では，肥満度が高い者ほど過大申告しやすい．
(2) 内臓脂肪面積は，肩甲骨下部皮下脂肪厚で評価する．
(3) 上腕筋面積は，体重と上腕三頭筋皮下脂肪厚で算出する．
(4) 尿中クレアチニン排泄量は，筋肉量を反映する．
(5) 窒素出納が負の時は，体たんぱく質量が増加している．

2 発育・発達・加齢変化

ヒトは生命あるかぎり，食から離れて生活することはできない．命を支える食生活の適・不適は，発育・発達に影響を及ぼし，健康状態を左右する．ヒトの一生をエイジング（加齢）にともなって簡単に区分すれば，**成長期**（胎生期から約 20 年），**成熟期**（その後約 30 年），**衰退期**（成熟期以降）の 3 期になるが，その年齢の区分はかならずしも統一されていない．

本書では，加齢にともなう年代区分を**表 2 - 1** に示すようなライフステージに区分し，区分ごとの栄養上の特性や生理とともに，質的にも量的にも望ましい栄養摂取にするための食生活の手がかりを示そうとするものである．ライフステージごとの区分のほかに，女性の性成熟期においては**妊娠期**，**産褥期**，**授乳期**，女性の加齢の過程では**更年期**などが存在する．また，思春期以降では運動の負荷，日周リズムの乱れや種々の原因から生ずるストレスもあるほか，温度や気圧や騒音など特殊な条件下での生活もある．

応用栄養学は，胎生期からの発育・発達やエイジングを経て死に至るまでのヒトの生涯にわたる生体の一般的変化と摂食行動（食生活）を重ね合わせたなかで，もろもろの関連分野の最新知見に対応していく科目である．

1 エイジングと形態の変化

新しい生命の発生は，卵子と精子の合体から始まる．一般に**発育**という言葉は，身体の形態面，機能面の成熟に至るまでの変化に対して用いられており，形態の量的変化である**成長**と，機能の質的変化による**発達**とからなる．

ヒトの生涯の区分は，主として加齢とともに変化する身長や体重などの形態的変化によって表現される．しかし，暦齢と生物齢の各区分は，個体によってかなりの差異があることはよく知られているとおりである．

1．胎生期

胎生期は，細胞期と胎芽期と胎児期に細分される．約 100 μm の卵子から 40 週を経て約 3,000 g，おおむね 50 cm の胎児にまで発育して出生する．

細胞期とは受精後 2 週をさし，受精卵は卵割を繰り返しながら子宮内膜に着床して妊娠が成立する．異常受精卵は，この間に排出される．

胎芽期とは妊娠 7 週未満をさし，身体の主要器官系が形成される重要な時期である．妊

表 2－1　加齢にともなうライフステージ

胎生期	細胞期	受精〜2週
	胎芽期	〜7週
	胎児期	8週〜出生
小児期	新生児期	生後28日まで
	乳児期	生後1歳まで
	幼児期	1歳〜小学校入学
	学童期	小学校在学中
	思春期	二次性徴が発現し成熟へ向かう時期
成人期	青年期	〜29歳
	壮年期	30〜49歳
	中年(実年)期	50〜64歳
高齢期	前期高齢期	65〜74歳
	後期高齢期	75歳以上

娠3週では中枢神経や心臓，4〜5週では眼や上下肢，6〜7週では耳や歯や口蓋，7週以降では外性器などが形成される．この時期に放射線や感染症あるいは薬物の影響を受けると，形態面や機能面に障害が生じる場合が多い．

胎児期とは8週以降をさし，ヒトはヒトらしい種に特有な形態が現れる．胎盤は16週ごろに完成し，胎児と母体間の栄養供給や排泄の中心を担うほか，内分泌などに関与して妊娠継続に大切な役割を果たしている．

動物実験では，胎仔の発育の初期段階でたんぱく質の不足が続くと，生まれた仔に低体重，短命，脳のデオキシリボ核酸（DNA）総量の低下，脳細胞数の減少などがみられるという．このような場合，出生後に高たんぱく質食を与えても発育は正常にはならず，その後の修復は困難であったと報告されている．

2．発育期

新生児の頭部は，体の他の部分に比べ著しく大きく，身長の1/4を占めている．大部分は脳頭蓋で顔面頭蓋は小さい．

生後2カ月までの体重の増加は，生涯を通じて最大であり，満1歳で，体重は生下時の約3倍，10 kgほどになり，身長は約1.5倍の75 cmほどに成長する．

頭囲は1歳で約1.5倍となるが，その後は成人に達してもあまり増大しない．首がすわり，直立できるようになると，頸，胸，腰弯曲がみられる．

胸囲は約1歳で頭囲を上回るようになり，以後成熟期に至るまで増大する．

下肢は約2歳で上肢とほぼ同じ長さになる．

身長は4歳前後で生下時の2倍，12歳前後で3倍にまで成長する．

骨化は18〜20歳ごろまでにほぼ完成し，頭部が身長の約1/7〜1/8を占める成人の体型に変化する．

3．成熟期

20〜30歳代に充実した成熟期を迎える．

筋肉は訓練により20歳を超えても発達するし，骨量は25歳ごろまで増加するが，その後はおおむね現状維持か衰退に向かっていく．

4．衰退期

成熟期以降の**エイジング**にともなう変化は，外観上の形態や生理的，代謝的な機能や，感染に対する抵抗力など，一連の退行的反応である．老化であり，その終末には死がある．

心身の老化の過程を正確に把握するには，同一の対象を経時的に追跡調査する縦断研究が適切とされている．しかし，膨大な年月を要するため，従来は若年者群と高齢者群を対比しながら検討する横断的研究が行われてきた．

その結果，高齢者ではエイジングにともない，さまざまな機能がほぼ直線的に衰退していく印象が強かったが，老化の速度は各機能ごとに異なり，かならずしも直線的衰退とはかぎらないことが明らかにされてきた．たとえば知能はかなりの高齢になるまで，その能力は維持され，また知的能力には，エイジングにともなって衰えやすい機能と，ほとんど衰えない機能があることもわかってきた．

動作性知能とよばれる情報を能率よく修得し，じょうずに利用する能力は，早く発達するが，早く衰えると考えられている．これに対して**言語性知能**とよばれるものは，学習や経験によって得られる知識で，かなり長期間衰えないことが明らかにされている．

大半のヒトにおいて例外なく総合的な知能の低下が起こるのは，80歳代になってからといわれている．

老化の始まる時期は器官・組織により異なるうえ，外観からとらえられる老化の状態は個体により異なる．

乳歯や胸腺は成熟前にすでに退行し，消滅する．内分泌に支配される乳腺，女性生殖器，前立腺などは40歳ごろから退行し，ついで関節軟骨，腱，弾性線維にも退行が認められる．60歳を過ぎれば中枢神経，心臓，腎臓，永久歯，網膜などで老化が明らかとなり，体力の低下を認めざるをえない年代となる．

しかし，中高年期に運動を継続して行った場合，体力の低下を防ぎ，筋力を維持し，成人病の誘因となる肥満を防止し，ストレスの解消にも効果が認められている．体力のなかで健康と関係が深いのは，全身持久力，筋力，筋持久力などであり，とくに全身持久力の維持は，生活習慣病予防につながることが明らかにされている．

老化にともなう**生理的変化**は，予備能力の低下，恒常性（ホメオスターシス）の低下，感染防御力の低下をもたらして有病率を高め，死の確率を高くすることにつながる．

2　エイジングと食にまつわる機能の変化

ヒトが食物をとる目的は，個体の正常な身体諸機能を維持し，生活活動に必要なエネルギー供給源としての血糖値を，約100 mg/d*l* 前後に保つ点にある．エイジングにともなってみられる食にまつわる諸機能のおもな変化は，次のとおりである．

表 2－2 体水分量 (単位：体重のパーセント)

	新生児	3カ月乳児	1年乳児	成 人	高齢者
全体水分	80	70	60	60～55	50
細胞外液	40	30	20	15～20	20
細胞内液	40	40	40	45～35	30

(日野原重明・他：水と電解質の知識，医学書院より)

1．諸機能の変化

ヒトは生理的に未熟なままで生まれるが，発育，発達し，年齢を重ね，生理的に完了して成人となる．やがて諸機能が衰退し，一生を終える．

出生により呼吸，捕食をはじめ，体内諸器官の成長はすみやかにすすむ．乳児期には神経系の発達が著しく，運動・精神発達がめざましく，学童期においては，知能や感情の発達がすすみ，社会に対する適応性が出てくる．

これら諸機能の発達は思春期後半に完成するが，精神機能は高齢期に入っても衰えず，運動機能は20歳代を超えると直線的に低下する．これらは各機能によって異なる．

一般に臓器の重量は20歳代をピークとして加齢とともに減少するが，その原因は実質組織細胞数の減少によるもので，これが直接機能に影響して，その低下を引き起こす．体重に対する全体液の水分量は若いほど多く，高齢になるほど少ない．また細胞外液も若いほど多く，高齢者は少なくなる(**表2－2**)．

2．消化・吸収

消化・吸収の機能が円滑に行われるためには，食物を胃・腸管内で移動させ，軟らかくし，消化液と十分混和しなければならない．口から肛門に至る消化管の各部での機械的，化学的作用により順次消化・吸収される．

これらの機能は乳児期ではまだまだ不完全であるが，幼児期になって徐々に完成していく．高齢期においては粘膜の萎縮などにより，消化酵素や胃酸の分泌量の減少や，その活性に変化がみられるなどの機能も低下していく(**図2－1**)．

3．味 覚

味覚はわれわれが食べ物を食べ，感じる感覚を総合したものである．味は，塩味，甘味，酸味，苦味，うま味のほか，香り，テクスチャー，外観などの感覚で受け止めていて，これらを総合して食物の味を感じとっている．また，味覚は健康状況，心理状況，過去の食体験，食習慣など，あらゆる条件によって左右される．

味覚の形成は離乳期以降の食体験によって形成されるもので，離乳に移行する段階で塩味の嗜好がつくられる．

甘味は経験することなく受け入れられる味で，とくに他の味の経験の少ない幼児にとって非常に嗜好が高い味である．

酸味，苦味，うま味は体験によって覚える味である．したがって，子どものときの食体験が成人からの豊かな食生活の基礎となる．

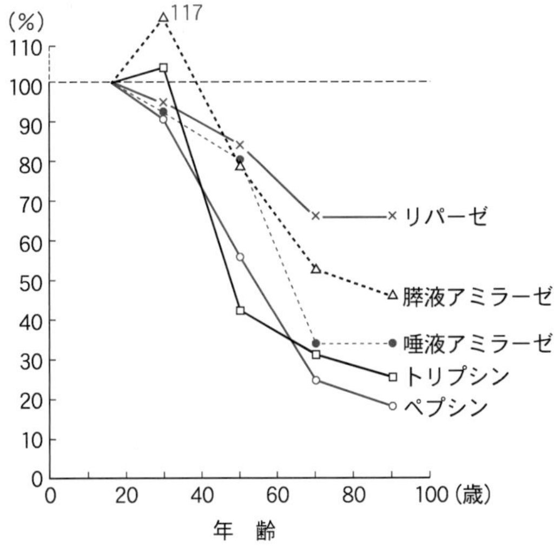

図 2－1　消化酵素活性の加齢変化

(Meyer, Necheles)

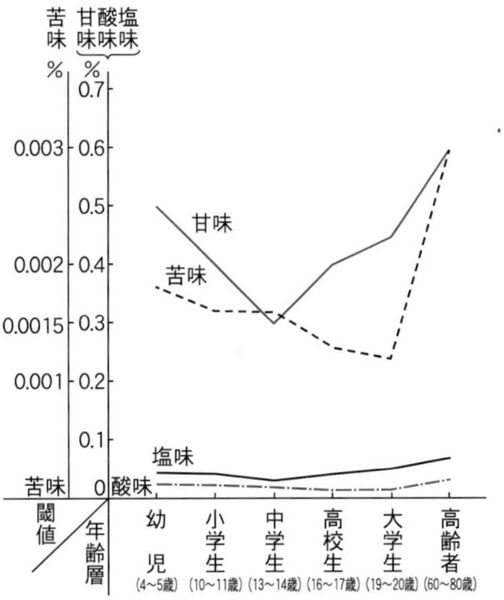

図 2－2　年齢による味覚の比較（閾値）

(小川文代)

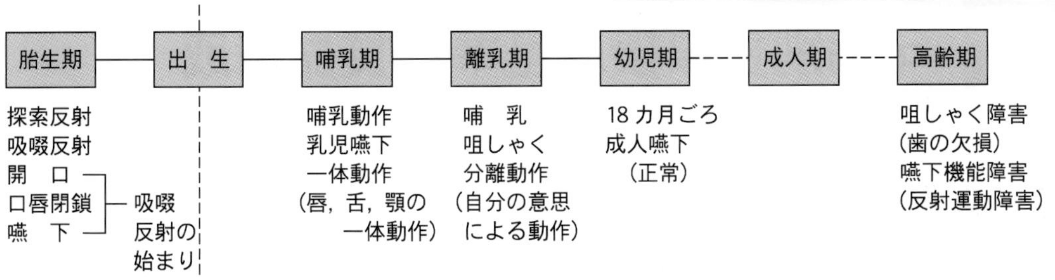

図 2－3　摂食機能の変化

味を感じる最低濃度（閾値）は 10～20 歳ごろが一番敏感で，年をとるにしたがって閾値が上昇する．とくに塩味・甘味の感じ方の変化が大きく，高齢期になると味に対する感受性が鈍くなり，中学生に比して 2 倍を示している（図 2－2）．この味覚の閾値の上昇は，味を感ずる受容器である味蕾《みらい》によるといわれ，味蕾は生まれてから 20 歳ごろまで増加するが，それ以降は減少する．

4．摂食機能

摂食機能の発達は胎生期から始まり，捕食，咀しゃく，嚥下《えんげ》の基本的な摂食機能は 1 カ年半くらいで完了し，高齢期になるとしだいにその機能の衰えをみせる．また，歯の欠損や嚥下能力が鈍くなり，摂食機能の低下がみられるようになる（図 2－3）．

5．食　欲

食欲とは自分の好みによって食物を食べたいという意欲の起こることをいい，食事行動の動機づけである．これは身体的，心理的な条件で左右され，実際にはいくら空腹でも食欲が起こらないこともあり，満腹でも食欲が起こることもある．

食欲は視床下部の食欲中枢が支配している．食欲中枢の神経細胞は血中ブドウ糖，インスリン，遊離脂肪酸に感受性があり，血中濃度に応じて食欲の調節が行われている．さらに味覚，視覚，嗅覚などの外的環境や感情，思考，過去の記憶なども影響する．

食欲の亢進は適度な運動，労働，肥満，発育期，妊娠・授乳期と，甲状腺機能亢進などの特定の疾病などにみられる．

食欲不振は疾病時，身体疲労，睡眠不足，過度の飲酒，運動不足などでみられる．また，思春期（とくに女性）には神経性食欲不振が比較的多く発症する．幼児期では食欲は情緒的な原因によって大きく左右され，食欲不振も多い．また，高齢期においては身体的，精神的な不安定により食欲は減退する．

食欲の内容は学習，体験などによって流動変化するものであり，意志によって変革しうるものであるから，正しい食生活によって正しく食欲をコントロールすることが健康な生活を営むうえで大切である．とくに幼児期の食の学習体験が成人になっても大きく影響を与える．

3 年齢別食事摂取基準と食品構成

1．食事摂取基準

「日本人の食事摂取基準（2020 年版）」（第 16 章参照）は，①国民の健康維持・増進，②生活習慣病の発症予防・重症化予防，③高齢者の低栄養予防・フレイルの予防を目的に望ましいエネルギーおよび栄養素の摂取量の基準を示したものである．

性別・年齢階層別・身体活動レベル別に各種の指標が示されており，行政の施策作成ならびに医療や栄養管理業務など集団を対象とする他，健康な個人の食事改善にも活用される基礎資料である．2020 年度から 2024 年度の 5 年間に使われる．

2．食品構成

食品構成は，対象とする集団または個人の性，年齢，身体活動レベル別に示された推奨エネルギー必要量，各種栄養素の推奨量，目標量を充足するには，どの食品群からどのくらいの量を摂取したらよいかの目安を示すものである．国民健康・栄養調査に準拠した大分類の食品群別ごとに，習慣的摂取量が望ましい摂取範囲になるように，健康人の集団や個人を対象とした献立作成時に参考としている．

各ライフステージごとに示した食品構成例の数値は「1 日当たり」ではあるが，おおむね 2 週間程度の習慣的摂取量を 1 日当たりに換算したものであり，弾力的に運用するとよい．

表 2－3 に成人期（壮年期 30〜49 歳）の望ましい食品構成例と，**表 2－4** には国民の食生活の現状を対比する意味から，食事摂取基準（2020 年版）の策定時の参考資料となった平成 28 年国民健康・栄養調査の食品群別摂取量を，30〜39 歳と 40〜49 歳の平均値で示す．

表 2－3　成人（壮年）期の食品構成例

	年齢（歳）	30〜49	
	性　別	男	女
	身体活動レベル	II	
食事摂取基準	推定エネルギー必要量 (kcal)	2,700	2,050
	たんぱく質推奨量(g)	65	50
	たんぱく質目標量(％E)	13〜20	
	脂質目標量(％E)	20〜30	
	炭水化物目標量(％E)	50〜65	
食品構成	穀　　類(g)	750	450
	いも類(g)	80	80
	砂糖・甘味料類(g)	10	10
	豆　　類(g)	70	70
	種実類(g)	3	3
	緑黄色野菜(g)	120	120
	その他の野菜(g)	230	230
	果実類(g)	200	200
	きのこ類(g)	20	20
	藻　　類(g)	15	15
	魚介類(g)	70	70
	肉　　類(g)	100	60
	卵　　類(g)	40	40
	乳　　類(g)	200	200
	油脂類(g)	15	15
	P：F：C 比	13.5：24.2：62.3	14.6：26.4：59.0

菓子類，嗜好飲料類，調味料・香辛料類などで総エネルギー量と三大栄養素量の10％程度を摂取するものとする．

表 2－4　成人（壮年）期の食品群別摂取量

	年齢（歳）	30〜49	
	性　別	男	女
食品構成	穀　　類(g)	525.6	372.4
	いも類(g)	49.6	47.9
	砂糖・甘味料類(g)	5.9	5.9
	豆　　類(g)	51.9	53.6
	種実類(g)	2.1	2.3
	緑黄色野菜(g)	75.2	73.9
	その他の野菜(g)	160.7	147.5
	果実類(g)	46.1	61.7
	きのこ類(g)	13.6	14.0
	藻　　類(g)	10.4	8.8
	魚介類(g)	62.8	47.3
	肉　　類(g)	134.3	96.7
	卵　　類(g)	37.5	33.2
	乳　　類(g)	82.9	106.2
	油脂類(g)	13.9	11.2
	菓子類(g)	20.5	28.4
	嗜好飲料類(g)	721.7	601.4
	調味料・香辛料類(g)	108.5	81.1
	P：F：C 比	14.3：27.7：58.0	14.6：29.6：55.8

（平成 28 年国民健康・栄養調査より）

表 2－5　食品群別荷重平均成分表　（可食部 100 g 中）

	摂取量 g	エネルギー kcal	たんぱく質 g	脂質 g	炭水化物 g	ビタミンA μgRE*1	ビタミンB_1 mg	ビタミンC mg	カリウム mg	カルシウム mg	鉄 mg
穀類	100	178	3.5	1.1	37.2	0	0.04	0	40	10	0.2
いも類	100	71	1.2	0.2	16.9	0	0.06	14	310	19	0.4
砂糖・甘味料類	100	365	0.0	0.0	95.6	0	0.00	0	16	4	0.0
豆類	100	118	8.8	7.1	5.0	0	0.08	0	236	104	1.6
種実類	100	507	15.9	44.4	22.2	4	0.37	4	552	359	3.7
野菜類	100	26	1.1	0.2	5.9	103	0.04	14	191	32	0.4
緑黄色野菜	100	31	1.3	0.2	6.8	270	0.05	21	251	41	0.6
その他の野菜	100	23	0.9	0.2	5.0	5	0.03	11	150	26	0.3
果実類	100	62	0.6	0.3	15.9	25	0.04	29	186	9	0.2
きのこ類	100	19	2.5	0.0	6.5	0	0.12	0	242	2	0.6
藻類	100	23	2.8	0.0	7.8	97	0.09	7	427	97	1.7
魚介類	100	157	19.2	7.2	2.4	32	0.10	1	272	55	1.0
肉類	100	210	15.8	15.3	0.4	75	0.28	5	178	5	0.8
卵類	100	151	12.8	9.9	0.3	142	0.06	0	129	51	1.9
乳類	100	79	3.9	3.8	7.3	34	0.04	1	147	124	0.0
油脂類	100	882	0.1	95.5	0.0	53	0.00	0	5	3	0.0
菓子類	100	341	6.2	11.6	52.2	54	0.08	1	172	52	0.8
嗜好飲料類	100	13	0.2	0.0	1.2	0	0.00	2	28	3	0.1
調味料・香辛料類	100	111	3.9	5.3	11.2	5	0.04	1	176	27	0.9

「日本人の食事摂取基準（2020 年版）」策定の参考年度である平成 28 年国民健康・栄養調査結果より，食品群別栄養素等摂取量（総数・20 歳以上）をもとに作成した

数値は「日本食品標準成分表 2015 年版（七訂）追補 2017 年」を使用し計算した

その結果，食品構成例で示した数値と国民の平均的食生活実態との間に，かなりの乖離が目立つ．ここで示す食品構成例の数値が絶対的なものではないが，日本型食生活が衰退し穀類摂取量が低くなり，結果的に推定エネルギー量も低くなっている．乳類，果実類，緑黄色野菜，いも類の不足が目立つ他，肉類の摂取量は男女ともに多い．

エネルギー・栄養素量の算出は，平成 28 年国民健康・栄養調査の食品群別摂取量総数から求めた荷重平均成分値を用いた．**表 2－5** に示す．穀類には米・加工品，小麦・加工品，その他の穀類・加工品が含まれるが，荷重平均成分値が陸稲精白米飯のエネルギー，たんぱく質，炭水化物の含有量に近似しているところから，米飯の数値として献立作成にあたってもよい．パンに変える場合は，パンの種類によりエネルギー・たんぱく質量が変動する．

また，国民健康・栄養調査における野菜類の大分類には緑黄色野菜，その他の野菜，野菜ジュース，漬物類の 4 つの中分類を含むが，ここでは緑黄色野菜，その他の野菜について示した．

日常の食生活では菓子類，嗜好飲料類，調味料・香辛料類，特定保健用食品を摂取している．国民健康・栄養調査でも，特定保健用食品を除いた 3 群から摂取している栄養価は，**表 2－5** で計算すると男性で 284 kcal，たんぱく質 6.9 g，脂質 8.2 g，炭水化物 31.6 g となり，女性では 265 kcal，たんぱく質 6.2 g，脂質 7.6 g，炭水化物 31.1 g になる．ライフステージごとに示した食品構成例では，これら 3 群の摂取数量は示さずに，本来の食事摂取量から得る総エネルギー量・たんぱく質・脂質・炭水化物量の 10 %程度を嗜好・身体状況・体調などに配慮して摂取するものとした．それらの結果を加算して，エネルギー産生バランスを算出した．炭水化物エネルギー比率は 100 からたんぱく質エネルギー比率と脂質エネルギー比率を差し引いたものである．

▶食品構成の使用にあたっての留意点

① 食品構成例算出にあたっては，エネルギー，たんぱく質，脂質については「食事摂取基準（2020 年版）」に準拠し，本書ではエネルギー産生バランスは，たんぱく質 14～18 %，脂質 24～30 %，炭水化物 53～63 %を目安とした．

② 食事摂取基準では，エネルギーをはじめ各栄養素を一つの数値ではなく，一定の幅（範囲）に収まればよいという考え方を示しているので，この点を理解する必要がある．

③ 食品の偏りが生じないように各群からなるべく多様な旬の食品を選ぶ．

④ 基本的には，エネルギー，たんぱく質，脂質，炭水化物，ビタミン A，B_1，B_2，C，カルシウム，鉄，食塩相当量，食物繊維について考慮するが，日本人の食生活で不足しがちなカルシウムと鉄は，積極的に含有量の高い食品を選択しないと充足できない．

⑤ 脂質については，脂肪酸組成に眼を向けて食品の選択にあたり，目的に応じた食品の種類や部位を選ぶ．

⑥ 食物繊維についても目標量を充足するようにつとめる．

⑦ 調理法を工夫して，喫食者の嗜好にかなうようにする．

4 食事バランスガイド

1．食事バランスガイドの概要

「食事バランスガイド」は，「食生活指針」を実際の食行動に結びつけるための啓発資料として，平成17年に厚生労働省と農林水産省が合同で作製したもので，1日に「何を」「どれだけ」食べたらよいかの目安を，**図2-4**のようなコマのイラストと，1日分のサービング「つ(SV)」と料理例で示したものである．なお，「食事摂取基準（2010年版）」発表にともない，摂取量の目安を変更したが，2020年版の策定に対しては発表されていない．

サービングとは，料理の1回当たりの量の単位のことで，その基準の概略を**表2-6**に示す．国民の健康づくり，生活習慣病の予防，食料自給率の向上を願い，主食，副菜，主菜，牛乳・乳製品，果物の5グループの料理や食品を並べ，1日にとるべき食事のおおよその量を料理の形でわかりやすく表現している．コマはバランスがとれ，回転(運動)することではじめて安定した動きを示すことが可能であり，水分をコマの軸に置き人体にとっ

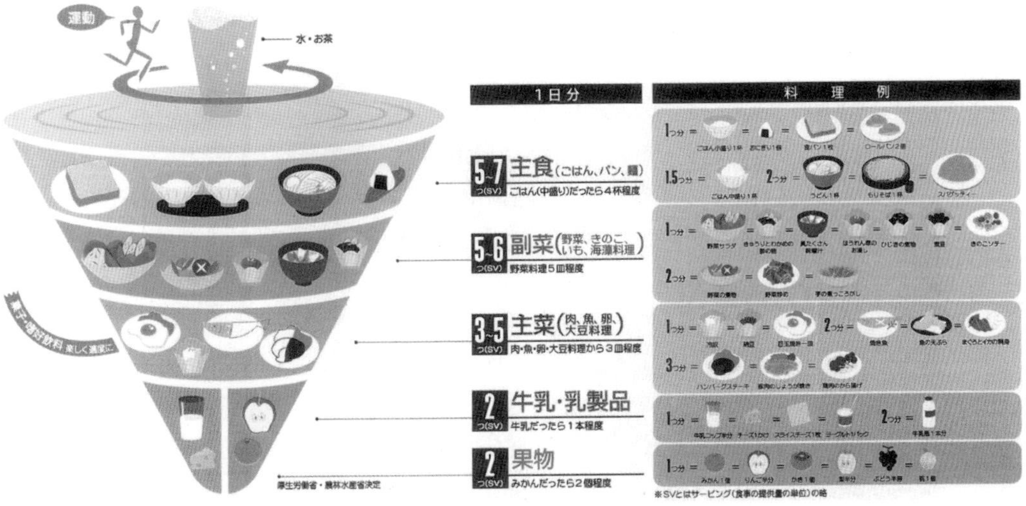

「食事バランスガイド」は，食事の望ましい組み合わせとおおよその量をイラストで示したものです．

日本で古くから親しまれている「コマ」をイメージして描き，食事のバランスが悪くなると倒れてしまうということ，回転（運動）することによって初めて安定するということを表しています．水・お茶といった水分を軸として，食事の中で欠かせない存在があることも強調しています．

コマの中では，1日分の料理・食品の例を示しています．これは，ほとんど1日座って仕事をしている運動習慣のない男性にとっての適量を示しています（このイラストの料理例を合わせると，おおよそ2,200 kcal）．まずは，自分の食事の内容とコマの中の料理を見くらべてみてください．

コマの中のイラストはあくまで一例です．実際にとっている料理の数を数える場合には，右側の『料理例』を参考に，いくつ(SV)とっているかを確かめることにより，1日にとる目安の数値と比べることができます．

図2-4　食事バランスガイド

表 2－6　料理例とサービングの基準

主食 5～7つ（SV）	1つ分＝ご飯軽く1杯（100 g）＝おにぎり1個（100 g）＝4～6枚切り食パン1枚（60～90 g）＝ロールパン2個（30 g×2～3個） 1.5つ分＝ご飯中盛り1杯（150 g） 2つ分＝ご飯大盛り1杯（200 g）＝うどん1杯（300 g）＝盛りそば1杯（300 g）＝スパゲッティ1皿（乾 100 g，具の少ないもの）
副菜 5～6つ（SV）	1つ分＝野菜サラダ（大皿）＝きゅうりとわかめの酢の物（小鉢）＝具だくさんのみそ汁（椀）＝ほうれん草のおひたし（小鉢）＝ひじきの煮物（小鉢）＝煮豆（うずら豆）（小鉢）＝きのこソテー（中皿） 2つ分＝野菜の煮物（中皿）＝野菜炒め（中皿）＝いもの煮っころがし（中皿）
主菜 3～5つ（SV）	1つ分＝冷奴（100 g）＝納豆（40 g）＝目玉焼（卵1個） 2つ分＝焼き魚（魚塩焼き1匹分）＝魚のてんぷら（きす2匹，えび1匹分）＝まぐろといかの刺身（まぐろ 40 g，いか 20 g） 3つ分＝ハンバーグ（肉重量 100 g 程度）＝豚肉のしょうが焼き，鶏のから揚げ（肉重量 90～100 g 程度）
牛乳・乳製品 2つ（SV）	1つ分＝牛乳（コップ半分，90 ml）＝チーズ1かけ（20 g）＝スライスチーズ1枚（20 g 程度）＝ヨーグルト1パック（100 g） 2つ分＝牛乳（コップ1杯，180 ml）
果物 2つ（SV）	1つ分＝みかん1個＝りんご半分＝かき1個＝なし半分＝ぶどう半房＝もも1個

・菓子類，菓子パン，甘味飲料類，酒類などは量的なバランスを考え，楽しく適度にとる．
・水・お茶は食事や間食などにおいて十分量とる．

て欠かせないことを示すとともに，コマの上を走る人型で運動の必要性を強調している．

食事バランスガイドの基本型は，身体活動の低い 12～69 歳男性と身体活動量ふつう以上の 12～69 歳女性などの推定エネルギー必要量が包括される 2,200±200 kcal としている．

2．サービングの基準

サービングの基準について，主食はご飯，パン，麺などの，主材料に由来する炭水化物が 40 g としている．副菜は野菜，きのこ，いも，海藻料理などで，主材料の素材重量が 70 g，主菜は肉，魚，卵，大豆料理などで，主材料に由来するたんぱく質が 6 g，牛乳・乳製品は，主材料に由来するカルシウムが 100 mg，果物は，素材重量が 100 g としている．

3．食事バランスガイドの活用

食事バランスガイドの活用に当たっては，個々人の性・年齢・体位・活動量からみて，1日に「何を」「どれだけ」食べたらよいかを，**表 2－7** に示す対象特性別，料理区分における摂取の目安から知り，各区分に示す食事の単位である「つ（SV）」の幅を加減する．

たとえば妊娠期や授乳期の活用においては，妊娠 16 週未満の初期では非妊時と同じだが，妊娠 16 週から 28 週未満の中期では 2,200±200 kcal の基本型に，副菜と主菜と果物を1つずつ増やし，不足しがちなビタミンやミネラルを摂取するようにつとめる．さらに，妊娠 28 週以降や授乳期では基本型に，主食，副菜，主菜，牛乳・乳製品，果物のすべてを1つずつ増やす．

表 2－7　食事摂取基準（2010 年版）による対象者特性別，料理区分における摂取の目安

<table>
<tr><th>対象者</th><th>エネルギー
(kcal)</th><th>主食
つ(SV)</th><th>副菜
つ(SV)</th><th>主菜
つ(SV)</th><th>牛乳・乳製品
つ(SV)</th><th>果物
つ(SV)</th></tr>
<tr><td>・6～9 歳男女
・10～11 歳女子
・身体活動量の低い 12～69 歳女性
・70 歳以上女性
・身体活動量の低い 70 歳以上男性</td><td>1,400
1,600
1,800</td><td>4～5</td><td rowspan="2">5～6</td><td>3～4</td><td rowspan="2">2～3</td><td rowspan="2">2</td></tr>
<tr><td>・10～11 歳男子
・身体活動量の低い 12～69 歳男性
・身体活動量ふつう以上の 12～69 歳女性
・身体活動量ふつう以上の 70 歳以上男性</td><td>2,000
2,200
2,400</td><td>5～7</td><td>3～5</td></tr>
<tr><td>・身体活動量ふつう以上の 12～69 歳男性</td><td>2,600
2,800
3,000</td><td>6～8</td><td>6～7</td><td>4～6</td><td>2～3</td><td>2～3</td></tr>
</table>

（厚生労働省・農林水産省：フードガイド検討会報告書より）

また，1～2歳児の1日の食事量は，基本型（2,200±200 kcal）のおおよそ半分弱程度を目安にするとよい．

学校給食を含めた子ども向けには，カルシウムを十分とるために，牛乳・乳製品の摂取目安に幅をもたせ，1日2～3つ（SV）としている．基本形（2,200±200 kcal）よりエネルギーが多い場合では，4つ（SV）程度までを目安としている．

実際の食事場面では食塩相当量や脂質についての情報提供をすることが望ましい．

・身体活動レベルの見方

「低い」：生活の大部分が座位の場合．

「ふつう以上」：座位中心だが仕事・家事・通勤・余暇での歩行や立位作業を含む場合，または歩行や立位作業が多い場合や，活発な運動習慣をもっている場合．

さらに強い運動や労働をしている人は，その内容や時間に応じて適宜調整する．

・肥満者の場合

成人で BMI が 25 以上では，体重変化をみながらエネルギー量を1ランク下げる．

・身体活動レベルが「低い」場合

積極的に運動をするようにつとめる必要がある．

・食生活改善の実際

5日程度の食事チェックを行い，各料理などのサービング数を数え，食事バランスガイドの数値と比較しながら個人にとって望ましい数値に近づけるように改善する．

今後，食に関わる多くの場において，日常的に活用されることにより国民に健全な食習慣が確立されることが望まれている．

国家試験問題（2発育・発達・加齢変化）

2-1 第 27 回（93）

成長・発達の過程に関する記述である．正しいのはどれか．１つ選べ．

(1) 骨格は，乳幼児期と思春期に著しく発育する．
(2) 脳の重量は，６歳で成人の約 60 %になる．
(3) 尿濃縮力は，１歳で成人と同程度になる．
(4) 胸腺の重量は，思春期以後増加する．
(5) 微細運動の発達は，粗大運動の発達に先行する．

2-2 第 28 回（94）

スキャモンの発育曲線における４つの成長型の図である．正しい組合せはどれか．１つ選べ．

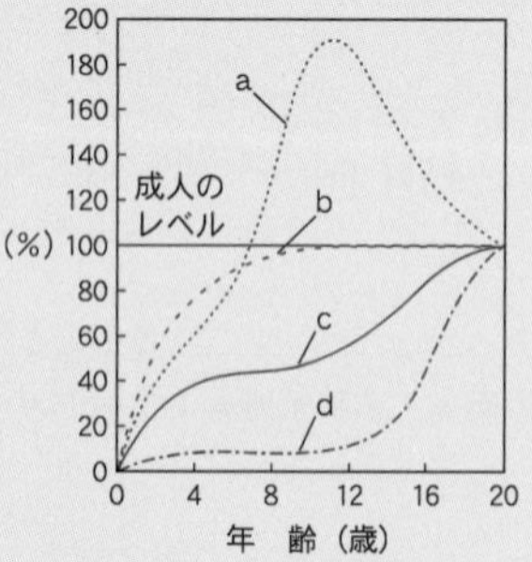

	a	b	c	d
(1)	神経型	リンパ型	一般型	生殖型
(2)	リンパ型	神経型	生殖型	一般型
(3)	一般型	リンパ型	生殖型	神経型
(4)	リンパ型	神経型	一般型	生殖型
(5)	リンパ型	一般型	生殖型	神経型

2-3 第 29 回（98）

成長・発達・加齢に関する記述である．正しいのはどれか．１つ選べ．

(1) 低出生体重児とは，出生体重が 3,000 g 未満の児をいう．
(2) リンパ組織の機能的成長は，学童期で最低となる．
(3) １年間の体内カルシウム蓄積量は，成人期に最大となる．
(4) 塩味閾値は，高齢者で上昇する．
(5) 唾液分泌量は，高齢者で増加する．

2-4 第 32 回（88）

成長・発達に伴う変化に関する記述である．正しいのはどれか．1 つ選べ．

(1) 頭囲と胸囲が同じになるのは 4 歳頃である．
(2) 体重 1 kg 当たりの摂取水分量は，成人期より幼児期の方が多い．
(3) カウプ指数による肥満判定基準は，年齢に関わらず一定である．
(4) 乳幼児身体発育曲線における 50 パーセンタイル値は平均値を示している．
(5) 微細運動の発達は，粗大運動の発達に先行する．

2-5 第 33 回（88）

成長･発達･加齢に伴う変化に関する記述である．正しいのはどれか．1 つ選べ．

(1) 体水分量に占める細胞外液の割合は，新生児期より成人期の方が大きい．
(2) 胸腺重量は，成人期に最大となる．
(3) 糸球体濾過量は，成人期より高齢期の方が大きい．
(4) 唾液分泌量は，成人期より高齢期の方が多い．

2-6 第 34 回（87）

成長・発達に関する記述である．最も適当なのはどれか．1 つ選べ．

(1) 精神機能の変化の過程を，成長という．
(2) 身長が伸びる過程を，発達という．
(3) 臓器発育は，一定の速度で進む．
(4) 身長が急激に伸びる時期は，成人までに 2 回存在する．
(5) 体重 1 kg 当たりの体水分量は，新生児期より学童期で多い．

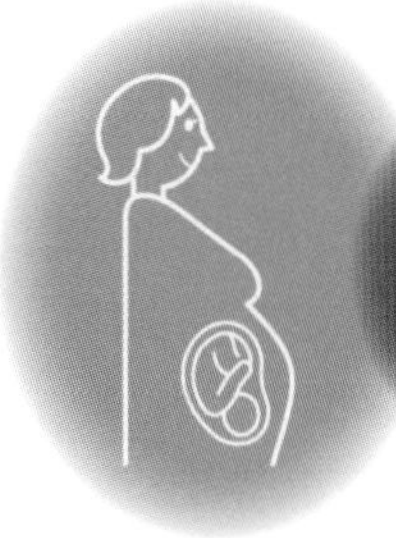

3 妊 娠 期

妊娠期の栄養の目的は，女性に特有な働きである妊娠，分娩，産褥の時期に，母と子の健康を維持，増進させるために必要な栄養について理解し，その管理を正しく実践することにある．

妊娠，出産は生理的な現象であって，女性のからだはそれらに対して巧妙に順応できる．しかし，一方では女性にとって身体的・精神的な変化が大きく，一つの負荷となり自己犠牲とも考えられる面もある．これがある限度を超えれば病的となり，ときには母や子に危険をもたらしたり，将来の健康を障害するおそれもある．

妊娠の経過を正常に保ち，次の世代の生命維持のためにも，栄養についての正しい知識をもち，管理することが重要である．

1 女性の特性

1．女性の生理

1）性周期

女性の性周期は，視床下部・下垂体前葉・卵巣系におけるホルモンによって調節されている．視床下部は脳の底部にあって，神経細胞が数種類のペプチドホルモンを分泌している．視床下部から細い下垂体門脈が出て下垂体に達している．ペプチドホルモンはこの門脈を通って下垂体前葉に下行し，前葉ホルモンの産生・分泌を調節している．

下垂体前葉は思春期以後，男女とも性腺刺激ホルモン（ゴナドトロピン：Gn）として卵胞刺激ホルモン（FSH）と黄体化ホルモン（LH）を分泌する．ともにたんぱくホルモンである．男性の場合，FSH は精子形成，LH は男性ホルモン産生に作用する．女性の場合，FSH，LH は血液を介して卵巣に作用し，女性ホルモンであるエストロゲン（E），プロゲステロン（P）の産生，分泌を調節する．

血中の E と P は上行して視床下部または下垂体前葉に作用し，FSH，LH の分泌を調節する．この調節機序によって女性機能の周期的変化が維持される．

下垂体前葉（以下，下垂体）が分泌するホルモンのなかで，FSH は卵巣に作用し，卵胞の発育と成熟を促進し，卵子を囲んでいる顆粒膜細胞，莢膜細胞の E 産生を促進する．また，LH は FSH と協同して排卵を起こし，排卵した場所に黄体を形成して P と E を産生する．このPとEは妊娠の成立とその維持，あるいは月経の出現に重要である．

下垂体ホルモンのうちで乳汁分泌に関係するのはプロラクチン（PRL）である．PRLはEとPによって発育した乳腺に作用して，乳汁の生成と分泌を促進する．非妊婦の下垂体で異常にPRLの産生が亢進する高プロラクチン血症では，しばしば乳漏症が起こり，同時にGnの分泌が不良になって無月経になる．PRLには性周期に同調した周期性はない．

なお，Pには体温上昇作用があるので，月経周期の黄体期には基礎体温（安静時の体温）が上昇する．毎日の基礎体温を連続記録すると性周期に同調して低温相（卵胞期）と高温相（黄体期）の2相性が認められ，その境目の排卵期が判断できる．

ヒトの月経周期におけるGn，E，Pの変化と，その影響を受ける卵巣，子宮内膜ならびに基礎体温の変化をまとめると図3-1のようになる．

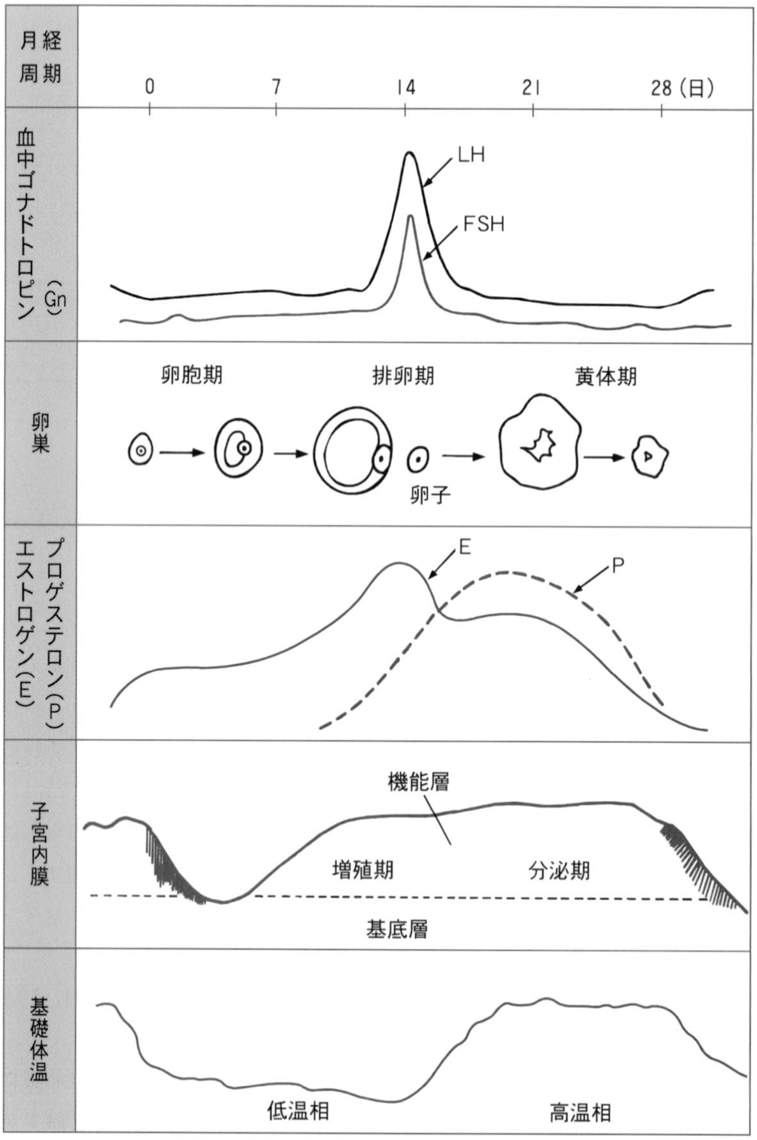

図3-1　正常卵巣・子宮内膜と血中ホルモン・基礎体温の変化

2）卵　子

将来の卵子をつくる原始卵胞は，はじめ約 70 日間は自動的に発育し，つづいて約 15 日間は FSH の刺激によってさらに発育し，主席卵胞予備群になる．そのうちの主席卵胞は，さらに発育して成熟卵胞（グラーフ卵胞）になり，卵子も発育して LH の作用で排卵する．残りの大部分の次席卵胞は排卵に至らずに閉鎖，消失してしまう．

3）妊娠中のホルモンの役割

妊婦の視床下部・下垂体・卵巣系は休止状態で無月経になる．妊婦のホルモンの主役は下垂体前葉の PRL と，後葉のオキシトシンならびに胎盤が産生するホルモンである．オキシトシンには強い子宮収縮作用と射乳作用がある．胎盤は，オキシトシン分解酵素を産生するので，妊娠中は子宮収縮は起こらない．

胎盤のホルモンには前駆物質が胎児由来のものもあるので，ホルモン測定による胎児・胎盤機能検査が実用化されており，母体，胎児の栄養評価に不可欠となっている．

（1）エストロゲン（E）

非妊婦の卵巣が産生する**エストロゲン**では，エストラジオール（E_2），エストロン（E_1）が主であるが，妊婦では，とくに妊娠後半においてはエストリオール（E_3）が主である．

E_3は胎児の副腎皮質ホルモンを前駆物質として胎盤で産生される．妊娠後期の尿中 E_3 の基準値は 40 mg/日（要注意＜20 mg/日，危険＜10 mg/日）で，妊娠後半にこれが低値のときは，胎児か胎盤に異常が推定される．胎児の異常には児死亡，胎児機能不全，無脳児などの奇形，発育遅延などがある．胎盤機能低下には妊娠高血圧症候群，糖尿病合併，過期妊娠などがある．

（2）ヒト胎盤ラクトゲン（hPL）

胎盤が産生するポリペプチドホルモンで，妊娠後半期にしだいに増加し，尿中には排泄されない．妊娠後期には 0.5〜 3 mg/日も産生される．

hPL は母体の脂質から遊離脂肪酸を生成し，母児間の糖・脂質代謝を調節するので，妊婦の栄養に重要なホルモンである．血中 hPL は**胎盤機能**を反映するものとして，妊娠高血圧症候群，糖尿病など合併症妊婦の胎児の予後判定に使われた．妊娠後半の基準値は 6 μg/ml 以上（要注意＜4 μg/ml）である．

（3）プロラクチン（PRL）

下垂体前葉の PRL 産生細胞で生成される．PRL の生成・分泌は，視床下部の PRL 抑制因子（PIF）によって調節されている．PRL の作用は，**乳腺の発育，乳汁の生成と分泌**であるが，母性発現や糖代謝にもかかわっている．血中 PRL は成熟期では女性は男性よりやや高値で，日内変動は少ないが，睡眠中は増加し，摂食，ストレスで変動する．

妊婦の血中 PRL は，妊娠初期からしだいに増加し，後期には妊娠前の 10 倍になる．また，PRL は羊水中に高値で，妊娠 18 週ごろがピークである．子宮内膜（妊娠中は脱落膜という）で産生され，卵膜を通って羊水へ移行したものである．

2．妊　娠

1）受精と着床

妊娠は，排卵，受精，着床の段階を経て成立する．

排　卵：成熟卵胞では卵子の周囲にある顆粒膜細胞からEが産生され，その作用で子宮内膜は増殖期になる．血中Eがピークになると下垂体からLHが急激に大量放出され（LHサージ），その16〜36時間後に排卵が起こる．排卵した部位には残った顆粒膜細胞とその外側の莢膜細胞が増殖，黄体化（LHによる）してPとEを産生し，これが子宮内膜を分泌期に変えて受精卵の着床の準備が開始される．

受　精：腟・子宮・卵管を経て上行した精子は，卵管の先端部に達する．腹腔のなかに排出された卵子は卵管に入って精子と遭遇する．精子は卵子周囲の顆粒膜細胞層を通過し，卵子細胞膜の外側にある透明帯にその尖端が侵入すると，他の精子が侵入できない変化が透明帯に生ずる．精子が卵子へ侵入すると，卵子の核と精子の核が融合して受精が完了する．受精しない場合，**卵子の寿命**は排卵後，約1日である．

着　床：受精卵は透明帯に囲まれたまま細胞分裂を開始し，細胞塊の中心部（胎芽になる）と周辺部（栄養細胞になる）に分かれ（桑実胚），続いて胞胚になり子宮腔に達する．ここで透明帯が消失して細胞が露出し，着床準備が整った**子宮内膜**に接着する．

胞胚の表面の栄養細胞は自己のたんぱく分解酵素の働きで子宮内膜のなかへ侵入増殖し，徐々に胞胚が侵入していく．ついで，子宮内膜が胞胚全体をおおってしまい，受精卵の着床は完了する．

栄養細胞は絨毛上皮を形成し，血管親和性があるので，子宮内膜の母体毛細血管とともに胎盤の血管洞を形成するようになる．

2）胎　盤

妊婦の子宮には，胎児と胎児付属物（胎盤，臍帯，卵膜，羊水）が入っているが，母体と胎児の栄養にとってもっとも重要なのは胎盤である．

胎盤は母体の子宮内膜が変化した脱落膜と胎児の栄養細胞（絨毛）・毛細血管（臍帯血管の末梢）で合作した臓器で，妊娠16週ごろに完成する．その役目は妊娠期間中に母体と胎児との間の**ガス交換**，**物質交換**ならびに**ホルモン産生**の働きをする．

胎盤の物質通過機序には，①単純拡散（ガスなど），②加速拡散（グルコースなど），③能動輸送（アミノ酸など），④生物的輸送（たんぱく質，脂質など）の形式があり，そのほかに抗原，ウイルス，薬物なども通過する．

胎盤が産生するたんぱくホルモンには，ヒト絨毛性ゴナドトロピン（hCG），ヒト胎盤ラクトゲン（hPL）などがある．**尿中hCG**は妊娠初期に高値になるので，**妊娠早期診断**に用いられる．

3）妊娠の経過

妊娠期間は，正確に着床した日から計算すべきであるが，実際には不可能なので，最終月経初日から起算し，満で計算して妊娠○週と表現する．

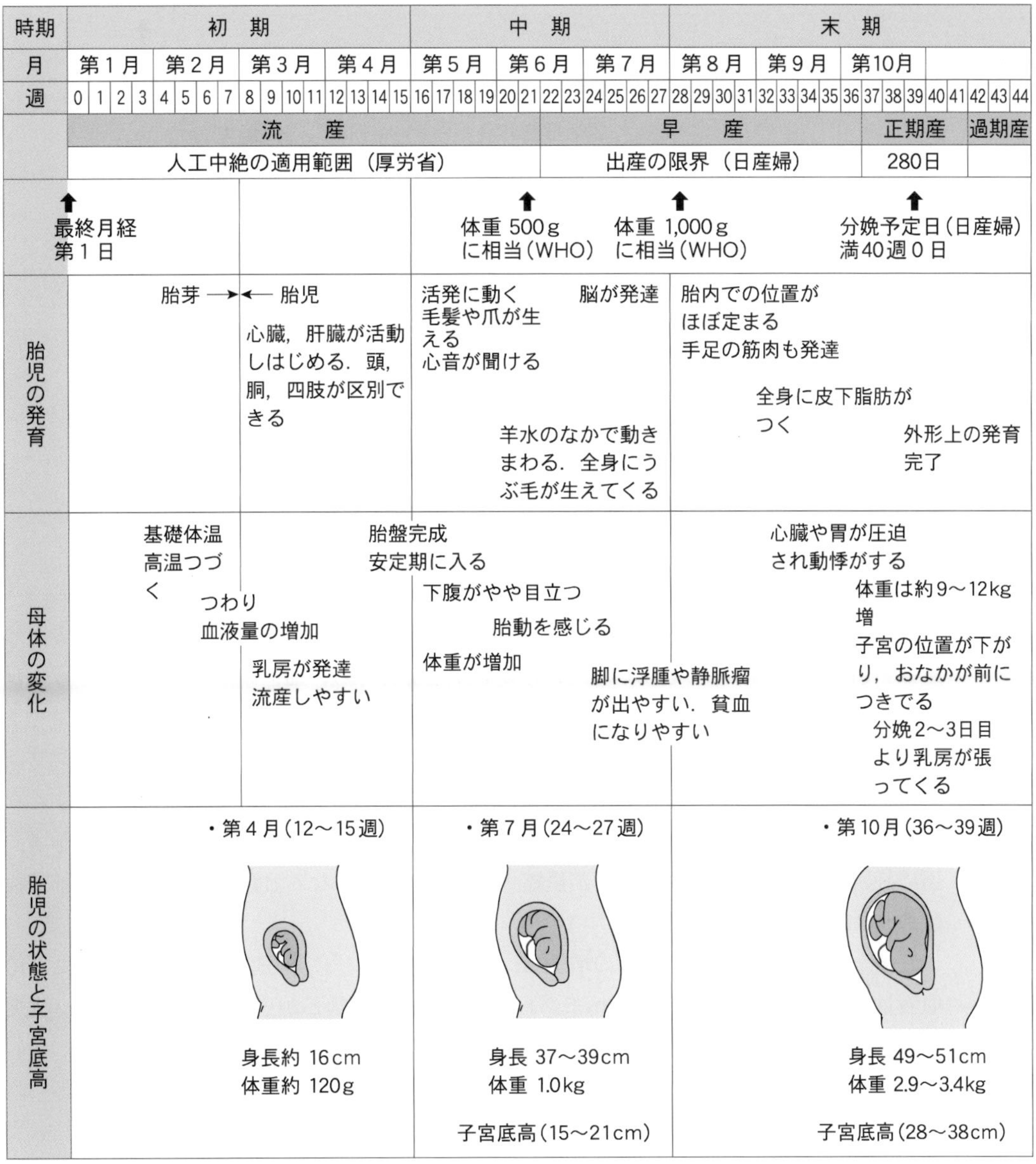

図３－２　妊娠期間の定義と母体胎児の変化

分娩予定日の概算は，最終月経初日の月に９を加え（または３を引き），日付に７を加える．妊娠期間の定義と母体と胎児の変化の概要を図３－２に示す．

胞胚は細胞分裂を反復して細胞塊となる．その外層は外胚葉，内層は内胚葉，中層は中胚葉に分化し，それぞれからすべての器官と組織が発生する．この分化が完了する妊娠７週までを胎芽といい，それ以後を胎児という．

４）母体の変化

妊娠中の母体・胎児関連組織の発育は図３－３に示すとおりである．

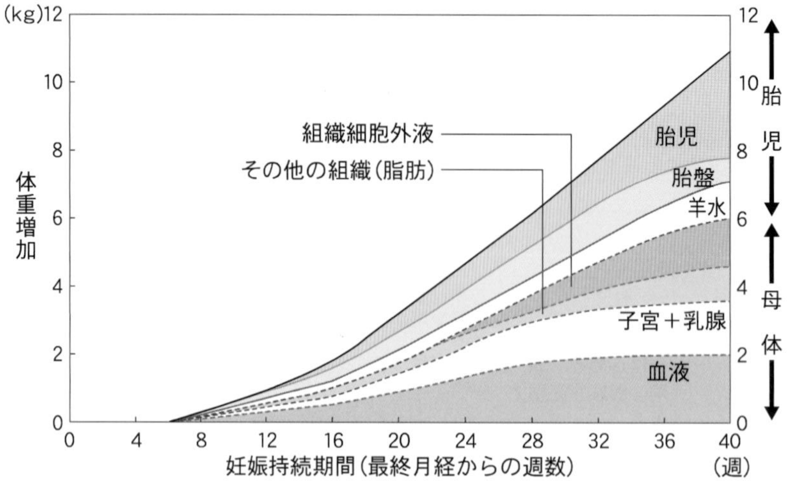

図 3－3　妊娠中の母体・胎児関連組織の発育

（1）血液の変化

妊娠後半期に入ると**循環血液量**が著しく増加し，血漿量は妊娠前の＋25～50 %，赤血球量は＋15～20 %になる．したがって，みかけ上の**赤血球数**，**血色素量**，**ヘマトクリット**は低下する（生理的水血症）．妊婦の基準血色素量の下限は 11 g/d*l*（非妊婦は 12 g/d*l*）である．白血球数は増加し，10,000 個/m*l* 以上になることがある．血小板数はやや増加，フィブリノゲンは＋30～50 %と増加し，凝固時間，出血時間が短縮し，血液は凝固しやすくなる．血沈も促進する．また，同様に希釈性に総たんぱく血症，アルブミンの低下を示す．逆に妊娠・分娩期，産褥期に血液が濃縮されたり，脱水になると深部静脈血栓症，肺塞栓症のリスクとなる．

妊娠全期間を通した鉄需要量の増加は，正常妊婦ならびに非妊時における体重当たりの血液量，ヘモグロビンの基準値，ヘモグロビン中の鉄濃度などから推計すると 300 mg 程度となり，そのほとんどが妊娠中期と後期に集中している．

女性には貯蔵鉄が不足している場合が多く，胎児・胎盤には鉄が**優先利用**されるので，母体の赤血球産生に必要な鉄が不足して，鉄欠乏性貧血になりやすい．

わが国の妊婦では潜在性鉄欠乏が約 30 %，顕性の鉄欠乏性貧血が数%といわれている．

（2）呼吸・循環系の変化

大きくなった子宮のために横隔膜が上がり，**肩で呼吸**するようになる．肺の換気能はよくなって，肺活量も正常である．

心臓はやや肥大し，貧血傾向のために毎分心拍出量は増加し，脈拍数も少し増える．血圧は妊娠後期にやや上昇する．

妊娠後期で仰臥位になると，急に気分が悪くなることがある．大きな子宮で下大静脈が圧迫されて血液が下半身にうっ滞し，急に血圧が下がるためである（**仰臥位低血圧症候群**）．側臥位にするとすぐに治る．血圧測定は仰臥位でなく，側臥位または座位で行うと正確な値が得られる．

（3）消化器系の変化

一般に著しい変化はない．ただ妊娠初期に“つわり”がある．経産婦より初妊婦に多い．

およそ妊娠12週には自然に消える．

おもな症状は，胸やけ，悪心，嘔吐，食思不振，嗜好の変化，唾液分泌の亢進，便秘などで，全身状態はあまり変化しない．症状が強く，全身状態が悪化した場合を悪《お》阻《そ》という．

(4) 皮膚の変化

黒褐色の色素沈着が乳頭，乳輪，腹壁の正中線，外陰部などに起こる．また淡褐色の着色（妊娠性雀斑）が顔面に現れる．いずれも産後にはしだいに消える．

皮膚の汗腺，脂腺の分泌が増加する．皮下脂肪が増える．皮下組織に水分がたまりやすく，増加すると浮腫になる．

(5) 骨・関節の変化

新生児の体内カルシウムは25～30 gで，胎児期に母体からとられるので，摂取量が少ないと妊婦の骨・歯からカルシウムが失われる．口腔の清潔を守らないと，むし歯ができやすい．

骨代謝に関係する副甲状腺ホルモン，カルシトニン，活性ビタミンDの妊娠中における特徴については，まだ十分に解明されていないが，妊婦が食品からカルシウムを十分にとることは大切である．

下腹部が前方に突出するので脊柱の弯曲が変わり，関節の結合組織や靭帯の軟化が加わって腰痛を起こしやすい．

(6) 泌尿器の変化

子宮全体または胎児の圧迫によって膀胱・尿管の形，位置が変わり，尿意頻数，尿失禁，あるいは尿の滞留（細菌尿，膀胱炎の原因）が起こりやすい．軽度のたんぱく尿，糖尿を一過性に示すことがある．

(7) 精神・神経の変化

感情が不安定になり，ときに憂うつ傾向，全身倦怠，不安などの精神症状，頭痛，歯痛，神経痛のような痛みを訴えることがある．自律神経系の変調（乗り物酔いなど）や味覚・嗅覚・視覚などの変化をみることもある．

疾病でなければ，大部分は一過性，気分的である．

(8) 局所の変化

子宮は妊娠前より重さ20倍（1,000 g），内腔500倍（1,000～1,500 cm^3）に増加する．

卵巣は周期性が消失する．妊娠初期の黄体はhCGの作用を受けて**妊娠黄体**となり，妊娠12週ごろ最大（桜桃大）になる．16週ごろに胎盤が完成するまではホルモン分泌の主役を果たすが，以後はその役目を胎盤にゆずる．

乳腺は妊娠10週ごろから肥大し，妊娠後期には重量が2～3倍になり，乳房の形も変化する．初産婦は半球形で固坐し，経産婦は柔軟で懸垂形である．妊娠後半期では発達した乳房を乳頭のほうへ圧迫すると，漿液を混じた初乳が出る．

5）代謝の変化

妊婦，胎児を一体としてみた栄養において，基本的なものはたんぱく質，脂質，糖質の代謝であり，胎盤が産生する各種ホルモンがそれぞれに密接に関連している．母体のこれらの栄養素が，胎児へ有効に供給される機序に胎盤が果たしている役割は大きい．

表 3-1　妊娠によるたんぱく質の蓄積

	妊娠 5 カ月末(g)	妊娠 10 カ月末(g)
胎　児	30	403
胎盤・臍帯	19	80
羊　水	0.5	3
子宮肥大	55	166
乳房肥大	36	81
循環血液量増加	46.7	190.9
細胞外液量増加	1	2
合　計	188.2	925.9

(1) エネルギー代謝

基礎代謝は妊娠により亢進し，後期には妊娠前の＋20 %になる．しかし，妊娠による体重増加には脂肪の蓄積，水分の貯留もあるので，lean body mass（LBM）としての単位体重当たりの基礎代謝量はさらに著しく亢進していることになる．

妊娠後期の基礎代謝の約 1/2 は胎児・胎盤によるもので，母体の心拍動・呼吸量による部分は全体の約 1/3 である．

(2) たんぱく質代謝

妊婦のたんぱく質代謝は胎盤のホルモンにより著しく変化し，全体として同化も異化も亢進している．とくに妊娠後半では，なかでもエストロゲンや hPL，インスリンの同化作用によって，血液量の増大，子宮・乳腺の発達，胎児・胎盤の発育などに多量のたんぱく質の蓄積がみられる．妊婦の体重増加 11 kg のうち，たんぱく質の蓄積は約 930 g で，母体と胎児などがほぼ同量である（**表 3-1**）．

胎児では妊娠初期からたんぱく質の蓄積があり，脂質は後期になって急速に蓄積されるようになる．

(3) 脂質代謝

妊婦の脂質異常症には，ある程度の合目的性がある．妊娠前半期は脂質の同化作用，後半期は異化作用が特徴で，胎児へのエネルギー供給のためとされている．

正常妊婦の血液は高脂質，低グルコース，低たんぱくになっており，この低グルコース状態を補正するために胎盤ホルモンによって脂質とたんぱく質の異化がすすみ，肝臓で糖新生が亢進してくる．胎児発育のおもなエネルギー源はグルコースであるから，これを能率よく供給するための妊娠時の適応現象と考えられる．

(4) 糖質代謝

妊婦に糖負荷をすると，血糖値の上昇と血中インスリンの上昇があるが，血糖値の下降が非妊婦より遅延する．すなわち，妊婦は高インスリン血症にありながら，インスリン抵抗性がある．また，1 型糖尿病を合併する妊婦の血糖値を調節するためには，投与するインスリンを増量する必要がある．この妊婦のインスリン抵抗性には，胎盤が産生しているホルモンやプロラクチンが関係している．

胎児のエネルギー源となるグルコースは，母体がおもに遊離脂肪酸をエネルギー源として利用し，グルコースを節約して供給している．母体のインスリン抵抗性の増大は，胎児へのグルコース供給を増加させ，発育促進に寄与していると考えられている．

3．分　娩

分娩とは，妊婦が娩出力（子宮収縮と腹圧）によって胎児とその付属物（胎盤・臍帯・卵膜・羊水）を産道を通って母体の外に排出し，妊娠を終了することをいう．プロスタグランディンとオキシトシンは子宮収縮の主役である．

分娩は，**陣痛**という痛みをともなう激しい労作で，エネルギーの消費，発汗と疲労がある．分娩に要する時間は，初産婦 15～18 時間，経産婦 7～10 時間で，個人差もある．また，分娩の各期は，第 1 期（規則的な陣痛の開始から子宮口の完全な開大まで），第 2 期（胎児の娩出まで），第 3 期（胎児付属物の完全な娩出まで）に区別されている．分娩所要時間はおおむね第 1 期の長短に左右される．

摂食は第 1 期の始めには可能であるが，分娩が進行すると消化吸収のよい炭水化物を主とした流動食か，水分の補給くらいしかできない．

分娩時には出血があり，250 m*l* 以下は正常で，500 m*l* 以上は異常とされる．

2　妊娠期の栄養上の特徴

1．妊娠前の食生活・日常生活指導

妊娠を前提とした日常生活においては，つねに心身の健康を保持・増進し，いつ妊娠しても正常な経過をたどる状態を保つ必要がある．そのために，健康増進の 3 本柱の「栄養・運動・休養と心の健康」に配慮して，規則正しい生活を送ることがなによりも大切で，次のような点に注意する（**表 3－2**）．

① 適正体重を維持する．妊娠前から，健康なからだづくりを目指す．
② 適度な運動を負荷して，身体活動レベルⅡを保つ努力をする．
③ ①②に適した範囲のエネルギーおよび各栄養素量の摂取につとめる．
④ 妊娠前から不必要な服薬，喫煙，過剰なアルコール摂取を避けるようにする．

表 3－2　妊産婦のための食生活指針の抜粋

・妊娠前から，健康なからだづくりを
・「主食」を中心に，エネルギーをしっかりと
・不足しがちなビタミン・ミネラルを「副菜」でたっぷりと
・からだづくりの基礎となる「主菜」は適量を
・牛乳・乳製品などの多様な食品を組み合わせてカルシウムを十分に
・妊娠中の体重増加は，お母さんと赤ちゃんにとって望ましい量に
・母乳育児も，バランスのよい食生活で
・タバコとお酒の害から赤ちゃんを守りましょう
・お母さんと赤ちゃんの健やかな毎日は，からだと心にゆとりのある生活から生まれます

（厚生労働省：平成 18 年より）

2．妊娠中の食生活・日常生活指導

●妊娠初期

妊娠 16 週未満を初期とする．つわりの時期には食事摂取量が減少するが，妊娠 12 週を過ぎるころから食欲が出てくる．この時期は多くのエネルギー量を必要としないので，非妊時の食事摂取量を少し増す程度でよい．味つけは薄味にして，偏食をしないよう心がける．貧血予防のため，鉄とくにヘム鉄，たんぱく質，ビタミン B_6，ビタミン B_{12}，鉄の吸収促進のためのビタミン C などの摂取を心がけるとともに，神経管閉鎖障害の発症リスク低減のために葉酸（400 μg/日）をとることが望ましい．

喫煙は流産・早産や低体重出生児出産のリスクが高くなり，習慣的な飲酒は胎児に悪い影響を与えるので，妊娠中の喫煙や飲酒は可能なかぎりひかえる．

適度な身体活動はつづけ，適正体重の維持をはかる．

●妊娠中期

28 週未満を中期とするが，妊娠の持続面では安定期といえる．過食，身体活動の低下による体重増加に注意する．**妊娠時の健康診査**は妊娠 23 週までは 4 週間に 1 回，24〜25 週では 2 週間に 1 回，36 週以降では週 1 回程度受診して，異常の発生を早期に発見する．

●妊娠後期

28 週以降を後期とするが，胎児が急速に成長し，母体の循環血液量や体重も著しく増加し，分娩・産褥期の体力維持のためにも適切な栄養補給が必要である．妊娠後期には，子宮の増大による胃の圧迫のため，すぐに満腹感が生じるため，3 回の食事のほかに補食を考える．

また，妊娠 28 週以降は，体の変調が起きやすい時期であるため，十分な休息をとる．

妊娠高血圧症候群の発症リスク低減のために，体重の急激な増加に注意するほか，薄味に徹し，**高血圧予防**のためにカリウム（3,500 mg/日）をとることが望ましい．

1）低体重・過体重

妊娠期を通じての低体重は，胎児の発育不全が疑われるほか，児の周産期死亡のリスクが高まる．過体重は正常な妊娠の持続が妨げられ，内分泌異常や代謝異常が起きやすく，出産時の負担が大きくなる．

妊娠中の体重増加率は，おおむね妊娠初期に 0 〜 2 %，中期に 8 %，後期に 18 %程度である．中期以降に 500 g/週以上の体重増加は，妊娠高血圧症候群のリスクファクターになりやすいので，食生活，運動不足，ストレスに配慮する．

低体重，過体重いずれの栄養ケアにおいても，食生活を改善して目標とする適正体重に近づける努力をする．

2）低栄養

低栄養には，不十分な食物摂取による低栄養と，特定栄養素が欠乏する不適切な食物摂取による栄養失調が含まれる．前者では体重増加停止，身体活動性低下，倦怠感，疲労感，不眠，食欲低下，知覚異常などが起きる．後者では不足する特定栄養素の潜在性欠乏症や顕在性欠乏症が起きる．

妊娠中の長期に及ぶ極端な低栄養が胎児の発育に及ぼす影響は，その後の栄養状態の改善によっても修復不能とされるので注意する．

3）栄養と奇形

(1) 葉　酸

二分脊椎などの**神経管閉鎖障害***の発症リスク低減には，緑黄色野菜や納豆やレバーに多く含まれる食事由来の葉酸のほかに，サプリメントまたは強化食品からの（プテロイルモノグルタミン酸）葉酸を 400 μg/日とるように推奨している．

(2) ビタミンA

ビタミンAの過剰摂取が奇形をもたらす可能性が指摘されているので，耐容上限量の 2,700 μg/日を超えないように注意する．

そのほか奇形の発生には遺伝的要素や，妊娠 3 週から 12 週における胎児の**器官分化の臨界期**にウイルス，放射線，化学物質，ある種の薬物などの影響を受けると，発生や発育が障害されて器官の異常が起こりやすい．風疹感染，サリドマイドなどは，臨界期の障害例として有名である．

▶食品の選択と食生活上の注意

妊娠各期の食事摂取基準と食品構成例を**表 3 - 3** に示す．

「日本人の食事摂取基準（2020 年版）」(p. 306 の**付表 1** 参照）にみられるとおり，妊娠中はエネルギー，たんぱく質をはじめ，各栄養素が付加量として示されている．

妊婦の身体活動の実態に対応して，食事基準を選択をするのが望ましい．従来より不足しがちな鉄とカルシウムの摂取にはとくに注意したい．

▶日常生活指導

① 服薬については妊娠していることを告げ，医師や薬剤師の説明を聞き，適切な容量や用法を守る．

② 虫歯や歯槽膿漏は妊娠中に悪化しやすいので，口腔衛生に気をつける．

③ 母乳育児の意思を確認したら，20 週ごろから医師や助産師の指導で乳房・乳首のケアを開始する．

④ 性器出血，下腹部の膨満感と腹痛，異常なおりもの，浮腫，強固な便秘，発熱，下痢，激しいめまいと動悸，嘔吐などの症状が現れたら医師の診察を受けることが望ましい．

***神経管閉鎖障害**▶胎児ができてくる初期の段階で形成される脳や脊椎のもととなる神経管とよばれる部分がうまく形成されず，きちんとした管の形にならないことに起因する障害であり，遺伝などを含めた多くの要因が複合して発症する．二分脊椎では，生まれたときに，腰部の中央に腫瘤があるものがもっとも多く，重篤な場合には下肢の麻痺をともなうものもある．また，脳に腫瘤のある脳瘤や脳の発育ができない無脳症などもある．

表 3－3　妊娠各期の食事摂取基準と食品構成例

	年　齢(歳)	18〜29				
	身体活動レベル	I	II	妊娠期		
	身体状況	非妊時		初期	中期	後期
食事摂取基準	推定エネルギー必要量(kcal)	1,700	2,000	＋50	＋250	＋450
	たんぱく質推奨量（g）	50	50	＋ 0	＋ 5	＋ 25
	たんぱく質目標量(％E)	13〜20		13〜20	13〜20	15〜20
	脂質目標量(％E)	20〜30		20〜30		
	炭水化物目標量(％E)	50〜65		50〜65		
食品構成	穀　　類（g）	380	480	＋20	＋100	＋150
	い も 類（g）	50	70			＋30
	砂糖・甘味料類（g）	10	10			
	豆　　類（g）	50	60			＋10
	種 実 類（g）	2	3			
	緑黄色野菜（g）	120	120			
	その他の野菜（g）	230	230			
	果 実 類（g）	200	200			
	きのこ類（g）	20	20			
	藻　　類（g）	15	15			
	魚 介 類（g）	50	60		＋10	＋10
	肉　　類（g）	60	70	＋10	＋10	＋40
	卵　　類（g）	40	40		＋10	＋10
	乳　　類（g）	200	200		＋100	＋100
	油 脂 類（g）	8	10			＋2
	P：F：C 比	14.7：24.7：60.6	14.4：24.3：61.3	I の場合 14.8：24.9：60.3 II の場合 14.5：24.5：61.0	I の場合 15.2：24.9：59.9 II の場合 14.6：24.0：61.4	I の場合 14.9：25.5：59.6 II の場合 15.9：25.1：59.0

菓子類，嗜好飲料類，調味料・香辛料類などで総エネルギー量と三大栄養素量の 10％程度を摂取するものとする．

3 妊娠期の栄養アセスメント

女性を取り巻く社会環境の変化は，個々人のライフスタイルの多様化をもたらし，結婚観をはじめとする価値観が変容し，食生活や日常生活に各種の影響を及ぼしている．

妊娠中の栄養補給の適否は，正常な妊娠の持続，胎児の発育，正常な出産，産後の回復，母乳の分泌などにも影響する．したがって，妊娠中の栄養アセスメントが重要になり，問題点が発見されれば，栄養ケア・プログラムを作成し，改善への指導を実施する．

妊娠期間中の特有なアセスメントには，次のようなパラメータがあり，そのうちのいくつかの項目は**母子健康手帳**に結果を記録して，健康の自己管理の手がかりとする．

臨床診査：栄養障害に関連した項目は，浮腫，貧血，高血圧疾患，糖尿病，妊娠悪阻，妊娠高血圧症候群などの発症の有無である．胎児に関しては，胎児心音の確認をしたうえで，超音波検査などによる胎児の発育状況を診査する．

健康状態・生活習慣の記入票：年齢，既往歴，自他覚症状，妊娠・出産歴，過去の分娩経過，飲酒・喫煙状況，食習慣，服薬状況，身体活動，経済状態，住居環境，労働環境な

表 3－4　妊婦自身による健康状態・生活習慣の記入票の例

妊婦の健康状態等

身長	cm	ふだんの体重	kg	結婚年齢	歳

〇次の病気にかかったことがありますか.（あるものに〇印）
高血圧　慢性腎炎　糖尿病　肝炎　心臓病　甲状腺の病気
その他重い病気　　（病名　　　　　）
〇次の感染症にかかったことがありますか.
風しん（三日はしか）　（はい（　歳）いいえ　予防接種を受けた）
麻しん（はしか）　（はい（　歳）いいえ　予防接種を受けた）
水　痘（水ぼうそう）　（はい（　歳）いいえ　予防接種を受けた）
〇今までに手術を受けたことがありますか.
なし　あり（病名　　　　　）
〇服用中の薬（常用薬）
（　　　　　）

〇たばこを吸いますか.　いいえ　はい（1日　　本）
〇酒類を飲みますか.　いいえ　はい（1日　　程度）

夫の健康状態	健康・よくない（病名　　　）

いままでの妊娠

出産年月	妊娠・出産・産後の状態	出生児の体重・性別	現在の子の状態
年　月	正常・異常（妊娠　週（第　月）頃）	g 男 女	健・否

妊婦の職業と環境

妊娠に気付いた時の状況	職業	勤め（常勤・その他）・自営業主・家族従業者・その他・なし		
	仕事の内容と職場環境（※）			
	仕事をする時間	1日約（　）時間・（　）時～（　）時 交代制など変則的な勤務（あり・なし）		
	通勤や仕事に利用する乗り物			
	通勤の時間	片道（　）分	混雑の程度	ひどい・普通
妊娠してからの変更点		仕事を休んだ　妊娠　週（第　月）のとき 仕事を変えた　妊娠　週（第　月）のとき 仕事をやめた　妊娠　週（第　月）のとき その他（　　　）		
産前休業		月　日から　日間		
産後休業		月　日から　日間		
育児休業（父親・母親）		月　日から　月　日まで		
		月　日から　月　日まで		

住居の種類	独立家屋（　階建）・集合住宅（　階建　階　エレベーター　有・無）・その他（　　）		
騒音	静・普通・騒	日当たり	良・普通・悪
同居	子ども（　人）・夫・夫の父・夫の母・実父・実母 その他（　人）		

※立ち作業など負担の大きい作業が多い，温湿度が厳しい，たばこの煙がひどい，振動が多い，ストレスが多い，休憩がとりにくい，時間外労働が多いなどの特記事項も記入

（母子健康手帳より）

表 3－5　体格区分別，妊娠全期間を通しての推奨体重増加と妊娠中期から後期における1週間当たりの推奨体重増加量

体格区分（非妊時の体格）	推奨体重増加量	妊娠中期から後期における推奨体重増加量／週
低体重（痩せ）：BMI 18.5 未満	9～12 kg	0.3～0.5 kg
普通：BMI 18.5 以上 25.0 未満	7～12 kg	0.3～0.5 kg
肥満：BMI 25.0 以上	個別対応*	個別対応

* BMI が 25.0 をやや超える程度の場合はおおよそ 5 kg を目安とし，著しく超える場合には他のリスクを考慮しながら臨床的な状況をふまえ，個別に対応していく．

どを記入してもらい，妊婦の全般的健康歴を把握する基本データとする．妊婦自身による健康状態・生活習慣の記入票の例を**表 3－4** に示す．

身体計測：体重，腹囲，子宮底長を測定する．妊娠全期間を通しての推奨体重増加量を**表 3－5** のように示している．

臨床検査：梅毒，風疹，HBs 抗原抗体反応，HTLV-1 などのほか，母子健康手帳では次の検査項目があげられている．

血圧，尿たんぱく…妊娠高血圧症候群の早期発見のため

ヘモグロビン，ヘマトクリット，赤血球など…貧血の早期発見のため

尿糖…糖尿病の早期発見のため

腹囲，子宮底長，胎児の発育状況…妊娠の正常な経過の把握のため
体重…肥満防止と潜在性浮腫の早期発見のため

日本産科婦人科学会栄養問題委員会による妊婦の肥満の判定は，非妊時のBMIが18.5～25未満を適正体重とし，分娩前で28を超えるものを肥満妊婦としている．

食事調査：胎児の発育に適応した食事摂取が行われているか否かを評価する．

4 栄養関連の疾患と栄養ケア

栄養ケア・プログラムの立案にあたっては，妊婦を取り巻く諸々の生活条件を考慮したうえで，次の各点への対応が適切に行われるように勘案することが望ましい．

① 母体の変化や代謝の変化に対応して母体の健康保持，正常な妊娠の継続をはかる．

② 胎児の正常発育や正常な分娩と産褥の経過をはかる．

③ 授乳準備への対応ができることが重要である．日ごろの食物摂取状況や生活習慣の弊害から生じた問題点を分析し，改善をはかる．

④ 妊娠高血圧症候群，妊娠悪阻《おそ》，貧血，高血圧，高血糖，脂質異常症などの予防・改善につとめることはもちろん，対象者自身，何を望み，何に対する支援を期待しているのかを十分把握しておく．

1．つわり，妊娠悪阻

■概　念

妊娠初期に，胸やけ，食思不振，嗜好の変化や食べ物がつかえるような感じがすることがある．妊娠5～7週ごろから始まる．おもに起床時，空腹時に症状がみられ，経産婦より初妊婦に多い．これを**つわり**（morning sickness）といい，悪心，嘔吐，唾液分泌増加などの消化器症状をともなうこともあるが，だいたい12～16週ごろに自然に回復する．つわりの原因は不明であるが，妊婦の半数以上にみられ，全身状態はあまり悪くない．**妊娠悪阻**は，つわりの重症型で，ほぼ毎日嘔吐し，尿中ケトン体陽性，持続的な体重減少（とくに5％以上）のときに診断する．つわり，悪阻の症状には，心理的影響が大きい．

■症　状

妊娠悪阻は，食物の経口摂取が不可能になるほど嘔吐を繰り返し，栄養代謝障害を起こし，治療が必要になる．妊婦の0.1～0.4％にみられる．ビタミンB_6の投与が嘔気症状を低下させるという報告があり，欧米では第一選択として広く使用されている．

悪阻の症状は程度によって，第1期（強い嘔吐，脱水，体重減少など），第2期（痩せ，舌苔，口臭，代謝性アシドーシス，尿中アセトン体陽性，体温低下など），第3期（頭痛，めまい，嗜眠，昏睡など）に分けられ，第3期ではまれに死亡することがある．ウェルニッケ脳症を疑った際は，内科医に相談する．とくに，神経症状をともなう場合，悪阻によ

りビタミン B_1 が不足し，ウェルニッケ脳症を呈する場合があるため注意する．これらの処置で大切なのは，安静と脱水状態，代謝障害に対する栄養補給と補液である．

●栄養ケアと日常生活指導

1）つわり

▶食品の選択と食生活上の注意

消化器症状に加えて嗜好の変化がみられるが，妊娠15週ごろまでは胎児の発育のために付加するエネルギーや栄養素はきわめて少ないので，母体の健康維持を中心に食事を計画する．

① 嘔気，食欲不振などで少量しか食べられない場合には，妊婦の嗜好や要求に従って食べやすいものを，食べやすく調理する．
② 一般に空腹時には嘔気をおぼえやすいので，空腹状態をなくし，1回に少量ずつ，食事，間食の区別なく与えるとよい．
③ 食後は安静を保つ．
④ においに敏感になっている場合は，冷たい食事が好ましいが，これは嗜好にあわせる．
⑤ 嘔吐により水分が失われる場合には，水分の補給に注意する．
⑥ 食事量の不足によって生じやすい便秘に注意する．

▶日常生活指導

空腹感と肉体的，精神的疲労によって症状が現れやすいので，まず空腹と疲労を避けるのがつわり対策の原則である．たとえば，朝，目覚めたときに何か少量の食べ物を口に入れて起床するとか，あるいは夕方に症状が激しいときは，1日の生活内容を反省して，できるだけ疲労を少なくする配慮が必要となる．また精神的安定も重要である．

2）妊娠悪阻

▶食品の選択と食生活上の注意

体重減少率，臨床検査値から摂食不十分による低栄養状態を把握して栄養ケアを行うが，経口摂取が不可能で，脱水が認められた場合は，点滴静注や経腸栄養による栄養補給を行う．経口摂取が可能になったら，つわりのときの食事に準じる．

▶日常生活指導

定期的な検診を受けるとともに，安静を保ち，精神的負担をかけないようにする．

2．妊娠高血圧症候群

■概　念

妊娠時に高血圧を認めた場合，妊娠高血圧症候群（hypertensive disorders of preg-

表 3－6　妊娠高血圧症候群発症の危険因子

1．高血圧家系（遺伝因子）
2．若年・高年初産婦（社会的・加齢的因子）
3．肥満・甲状腺機能亢進症（代謝的因子）
4．妊娠高血圧症候群の既往症（発病素因）
5．多胎妊娠・羊水過多症（子宮因子）
6．慢性腎炎・糖尿病の合併（血管病変因子）
7．就労・過労・ストレス・生活貧困（社会的・ストレス因子）
8．食塩摂取過剰・貧血・低栄養（栄養的因子）
9．寒冷（血管攣縮・ストレス因子）
10．心理的負担（自律神経因子）

nancy：HDP）とする．妊娠高血圧症候群は，妊娠高血圧腎症，妊娠高血圧，加重型妊娠，高血圧腎症，高血圧合併妊娠に分類される．重症化し，子癇，中枢神経障害（皮質盲，可逆性白質脳症，脳血管攣縮など），脳出血，HELLP 症候群*，肺水腫，周産期心筋症，子宮出血などによる妊婦死亡の原因になるほか，胎児の発育不全，早産，低体重児など周産期死亡の大きな原因となっている．妊娠高血圧症候群発症の危険因子を表 3－6 に示す．

■症　状

妊娠高血圧症候群を発症すると，血液の循環が悪くなり，子宮への血流も少なくなるため胎児の発育不全の原因となる．高血圧，たんぱく尿などの症状がみられるほか，重症化すると子癇発作を起こすことがある．妊娠高血圧症候群の分類を表 3－7 に示す．

重症の場合は血管内皮障害から血管透過性が亢進し，浮腫や循環血液量の減少，尿量減少をきたし，さらには多臓器障害，凝固障害を生じる．したがって，ヘマトクリット値が高く，子宮・胎盤の血行が障害され，胎盤の血洞内や毛細管のなかで血液凝固や血栓形成などが起こりやすく，胎盤機能低下から胎児発育不全，胎児機能不全となり，胎児に危険が生じてくる．

妊娠高血圧症候群（とくに妊娠高血圧腎症）で，腹痛（上腹部違和感），嘔気，嘔吐，頭痛，眼単閃発などを訴えた場合，常位胎盤早期剝離，HELLP 症候群，急性妊娠脂肪肝，子癇に注意する．

●栄養ケアと日常生活指導

▶食品の選択と食生活上の注意

本症では治療や予防に食事管理が重要な役割を担っている．エネルギーの過剰摂取や太りすぎは要注意であり，肉類では調理法を工夫して脂肪分をおとしたり，不飽和脂肪酸の多い魚類や大豆製品の摂取に配慮するほか，葉菜類，藻類，きのこ類など低エネルギー食品を葉酸を始め，ビタミン類，ミネラル類，食物繊維の給源として活用する．

栄養管理指針は表 3－8 に示すが，重症・軽症ともに基本的に同じであり，混合型ではその基礎疾患の病態に応じて内容を変更する．

エネルギー……非妊時の BMI を基に算出するが，24 以下では日本人の食事摂取基準

表 3－7　妊娠高血圧症候群の分類

症型分類	①妊娠高血圧腎症：preeclampsia（PE） 1）妊娠 20 週以降に初めて高血圧を発症し，かつ，蛋白尿を伴うもので，分娩 12 週までに正常に復する場合． 2）妊娠 20 週以降に初めて発症した高血圧に，蛋白尿を認めなくても以下のいずれかを認める場合で，分娩 12 週までに正常に復する場合． i）基礎疾患の無い肝機能障害（肝酵素上昇【ALT もしくは AST＞40 IU/L】，治療に反応せず他の診断がつかない重度の持続する右季肋部もしくは心窩部痛） ii）進行性の腎障害（Cr＞1.0 mg/dL，他の腎疾患は否定） iii）脳卒中，神経障害（間代性痙攣・子癇・視野障害・一次性頭痛を除く頭痛など） iv）血液凝固障害（HDP に伴う血小板減少【＜15 万/μL】・DIC・溶血） 3）妊娠 20 週以降に初めて発症した高血圧に，蛋白尿を認めなくても子宮胎盤機能不全（*[1]胎児発育不全【FGR】，*[2]臍帯動脈血流波形異常，*[3]死産）を伴う場合． ②妊娠高血圧：gestational hypertension（GH） 妊娠 20 週以降に初めて高血圧を発症し，分娩 12 週までに正常に復する場合で，かつ妊娠高血圧腎症の定義に当てはまらないもの． ③加重型妊娠高血圧腎症：superimposed preeclampsia（SPE） 1）高血圧が妊娠前あるいは妊娠 20 週までに存在し，妊娠 20 週以降に蛋白尿，もしくは基礎疾患の無い肝腎機能障害，脳卒中，神経障害，血液凝固障害のいずれかを伴う場合． 2）高血圧と蛋白尿が妊娠前あるいは妊娠 20 週までに存在し，妊娠 20 週以降にいずれかまたは両症状が増悪する場合． 3）蛋白尿のみを呈する腎疾患が妊娠前あるいは妊娠 20 週までに存在し，妊娠 20 週以降に高血圧が発症する場合． 4）高血圧が妊娠前あるいは妊娠 20 週までに存在し，妊娠 20 週以降に子宮胎盤機能不全を伴う場合． ④高血圧合併妊娠：chronic hypertension（CH） 高血圧が妊娠前あるいは妊娠 20 週までに存在し，加重型妊娠高血圧腎症を発症していない場合．
妊娠高血圧症候群における高血圧と蛋白尿の診断基準	①収縮期血圧 140 mmHg 以上，または，拡張期血圧 90 mmHg 以上の場合を高血圧と診断する． ②次のいずれかに該当する場合を蛋白尿と診断する． 1．24 時間尿でエスバッハ法などによって 300 mg/日以上の蛋白尿が検出された場合． 2．随時尿で protein/creatinine（P/C）比が 0.3 mg/mg・CRE 以上である場合． 3．ペーパーテストで 2 回以上連続して尿蛋白 1＋以上陽性が検出された場合を蛋白尿とすることを許容する．
症候による亜分類	①重症（軽症という用語は用いない） 次のいずれかに該当するものを重症と規定する．蛋白尿の多寡による重症分類は行わない． 1．血圧が次のいずれかに該当する場合 収縮期血圧　160 mmHg 以上の場合 拡張期血圧　110 mmHg 以上の場合 2．妊娠高血圧腎症・加重型妊娠高血圧腎症において，母体の臓器障害または子宮胎盤機能不全を認める場合 ②発症時期による病型分類 妊娠 34 週未満に発症するものは，早発型（early onset type：EO） 妊娠 34 週以降に発症するものは，遅発型（late onset type：LO）

*HELLP 症候群（HELLP）▶妊産褥婦が溶血（hemolysis），肝酵素上昇（elevated liver enzymes）および血小板減少（low platelet）をきたす疾患で，妊娠高血圧症候群の関連疾患として知られている．

表 3－8　妊娠高血圧症候群の栄養管理指針

エネルギー	非妊時の BMI 24 以下の妊婦：30 kcal×理想体重（kg）＋200 kcal/日 非妊時の BMI 25 以上の妊婦：30 kcal×理想体重（kg）/日
たんぱく質	理想体重（kg）×1.0 g/日 予防には理想体重（kg）×1.2〜1.4 g/日が望ましい
食　塩	7〜8 g/日．極端な食塩制限は避ける
水　分	1 日尿量 500 ml 以下や肺水腫では，前日の尿量に 500 ml を加える程度に制限する．それ以外は制限しない．口渇を感じない程度の摂取が望ましい
その他	動物性脂肪と糖質は制限する．高ビタミン食が望ましい

（日本妊娠高血圧学会：妊娠高血圧症候群管理ガイドライン 2015 より）

（2020）による妊娠期の推定エネルギー必要量に比べてかなり低く，BMI 25 以上では厳しい制限となる．本症予防のために妊娠中の体重管理が必要で BMI 18〜24 では 7〜10 kg 増，24 以上では 5〜7 kg 増にとどめるのが望ましい．

たんぱく質……本症では腎機能障害を伴う例が多いので 1 日に 70〜80 g にとどめる．

塩分……高血圧症では制限により循環血液量が減少して血圧が下がるが，本症ではすでに循環血液量が減少しているため極端な制限で病態が悪化する例もあり，徐々に減塩して 1 日 7〜8 g とする．

水分……循環血液量の減少をきたすので口渇を感じない程度とする．ただし尿量減少や肺水腫では制限する．

▶日常生活指導

妊娠高血圧症候群発症の予防には決定的な方法はないが，危険因子（**表 3－6**）に関連する事項に配慮して日常生活をすごす．

① 妊娠中の適切な体重増加のコントロールが大切である．

② 精神的に落ち着いた生活が必要であり，家庭あるいは職場環境に配慮を要する．

③ 発病初期はとくに自覚症状や病識に欠けるので，定期的に健診を受けているかが大きなチェックポイントである．異常所見に早く適切な処置を講ずることで，本症による胎児への影響を極力小さくするとともに，母体の障害や後遺症を少なくしなければならない．

3．貧　血

■概　念

妊娠期にみられる貧血は妊娠性貧血と妊娠母体に偶発合併症としての貧血に大別される．妊娠性貧血の定義は，日本産科婦人科学会栄養問題委員会によれば，妊婦の妊娠経過中に認められる貧血で，ヘモグロビン 11 g/dl 未満，ヘマトクリット 33 ％未満のものをいう．

そのうち，小球性低色素性で，血清鉄低下，TIBC 上昇など鉄欠乏が確認されるものを妊娠性鉄欠乏性貧血という．

妊娠にともなう母体の血液の変化は，前述（p. 34）のとおりであり，妊娠後期の血液量は，非妊時の 35〜40 ％も増加する．血漿量の増加に比べ赤血球量の増加が少ないため，ヘモグロビン濃度とヘマトクリット値が低下する．ヘモグロビン濃度とヘマトクリット値は

表3－9　貧血の種類と診断の基準

1個の赤血球の平均容積		1個の赤血球の平均血色素量	
分　類	MCV（fl）	分　類	MCH（pg）
小球性	≦ 84	低色素性	≦ 27
正球性	85 ～ 99	正色素性	28 ～ 34
大球性	≧100	高色素性	≧ 35

妊娠中期に最低となり，後期にやや上昇する．妊婦の貧血の大部分は鉄の不足によるが，他の原因による場合もある．

■診断基準

貧血の診断基準は**表3－9**のように決められている．病態の判断には**平均赤血球容積**（MCV），**平均赤血球血色素量**（MCH）などが指標になる．

（1）正球性正色素性貧血

赤血球には変化がなく，血液が単に血漿（水分）で薄められたもので，急性出血の直後にみられる．

（2）自己免疫性貧血（溶血性貧血）

赤血球に対する抗体が産生されて，赤血球の表面で抗原抗体反応が起こり，赤血球がこわれるために貧血になる．種々の病気や薬剤，あるいは誘因もなく起こる．女性に多く，妊娠に合併することがある．

（3）大球性高色素性貧血

おもに低栄養のための**葉酸**，**ビタミンB_{12}**欠乏による**造血障害**が原因の貧血である．悪性貧血の合併を除けば，ほとんどなくなった．

妊婦では，母体，胎児の造血組織その他における細胞分裂がさかんなので，それに不可欠な葉酸，B_{12}の需要が増える．今日でも妊娠後半には血中葉酸，B_{12}は低下するが，この貧血が起こるほどではない．しかし，多胎妊娠あるいは長期間にわたる低栄養状態では葉酸の補給を考慮したほうがよい．

（4）小球性低色素性貧血

妊婦の鉄欠乏性貧血そのものといってよい．体内の鉄は，**機能鉄**（ヘモグロビン，ミオグロビン，血清鉄），**貯蔵鉄**（フェリチン，ヘモジデリン），**組織鉄**（酵素，組織）になっている．

20歳代の健康な女性の貯蔵鉄は200～250 mgあるが，潜在性鉄欠乏は約30％，顕在性の鉄欠乏性貧血は数%と少なくない．非妊時からの消化器疾患，過多月経，少食（ダイエット）などが原因で妊娠中になりやすい．

妊娠すると，赤血球の増産のために鉄が必要になり，貯蔵鉄をほとんど利用してしまう．しかも胎児へ鉄の分与が必要で，補充が不十分ならばMCH，MCVが低下する貧血は避けられない．一般に妊婦は鉄不足状態なので鉄の吸収率がよく，栄養指導の好機である．

妊娠中に増加した赤血球の鉄は，産後の新生赤血球に再利用されるから，妊娠中に血色素量を正常に保つための栄養指導は，産後の貧血予防に非常に有効である．

この貧血では鉄代謝の検査も行われる（**図3－4**）．血清鉄および血清鉄飽和率の低下，

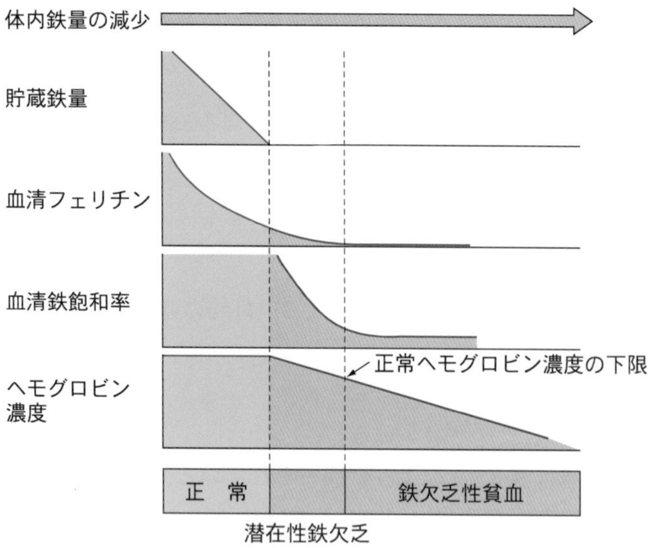

図 3－4　体内鉄量の減少にともなう臨床検査成績の変化

貯蔵鉄量を反映する血清フェリチンの低下のほか，不飽和鉄結合能の上昇や，一般の鉄欠乏状態と同じ傾向が認められ，栄養改善の評価もできるが，前述した妊婦の鉄代謝の特徴，とくに妊娠各期におけるその推移などをよく理解して評価すべきである．

母体から胎児への鉄の移行は，母体の血清鉄から胎盤のトランスフェリンレセプターを介して胎児の血清鉄へ入る一方通行である．しかも，血清鉄は胎児のほうが母体より飽和度が有意に高いので，鉄の胎盤通過機序は，鉄不足の母から鉄豊富の胎児への特異的な能動輸送である．

■症　状

貧血の症状としては，疲労感，めまい，動悸，息切れなどがみられる．

母体は自己の造血組織でのヘモグロビン合成よりも胎盤を経た胎児への鉄の配分を優先する鉄代謝をしている．鉄欠乏性貧血の母から貧血を示す新生児が生まれない理由もそこにあると考えられている．しかし，貧血の妊婦は，分娩時に陣痛が弱かったり，産後の大出血をみたり，子宮の回復が遅れたりするなどの悪い影響が生じやすいので，貧血の改善は必要である．

●栄養ケアと日常生活指導

▶食品の選択と食生活上の注意

妊娠中は鉄の需要量が増大し，「日本人の食事摂取基準（2020 年版）」における鉄の付加推奨量は初期で＋2.5 mg，中期・後期では非妊婦の月経なしの状態の推奨量の約 1.5 倍の＋9.5 mg としている．そのため積極的に鉄高含有食品の摂取が望まれる．

▶非ヘム鉄とヘム鉄

食品中の鉄には，ヘム鉄（おもに動物性食品）と非ヘム鉄（おもに植物性食品）がある．

ヘム鉄は鉄がポルフィリン環と結合したまま吸収され，同時に摂取した食物の影響を受けにくく，非ヘム鉄より吸収されやすい．

一方，非ヘム鉄は胃酸によって2価，3価の鉄イオンとなって遊離し，同時に摂取した食物，とくにシュウ酸，リン酸，タンニン酸，フィチン酸，炭酸などの影響を受けて吸収されにくい化合物になりやすい．

① 鉄，とくに吸収のよいヘム鉄を多く含む動物性食品（魚介類，肉類の赤身，貝類）を積極的にとる．

② 鉄の吸収をよくする条件をつくる．吸収率は，非ヘム鉄では約1～5％，ヘム鉄では15～25％であるが（ただし生体の需要，貯蔵鉄量に応じて吸収率は調節され，体内に鉄が不足している場合は35％程度も吸収される），同時に摂取する食品によっても異なる．赤身の肉または魚とビタミンCを多く含む食品を十分にとると吸収率はよくなる．

③ 香辛料などを適当に使用して胃液の分泌をうながす．

④ 造血に関係する栄養素（たんぱく質，鉄，銅，ビタミンC，B_{12}，葉酸など）を十分にとる．ヘム鉄強化食品・保健機能食品を利用するのも一つの方法である．しかし，栄養サプリメントなどで日常的に大量の鉄を摂取しつづけると，弊害が生じるので，耐容上限量が設けられている．

▶日常生活指導

定期的な検診を受けるとともに，日常生活では，次の各点に注意する．

① 妊娠前より，朝食欠食者，偏食者，痩身願望などで食事量の少ない人，偏った嗜好が習慣となっている人に貧血，あるいは貧血傾向がみられるので，自ら改善する意欲をもたせるよう指導することが大切である．

② 規則正しい生活を毎日つづけ，精神的安定をはかることによって食欲も増し，積極的な気分になる．

③ 重度の貧血（ヘモグロビン9.0 g/dl未満）では，鉄剤の投与が行われる．

④ 運動不足にも注意する．赤血球は骨髄でつくられるが，運動により血流をよくし，造血機能が促進する．

妊娠性鉄欠乏性貧血の栄養ケア・プログラムの例を**表3-10**に示す．

4．妊娠と肥満

■妊娠・出産への影響

肥満は妊娠・出産に対して，次のような影響を及ぼす．

① 健康とみなされる妊婦でも，妊娠により脂質異常症，インスリン抵抗性の増大がみられるが，肥満によりこれらはさらに助長されて母体に負荷がかかり，妊娠高血圧症候群の発症頻度が上昇するほか，妊娠糖尿病も発症しやすい．その他，急性膵炎，脂肪肝，肝炎，胆汁うっ滞，血栓性静脈炎なども起こしやすい．

② 分娩時間の延長，微弱陣痛，産科出血，胎児仮死など，異常分娩が増加する．

③ 巨大児出産，肩甲難産，過期産が多くなり，母体への負荷が大きくなる．

表 3-10　妊娠性鉄欠乏性貧血の栄養ケア・プログラム（例）

年齢：31 歳　　妊娠：20 週　　妊娠歴：初回　　職業：ブティック販売員，立業，ときに残業あり
喫煙：1 日に 15 本程度　　飲酒：なし　　自覚症状：疲れやすい

アセスメントのおもな結果	解決すべき課題	援助の目標		実施の内容
		短期（1 カ月）	長期（3 カ月）	内容
身長：162 cm 非妊時体重：50 kg （BMI 19.1） 現体重：56 kg （BMI 21.3） 胎児の発育：良 ＜血液検査結果＞ RBC：370 万 Hb：9.0 g/dl Ht：30 % MCV：80 fl MCH：24 pg	＜食生活面＞ ・鉄欠乏性貧血の栄養ケア・プログラムの理解	・鉄含有食品，とくにヘム鉄含有食品の使用頻度を高める．レバー，牛肉，貝類，海藻類，緑黄色野菜など ・たんぱく質・ビタミンC含有食品の使用頻度を高める	・出産・授乳に備え鉄欠乏性貧血の栄養ケア・プログラムの継続 ・MCV，MCH が改善したら，鉄剤の投与を中止．長期間の鉄剤投与は，亜鉛の吸収阻害が生じやすいので注意 （Hb が 10 g/dl 以上）	・ヘム鉄含有食品の使用頻度記録 ・朝食の摂取記録 食べた日には○をつける ・体重測定 ・休息取得状況の記録
RBC，Hb，Ht の値が低く，MCV は 82 以下，MCH は 27 以下である点から，貧血の種類は小球性低色素性と考えられる．そのほか，葉酸値，ビタミン B_{12}，白血球数は基準範囲内にあるため，妊娠期の鉄欠乏性貧血と診断された	・欠食の解消 ・食習慣の改善	・朝食の摂取率の向上 ・手軽に食べられる朝食の形態 ・コーヒーは 1 日 2 杯程度にひかえる		・喫煙本数の記録 ・適切な運動の継続 ・妊婦に必要な定期診査の受診
	＜臨床検査面＞ ・MCV，MCH の改善	MCV：84.2 fl MCH：27.0 pg （Hb：10 g/dl，Ht：32 %，RBC：380 万を目標）	MCV：87.1 fl MCH：28.2 pg （Hb：11 g/dl，Ht：34 %，RBC：390 万を目標）	・栄養ケアの実践効果は検査値の改善として現れることの確認
栄養ケア・プログラムを立て，解決するべき問題点を理解させ，貧血予防教室へ参加，生活習慣の改善，職場環境の改善へのモチベーションを行う	・体重増加	BMI：22 を目標 ・適正エネルギーの摂取 ・鉄剤投与 ・鉄剤投与による食欲低下への対策	BMI：23～24 を目標	
	＜職場環境＞ ・職場での職種の変更に理解を得て，立業から座業への変更			
	＜生活面＞ ・喫煙量の減少 ・休息をとる	・喫煙量の減少 ・休息をとる	・禁煙への努力	

■肥満度の判定

非妊時においてBMI 18未満を痩せ，18以上24未満を標準，24以上を肥満とする．妊娠中は，初期BMI 24以上，中期BMI 26以上，10カ月以降でBMI 28以上を肥満とする．

妊娠経過時においては，標準で，平均して妊娠3カ月で0 kg，5カ月末で4 kg，7カ月末で8 kg，10カ月末では8～12 kgの体重増加がみられる．痩せは10～12 kg，肥満は5～7 kgの増加が推奨されている．

■肥満妊婦の代謝

肥満妊婦の代謝の特徴は，妊婦の生理的脂質異常症と対比すると理解しやすい．正常妊婦では血液脂質の各分画（FFA，LDL・HDL-コレステロール，トリグリセリド，リン脂質など）のすべてが上昇する．また血中の**胎盤由来のホルモン**（hPL，PRL，E，P）には抗インスリン作用があり脂質異常症を助長させる．とくにhPLは，母体の脂質分解を促進して，FFA，グルコースを生成し，これが母児のエネルギー源になる．

肥満妊婦ではインスリン抵抗性が亢進するので，血糖レベルを維持するのには正常妊婦の2～3倍のインスリンが必要になる．すなわち妊娠によるもの，肥満によるものの両方からのインスリン抵抗性が重複していて，糖代謝異常と脂質異常がいっそう顕著になる．

●栄養ケアと日常生活指導

▶食品の選択と食生活上の注意

運動が制約されがちになるので，食事管理を中心にして肥満を予防する．

① 摂取エネルギーおよび脂質摂取量を適正にする．肥満妊婦では動物性脂質の摂取過剰がみられるので（動物性たんぱく質が多いため），脂質摂取量は総エネルギーの25％程度とし，個々の脂肪酸，とくに飽和脂肪酸の**バランス**に注意する．

② 炭水化物はでんぷんを主として，砂糖類は味つけ程度に使用し，果実類も多量を避ける．

③ 便秘しやすいので，とくに**食物繊維**は20～25 gを目安とする．

④ たんぱく質は，鮮魚以外は脂質の少ない種類・部位の動物性食品に大豆・大豆製品を加える．

⑤ 鉄，その他微量栄養素については一般妊婦と同様である．

⑥ 味つけは薄味にする．

▶日常生活指導

日常生活のうえでは，次のような点に注意する．

① 非妊時から**身体活動量**が少なく，さらに妊娠のために活動量が減少するので，適度な運動を付加してエネルギー消費をはかる．

② 非妊時より食事量を多くとる習慣があり，妊娠によりさらに摂食量が増加するので，過食習慣，摂食回数に注意する．

③ 前回の分娩後に妊娠前の体重（適正体重）にもどらないまま，再び妊娠すると肥満が持続しやすい．人工栄養法で哺育する場合，とくに注意しなければならない．

表 3－11　糖尿病の成因による分類

Ⅰ．1型　膵β細胞の破壊，通常は絶対的インスリン欠乏に至る
　A．自己免疫性
　B．特発性
Ⅱ．2型　インスリン分泌低下を主体とするものと，インスリン抵抗性が主体で，それにインスリンの相対的不足をともなうものなどがある
Ⅲ．その他の特定の機序，疾患によるもの
　A．遺伝因子として遺伝子異常が同定されるもの
　B．他の疾患，条件にともなうもの
Ⅳ．妊娠糖尿病

（日本糖尿病学会，1999 より）

表 3－12　妊娠糖尿病診断基準

1）妊娠糖尿病 gestational diabetes mellitus（GDM）
75 g OGTT において次の基準の 1 点以上を満たした場合に診断する
　①空腹時血糖値　≧92 mg/dl　（5.1 mmol/l）
　②1 時間値　≧180 mg/dl　（10.0 mmol/l）
　③2 時間値　≧153 mg/dl　（8.5 mmol/l）
2）妊娠中の明らかな糖尿病 overt diabetes in pregnancy
以下のいずれかを満たした場合に診断する
　①空腹時血糖値　≧126 mg/dl
　②HbA1c 値　≧6.5％
＊随時血糖値≧200 mg/dl あるいは 75 g OGTT で 2 時間値≧200 mg/dl の場合は，妊娠中の明らかな糖尿病の存在を念頭に置き，①または②の基準を満たすかどうか確認する
3）糖尿病合併妊娠 pregestational diabetes mellitus
　①妊娠前にすでに診断されている糖尿病
　②確実な糖尿病網膜症があるもの

（日本糖尿病学会，日本糖尿病・妊娠学会，日本産科婦人科学会，2016 より）

5．妊娠糖尿病

■概　念

妊娠糖尿病（gestational diabetes mellitus：GDM）は，**表 3－11** のように糖尿病の一つの型である．妊娠中に初めて発見，または発症した糖代謝異常であり，妊娠中の明らかな糖尿病や糖尿病合併妊娠は含まないと定義されている（**表 3－12**）．

糖尿病の女性が過去に巨大児を出産している頻度が高いことは，以前から知られていた．また，妊娠中に糖尿病に似た症状が出ても出産後には正常にもどることや，その場合でも巨大児の出産が多いことなどが，妊娠糖尿病の概念のはじまりである．

妊娠自体が糖代謝変化のきっかけとなること（p. 36 参照），妊娠中は比較的軽い糖代謝異常でも母児に大きな影響を及ぼしやすいこと，将来糖尿病を発症する危険が大きいことなどから，その診断，管理には非妊時とは異なる特別な配慮が必要であるとして，妊娠糖尿

病が注目されるようになった．

■診断基準

スクリーニングとして一般的に行われているのは，妊娠初期に随時血糖値（100 mg/dl 以上），もしくは空腹時血糖値（85 mg/dl）などの測定である．陽性例やハイリスク妊婦は 75 g OGTT（75 g 経口ブドウ糖負荷試験）を施行して，**表 3-12** の診断基準に従って判定する．妊娠初期に異常が認められなかった場合には，妊娠中・後期に同様の検査を行い，妊娠によって出現する糖代謝異常をできるだけ早く発見して管理することが重要である．

■管　理

妊娠糖尿病の管理は，血糖値の正常維持が中心である．まず食事療法を 2 ～ 3 週間実施し，診断基準を参考にして**インスリン療法**を開始する．血糖調節を早めに開始すると，巨大児や児の合併症が減少する傾向がある．インスリンは胎盤を通過しないが，経口血糖降下剤は胎盤を通過して胎児に移行するため，妊娠時には使用しない．妊娠糖尿病と診断した症例は，分娩後に改めて耐糖能の再評価を行う．

●栄養ケアと日常生活指導

食事管理の評価は，赤血球に含まれる**グリコヘモグロビン**（HbA1c）の測定により，1 ～ 2 カ月間の血糖値の平均的な値を知ることができる．妊娠中の血糖値は食前 100 mg/dl 以下，食後 2 時間値 120 mg/dl 以下，HbA1c 6.2 %以下を目標に食事のコントロールを行う．

非妊時に BMI が 25 未満の妊婦では，〔身長（m）^{2}×22〕×30 kcal をもとにし，妊娠初期・中期・後期におけるエネルギー，たんぱく質，ミネラルなどを付加する．BMI 25 の肥満妊婦では，原則として妊娠全期間を通して，〔身長（m）^{2}×22〕×30 kcal とし，エネルギー付加は行わない．ただし，妊婦の体重が減少するような過度な制限は避ける．食後の良好な血糖値を維持するため，食事の 1 回量を抑え，食事回数を増やす場合もある．

肥満妊婦では，妊娠高血圧症候群，微弱陣痛などの産科的合併症の予防と，胎児の正常な発育が重要である．母体の過度の体重増加には，いくらかのエネルギー制限を行うが，過度の制限はケトーシスに陥りやすいので注意する．『糖尿病食事療法のための食品交換表』（日本糖尿病学会編）を参考に，各栄養素の適正量とバランスに留意する．

▶日常生活指導

妊娠糖尿病発症の危険因子として，①糖尿病の家族歴，②巨大児分娩既往歴，③先天奇形児の分娩歴，④尿糖陽性者，⑤ 35 歳以上の高年齢者，⑥肥満などがある．該当者は早期に 75 g OGTT によるスクリーニングを行う必要がある．

国家試験問題・練習問題（3妊娠期）

3-1 第 24 回（91）

妊娠に関する記述である．正しいものの組合せはどれか．

a　非妊娠時の肥満は，妊娠高血圧症候群の発症リスクが低い．

b　非妊娠時の肥満は，妊娠糖尿病の発症リスクが低い．

c　妊娠糖尿病は，２型糖尿病の発症リスクが高い．

d　非妊娠時のやせは，低出生体重児の出産リスクが高い．

(1)　aとb　(2)　aとc　(3)　aとd　(4)　bとc　(5)　cとd

3-2 第 25 回（93）

妊娠中の検査指標の動態に関する記述である．正しいのはどれか．

(1)　鉄欠乏性貧血では，不飽和鉄結合能（UIBC）は低下する．

(2)　鉄欠乏性貧血では，血清トランスフェリン値は低下する．

(3)　妊娠高血圧症候群では，血清 LDL-コレステロール値は低下する．

(4)　正常妊娠では，血漿フィブリノーゲン値は上昇する．

(5)　正常妊娠では，血清アルブミン値が上昇する．

3-3 第 31 回（89）

妊産婦の身体と食生活･生活習慣に関する記述である．誤っているのはどれか．１つ選べ．

(1)　妊娠前から健康的なからだづくりを推奨する．

(2)　非妊娠時に BMI 18.5 kg/m^2未満であった妊婦の推奨体重増加量は，7 kg 未満である．

(3)　主食を中心にエネルギーを摂る．

(4)　多様な食品を組み合わせてカルシウムを摂る．

(5)　妊婦の喫煙は，低出生体重児のリスクとなる．

3-4 第 32 回（90）

妊娠期の糖代謝異常に関する記述である．誤っているのはどれか．１つ選べ．

(1)　妊娠糖尿病とは，妊娠中に発症した明らかな糖尿病のことをいう．

(2)　妊娠糖尿病の診断基準は，非妊娠時の糖尿病の診断基準とは異なる．

(3)　妊娠糖尿病では，巨大児を出産する可能性が高い．

(4)　肥満は，妊娠糖尿病発症のリスク因子である．

(5)　糖尿病合併妊娠では，インスリン療法を行う．

3-5 第 33 回（89）

妊娠期の身体的変化に関する記述である．正しいのはどれか．１つ選べ．

(1)　体重は，一定の割合で増加する．

(2)　基礎代謝量は，増加する．

(3)　循環血液量は，減少する．

(4)　ヘモグロビン濃度は，上昇する．

(5)　インスリン感受性は，高まる．

3-6 第 34 回（89）

妊娠期の栄養に関する記述である．最も適当なのはどれか．１つ選べ．

(1)　胎児の神経管閉鎖障害の発症リスクを低減させるために，妊娠前からビタミンＣを付加的に摂取する．

(2)　妊娠悪阻は，ウエルニッケ脳症の原因になる．

(3)　β-カロテンの大量摂取は，胎児奇形をもたらす．

(4)　妊娠中の低体重は，産後の乳汁産生不足の原因にならない．

(5)　鉄の需要は，妊娠初期に比べ後期に低下する．

4 授 乳 期

1 授乳期の特性

1．体重・体組成の変化

分娩が終了すると，約 3,000 g の胎児，約 500 g 強の羊水，臍帯が娩出されるほか，分娩時の出血，不感蒸泄により体重が 5 ～ 6 kg 減少する．その後しばらくの間は，子宮の退縮や悪露《おろ》，循環血液量の減少にともない体重減少がつづく．妊娠中に増加した体重は，産後 3 ～ 6 カ月で元にもどすのが望ましい．

2．エネルギー代謝の変化

妊娠後期に大きく亢進していた基礎代謝は，分娩後数週間以内に非妊時の状態にまでもどる．授乳期における推定エネルギー必要量は，非妊時の推定エネルギー必要量に泌乳量（0.78 *l*）と母乳のエネルギー含有量（663 kcal/*l*）を勘案したうえ，体重 1 kg 減らすためのエネルギーを 6,500 kcal として体重減少量（0.8 kg/月）を差し引いて求める．

0.78×663＝517.1（kcal）

6,500（kcal）/体重（kg）×0.8（kg）/月÷30（日）＝173.3（kcal）

517.1－173.3＝343.8（kcal）…これを 50 kcal 単位で丸めて，付加量は 350 kcal とした．

身体活動レベルがⅠ，Ⅱ，Ⅲでも付加量（推定エネルギー必要量）は同じである．

ただし，人工栄養で育児を行う場合には付加量は必要ない．妊娠前の体重にもどすために適切な運動と食生活の節制に心がける．

3．乳汁分泌の機序

乳腺は胎児期（妊娠 6 週ごろ）に胸壁の皮膚に形成される．新生児の乳腺は男女とも母親の血中エストロゲンの作用で腫脹しており，乳汁様の分泌物を出すこともある．

女児の乳腺は自分の卵巣のエストロゲンによって思春期に発育が開始され，妊娠すると**エストロゲン**，**プロゲステロン**，**プロラクチン**などの作用でいっそう発達する．完全な発育と機能は産褥期にみられる．

乳汁の産生は次のような乳腺細胞の 4 つの機能によって営まれている．

① 外分泌

② 脂質の生合成と分泌

③ イオン・水の通過

④ 免疫グロブリンの通過

そのほかには，乳腺細胞の間隙を通って母体血中の細胞などが直接乳汁のなかへ移行する経路もある．

乳汁分泌開始直後の**初乳**には多くの細胞が含まれ，乳清にはビフィズス因子，分泌型IgA，リゾチーム，ラクトフェリン，補体などの**感染防御因子**が豊富である．

母乳の最大分泌量は産後40～100日ごろに700～1,000 ml/日（平均780 ml）となる．

授乳婦の栄養は，分娩後3～6カ月で妊娠前の状態に復帰させることを目途にして考える．妊娠中に損失または蓄積した栄養素を増加または減少させるようにし，また，母乳分泌に必要な栄養素の補充を行うよう考慮する．

妊娠，分娩，産褥を通してみると，産科的経過には，正常といっても個人差があり，栄養は日常生活環境によっても影響されるので，産後の栄養ケアにはかなり個人的指導が必要になろう．妊娠合併症があった場合は，妊娠中の栄養管理を継続して，乳児を哺育する授乳婦の心情を理解し，病態生理にのっとった栄養アセスメントを実施し，実践しやすい形の栄養ケアの立案が望ましい．

乳汁分泌とホルモンとの関わり

（1）プロラクチン

プロラクチン（PRL）は下垂体前葉から分泌され，妊婦血中で増加している．また，子宮脱落膜細胞でもPRLは産生されており，胎盤の形成，羊水代謝，さらには母性発現などさまざまな作用を有している．PRLはセロトニンを介して血糖調整作用も認められている．胎盤由来のエストロゲン，プロゲステロンが乳腺細胞のPRLレセプターの働きを抑制しているので，妊娠中はPRLによる乳汁たんぱくの合成が起こりにくい．しかし，分娩が終了するとその抑制がとれて，数日の間に急速に乳腺が乳汁で満たされるようになる．

また，乳頭の刺激は神経を介して下垂体前葉のPRLの分泌を促進するので，**哺乳**による**乳頭刺激**のたびに**乳汁の生成**が繰り返される．

（2）オキシトシン

乳腺・乳管の周囲には平滑筋のような細胞がある．乳頭の刺激は同じく神経を介して下垂体後葉からオキシトシンの分泌を促進するので，哺乳のたびに，子宮の収縮（ときに痛みをともなう）と乳腺の平滑筋の収縮による乳汁の射出（**射乳現象**）が繰り返される．

哺乳中に他側の乳房に緊満感が出るのはPRLの作用であり，乳頭から乳汁が漏出するのはオキシトシンの作用で，これらの作用が他側の乳腺にも現れたからである．

4．乳汁分泌の確立

母乳栄養では乳汁の分泌を確立することが先決である．乳児が乳頭を吸うとその刺激が間脳視床下部に伝わり，乳汁分泌に関わる各種のホルモンの放出がうながされる．そのため出生直後から乳児の吸啜《きゅうてつ》刺激を頻回に受けることが大切であり，生後数日間は母乳の分泌が十分でなくても乳首を吸わせる．母親は休養や睡眠をとり，精神の安定に配慮することが大切である．

分娩後2～3日は乳汁分泌量は少ないが，分娩後3～4日目から乳汁分泌量は急増する．

2 母乳成分と母乳量の変化

母乳の成分組成は分娩後の日数や母親の食事の影響で変動する．分娩後4～5日までに分泌される乳汁を初乳といい，その後移行乳を経て，分娩後10日目ごろからの乳汁を成熟乳（成乳）という．母体の食事の影響は乳汁中のたんぱく質組成，脂肪酸組成，脂肪濃度，各種ビタミン濃度などに表れやすい．

1．初　乳

たんぱく質のうち，ラクトアルブミン，ラクトグロブリン，ラクトフェリンが多く，脂質と乳糖が少ないため，成熟乳よりエネルギーが少ない．無機質は全般的に多いが，カルシウムのみはやや少ない．色調は淡い黄色を呈しており，粘稠，濃厚，アルカリ性で，分泌量は少ない．

初乳は免疫学的にきわめて優れた性質をもっている．**IgA** はたんぱく分解酵素や pH の影響を受けにくい特殊な構造をもち，腸管内の局所免疫に役立っている．**リゾチーム**は微生物の細胞膜を溶かし，増殖を抑制する．初乳にはリゾチームが牛乳の約300倍も存在し，大腸菌やサルモネラ菌などの溶菌作用がある．**ラクトフェリン**は細菌の発育に必要な鉄と結合するたんぱく質でブドウ球菌や大腸菌の増殖を抑制する．白血球成分としては初乳にマクロファージを中心とした白血球が多く含まれ，病原菌を食べる貪食作用がある．リンパ球は免疫に関与し，**感染防御因子**として新生児期の消化器や呼吸器の**感染症罹患率**の低下に役立っている．

2．成熟乳（成乳）

初乳より乳糖と脂質が増えるため，エネルギー量は若干増える．成熟乳は淡いクリーム色で，かすかな甘味がある．初乳，成熟乳，牛乳の成分比較を**表4－1**に示す．

成熟乳のおもな成分について以下に述べる．

❶ たんぱく質

母乳中のたんぱく質は，おおむね1.1～1.3％含まれており，牛乳に比べると約1／3強の量である．しかし，組成は**ラクトアルブミン**，**ラクトフェリン（アポラクトフェリン）**が多く，カゼインが少ないため，乳児の胃内で**ソフトカード**状の微細な凝固状態になり，

表4－1　ヒト初乳，移行乳，成熟乳，牛乳の成分比較（100g当たり）

	エネルギー (kcal)	水　分 (g)	たんぱく質 (g)	脂　質 (g)	炭水化物 (g)	灰　分 (g)
ヒト初乳	58	81	2.7	2.9	5.3	0.33
ヒト移行乳	74	86	1.6	3.6	6.6	0.24
人　乳*	65	88	1.1	3.5	7.2	0.2
普通牛乳*	67	87.4	3.3	3.8	4.8	0.7

（Bulletio of the National Research Council 1957，*日本食品標準成分表2010より）

表 4 − 2　タウリン含量

	牛　乳	母　乳			
		初　乳		成熟乳	
含量(mg/100 ml)	0.7	5.2[*1]	5.4[*2]	3.3[*1]	4.6[*2]

[*1] Rassin, D. K. 他
[*2] 財満耕二 他

消化されやすい．**シスチン**や**タウリン**を多く含有する．

タウリンは中枢神経の発達に必要とされるほか，脂質の消化吸収に関与する胆汁酸塩にも関わっている．成人ではメチオニンからタウリンは生合成されるが，新生児期には体内生成量では足りない．母乳中のタウリン含量は**表 4 − 2** のとおりである．

❷ 脂　質

母乳組成中，脂質はもっとも母親の食事の影響を受ける．日本人の母乳には欧米人に比べて **n − 3 系不飽和脂肪酸**の **α-リノレン酸**や**ドコサヘキサエン酸**（DHA）が約 10 倍含有されるが，これは植物油や魚類摂取の影響とみられている．

一方，乳児の網膜や脳の発達と n − 3 系の不飽和脂肪酸の関与が明らかになりつつある．母乳栄養児は人工栄養児より大脳皮質の DHA が多く，胎児や乳児に DHA を十分供給するためには，常識的な範囲で母親が魚介類を食べることが望ましいといわれる．

母乳中の脂質は 3.5 %前後含まれている．飽和脂肪酸に比べ吸収性のよい不飽和脂肪酸が多く，オレイン酸（$C_{18:1}$），リノール酸（$C_{18:2}$），リノレン酸（$C_{18:3}$），パルミチン酸（$C_{18:0}$）のほか，少量のリン脂質，糖脂質，コレステロールなどが含まれている．

❸ 糖　質

母乳には 7 %ほどの**乳糖**が含まれている．オリゴ糖（ガラクトシル・ラクトース）は乳糖以外の特殊な糖類をさし，2 〜10 数個の糖が結合しており，糖たんぱく質とともにビフィズス菌の繁殖促進因子として有益である．

❹ 無機質

無機質全体量は牛乳の約 1/3 であるが，カルシウムとリンは少なく，鉄，銅，亜鉛は多い．血中の溶質濃度が低いため，尿の浸透圧が上昇せず腎臓の負担は少ない．

❺ ビタミン類

牛乳よりビタミンA，ナイアシン，ビタミンCが多く，B_1，B_2，Kが少ない．ビタミンK欠乏性の頭蓋内出血の予防策としては，母児のいずれかにビタミンK_2の経口投与を試みたり，母親が積極的にビタミンK含有の多い食品，たとえば，納豆，ほうれん草，ブロッコリー，芽キャベツをとると，乳汁中のビタミンK 含量が増える．

3．母乳分泌量の変化

母乳分泌量は，産褥初期に乳房のマッサージや新生児への授乳の仕方の支援を受けるか否かで差が生じるほか，個人により，日により，授乳回数により，児の吸啜力により，ばらつきがある．一般に，分娩後 3 〜 4 日で 1 日に 150 ml 前後，1 週ごろで 400 ml 前後とされる．乳児の哺乳量が増えるにしたがい，分泌量は増大する．平均して 780 ml 前後の分泌がつづき，産後 6 〜 7 カ月ごろから減少する．

3 授乳期の栄養上の特徴

1．産　褥

分娩が終了すると体重が約 5 ～ 6 kg 減少する．体温をもった子宮内容物を急に失うので，寒気をおぼえ，ふるえることがある．まず保温し，温かい飲み物を与えるとよい．

産褥期とは，分娩終了直後から約 6 ～ 8 週間をいい，この間に母体はほぼ妊娠前の状態にもどる．産褥で重要なことは，母体の回復（復古現象）と乳汁分泌ならびに授乳を含めた新生児の介護，哺育である．

母体では胎盤由来のホルモンはすべて急速に消退するので，その変化の影響が現れる．血中脂質は 6 ～ 7 週間で，循環血液量は 1 ～ 2 カ月で妊娠前の状態にもどる．

一般に授乳期間が長いと卵巣機能の回復が遅れる．したがって，あまり長期間の授乳は，卵巣機能の低下，逆にいえば避妊効果をもたらす．しかし，**授乳無月経**のまま第 1 回目の排卵によって再妊娠することもある．

産後 3 ～10 日ごろの精神・情動障害として一過性の不眠，集中力の低下，情緒不安定などが出て，家族や周囲の人びとの援助が必要になることがある（**マタニティブルー**という）．栄養指導などで説明の仕方に注意を払う必要がある．

2．分娩・産褥期の食生活・日常生活指導

初産婦では分娩に 15 時間以上かかり，発汗量も多くなるので摂食可能なときに妊婦が好む軽食と飲み物をとらせるとよい．

産褥直後は，分娩の疲労があるが，食欲があれば易消化性の栄養価が高い食べ物をとらせる．

▶食品の選択と食生活上の注意

① 体力の回復と授乳のために，十分な栄養摂取が必要である．食事摂取基準を満たす良質の食品を選んで，毎食のバランスに注意する．

② 良質のたんぱく質と鉄を確保するために，動物性たんぱく質比を 50 %程度とする．

③ 牛乳を中心とした水分の補給を心がける．

④ 便秘に注意する．

⑤ 間食・補食を含め，食事回数を 4 ～ 5 回にする．

⑥ 薄味の調理を心がける．

エネルギー，たんぱく質については食欲が増進することにより比較的摂取しやすいが，とくに付加量の多いビタミン A，B_2，ビタミン B_{12}，葉酸，鉄，セレンについては，それらを多く含む食品をかなり積極的に摂取する．

▶日常生活指導

日常生活の指導には，次のような点に注意する．

① 母体が落ち着いた状態にもどるまでは十分に休養をとる必要がある．とくに分娩後24時間は安静にして十分な睡眠をとり，分娩による疲労を回復させる．

② 産褥期には分娩の疲労や傷が残ったり，からだの各器官に異常が起こりがちであり，妊娠中に異常のあった場合はとくに注意しなければならない．

③ 産褥期は発汗しやすく，また乳汁や悪露《おろ》のためにからだがよごれやすいので，全身と局所をつねに清潔に保つ．

④ 母乳栄養を成功させる努力をする．

⑤ 産褥期に適した運動（軽い体操など）は血液の循環をよくし，全身や生殖器の復古を助長し，また乳汁の分泌をうながす．

⑥ 授乳期においても，つねに精神的安定と休養が大切であり，育児や家事による睡眠不足や疲労が残らないように注意する．周囲の温かい協力も必要である．

3．授乳婦の食生活・日常生活指導

乳汁分泌を減少させる要因には，異常分娩(帝王切開，出血多量，遷延分娩)，妊娠糖尿病や妊娠高血圧症候群などの合併症，初産婦，高齢出産，精神的ストレスなどがあげられる．母乳分泌力の維持には十分な睡眠と精神的安静，母体の健康，良好な栄養状態，母乳哺育に対する理解と自信を保つことが必要である．

授乳婦の推定エネルギー必要量は，1日の泌乳量をもとにして，妊娠中に増加した体重の減少量を勘案して350 kcalを付加量としている．18〜29歳の年齢層の授乳婦では，日常生活の身体活動レベルがⅠならば1,700＋350 kcal，Ⅱならば2,000＋350 kcal，Ⅲならば2,300＋350 kcalとなり，妊娠後期につづき，多量のエネルギー摂取となる．

表4-3に示す授乳期の食事摂取基準と食品構成例を参考にして，食生活を展開することが望ましい．

▶食品の選択と食生活上の注意

① 3食以外に1〜2回の補食の機会を設けるとよい．

② ときとして感じる育児不安や孤立感，育児の多忙さなどから食生活がおろそかになることもある．市場に溢れる多様な加工食品や調理済み食品から取捨選択して，気持ちをリラックスさせることも必要である．

③ ダイオキシン汚染や内分泌撹乱物質の多くは，食品の脂肪部分や内臓に蓄積するので，これらの影響を排除するには脂身や内臓の継続的な多量摂取を避ける．

④ 食物繊維は有害物質を吸着して体外排泄を促進するので，いも類，豆類，野菜類，きのこ類，藻類などの摂取に配慮する．

⑤ コーヒー，紅茶中のカフェイン，酒類のアルコールは乳汁に移行するので多量摂取を避ける．

表４－３　授乳期の食事摂取基準と食品構成例

	年　齢（歳）	18〜29	
	身体活動レベル	II	II
		非妊時	授乳期
食事摂取基準	推定エネルギー必要量（kcal）	2,000	＋350
	たんぱく質推奨量（g）	50	＋20
	たんぱく質目標量（％E）	13〜20	15〜20
	脂質目標量（％E）	20〜30	20〜30
	炭水化物目標量（％E）	50〜65	50〜65
食品構成	穀　　類（g）	480	＋70
	い も 類（g）	70	
	砂糖・甘味料類（g）	10	
	豆　　類（g）	60	＋10
	種 実 類（g）	3	
	緑黄色野菜（g）	120	
	その他の野菜（g）	230	
	果 実 類（g）	200	
	きのこ類（g）	20	
	藻　　類（g）	15	
	魚 介 類（g）	60	＋15
	肉　　類（g）	70	＋30
	卵　　類（g）	40	＋10
	乳　　類（g）	200	＋100
	油 脂 類（g）	10	＋3
	P：F：C比	14.4：24.3：61.3	15.1：26.6：58.9

菓子類，嗜好飲料類，調味料・香辛料類などで総エネルギーと三大栄養素量の10％程度を摂取するものとする．

▶日常生活指導

① 非授乳婦（人工栄養で育児）の食事では付加量を加える必要はない．産後の肥満は，次回の妊娠時に各種の合併症を生じやすいので，産後6カ月ごろまでに非妊時の体重にもどすことが望ましい．そのためには，運動，食事摂取量に注意する．

② 喫煙は乳児突然死症候群や奇形発症リスクを高め，酒類は母乳に移行するので注意する．

4　授乳期の栄養アセスメント

栄養摂取に関連した項目は，低栄養や腎疾患による浮腫，栄養性貧血，高血圧疾患，妊娠高血圧症候群の後遺症の有無などを調べる．

授乳期には，母親の摂取した物質が乳汁に移行する場合もあるうえ，心身に大きな変化が生じているので栄養アセスメントは生活習慣を含めて，次のような項目のなかから必要に応じて行う．

健康状態・生活習慣の問診票：年齢，既往症，自覚症状，乳房の状況のほか，飲酒・喫煙・嗜好品などの摂取状況，服薬状況，運動を含む身体活動状況などを記入してもらう．

乳房の状況…授乳婦に頻発する異常は乳腺炎である．初期症状は乳汁のうっ滞，疼痛，熱感，発熱があるので，早期の処置が望まれる．

飲酒・喫煙・嗜好品…アルコールの種類や量にもよるが，飲酒後 30〜60 分程度で乳汁中のアルコール濃度が高くなるといわれる．喫煙は能動喫煙，受動喫煙とともに避ける．カフェインの多量摂取も乳汁に移行する．

服薬状況…薬剤の種類によっては，母乳分泌量に影響を及ぼすものがある．また，母乳中に薬剤成分あるいはその代謝物が移行する場合もあるので注意が必要である．

新生児・乳児の哺乳状況問診表：一般に乳汁分泌状況は，乳房緊満感，授乳時間，授乳間隔，新生児・乳児の体重増加曲線，乳児の機嫌や排便回数などから推察する．乳汁分泌不足の早期発見につとめる．

身体計測：体重測定を中心に行う．分娩後 6 カ月程度で，非妊時の体重にもどれるように，身体活動や食事に注意することが望ましい．

臨床検査：一過性の鉄欠乏性貧血が多くみられる．鉄欠乏性貧血の検査診断値は前述のとおりである（p. 47 の**表 3－9** 参照）．

食事調査：食事量，栄養摂取状況など．

その他：この時期は，育児にともなう精神的負担が大きく，家族や周囲の人との協力や支援のほか，メンタルヘルス面への配慮が望まれる．

5 授乳期の栄養ケアのあり方

母乳育児は，乳児の栄養面や免疫面，母体の子宮復古促進現象からみても，母子の健康にとって有益であるほか，子どもの心の発達や母子の深い絆の形成にも関連が深いと指摘されている．栄養ケアの立案にあたっては，次の各点を考慮する．

① 母子の良好な健康や栄養状態の維持・改善をはかる．

② 出産後の QOL の維持・向上をはかる．

③ 母乳の質と量の保持のため妊娠後期から産褥期に，**表 4－4** の「**母乳育児を成功させるための 10 か条**」の理解をうながし，そのために必要な知識と技術を伝える．

また，2005 年度乳幼児栄養調査の結果をふまえて，「**授乳・離乳の支援ガイド**」（2007 年）が示され，さらに 2019 年に改定された．

これは，妊産婦や子どもに関わる保健医療従事者が基本的事項を共有化して，授乳や離乳への理解を深め，それぞれの施設や専門領域において，不安を抱える親に指導や支援をする際の手引きになるものである．ここでは，授乳に関する支援の要点を述べる．

1．「授乳・離乳の支援ガイド」（2019 年改定）

妊娠中から母乳で育てたいと思う人が 96 %（2005 年度乳幼児栄養調査）と高いので母乳

表 4－4　母乳育児を成功させるための 10 か条

1．母乳育児の方針を医療に関わっているすべての人につねに知らせること
2．すべての医療従事者に母乳育児をするために必要な知識と技術を教えること
3．すべての妊婦に母乳育児のよい点とその方法をよく知らせること
4．母親が分娩後 30 分以内に母乳を飲ませるように援助すること
5．母親に授乳の指導を十分にし，もし赤ちゃんから離れることがあっても母乳の分泌を維持する方法を教えること
6．医学的な必要がないのに母乳以外のもの（水分，糖水，人工乳など）を与えないこと
7．母児同室にすること．赤ちゃんと母親が 1 日中一緒にいられるようにすること
8．赤ちゃんが欲しがるときに，欲しがるままの授乳をすすめること
9．母乳を飲んでいる赤ちゃんにゴム乳首やおしゃぶりを与えないこと
10．母乳育児のための支援グループをつくって援助し，退院するとき母親にこのようなグループを紹介すること

（WHO/UNICEF 共同声明 1989 年 3 月より）

育児の支援を中心に，食物アレルギー予防に関する支援と授乳や離乳に関する情報提供のあり方が盛り込まれた．

母乳育児の推進策として

・分娩後早期に乳管開通法の実施
・妊娠中から授乳時の児の抱き方*，練習や指導
・児の欲するときにすぐ授乳できるように母子同室**の推進
・出産後 30 分以内に母乳を飲ませるような援助
・直接授乳ができない間は，母親に 3 時間ごとの自己搾乳の必要性を理解させる支援
・母乳分泌維持のために乳房マッサージや搾乳の指導，乳腺炎などへの対応
・災害時への支援のため「特殊栄養ステーション」（母乳代替食品・乳児用液体ミルク・アレルギー対応食・離乳食などの提供や管理）の設置や情報提供
・食物アレルギー予防のため離乳開始時期や特定食品をさけるなどの情報提供

2．母乳育児の支援

母乳育児は，母子の健康にとって優れた方法であることは論をまたない．そのために，妊娠中から入院中，退院後に至る間に，次のような対応が求められている．

① 妊娠中から母乳で育てる意義，育児に関する知識，授乳技術などを指導する．
② 出産後はできるだけ早く，母乳が飲めるように支援する．
③ 出産後は母子同室を心がけ，児が欲するときに欲するまま母乳が飲めるような環境づくりをすすめる．

*授乳時の児の抱き方▶横抱き，立て抱き，脇抱き（フットボール抱き），交差横抱き，うつぶせ抱き，添い寝による授乳法などを出産前から練習する機会を設ける．
**母子同室▶基準は，おおむね子どもの出生時妊娠週齢 37 週で出生体重 2,200 g 以上，または 35～36 週で出生体重 2,400 g 以上で，いずれも子どもの状態が安定している場合．

④ 育児の相談窓口やサークルをつくり，退院後にも育児に悩む母親を孤立させないようにつとめる．

3．育児用ミルクで育てる場合の支援

① しっかり抱いて，優しい声かけをしながら，母子のスキンシップをはかることを指導する．
② 育児不安を軽減するための支援ネットワークづくりにつとめる．

6 栄養関連の疾患と栄養ケア

母乳育児の継続を望む授乳婦にとって最大の問題は，乳汁分泌不足と症状がすすむと授乳が困難になる乳腺炎である．

1．乳汁分泌不足

乳汁分泌不足の診断は，次のような視点から行われる．
① 産褥4日以降になっても乳房緊満感がない．
② 新生児の哺乳前後の体重測定から哺乳量の推定するに100 ml に達しない．
③ 30分以上授乳しても児が乳首を離さない．
④ 母乳育児で1週間経過したが，生下時体重にもどらない．
⑤ 児の眠りが浅く，機嫌が悪い．

乳汁分泌不足の母体側の原因には，乳腺の発育不全，乳管閉鎖，陥没乳頭，乳腺炎，分娩時の異常・衰弱・ストレス，重篤な合併疾患などが考えられる．そのため，母乳育児を望む場合には妊娠5～6カ月から医師・助産師による乳房・乳首のケアを，妊娠後期には乳管開通法の指導を，分娩後は母乳分泌維持のための乳房マッサージや乳汁うっ滞を避けるための搾乳指導を行うことが望ましい．

2．乳腺炎

乳汁うっ滞，乳房の痛みと熱感に始まり，硬結，発熱，膿瘍形成などの症状にすすむ．乳頭部の傷から侵入したブドウ球菌によることが多いが，初期症状での冷シップ，乳汁うっ滞解消，抗生物質の服用など，適切な措置をとる．

栄養ケア・プログラムの例

以上のような目標に配慮した栄養ケア・プログラムは，保健センターや医療機関において，両親教室，ペアクラス，育児支援教室，赤ちゃん広場などの名称のもとに，さまざまな運営方法で開催されている．医療機関においては，産後2週間検診時に参加者を募り実施するところもある．

次に栄養ケア・プログラムの例を**表4－5**に示す．

表４－５　健やかに育てるための両親教室の例

【実施主体】
○○保健センター，○○保健所，○○病院の医師，助産師，管理栄養士・栄養士

【対象】
新生児から５カ月くらいの乳児親子（託児有……事前申し込み）

【目的】
お父さんも育児に参加しましょう．お母さん，ひとりで悩まないで

【指導方法】
集団指導，質問があれば事前登録による個別指導も行う

【期間】
○月○日から○月○日，午前中の６回コース

【持ち物】
母子健康手帳，タオル，筆記用具，エプロンなど

【費用】
○○円（実習費，託児費を含む）

【内容】
1．産後の心と身体，望ましい生活習慣，食生活指導
2．母乳育児と乳房のケア，人形を用いての抱き方，授乳法の練習，双胎児の母乳育児のポイント
3．母乳育児の継続が困難な事例，母体の疾病（乳腺炎を含む），治療の概要と対応，母乳分泌不足を知る手がかりなど
4．赤ちゃんの特徴と育児のポイント，人形を用いての沐浴の練習
育児は楽しく，お父さんへのメッセージ，フリートキング，グループディスカッション
5．育児用ミルクで育てる場合の調乳の仕方，育児用ミルクの種類と特徴，哺乳上のトラブルの例，予防接種の話
6．離乳初期に向いている食べ物と調理上の注意，離乳食の実習，試食

7　母子保健対策

母子保健対策は，母子の健康の保持・増進をはかることをおもな目的として，健康診査，保健指導，医療援護など，母子保健に関する知識の普及と相談指導および療養援護，ならびに母子健康手帳の交付など総合的な施策を推進している（**表４－６**）．

また，近年の母子保健関係指標の推移は**表４－７**のとおりである．

1．母子健康手帳の交付

妊娠した者は，まず市町村に妊娠の届出をして**母子健康手帳**の交付を受けることになっている．

母子健康手帳の内容は，妊娠中の経過および健康記録と，それにもとづいた各医療スタッフによる指示，指導事項，さらに新生児の発育記録，健康記録（６歳まで），指導事項とおもな母子医療の補助制度，母子衛生関係の給付制度などが記されている．また，妊婦の職業と環境，出産の状態，乳児の歯の状態，妊娠中と産後の体重変化の記録など，幅広い観点から健康状態と発育過程が把握され，保健指導の資料としても活用されている．

表4－6 おもな母子保健施策

区分	思春期　結婚　妊娠　出産　1歳　2歳　3歳
健康診査等	●妊産婦健康診査（35歳以上の超音波検査） ●乳幼児健康診査 ●新生児聴覚検査*1 ●先天性代謝異常，クレチン症検査 ●1歳6カ月児健康診査 ●3歳児健康診査 ●B型肝炎母子感染防止対策
保健指導等	●保健師等による訪問指導等 ○思春期保健相談等事業 ・思春期クリニック ・遺伝相談 ●妊娠の届出および母子健康手帳の交付 ●母子保健相談指導事業 （婚前学級）（新婚学級）（両親学級）（育児学級） ○育児等健康支援事業*2 ・母子保健地域活動事業 ・休日健診・相談等事業 ・乳幼児の育成指導事業 ・健全母性育成事業 ・母子栄養管理事業 ・ふれあい食体験事業 ・出産前小児保健指導（プレネイタルビジット）事業 ・出産前後ケア事業 ・児童虐待防止市町村ネットワーク事業 ・虐待・いじめ対策事業 乳幼児健診における育児支援強化事業 ○食育等推進事業*2 ○生涯を通じた女性の健康支援事業*1 （一般健康相談・不妊専門相談センター）
療養援護等	○未熟児養育医療 ○特定不妊治療費助成事業*1 ●妊娠高血圧症候群等の療養援護 ○小児慢性特定疾患治療研究事業 ○小児慢性特定疾患児に対する日常生活用具の給付 ○結核児童に対する療育の給付 ○療育指導事業*1 ○子ども家庭総合研究（厚生労働科学研究費）
医療対策等	○母子保健医療施設整備事業（小児医療施設・周産期医療施設の整備） ○総合周産期母子医療センター運営事業*1 ○周産期医療ネットワーク（対策費）（運営協議会，システム整備）*1 ○母子保健強化推進特別事業*1 ○小児・産科医療体制整備事業*1 ○乳幼児健康支援一時預かり事業*2

○国庫補助事業　●一般財源による事業　*1母子保健医療対策等総合支援事業　*2次世代育成支援対策交付金による事業

2．妊産婦および乳幼児の健康診査

妊産婦，乳幼児健康診査は，妊娠高血圧症候群をはじめ，貧血，妊娠糖尿病などのほか，乳幼児の心身障害などの異常を早期に発見し，適切な援助を行い，妊産婦と乳幼児の健康の保持増進をはかるうえで重要な施策である．平成27年度から母子健康手帳の交付とともに妊産婦健康診査が公費の補助で受けられる受診券の交付回数が増えた．また，市町村において1歳6カ月児に対し健康診査を行っているほか，母子保健法では満3歳幼児に対し健康診査の実施を行っている．

3．妊産婦および乳幼児の保健指導

保健指導は，妊娠，出産，育児に関して保健上必要な注意，助言を与えるもので，一般に保健所や医療機関で行われ，計画された各事業で成果をあげている．

訪問指導は，妊産婦，新生児，未熟児に対し，必要に応じて，医師，助産師，保健師がその家庭を訪問して保健指導を行っている．

表 4－7　母子保健関係指標の推移

年　次	出生率（人口千対）	乳児死亡率（出生千対）	新生児死亡率（出生千対）	周産期死亡率（出産千対）	妊産婦死亡率（出産 10 万対）	死産率（出産千対）
昭和 40(年)	18.6	18.5	11.7	30.1	87.6	81.4
50	17.1	10.0	6.8	16.0	28.7	50.8
60	11.9	5.5	3.4	15.4	15.8	46.0
平成 7	9.6	4.3	2.2	7.0	6.9	31.7
17	8.4	2.8	1.4	4.8	5.7	29.1
27*	8.0	1.9	0.9	3.7	3.0	22.0

*概数値

（厚生労働省「人口動態統計」より）

$$\text{出生率}=\frac{\text{年間出生数}}{\text{10 月 1 日現在日本人人口}}\times 1{,}000$$

$$\text{乳児死亡率（新生児死亡率・早期新生児死亡率）}=\frac{\text{年間乳児（新生児・早期新生児）死亡数}}{\text{年間出生数}}\times 1{,}000$$

$$\text{新生児死亡率}=\frac{\text{年間新生児死亡数}}{\text{年間出生数}}\times 1{,}000$$

$$\text{周産期死亡率}=\frac{\text{妊娠満 22 週以後の死産数＋早期新生児死亡数}}{\text{出産（出生数＋妊娠満 22 週以後の死産数）数}}\times 1{,}000$$

（平成 7 年以前は妊娠 28 週以後の死産数）

$$\text{妊産婦死亡率}=\frac{\text{妊産婦死亡数}}{\text{出産（出生＋死産）数}}\times 100{,}000$$

国際比較をする場合：$\text{妊産婦死亡率}=\frac{\text{妊産婦死亡数}}{\text{出生数}}\times 100{,}000$ を用いることもある．

$$\text{妊産婦死亡率}=\frac{\text{年間の妊産婦死亡数}}{\text{年間出産数（出生数＋死産数）}}\times 100{,}000$$

$$\text{死産率・自然死産率・人工死産率}=\frac{\text{年間死産数（総数・自然・人工）}}{\text{年間出産数（出生数＋死産数）}}\times 1{,}000$$

4．妊産婦および乳幼児の療養支援

おもに妊産婦医療費助成，未熟児養育医療に対し，医療機関において療養支援ならびに療育指導を実施している．

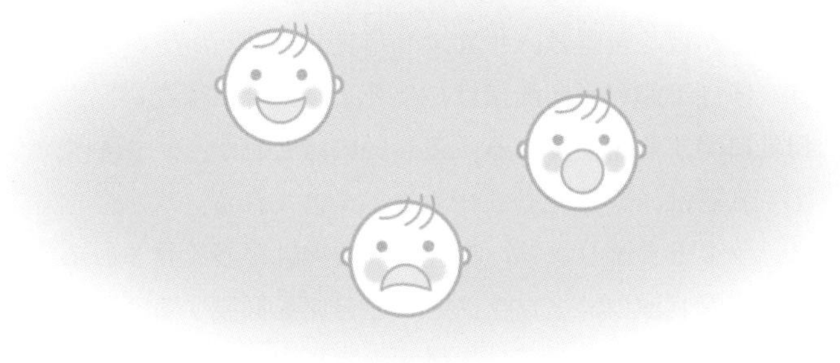

国家試験問題（4授乳期）

4-1 乳汁および調乳に関する記述である．正しいのはどれか．

第 25 回（96）

(1) 胎盤由来のエストロゲンは，乳汁分泌に関係しない．
(2) 脂質は，成熟乳より初乳に多く含まれる．
(3) 人乳は，牛乳よりたんぱく質中のカゼインの割合が少ない．
(4) エンテロバクターサカザキ（坂崎菌）の不活化に必要な調乳温度は，50～60°Cである．
(5) 家庭での調乳では，終末殺菌法が一般に用いられている．

4-2 母乳に関する記述である．正しいのはどれか．1 つ選べ．

第 26 回（97）

(1) WHO/UNICEF（1989 年）では，分娩後 60 分以降に母乳を与えることを勧めている．
(2) 吸啜刺激は，プロラクチンの分泌を抑制する．
(3) オキシトシンは，射乳を起こす．
(4) 分泌型 IgA は，初乳より成熟乳に多く含まれている．
(5) エネルギー量は，成熟乳より初乳が多い．

4-3 母乳に関する記述である．正しいのはどれか．1 つ選べ．

第 29 回（95）

(1) 吸綴刺激は，オキシトシンの分泌を低下させる．
(2) 吸綴刺激は，プロラクチンの分泌を低下させる．
(3) 分泌型 IgA は，成熟乳より初乳に多く含まれる．
(4) 母乳には，牛乳よりたんぱく質が多く含まれる．
(5) 母親の摂取したアルコールは，母乳に移行しない．

4-4 初乳より成熟乳に多く含まれる母乳成分である．正しいのはどれか．1 つ選べ．

第 30 回（91）

(1) たんぱく質
(2) 乳糖
(3) IgA
(4) ラクトフェリン
(5) リゾチーム

4-5 母乳に関する記述である．正しいのはどれか．1 つ選べ．

第 31 回（88）

(1) 吸啜刺激は，オキシトシンの分泌を低下させる．
(2) 吸啜刺激は，プロラクチンの分泌を増加させる．
(3) 分泌型 IgA 量は，初乳より成熟乳に多い．
(4) たんぱく質量は，牛乳より母乳に多い．
(5) 多価不飽和脂肪酸量は，牛乳より母乳に少ない．

4-6 母乳に関する記述である．正しいのはどれか．1 つ選べ．

第 32 回（89）

(1) 乳糖は，成熟乳より初乳に多く含まれる．
(2) ラクトフェリンは，初乳より成熟乳に多く含まれる．
(3) 吸啜刺激は，プロラクチンの分泌を抑制する．
(4) 母乳の脂肪酸組成は，母親の食事内容の影響を受ける．
(5) 母親の摂取したアルコールは，母乳に移行しない．

5 乳 児 期

小児の特徴はつねに成長・発達していることである．

乳児期は出生から1年間をさし，新生児期（出生後4週間）を含む．

ヒトの生涯のなかで，乳児期は心身の発育がもっともさかんな時期であり，成人より体重1kg当たりの栄養量はいずれも多い．食事形態から，乳汁期と，乳汁とその他の食物が加わる離乳食期に分類される．

1 乳児期の特性——成長と発達——

1．身体の成長

一般に，「成長」は身体，すなわち，形態面の増加に対して使用され，「発達」は精神，社会，生理，すなわち，機能面の成熟に至る変化に対して用いられている．発育は形態と機能両面に使用されている．

1）身体計測値と発育基準値

基準値：平成22年（2010年）度の**乳幼児身体発育値**（**表5-1**）が乳幼児に広く使用されており，またある値までに何％の対象が含まれているかを示す**パーセンタイル曲線**は母子手帳などに活用されている．

身　長：**出生身長**は約49cmであり，1歳で出生時の1.5倍になる．身長の成長は栄養状態や疾病の影響を受けにくい．乳児期は身長の伸びが大である．

体　重：**出生体重**は約3.0kgで，その後3～4日間に150～300g減少する．**生理的体重減少**というが，これは皮膚および肺からの水分損失に加えて，胎便，尿の排泄があり，これらを補うための水分摂取量が十分でないために起こるのである．生後7～14日で出生時の値に復帰する．体重は生後3～4カ月で出生時の2倍，1歳で3倍になる．体重は栄養状態の評価，とくに哺乳量が十分であるかどうかの判定に用いられるが，それには**1日平均体重増加量**を使用する．1日平均体重増加量は0～3カ月で30g，3～6カ月で20～15g，6～9カ月で9g，9～12カ月で8gである．

頭　囲：出生時は33cmで胸囲より大であるが，2カ月で胸囲をやや下回るようになる．しかし，1歳で再び同値（46cm）となるが，2歳からは胸囲のほうが大である．

胸　囲：出生時は32cmであるが，生後1歳で46cmになる．

表 5－1 乳幼児身体発育値（平成 22 年）（中央値：50 パーセンタイル値）

年・月齢	男				女			
	身長 (cm)	体重 (kg)	頭囲 (cm)	胸囲 (cm)	身長 (cm)	体重 (kg)	頭囲 (cm)	胸囲 (cm)
出生時	48.7	2.98	33.5	31.6	48.3	2.91	33.1	31.5
0 年 1～2 月未満	55.5	4.78	37.9	37.5	54.5	4.46	37.0	36.6
2～3	59.0	5.83	39.9	40.0	57.8	5.42	38.9	38.9
3～4	61.9	6.63	41.3	41.8	60.6	6.16	40.2	40.5
4～5	64.3	7.22	42.3	42.9	62.9	6.73	41.2	41.7
5～6	66.2	7.67	43.0	43.7	64.8	7.17	41.9	42.4
6～7	67.9	8.01	43.6	44.2	66.4	7.52	42.4	43.0
7～8	69.3	8.30	44.1	44.7	67.9	7.79	43.0	43.5
8～9	70.6	8.53	44.6	45.0	69.1	8.01	43.5	43.8
9～10	71.8	8.73	45.1	45.4	70.3	8.20	43.9	44.1
10～11	72.9	8.91	45.5	45.6	71.3	8.37	44.3	44.4
11～12	73.9	9.09	45.9	45.9	72.3	8.54	44.7	44.6
1 年 0～1 月未満	74.9	9.28	46.2	46.1	73.3	8.71	45.1	44.8
1～2	75.8	9.46	46.5	46.4	74.3	8.89	45.4	45.1
2～3	76.8	9.65	46.8	46.6	75.3	9.06	45.6	45.3
3～4	77.8	9.84	47.0	46.9	76.3	9.24	45.9	45.5
4～5	78.8	10.03	47.3	47.1	77.2	9.42	46.1	45.8
5～6	79.7	10.22	47.4	47.3	78.2	9.61	46.3	46.0
6～7	80.6	10.41	47.6	47.6	79.2	9.79	46.5	46.2
7～8	81.6	10.61	47.8	47.8	80.1	9.98	46.6	46.5
8～9	82.5	10.80	47.9	48.0	81.1	10.16	46.8	46.7
9～10	83.4	10.99	48.0	48.3	82.0	10.35	46.9	46.9
10～11	84.3	11.18	48.2	48.5	82.9	10.54	47.0	47.1
11～12	85.1	11.37	48.3	48.7	83.8	10.73	47.2	47.3
2 年 0～6 月未満	86.7	12.03	48.6	49.4	85.4	11.39	47.5	48.0
6～12	91.2	13.10	49.2	50.4	89.9	12.50	48.2	49.0
3 年 0～6 月未満	95.1	14.10	49.7	51.3	93.9	13.59	48.7	49.9
6～12	98.7	15.06	50.1	52.2	97.5	14.64	49.2	50.8
4 年 0～6 月未満	102.0	15.99	50.5	53.1	100.9	15.65	49.6	51.8
6～12	105.1	16.92	50.8	54.1	104.1	16.65	50.0	52.9
5 年 0～6 月未満	108.2	17.88	51.1	55.1	107.3	17.64	50.4	53.9
6～12	111.4	18.92	51.3	56.0	110.5	18.64	50.7	54.8
6 年 0～6 月未満	114.9	20.05	51.6	56.9	113.7	19.66	50.9	55.5

注）パーセンタイル値：集団の小さいほうから何%めに該当する値
2 歳未満は仰臥位身長，2 歳以上は立位身長

（厚生労働省雇用均等・児童家庭局母子保健課，2011 年より）

体表面積：乳児は体重 1 kg 当たりの体表面積が成人に比べて大きく，成人：6 カ月児：新生児＝1：2：3 であり，そのために不感蒸泄あるいは汗として失われる水分量やエネルギー量が大である．

皮下脂肪厚：体型に影響する．測定部位は上腕背部，肩甲骨下端部，腹部（臍高で臍窩の右側 2 cm の部位）である．乳幼児期は生後 3 カ月が最高で，その後は減少する．

2）身体各部のバランス

小児は成人の身体を形態的にそのまま小さくしたものではなく，身体各部のつりあいが成長にともなって変化する（**図5－1**）．

身長と頭長との比：出生時4：1であったものが，2歳では5：1，6歳では6：1，12歳では7：1，25歳では8：1になる．

からだの中心点：乳児では臍より上であるが，成人では恥骨結合の位置にある．

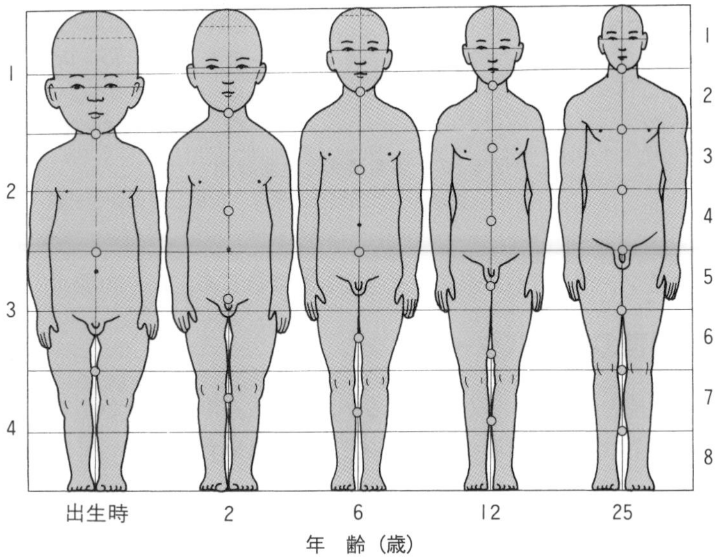

図5－1　身体各部のつりあい

3）骨の成長

頭蓋骨と大泉門：頭蓋骨は脳頭蓋骨と顔面頭蓋骨に分けられ，新生児では両者の比が8：1で顔面頭蓋骨が小さい．しかし，2歳で6：1，5歳で4：1，10歳で3：1と顔面頭蓋骨が成長し，成人の値（男2：1，女2.5：1）に近づく．左右頭頂骨と前頭骨との間にある菱形の間隙を**大泉門**といい，生後1歳半ごろに閉鎖する．くる病（閉鎖遅延）や脱水症（陥没）の診断に大切である．

胸　部：新生児の胸郭の前後径と左右径はほぼ等しく，横断面は円形を呈するが，年齢とともに左右径が前後径より長くなり，横断面も楕円形となる．

化　骨：骨の成長は長軸方向の成長，化骨核の数と大きさ，骨端部の形状，骨端軟骨の幅と閉鎖の程度などにより判定されている．化骨核の検査は手根骨をX線で調べる．**化骨核数**は手掌の核数と橈骨・尺骨遠位骨端の核とを合わせて10個である．化骨核の出現には個人差があるが，3～9歳までは年齢と同数か1個多く，12歳で完成する．

4）生　歯

第Ⅰ期生歯：乳歯の発生は個人差があるが，多くの場合，生後6～9カ月から生えはじめ，3歳で上下20本が生えそろう．**図5－2**に示す順序と期間に発生する．

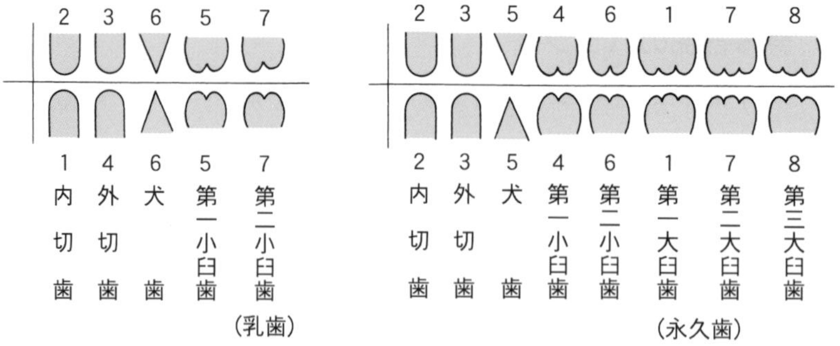

1	6～8カ月	5	12～16
2	8～12	6	16～24
3	8～12	7	24～36
4	8～12		

1	6～8年	5	9～13
2	6～9	6	10～14
3	7～10	7	10～14
4	9～13	8	16～30

図５－２　生歯順序と生歯時期

（鈴木　栄：最新小児医学．p.55，医学図書出版，1972より）

第Ⅱ期生歯：5～6歳から永久歯に生えかわりはじめ，16～30歳で32本がそろう．

５）各器官の成長パターン

小児期は連続的に成長するものであるが，成長の速度は一定でなく，ある年齢では急速に，ある年齢ではむしろ緩徐に経過する．また，各器官の成長も同じペースですすむものではない．

２．生理的機能の発達

１）脳・神経系

（１）原始反射（姿勢反射）

新生児，乳児では大脳皮質の発達が未熟なため，皮質下の脳幹・脊髄レベルでの反射が表面に現れてくる．おもなものをあげると，次のとおりである．

モロー(Moro)反射：背臥位にある乳児に対し，音，急激な体位変換などの刺激を与えると，四肢を左右対称性に伸展外転し，ついでただちに両上肢を内転し，あたかも抱擁するような姿勢をとる反射．出生時からみられ，生後5～6カ月で消失する．

吸啜《きゅうてつ》反射：口に指を入れると力強く吸う反射．

探索反射：口唇や口角に近い頬を指で軽く触れると，乳児は頭を回し，指を口唇でとらえ，吸う動作を開始する反射．生後3カ月ごろに消失する．

手掌把握反射：検者の指で手掌を軽く触れると，触れた指を握りしめる反射．

（２）感　覚

視　覚：光覚は出生時から存在するが，**固視**と**追視**は生後2～3カ月から，**瞬目反射**は生後50～100日からである．

聴　覚：出生時から存在する．2～3カ月になると話しかけに喃語《なんご》で反応し，4カ月以降では声の方向に頭を転ずる．

味　覚：新生児は甘味と苦味に反応する．生後3カ月で食物の味や舌ざわりに反応する．

嗅　覚：新生児でも比較的よく発達しており，オレンジの芳香に反応する．

皮膚感覚：触覚は口唇粘膜で発達しており，吸啜反射の基礎をなしている．痛覚，温度覚，皮膚触覚は乳児期では鈍い．

（3）睡　眠

新生児期：1日の合計睡眠時間は長く，15～20時間であるが，1回の睡眠時間は短く，1日に何回も睡眠と覚醒とが交代する．

3カ月：睡眠の昼夜周期が明らかとなり，1日の合計睡眠時間は14時間である．

6カ月：1日の睡眠回数は3～5回，1日の合計睡眠時間は12時間である．

幼　児：1日の合計睡眠時間は10～11時間である．乳児で1日1～2回行っていた午睡は，3～4歳になるとしなくなる．

2）消化器系

（1）吸啜と嚥下

生後2カ月ごろまでの乳児は一連の反射運動で**吸啜**と**嚥下**を行っているが，3カ月ごろから**随意的哺乳**に変わる．また，3カ月ごろまでは固形食を口に入れると舌で突き出す反射がみられる．嚥下の際，鼻腔からの空気が一緒に胃に入るので，排気を十分にしないと吐乳する．吐乳は**溢乳**の形で出ることもあるが，大量の乳を噴出することもある．

（2）胃

乳児の胃は容量が小さく，また胃底の形成が不完全で，円柱状をなし，噴門の機能が不完全であるので，体位変換などでしばしば吐乳する．

（3）腸　管

乳児の腸管の長さは身長の約7倍といわれ，成人の4.5倍に比べて相対的に長い．

（4）腸内細菌叢

母乳栄養児は**ビフィズス菌**，人工栄養児は**大腸菌**，**腸球菌**がそれぞれ支配的である．腸管内の乳酸菌，大腸菌などにより，ビタミンB群(B_2，B_6，B_{12}，葉酸，ビオチン，パントテン酸)，ビタミンKなどが合成される．

3）循環器系

（1）胎児循環

胎盤から，酸素含量の多い血液は臍静脈→静脈管→下大静脈→右房に入る．その大部分は卵円孔を通り，左室→大動脈を通って上半身に送られる．上大静脈から右房にもどった血液の大部分と下大静脈からの一部は，右室を経て肺静脈（全体の12％）と動脈管（大部分）に流れ，後者は下半身へと流れる．

（2）出生後の血行動態の変化

臍帯動静脈の収縮により胎盤循環が途絶し，第1呼吸→肺血管抵抗減少→肺血流増加→肺静脈還流増加→左心房圧上昇→卵円孔閉鎖が起こる．卵円孔の機能的閉鎖は生後数分以内に起こるが，器質的閉鎖は成人まで残る．

（3）脈　拍

出生時は180前後であるが，1時間もすると120～140になる．6カ月から1歳で110～130，2歳で100～110，5歳で100前後，7～10歳で80～100，成人で70～80であり，年齢とともに減少する．

4）泌尿器系

(1) 腎機能

出生時には糸球体濾過率，腎血流量ともに低い．乳児期に増加し，糸球体濾過率は3歳ごろ，腎血流量はこれよりやや遅れて成人と同程度になる．新生児や乳児の最大濃縮力は700 mOsm/lで，成人の1,400 mOsm/lの1/2である．

(2) 排尿機構

排尿は第2～4仙髄に中枢のある伸展反射で起こる．年長児では上位中枢からの抑制がかかって随意に調節ができるが，乳児ではこれができないので，頻回に尿を排泄する．抑制は生後15～18カ月ごろには出現し，3歳前後で完成する．

尿　量：新生児50～200 ml，乳児200～600 ml，幼児600～1,000 ml，学童1,000～1,500 mlである．

1日排尿回数：乳児15～20回，幼児10回，学童7～8回である．

5）血液系

小児では末梢血の**赤血球数**，**ヘモグロビン値**，**白血球数**のいずれもが年齢により異なる．

(1) 赤血球

新生児早期は500～600万/mm^{3}と高値を示すが，その後減少し，生後2～3カ月では最低値の340万になる．以後は増加し，1～2歳460万，12歳480万，成人男性540万，女性480万になる．

(2) ヘモグロビン

新生児は18～20 g/dlと高いが，その後は減少して生後2～3カ月では10.7 g/dlになる．以後は増加して1～2歳11.6 g/dl，12歳13.0 g/dl，成人男性16.0 g/dl，女性14.0 g/dlになる．

(3) 白血球

出生時は18,100/mm^{3}である．生後1週間では12,200，1歳では11,400，4歳では9,100，10歳8,100，成人7,400である．分類では出生時は好中球優位で，生後1～2週ごろ，好中球とリンパ球がほぼ同数となる．乳幼児期はリンパ球優位で，4～5歳ごろふたたび好中球とリンパ球が同数になり，その後は好中球優位である．

6）不感蒸泄

不感蒸泄とは，水蒸気となって呼気や皮膚から失われる水をいう．活動状態，気温，体温などの影響を受ける．普通生活での不感蒸泄量は乳児50～60 ml/kg/日，幼児40 ml/kg/日，成人30 ml/kg/日である．なお，暑熱環境では汗として1日1,000 ml以上の水分を失うので，これを不感蒸泄量に加えて評価しなければならない．

7）体　温

小児は不完全な体温調節機構（基礎代謝が大，自律神経機能が不安定，末梢血管の収縮や拡張がうまくいかない，体表面積が大，内分泌機能が未発達など）のため成人より高めで，37.5°Cが正常の上限である．授乳，啼泣，運動，入浴，ストレスなどが体温上昇に影響する．

8）免　疫

(1) 免疫系の個体発生

免疫系細胞のもとになる幹細胞は胎生初期の2～12週に卵黄嚢に出現し，発生がすすむにつれて肝，脾，骨髄へと移り，出生後は骨髄に存在している．幹細胞はリンパ系幹細胞を経て前T細胞と前B細胞に分化し，前T細胞は**胸腺**で，前B細胞は**骨髄**と**リンパ臓器**でそれぞれ増殖成熟して**T細胞**と**B細胞**になる．

NK細胞は骨髄で産生され，複雑な経過をとって胸腺で分化し成熟する．T細胞はCD8（サプレッサー/細胞傷害性）とCD4（ヘルパー/インデューサー）に，B細胞は抗体産生細胞（形質細胞）に，それぞれさらに分化する．

(2) 新生児の免疫機能

T細胞の機能は新生児期ではすでにかなり発達しているが，CD 8の機能が優位であるためと，T細胞と協同的に働くマクロファージの機能が十分に発達していないことなどのために，遅延型過敏反応惹起能やウイルス，結核菌などに対する感染免疫能はまだ不完全である．

B細胞から抗体たんぱく質（免疫グロブリン）の分泌細胞への成熟は遅れる．血清中の免疫グロブリンはIgMが胎生期より産生され，子宮内感染症では著明に増加している．胎生期後半になると，母体のIgGが胎盤を経由して胎児に移行し，出生時には母親の血中濃度より高値のこともある．

NK細胞はウイルス感染の初期防御のために重要で，新生児の活性は成人の約1/3である．

(3) 新生児以後の発達

T細胞の免疫機能はCD 8, CD 4ともに2～3歳で成人と同等になる．NK細胞は1歳で成人に近い活性を示すようになる．

血清免疫グロブリン濃度は母体由来のIgGは出生後1カ月の半減期でしだいに減少し，

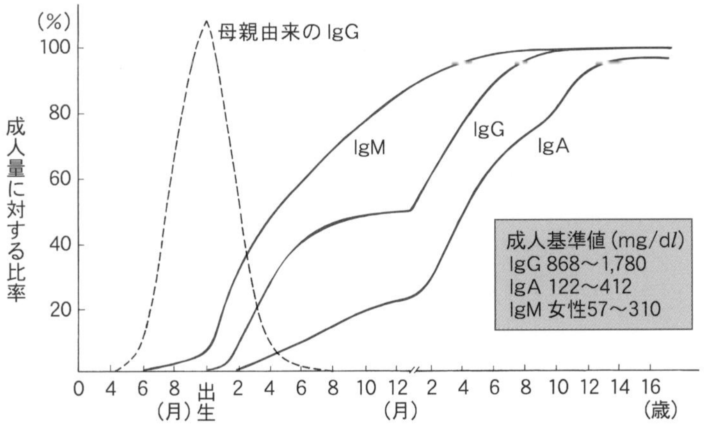

図5－3　血清免疫グロブリンの発達

生後数カ月でほとんどなくなる．そのかわり，児自身の IgG の産生がさかんになり，血中濃度は 1 歳で成人の約 50 %，7 ～ 8 歳で成人と同等となる（図 5 - 3）．

IgM は生後 3 カ月で成人の 40～50 %，1 歳でほぼ成人値に達する．

IgA はもっとも遅れ，1 歳で成人の約 20 %，15～16 歳で成人値となる．

3．精神・運動機能の発達

乳児期の発達の概要は次のとおりである．

生後 0 カ月：ほとんど眠っている．唇に物が触れると吸啜反射運動が起こる．

1 カ月：1 日の大部分は眠っているが，音や声に注意を払うようになる．

2 カ月：あやせば笑う．喃語が始まる．

3 カ月：声を出して笑う．首がすわる．目前の水平に動く物を目で追う．

4 カ月：手に触れた物をつかむ．泣くと涙が出る．

5 カ月：膝の上で足をはねる．腕をのばして物を取る．つかんだ物を口にもっていく．

6 カ月：寝返りができる．

7 カ月：支えなしで座れる．人見知りが始まる．

8 カ月：這う．バイバイ，イナイイナイバーなどをする．

9 カ月：つかまり立ちをする．

10 カ月：ママ，ウマウマなど単語をいう．

11 カ月：つたい歩きをする．

1 歳：ひとり立ちをする．歩行を始めることもある．

4．摂食機能の発達

乳児は 5 カ月前後になると，唾液と混ざり合ったようなドロドロ状の食物を舌や歯ぐきでまさぐりながら飲み込むことが可能になる．

すなわち，乳汁を含む液体を吸うことが主であった摂食行動と乳児嚥下から，歯ぐきでつぶすことが自然にでき，ごっくんと飲み込む成熟嚥下へと発達してくる．歯が生えてく

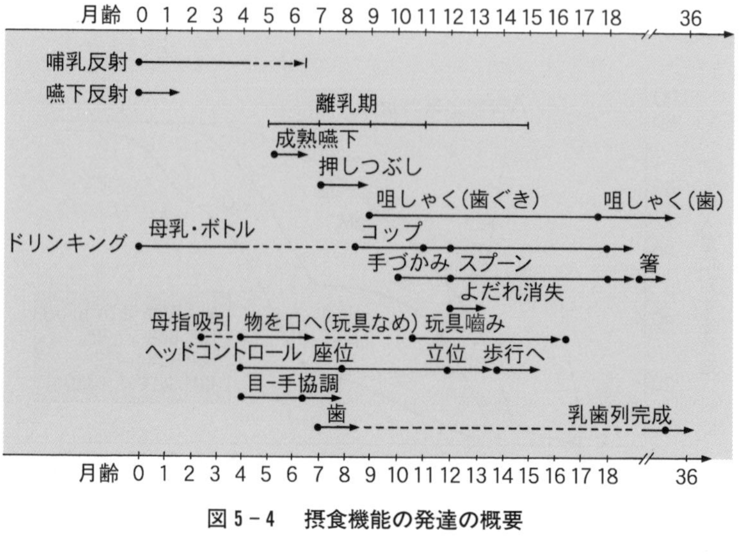

図 5－4　摂食機能の発達の概要

れば歯で噛みつぶしたり，前歯で噛み切る能力も習得するようになる．この時期に噛むトレーニングをしておけば，幼児期以降でもよく咀しゃくする児に育つ．咀しゃく能力は発達的能力であり，離乳期に離乳食を順を追って食べさせることにより学習してはじめて習得できるものである．

摂食機能の発達の概要を図5－4に示す．

2 乳児期の栄養と代謝

1．新生児期

1）消化と吸収

（1）唾　液

新生児では唾液の分泌量が少なく，α-アミラーゼ（プチアリン）の含有量も少ない．

（2）胃内消化

胃液の分泌量は新生児では少なく，発育とともに増加する．胃液中には塩酸，ペプシン，カテプシン，ラブ酵素，リパーゼが含有されている．

たんぱく質の消化：乳汁カゼインはカルシウムの存在下でラブ酵素により凝乳してパラカゼインになり，その後**ペプシン消化**を受ける．新生児や乳児の胃内pHは消化時でも3.5〜5.5であり，ペプシンの至適pH域より高い．このために乳児ではペプシンでなく，カテプシン（至適pH 2〜6）で消化が行われるという説がある．

脂質の消化：胃の**リパーゼ**の作用は弱いが，母乳栄養児では母乳中に存在するリパーゼの作用があり，胃のなかで脂質はかなり分解される．

（3）小腸内消化吸収

小腸管内消化と粘膜細胞内消化とがある．膵液中にはトリプシン，キモトリプシン，リパーゼ，アミラーゼが含有され，小腸粘膜細胞内にはアミノペプチダーゼ，ジペプチダーゼ，マルターゼ，スクラーゼ，ラクターゼなどが存在している．

たんぱく質の消化吸収：トリプシンの活性値は出生時は低いが，1カ月もするとほぼ成人値に達する．母乳栄養児では完全に**アミノ酸**まで分解されて吸収されるが，人工栄養児では不完全な分解，すなわちペプチドの状態で吸収される．牛乳アレルギーの素地をつくるもとでもある．

脂質の消化吸収：胃腸管の運動，膵リパーゼの活性，胆汁酸の分泌，小腸粘膜細胞などの諸機能が密接に関与しているが，乳児は幼若な者ほどこれらの機能の発達が未熟である．

脂質吸収率は母乳栄養児では生後数週間中に80〜90％に上昇し，2カ月中に95％以上になるが，人工栄養児では生後5カ月で90％になる．乳児の脂質消化には前述の生体側因子だけでなく，食事脂質側因子も関係している．すなわち，**長鎖脂肪酸**の多い脂質は**短鎖脂肪酸**の多い脂質より，また**飽和脂肪酸**の多い脂質は**不飽和脂肪酸**の多い脂質よりそれぞれ消化吸収が劣る．

糖質の消化吸収：幼若乳児期では膵アミラーゼ活性は著しく低いので，過量の多糖類はそのまま糞便に出る．しかし，本酵素は年齢とともに，また**多糖類**を与えることにより活性値の発達がみられる．乳児期は**ラクターゼ**の活性値が高い．二糖類は能動転送あるいは拡散により小腸粘膜細胞内に入り，単糖類に加水分解される．

(4) 大 腸

消化作用は行われず，水分が吸収されるのみである．また糞便が形成される．

2) 糞 便

(1) 胎 便

無臭，黒褐色，粘稠で，胎児が子宮内で飲み込んだ羊水，腸の上皮，腸管分泌物，ビリルビンなどを含む．生後2～3日まで排泄される．

(2) 母乳栄養児の糞便

卵黄色，軟膏様で，酸臭を呈し，弱酸性である．生後2～3週間は1日3～6回，その後は2～5回排泄される．しばしば**緑色・顆粒・粘液便**を回数多く排泄するが，機嫌がよく，体重発育，食欲良好の場合は生理的である．

(3) 人工栄養児の糞便

牛乳で人工栄養をしていたころは糞便の性状が母乳栄養児とはっきり異なっていたが，現在は育児用調製粉乳を用いているので，母乳栄養児に近い糞便である．便の色がやや白みがかった黄色で，軟らかい．母乳栄養児より水分は少なめである．緑色を呈することもある．

2．乳児期

1) エネルギー代謝

1日の推定エネルギー必要量は基礎代謝量，特異動的作用（specific dynamic action：SDA）に要するエネルギー，身体活動に必要なエネルギー，成長発達のために代謝されるエネルギーなどに分けられるが，これらの多くは年齢，性，体格，活動状態，気候，食事などの影響を受ける．小児の推定エネルギー必要量は体重kg当たりでも，体表面積当たりでも，成人に比べて高い．ことに乳児期では著しく高い．

2) たんぱく質代謝

乳児のたんぱく質推奨量は成人のように要因加算法や窒素出納法で決めることはできない．そこで，母乳栄養児は母乳や離乳食からのたんぱく質摂取量で推奨量を決定するが，人工栄養児はたんぱく質が母乳に比べて質が劣るため，利用効率を70％として計算している．

幼若乳児では消化管におけるたんぱく質消化酵素と同様，体内におけるアミノ酸代謝酵素の活性も未発達である．

3) 水分代謝

生体に占める水の割合は年齢が幼若な者ほど大きく，体重に対し胎児では97.5％，出生から6カ月までは74％，1歳では68％，成人では60～65％である．体液は細胞内液と細胞外液からなり，後者は血漿と細胞間液に分けられる．

体水分量が体重の 77％を占める乳児では細胞外液量が 29％（血漿 5.5％，細胞間液 24％），細胞内液量が 48％であるが，体水分量が 60％の成人ではそれらがそれぞれ 15％（4.5％，11％），45％となる．

代謝の終末産物と不要な電解質は腎臓から尿中に排泄されるが，乳児では腎臓の濃縮力に限界があるので，水分摂取量の不足や濃厚乳汁による人工栄養では溶質が体内貯留し，食欲不振や発熱をみる．乳児の 1 日水分必要量は 150 m*l*/kg である．

3 栄養補給法

1．母乳栄養

1）母乳栄養の利点

母乳は，乳児，とくに新生児期から生後 3 カ月までの乳児にとってもっとも優れた栄養源といえる．

母乳栄養の利点として次のような点があげられる．

① 乳児にとって成分組成が最適で，栄養効率がよく代謝負担が少ない．

② 初乳には各種の免疫抗体が含まれており，哺乳により乳児の腸管で細菌やウイルスの侵入を防ぎ，感染防御に役立っている．

③ 母乳は乳児と同種のたんぱく質であるため，食物アレルギーを起こす心配がない．

④ 母子間のスキンシップにより，心理的安定感が得られる．

⑤ 授乳が簡単にできる．

⑥ 無菌的である．

2）母乳栄養のすすめ方

（1）授乳開始と授乳法

従来，授乳開始は生後 12～24 時間とされていたが，UNICEF/WHO では分娩後 30 分以内の**授乳開始**をすすめている．分娩後母親が休息をとり，新生児の呼吸が安定したら，授乳してもさしつかえない．

新生児期の授乳法は**自律授乳**でよく，始めは不規則な間隔と回数であっても，母児とも授乳に慣れてくるころにはほぼ定まってくる．生後 1 カ月ごろは 3 時間おきの 1 日 6～8 回，3 カ月ごろは 4 時間おきの 1 日 5 回となり，しだいに深夜の授乳はなくなる．乳児の 1 回当たりの哺乳量，授乳間隔，回数には個人差があり，同一児でも日によって異なることが多い．

（2）授乳時間と総哺乳量

1 回の授乳時間は 10～15 分で，最初の 5 分間で全哺乳量の約 60％を，次の 5 分間で約

30％を，最後の5分間で残り10％を吸う．1日の総哺乳量は生後1カ月で620〜750 ml，2カ月で740〜790 ml，3カ月で840〜900 ml程度であるが，哺乳量の数値にこだわる必要はなく，乳児の体重増加が正常であれば問題ではない．

乳汁分泌がさかんになり，一方の乳房授乳で乳児が満足するならば，左右の乳房を毎回交代に与えて，乳房を空にすると乳汁分泌をさらにうながす結果になる．反対に乳汁が残ると分泌が悪くなるので，搾乳器で人為的に搾乳する．

なんらかの理由で直接授乳ができない場合は，母乳を絞って冷凍用パックに詰めて冷凍保存し，これを乳児に飲ませることも可能である．IgA含量は分娩後1カ月過ぎると少なくなる．

離乳食への移行がすすむころには，母乳分泌が減少する例が多い．

（3）母乳栄養の推進

乳児にとって消化吸収の代謝面，感染防御面からみて，最適の食品は母乳であり，とくに3カ月までの乳児は母乳の必要性が高い．母乳栄養推進のための啓発活動がいろいろ行われているが，「母乳育児を成功させるための10か条」（p. 63の**表4-4**参照）もその1つである．

3）母乳栄養の問題点

❶ 母乳不足

母乳栄養をすすめる際に，見おとしてはならないのが**母乳不足**である．母乳不足か否かを知る手がかりは，哺乳時間の延長，授乳間隔の短縮，体重増加の不良，乳児の不機嫌，便秘などである．哺乳時間は通常10〜15分で乳首を離すが，哺乳量が不足すると20分以上も乳首を離そうとしない．これらの徴候を早く察知することが大切である．

❷ 授乳が困難な場合

（i）母側の原因

乳汁不足，乳首の陥没や扁平，裂傷，乳腺炎，母親に隔離を要する感染症のある場合，授乳継続が母親の健康を著しく障害する場合（心不全，腎不全，重症腎炎，糖尿病，悪性腫瘍，精神病など）は**授乳が困難**になる．

（ii）乳児側の原因

低出生体重児や中枢神経障害などにみられる吸啜力微弱，口腔の先天性奇形，口内炎や鵞口瘡，かぜなどによる鼻づまりは**哺乳が困難**になる．

❸ 母乳黄疸

母乳黄疸は，母乳中のホルモン関連物質（プレグナンジオール）か不飽和脂肪酸が原因となって，1カ月以上も軽い黄疸がつづく症状で，**遷延性黄疸**である．母乳を一時中止すると軽快するが，成熟児の場合，一般に黄疸は日齢とともに軽減していくことが多いので，原則として母乳を止める必要はない．

❹ ビタミンK欠乏

新生児メレナの治療法は「貧血」の項（p. 104）を参照されたい．生後1〜2カ月ころの母乳栄養児にみられた乳児ビタミンK欠乏性出血症の発生は，出生時(数回の授乳後)，1週，4週にビタミンK_2シロップの予防内服が行われるようになって激減した．

❺ 成人T細胞性白血病（ATL）

HTLV-1というウイルスによる感染である．白血球の1つであるTリンパ球に侵入して発病に至るが，感染者の約95％が未発病のまま「キャリア」として過ごしている．しかし，母乳を介して母子感染することから，母乳育児選択時に迷いが生じた．従来はキャリアからの母乳は避けて人工乳哺育が望ましいとされていたが，最近は，出生後3カ月以内の短期授乳では感染率が低いことや感染した児の生涯発症率が5％以下程度であること，母乳の凍結処理（−20℃，12時間）により感染性は消失することなどの理由で，母乳を止めることや母親への告知について慎重な意見もある．

❻ その他

ダイオキシン汚染，母親の飲酒と喫煙，長期にわたる特殊な薬剤の服用などがある．

2．人工栄養

母乳が不足したり，なんらかの理由で母乳栄養の継続が困難な場合は，育児用ミルクを与える．これを人工栄養という．近年，育児用ミルクの著しい進歩により，人工栄養児の罹患率，死亡率，発育成績などは母乳栄養児に比べても差がなくなりつつある．

1）育児用調製粉乳の組成

育児用ミルクには，「乳および乳製品の成分規格等に関する省令」で規格が定められている**調整粉乳**や災害時，外出，夜間授乳時などに便利な**乳児用液体ミルク**がある．

近年の調製粉乳は，母乳成分に質的にも量的にも近似させるために，種々の改良と調整が加えられてきた．おもな改良点は次のようである．

たんぱく質の置換：牛乳中のカゼインの一部をラクトアルブミンで置換する．

たんぱく質の減量：希釈時のたんぱく質濃度は1.5％程度に減量する．

脂質の置換：牛乳中の脂質の大部分を植物油や魚油で置換し，不飽和脂肪酸の増量のみならず，リノール酸とα-リノレン酸の比率も調整し，リン脂質を添加する．

糖組成の増強：母乳の糖組成に近づけるために乳糖を添加する．

無機質の調整：カルシウムを減量し，カルシウムとリンおよびナトリウムとカリウムの比率調整をする．鉄，亜鉛，銅を強化する．

ビタミンの強化：各種ビタミンを強化する．

その他：タウリン，シスチンの強化，DHAの添加，ビフィズス菌の増殖因子であるオリゴ糖やラクチュロースの添加，ビフィズス菌に選択的に利用されるガラクトシルラクトースの配合，母乳中には存在しないβ-ラクトグロブリンを酵素分解して抗原性を低減，母乳中に多いラクトフェリンの配合，生体内での酸化防止作用による免疫増強効果が期待されるβ-カロテンの配合などである．

各社の調製粉乳の調乳時の組成と，母乳および牛乳の成分比較を**表5-2**に示す．また，調製粉乳および母乳の標準組成表を**表5-3**に示す．

2）調乳の与え方

母乳栄養児の哺乳間隔や哺乳量を参考にして決められた人工栄養児の授乳間隔は，およその目安として，0カ月では2〜3時間おきの1日7〜8回，1〜3カ月では3時間おき

表 5－2　育児用調製粉乳の調乳時と母乳・牛乳の成分比較　（100 m*l* 中）

	ビーンスターク すこやかＭＩ	明治 ほほえみ	和光堂レーベンスミルク はいはい	森永 はぐくみ	森永 Ｅ赤ちゃん	母乳[*1] （100 g 中）	牛乳[*1] （100 g 中）
調乳濃度（%）	13	13.5	13	13	13	—	—
たんぱく質（g）	1.4[*2]	1.50[*2]	1.5[*3]	1.43[*3]	1.43[*3]	1.1	3.3
脂　質（g）	3.6	3.52	3.6	3.51	3.51	3.5	3.8
炭水化物（g）	7.3	7.79	7.3	7.41	7.41	7.2	4.8
灰　分（g）	0.29	0.31	0.3	0.3	0.3	0.2	0.7
エネルギー（kcal）	66.8	68	67	67	67	65	67

[*1]「日本食品標準成分表 2015」より
[*2]窒素-たんぱく質換算係数 6.25
[*3]窒素-たんぱく質換算係数 6.38
（特殊ミルク情報，第 55 号，2019 より）

の 1 日 6 回，4 ～ 5 カ月では 4 時間おきの 1 日 5 回である．月齢がすすむほど夜間の授乳間隔があいてくる．授乳量は自律哺乳が一般的であるが，食欲の調整能力が未熟な 1 ～ 2 カ月には 1 回 150 m*l*，1 日総量が 1,000 m*l* を超えないように授乳することが大切である．

調製粉乳の缶には，月齢ごとの授乳回数と授乳量が記載されている．0～5 カ月児の調製粉乳摂取量は約 800 m*l*/日であり，エネルギーは約 600 kcal/日，たんぱく質は約 13 g/日との報告がある（小児保健研究，2013）．かりに飲み残しても，順調に発育し，機嫌がよければ乳児に無理して全量を飲ませる必要はない．

（1）調乳上の特徴

近年の調製粉乳の調乳上の特徴は，次のような点である．

① 粉乳のみを用いて規定濃度に調乳する単品調乳であること．
② 月齢に応じて調乳濃度を変える必要のない単一処方であること．
③ 乳児が欲する量で哺乳する自律授乳でよいこと．

調乳濃度は，製品により 13～13.5 %となっている．

（2）調　乳

乳児に適した処方で，調製粉乳を授乳できる状態にすることであり，そのために必要な用具や操作は，次のようである．

● 用具と用具の消毒

哺乳びん，乳首，粉乳計量用スプーンなどを使用後，水で洗い，煮沸消毒または調乳器具用消毒液で洗浄する．大量の調乳を必要とする乳児施設では，用具の洗浄に超音波洗浄器を導入したり，調乳の加温に電子レンジを用いる例もある．

● 調乳の方法

調乳の手順には次の 2 つの方法がある．

無菌操作法（家庭での調乳例）

手洗い→用具の消毒→哺乳びん（50°C の湯ざましを約 1/2 量入れる）→計量した粉乳→溶解→液量補正→乳首をつける→ 40°C くらいに冷ます→授乳

終末殺菌法（乳児施設などでの調乳例）

調乳本数と総量の確認→手洗い→粉乳計量→定量の 2/3 の温湯のなかへ入れて溶解→定量にする→哺乳びんに分注，名札をつける→キャップをつける→消毒→ 20°C 以下に急冷→ 7 °C 以下で保存→体温程度に加温→授乳

表 5－3　調製粉乳および母乳の標準組成表

品名	ビーンスターク すこやかM1	明治 ほほえみ	和光堂レーベンスミルク はいはい	森永 はぐくみ	森永 E赤ちゃん	◆母乳 （人乳）
会社名	雪印ビーン スターク	明治	アサヒ グループ食品	森永乳業	森永乳業	
標準組成	製品 100 g 中	製品 100 g 中	製品 100 g 中	製品 100 g 中	製品 100 g中	100 g 中
たんぱく質 g	11.1[*2]	11.1[*2]	11.4[*3]	11.0[*3]	11.0[*3]	1.1
脂質 g	27.8	26.1	27.8	27.0	27.0	3.5
炭水化物 g	56.1	57.7	56.0	57.0	57.0	7.2
灰分 g	2.2	2.3	2.4	2.3	2.3	0.2
水分 g	2.8	2.8	2.4	2.7	2.7	88.0
エネルギー kcal	514	506	518	512	512	65
フェニルアラニン mg	430[*1]	468[*1]	440[*3]	470	431	42
イソロイシン mg	620	625	630	714	713	51
ロイシン mg	1,100	1,088	1,090	1,193	1,188	99
バリン mg	650	690	680	654	650	56
メチオニン mg	230	241	240	268	257	15
スレオニン mg	620	660	630	672	682	43
トリプトファン mg	170	185	160	178	167	15
リジン mg	880	916	890	955	969	66
ヒスチジン mg	280	300	280	246	240	26
アルギニン mg	310	302	310	329	329	32
アスパラギン酸 mg	1,000	1,046	1,020	1,077	1,082	86
シスチン mg	190	203	190	207	221	24
グルタミン酸 mg	2,060	2,026	2,150	2,222	2,205	170
グリシン mg	200	226	200	220	221	22
プロリン mg	840	878	870	860	866	92
セリン mg	570	610	560	590	582	41
チロシン mg	370	405	380	418	264	40
アラニン mg	450	449	450	494	508	36
ビタミンA μg	450	390	423	410	410	46[1)]
ビタミンB_1 mg	0.4	0.4	0.4	0.35	0.35	0.01
ビタミンB_2 mg	0.8	0.6	0.6	0.7	0.7	0.03
ビタミンB_6 mg	0.4	0.3	0.3	0.3	0.3	Tr
ビタミンB_{12} μg	1.5	2.0	1.5	1.2	1.2	Tr
ビタミンC mg	60	70	60	60	60	5
ビタミンD μg	9.3	6.5	7.0	6.5	6.5	0.3
ビタミンE mg α-トコフェロールとして	4.5	6.2	4.5	10	10	0.4 （α-トコフェロールとして）
ビタミンK μg	26	25	25	25	25	1
パントテン酸 mg	4.0	4.3	4.0	4	4	0.50
ナイアシン mg	5.0	3	6.2	3.5	3.5	0.2
葉酸 μg	100	100	100	100	100	Tr
カルシウム mg	350	380	380	380	380	27
マグネシウム mg	37	40	40	45	45	3
ナトリウム mg	150	140	140	140	140	15
カリウム mg	500	490	480	495	495	48
リン mg	200	210	210	210	210	14
塩素 mg	310	310	320	310	310	
鉄 mg	6.2	6.0	6.0	6	6	0.04
銅 mg	0.31	0.32	0.32	0.32	0.32	30
亜鉛 mg	3.0	3.0	3.0	3.0	3.0	0.3
ビオチン μg	● 15	12	10	15	15	0.5
カルニチン mg	● 15	10	15	12	12	—
セレン μg	● 7.5	10.4	7	7	○ 5	2
ヨウ素 μg	○ 18.9	○ 50	60	55	○ 25	—

◆「日本食品標準成分表 2015」より．
1) レチノール 45 μg，β-カロテン当量 12 μg の合計で，レチノール当量 46 μg となる．
*1 アミノ酸値は実測値より算出．
*2 窒素-たんぱく質換算係数 6.25
*3 窒素-たんぱく質換算係数 6.38
◎微量栄養素量（○印実測値，●印規格値）．

（特殊ミルク情報，第 55 号，2019 より）

いずれも授乳後はすみやかに哺乳びんや乳首を洗浄しておく．

調製粉乳は窒素充塡してあり，細菌数はきわめて少なく，開缶しなければ変質しにくい．開缶後は吸湿しないように，また涼しい場所で保存し，なるべく早く使いきる．粉乳が吸湿し，溶解性が悪くなり，芳香を失った場合は使用しない．

（3）授乳の仕方

乳児を膝の上に抱き，ゴムの乳首で唇を刺激し，乳児の口を開かせて哺乳びんの乳首を十分に含ませる．空気の嚥下を少なくするため乳首のなかにミルクが充満するように哺乳びんを傾斜させて飲ませる．

授乳後，残乳量を確認し，残乳は捨てる．乳児の体を垂直に抱き，背中を軽く叩いて飲み込んだ空気をゲップとともに吐き出させたのち，横にする．このようにすれば溢乳が起こりにくい．少しでもスキンシップをはかるため，語りかけたりほほえみかけて授乳する．

3）母乳栄養と人工栄養との差異

母乳栄養と人工栄養とをさまざまな角度から比較すると**表5－4**のようになる．

3．混合栄養

母乳不足やそのほかの理由で母乳栄養を継続できない場合は，育児用ミルクで補う．これを混合栄養といい，調乳法は人工栄養法に準ずる．与え方には毎回母乳の不足分を育児用ミルクで補う方法と，1日のうち何回かを母乳で残りの回数は育児用ミルクを与える方法がある．混合栄養ではゴム乳首の孔が大きすぎると吸引にかなりの努力を要する母乳を嫌うこともあるので注意する．

表5－4　母乳栄養と人工栄養の差異

	母乳栄養	人工栄養
成　分	・代謝面からみても乳児に最適 ・発育面からみても優れている	・母乳の成分に近似 ・ミネラルの一部には母乳よりやや多い元素もある
	・分娩後の日数，食物摂取，泌乳の初めと終わりなどの影響を受ける ・ビフィズス菌優位になる	・成分は変わらない
感染防御因子	・分娩後日数が浅いほど，感染防御因子は多い	・感染防御因子はない
	・無菌的である	・開封後保管状態に注意
調　乳	・手間がかからない	・手間，経済的負担大
授 乳 量	・わかりにくい	・はっきりわかる
母子関係	・深い	・母乳栄養よりつながりは浅い
牛乳アレルギー	・ない	・ある
母子間感染	・母体が感染症の場合，授乳を介して感染する可能性が高い	・ない
授乳障害	・母体の健康状態によって授乳障害はある	・乳児側の原因による授乳障害はある
栄養上の問題	・母乳不足 ・ビタミンK不足	・ない

栄養法別にみた乳児の実態は，平成22年乳幼児身体発育調査によると，母乳栄養は1～2カ月児で51.8％，4～5カ月児で55.8％，人工栄養は1～2カ月児で4.6％，4～5カ月児で18.1％となっている．

4．離　乳

1）離乳の定義

離乳とは，乳汁だけの栄養からしだいにいろいろな半固形食に切り替えていく過程である．その際，与える半固形食から固形食を離乳食といい，果汁などの液体食は離乳食とはいわない．離乳の定義として，厚労省離乳食・幼児食研究班は，「離乳は乳汁栄養から幼児食に移行する過程をいう．この間に乳児の摂取機能は，乳汁を吸うことから，食物を噛みつぶして飲み込むことへと発達し，摂取する食品は量や種類が多くなり，献立や調理の形態が変化していく．また摂食行動はしだいに自立へと向かっていく」としている．

2）離乳の必要性

（1）栄養の補給

母乳のみでは，6カ月ごろからエネルギーの不足，鉄分の不足が起こるため，乳汁以外の離乳食で補給する必要がある．母乳栄養の場合，母乳の分泌量が減少してくる．

（2）摂食機能の発達

乳児は5カ月前後になると，唾液と混ざり合ったようなドロドロ状の食物を，舌や歯ぐきでまさぐりながら飲み込むことが可能になる．

（3）消化機能の発達

成長にともない唾液や消化液の分泌がさかんになり，離乳の開始で消化酵素の産出が高まってくる．

（4）食事習慣の確立および精神的発達

離乳の進行にともない食事時間，回数，場所がしだいに固定してきて，幼児期以降の食習慣につながってくる．また，咀しゃくしたり，味を察知したり，嗅覚や視覚などの刺激によって大脳の発育が刺激されて，乳児の精神的発育をうながすといわれている．

3）離乳の支援ガイド

わが国における離乳のすすめ方に指針を与えるものとして，1958年に発表された「離乳基本案」があり，離乳に関わる多くの栄養上の問題点の克服に貢献してきた．その後，1980年には「離乳の基本」（厚生省離乳食・幼児食研究班），1995年には「改定離乳の基本」，2007年には「授乳・離乳の支援ガイド」が，2019年には最新の知見をふまえて「**授乳・離乳の支援ガイド**」が改定された．離乳をすすめるに当たっての基本的考え方が示されている．

離乳は，子どもの成長や発達状況，日々の子どもの様子をみながらすすめ，決して強制をせず，食べる楽しさを体験させるように心がける．母親には，育児に自信をもたせ，すこやかな親子関係の形成を目指すことを基本にしている．

(1) 離乳の開始

離乳の開始は，生後5～6カ月ごろである．発達の目安は，首がしっかり据わり，支えれば座り，スプーンを口に入れても舌で押し出すことが少なくなるなど，哺乳反射の減弱や消失が認められるころが適当である．この時期に果汁を与えることについては，栄養学的意義を認めていない．

(2) 離乳の進行

① 離乳開始後ほぼ1カ月間は，離乳食は1日1回として，そのあとに子どもの欲するままに母乳または育児用ミルクを与える．この時期のおもな目的は，離乳食を飲み込み，その舌ざわりや味になれることである．

② 離乳を開始して1カ月を過ぎたころに，離乳食は1日2回にする．そのあとに子どもの欲するままに，母乳または育児用ミルクを与える．離乳食とは別に，子どもの欲するままに1日3回程度，母乳または育児用ミルクを与える．生後7～8カ月ごろからは，舌でつぶせる硬さのものを与える．

③ 生後9カ月ごろからは，離乳食は1日3回として，歯ぐきでつぶせる硬さのものを与える．離乳食の後に母乳または育児用ミルクを与える．離乳食とは別に，母乳は子どもの欲するままに育児用ミルクは1日2回程度与える．食欲に応じて離乳食の量を増やすが，鉄分の不足に十分配慮する．

(3) 離乳の完了

離乳の完了とは，形ある食べ物を噛みつぶすことができ，エネルギーや栄養素の大部分が食べ物からとれるようになった状態をさす．完了の時期は生後12～18カ月ころで，1日3回の食事と1～2回の間食を目安にする．母乳または育児用ミルクは，個々の子どもの状況に応じて与える．母乳は断乳より，子どもが自然に乳離れする**卒乳**の考え方に変わっている．

(4) 離乳食のすすめ方の目安（図5-5）

● 食べ方の目安

離乳開始時は，まず1さじから始め，日数をかけて徐々に増量する．母乳または育児用ミルクは欲するままに飲ませる．離乳食がすすむにつれて，いろいろな食品の味や舌ざわりにも触れ，**手づかみ食べ**を経験させながら，自分で食べる機能を発達させていく．食べ物を手でつかみ，触感や温度などを知り，食器や食具に触れたりしながら，次第に食事を楽しむことを知り，食生活のリズムが身についていく．

● 食事の目安

食品の種類と組み合わせ

① 離乳開始時には，アレルギーの心配の少ないかゆ（米）から始め，慣れてきたらじゃがいも，野菜，果物，さらにとうふ，白身魚，卵黄などに種類を増やす．はちみつは，乳児ボツリヌス症予防のため，満1歳まで使わない．

② 離乳がすすむにつれ食品の種類や量を増やす．固ゆで卵黄から全卵へ，白身魚から赤身魚，青皮魚へ，食べやすく調理した脂肪の少ない鶏肉，豆類，緑黄色野菜やその他の野菜，海藻，ヨーグルト，脂肪の少ないチーズなど食品の組み合わせを考えて選ぶ．脂肪の多い肉類の使用は少し遅らせる．

③ 母乳育児の場合，鉄やビタミンDの欠乏を予防するため，赤身魚や牛肉，レバーを取り

	離乳初期 生後5～6カ月頃	離乳中期 生後7～8カ月頃	離乳後期 生後9～11カ月頃	離乳完了期 生後12～18カ月頃
	離乳の開始 →			離乳の完了
食べ方の目安	○子どもの様子をみながら1日1回1さじずつ始める ○母乳や育児用ミルクは飲みたいだけ与える	○1日2回食で食事のリズムをつけていく ○いろいろな味や舌ざわりを楽しめるように食品の種類を増やしていく	○食事リズムを大切に，1日3回食に進めていく ○共食を通じて食の楽しい体験を積み重ねる	○1日3回の食事リズムを大切に，生活リズムを整える ○手づかみ食べにより，自分で食べる楽しみを増やす
調理形態	なめらかにすりつぶした状態	舌でつぶせる固さ	歯ぐきでつぶせる固さ	歯ぐきで噛める固さ
1回当たりの目安量 Ⅰ 穀類（g）	つぶしがゆから始める すりつぶした野菜等も試してみる 慣れてきたら，つぶした豆腐・白身魚・卵黄等を試してみる	全がゆ 50～80	全がゆ 90～軟飯80	軟飯80～ ご飯80
Ⅱ 野菜・果物（g）		20～30	30～40	40～50
Ⅲ 魚（g）		10～15	15	15～20
または肉（g）		10～15	15	15～20
または豆腐（g）		30～40	45	50～55
または卵（個）		卵黄1～ 全卵1/3	全卵1/2	全卵1/2～ 2/3
または乳製品（g）		50～70	80	100
摂食機能の目安	口を閉じて取り込みや飲み込みができるようになる	舌と上あごで潰していくことができるようになる	歯ぐきで潰すことができるようになる	歯を使うようになる

以上に示す事項は，あくまでも目安であり，子どもの食欲や成長・発達の状況に応じて調整する

（厚生労働省：授乳・離乳の支援ガイド，2019年より　一部改変）

図5－5　離乳食のすすめ方の目安

入れるほか，調理用の牛乳の代わりに，育児用ミルクを使うなどの配慮をする．

フォローアップミルクは，9カ月以降，鉄不足のリスクが高い場合などに必要に応じて使うが，母乳または育児用ミルクの代替品ではない．また，離乳の進行に応じてベビーフードを適切に利用できる．

④ 離乳食が1日2回になるころには，穀類，野菜・果物，たんぱく質性食品を組み合わせた食事にする．家族の食事から薄味のものや調味前のものを取り分けて利用することにより，多様な食品や多彩な料理になるように工夫する．

調理形態・調理方法

離乳の進行状態に応じて食べやすく調理したものを，衛生面には十分に配慮して与える．

① かゆは，口のなかで押しつぶせるように十分煮る．はじめはつぶしがゆ，慣れてきたら粗つぶしがゆ，全がゆ，軟飯へとすすめる．

② 野菜類やたんぱく質性食品は，始めごろは滑らかに調理し，しだいに粗くしていく．

③ 離乳の開始ごろは，調味料は必要ない．自然の食品の持ち味をいかした調理を心がける．離乳の進行に応じて食塩，砂糖などの調味料を使用する場合は，薄味にして，自然の食品の持ち味をいかした調理を心がける．

成長の目安

摂取した食事の評価は，子どもの成長経過を観察して行う．子どもの成長には個人差があるが，体重や身長の測定値を経時的に記録して成長曲線として観察しながら評価する．

4）市販の離乳期用食品

（1）ベビーフード

離乳食用食品として現在，便利で優れた製品が市販されており，一般にベビーフードとよばれている．ベビーフードはFAO/WHOの勧告国際規格と，日本ベビーフード協議会の自主規格とにもとづいて製造されている．規格には原材料，食品添加物，残留農薬，溶出重金属，製造工程の衛生管理，味つけ濃度まできびしく規制されている．

ドライタイプには，スープ類，野菜類各種，たんぱく質食品と野菜類の組み合わせ品，穀類，果汁などの種類がある．粉末状，フレーク状，粒状などの形態がある．

ウエットタイプには，果汁，スープ類，野菜類各種，たんぱく質食品と野菜類，穀類とたんぱく質食品の組み合わせがあり，びん詰，パック詰レトルト食品，濃縮品の形で市販されている．ベビーフードは子どもの月齢や発達状態に適応した固さのものを選ぶことが大切である．

ベビーフードの長所は，次のような点にある．

① 簡便性
② 栄養・物性に対する信頼感
③ 衛生・安全性
④ 味つけ基準の遵守（ナトリウム含量は乳児用200 mg/100 g以下，幼児用300 mg/100 g以下）

離乳初期には，こうしたドロドロ状の調理形態が乳児によく適応するが，離乳期後半に入るとやや噛みごたえ，歯ざわりなどから最適とはいえないようである．

開封後はドライタイプでは吸湿しないように，冷暗所に保管し，ウエットタイプでは冷蔵庫に保管し，2日以内で使うようにする．

（2）フォローアップミルク

フォローアップミルクは，DHA，リン脂質，カルシウム，鉄分，ガラクトオリゴ糖，β-カロチンなどの補給を目的に，成分を調整して製造された粉乳である．

牛乳代替品として9カ月から3歳ごろまで使用してもよい（**表5-5**）．

5）離乳のすすめ方—離乳計画—

実際の離乳をすすめるには，いろいろの方法があり，一つのパターンに決まっているわけではない．個々の乳児の摂食能力に応じた離乳計画でよく，離乳食の時間設定，内容，調理形態などは，「授乳・離乳の支援ガイド」（厚生労働省，2019改定）に準拠したうえで，おのおのの生活条件と食物の耐容力に適応した方法ですすめればよい．

たとえば，低出生体重児で出生した場合，出生時体重が2 kg以上，在胎34週前後で，発

表５－５　フォローアップミルクの成分組成　（100ｇ当たり）

	ステップ（明治）	チルミル（森永乳業）	つよいこ（雪印ビーンスターク）	ぐんぐん（和光堂）
たんぱく質(g)	14.5	14.3	14.0	14.3
脂　質(g)	18.0	18.0	18.0	20.0
炭水化物(g)	60.6	59.6	61.2	59.6
灰　分(g)	4.1	4.0	4.0	3.7
ナトリウム(mg)	220	230	200	200
エネルギー(kcal)	461	460	461	475

（各社の製品情報詳細解説より，2015年９月）

育が順調であれば，生後５カ月を過ぎれば離乳を開始してもよい．

しかし，2kg未満，在胎33週未満で誕生した乳児では，生後６～７カ月ごろまで待って離乳を開始したほうがよい．

また，人工栄養児で，生後３カ月程度で乳汁を飲まなくなるいわゆる“ミルク嫌い”の乳児では，やむをえず４カ月ごろから離乳を開始することがある．この場合は穀類を中心とした離乳食をゆっくりとすすめていくことが望ましい．

６）離乳期の食物と調理上の注意

離乳のすすめ方の基本は，軟らかいものから漸次硬いものへとすすめることである．食品の選択やその順序を配慮したうえで，調理形態によって進行の度合いを決めてもよい．もちろん，食品によって調理しやすいものと調理しにくいものとがある．

たとえば，肉類は軟らかく調理するのがむずかしい食品である．わが国では習慣的に穀類（おかゆなど）→野菜→卵→魚→肉の順序で与えられることが多いが，これは一部調理のしやすさにもよる．

卵　類：生卵の卵白にはトリプシンの抑制物質があるほか，アレルゲン性が強いので，離乳食の初期には用いない．卵黄は加熱して離乳初期から少量ずつ与えてもよい．かゆと一緒に熱したり，硬ゆで卵黄をスープでペースト状にのばしたり，カスタードクリーム，茶碗蒸し，卵とじにして与える．

そこで調理形態は乳児の摂取能力に応じてすすめればよい．乳児の咀しゃく能力は最初口唇を閉じてドロドロ状のものをごくんと飲み込む（口唇食べ）→舌の上下運動でつぶす（舌食べ）→歯ぐきでつぶす（歯ぐき食べ）の順序で発達するので，これに合わせて生後５～６カ月ごろはドロドロ状の離乳食，７～８カ月ごろには舌でつぶせる硬さの離乳食になり，９～11カ月ごろには歯ぐきでつぶせる硬さの離乳食へと順序を追ってすすめてゆけばよいわけである．

味つけは乳児用ベビーフードの塩味が0.2％以下であり，成人の味覚からいうとほとんど塩味を感じないレベルである．離乳完了期，幼児食へとすすんでも，薄い味つけを守りつづけ，成人の味覚基準で味つけを行うべきでない．

食品の切り方と調理は，加熱後ペースト状にする→すりおろし後加熱→みじん切り後加熱→粗みじん切り後加熱→せん切り後加熱する．生食が可能である食品では，薄切り生食

→せん切り生食などと段階的にすすめる．

月齢による１回の離乳食のおよその目安量は５～６カ月ごろが50～80 g，７～８カ月ごろが80～150 g，９～11カ月ごろが150～200 g程度である．

4 乳児期の栄養アセスメント

新生児の身体所見：新生児が子宮外の生活に円滑に移行できるかを調べるのが最優先である．出産後直ちに呼吸状態・皮膚の色・チアノーゼ・外表上の奇形の有無・へその状態などを視診し，**表5－6**のようにスコア化する．新生児の心拍数は100～180回/分･呼吸数は40～60回/分であるが，出生後の時間の経過に従い変わる．

その後，日齢1～5日および日齢7日前後の2回にわたり黄疸の状態･心雑音･哺乳状態･腹部所見・へその状態と炎症の有無・発疹の有無・排便排尿の状態などを調べる．新生児の初回排便は生後8時間以内が約50％，24時間以内が97％であり，排尿は初回が生後12時間以内が約60％，24時間以内が92％，48時間以内が99.6％である．

新生児のマス・スクリーニングは，アミノ酸代謝異常（フェニールケトン尿症ほか4疾患），有機酸代謝異常（メチルマロン酸血症ほか6疾患），脂肪酸代謝異常（中鎖アミルCoA脱水素酵素欠損症ほか4疾患），糖質代謝異常（ガラクトース血症），内分泌疾患（先天性甲状腺機能低下症ほか1疾患）について，医療機関で行っている．検査は公費負担であるが採血費用は自己負担が原則となっている．採血にあたっては，日齢や採血部位による測定誤差を防ぐため，日齢4～6日･哺乳後2時間前後と定め，児への疼痛刺激を軽減するため，足底（踵《かかと》）を穿刺して特定の沪紙に血液を吸着して採血している．

乳児の身体所見：月齢に応じた微細運動・言語機能，認知機能，適応行動の発達をみるほか，大泉門・股関節・斜頸・生歯などを診査する．**表5－6**に示す発達マイルストーンを参考にする．

身体計測：頭囲，胸囲，身長，体重，皮下脂肪厚，身長と体重のバランス（**カウプ指数**），頭囲と胸囲のバランスなどを計測する．日ごろから2010年調査の乳児身体発育パーセンタイル曲線（母子健康手帳参照）を参考とした対象児の成長曲線を保育者が把握しておくと参考になる．

栄養補給歴：栄養法，哺乳量，離乳食の喫食状況などから食欲の有無を把握しておくとよい．また，母親の育児経験の有無・育児に対する考え方なども参考になる．

5 乳児期の栄養ケアのあり方

栄養ケア・プログラムの作成に当たっては，健康や栄養状態，成長・発達への対応，発

表 5－6　新生児のアプガースコアと乳児期の発達マイルストーン

	0 点	1 点	2 点
皮膚の色	全身青色・蒼白	体幹淡紅色 四肢のみ青色	全身淡紅色
心拍数	60 未満/分	100 未満/分	100 以上/分
刺激に対する反応	反応しない	顔をしかめる 弱く泣く	強く泣く くしゃみ，咳
活動性・筋緊張度	だらりとしている	四肢を屈曲させる	活発に四肢を動かす
呼吸状態	—	不規則・緩徐	良好・啼泣
判定	生後 1 分と 5 分後の 2 回行う．合計点が 10〜7 点を正常，6〜4 点を軽症仮死，3〜0 点を重症仮死と判定．5 分値が 7 点未満の場合は 7 点以上になるまで，5 分ごとに生後 20 分まで記録する．		

＜乳児期の発達マイルストーン＞

	個人―社会	微細運動	言語	粗大運動
0 カ月	顔をみつめる		ベルに反応 声を出す	左右対称の運動
1		正中線まで追視		頭を上げる
2		正中線を越えて追視	「ア」「ウ」などと発声	
3	笑いかける		声を出して笑う	45°頭を上げる 首がすわる
4	手をみつめる	180°追視 ガラガラをにぎる	キャアキャア喜ぶ	90°頭を上げる 両足で体を支える
5		物に手を伸ばす	音のほうに振り向く	胸を上げる 頭とともに引き起こされる
6	玩具をとる		声のほうに振り向く	寝返り
7		熊手形でつかむ 物に手を伸ばす		
8	自分で食べる	積み木を持つ	「バ」「ダ」「マ」という	5 秒以上座れる
9		積み木を持ちかえる		
10		親指を使い，つかむ	喃語を話す	つかまり立ち 一人で座る
11		積み木を打ち合わせる	ダ・ガ・バなどの音を 3 つ以上つなげる	つかまって立ち上がる
12	欲しいものを示す バイバイする		意味なく「パパ」「ママ」という	

カウプ(Kaup)指数

乳幼児の肥満度の判定に用いられる指数である．計算式：体重(g)/身長(cm)^2×10

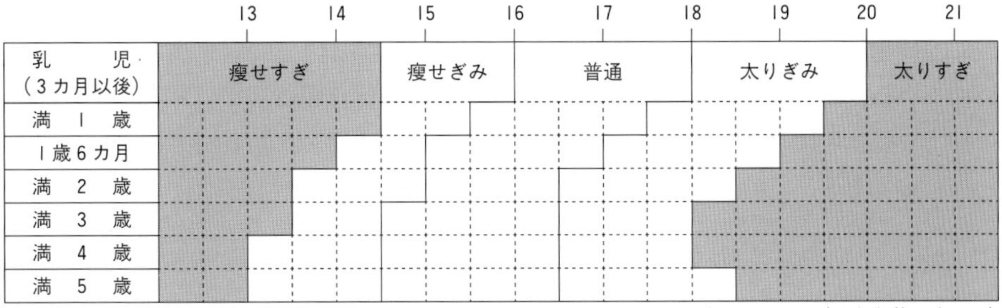

注）体重，身長ともに記載のある場合に算出　（日本栄養士会より）

育区分には個人差があることを認識したうえで，育児に当たる母親が育児不安にならないような社会的・精神的な支援体制づくりを念頭に置くことが必要である．乳児の栄養ケアにおける問診票の情報記載者は母親あるいは保育者であるため，まず小児科医師が対象となる児を一目見て，「良い状態」か「悪い状態」かを見きわめる初期印象診断が重要となる．健常児ならば月齢や発育区分に応じたグループ指導を継続すればよいが，疾患や障害，ネグレクトが疑われる場合は，すみやかに個別指導に切り替えて適切な助言を与えることが望ましい．乳児をもつ母親や保育者に対して，集団指導と個別対応を混合した形の栄養ケア・プログラムの例を**表5－7**に示す．

6 栄養関連の疾患と栄養ケア

乳児期の栄養上の特徴は，次の各点にある．したがって栄養ケアの立案にあっては，これらを十分考慮する．

① 成長のための栄養補給と，蓄積するための栄養補給が必要な時期である．

② 体内の貯留栄養分が少なく，栄養補給が適切でないと欠陥が生じやすい．

③ 運動が活発で，代謝がさかんなため，エネルギーの補給が大切である．

④ 食物に対する耐容力の幅が狭く，下痢，嘔吐などの消化器系症状を生じやすい．

⑤ 1日の水分出納が成人より大きいので，下痢，嘔吐，発熱などが原因で脱水症状を起こしやすい．

⑥ 乳児期は，幼児期とともに食生活の基礎ができる時期であるが，乳児は受動的であり，養育者の食生活に対する知識や態度がそのまま反映する．

⑦ 乳汁栄養から固型食へ移行する過程にある離乳期の適切なすすめ方をサポートする必要がある．

⑧ 発育区分に対応した食物を与え，咀しゃく力，望ましい味覚形成，適切な食習慣の形成を心がける．

1．低出生体重児

■概　念

出生体重が2,500 g未満の者を低出生体重児というが，一般には未熟児も同義語として使用されている．低出生体重児のうち，出生体重が1,500 g未満の者を極低出生体重児といい，出生体重が1,000 g未満の者を超低出生体重児としている．

低出生体重児の出生に占める割合は，男児8.5％，女児10.8％である．先進国では高い方である．

表5－7　「仲間を増やそう！」すこやか育児教室の例

【実施主体】

○○保健センター，○○保健所，○○県栄養士会，NPO 法人「○○グループ」の小児科医師，管理栄養士・栄養士，助産師

【対象】

離乳期以降の子を持つ親子

可能な限り月齢が同程度の乳児を持つ人たちを対象とする．

離乳食を学ぶとともに，母親同士のネットワークができるように働きかける．

（託児有……事前申し込み）

【目的】

発育区分に応じた食物の提供ができるとともに，教室卒業後も，会員同士で育児の悩みや相談をしながら，子育て支援が可能になるようなネットワークをつくり，受講者の QOL の向上に役立てる．

【指導方法】

集団指導，事前申し込みによる個別指導……有

【期間】

○月○日から○月○日，毎月 2 回，午前中の 6 回コース

【持ち物】

母子健康手帳，タオル，筆記用具，エプロンなど

【費用】

○○円（実習費，託児費を含む）

【内容】

1．離乳のすすめ方，離乳期に向く食べ物と調理上の注意，望ましい食生活習慣についての講義，乳児の体重測定，5～6 カ月児の月齢別の発達問診調査

会員同士の自己紹介や育児上の悩みがあれば，紹介しあう

主催者側からの助言やコメントが必要

2．離乳食の実習．5～6 カ月ごろと 7～8 カ月ごろの主食，副食，親子で試食

実習や授乳時間をとおして会員同士のコミュニケーションをはかる工夫をする

3．離乳期の赤ちゃんの特徴と育児のポイント，発育・発達の状況についての講義，乳児の体重測定，7～8 カ月児の月齢別の発達問診調査

育児上の悩みがあれば，紹介しあう．グループディスカッションを組み入れながら，主催者側からの助言やコメントを行う

4．離乳食の実習．9～11 カ月ごろの主食，主菜，副菜．親子で試食

実習や試食時間をとおして会員同士のコミュニケーションをはかる工夫をする

5．離乳期の赤ちゃんにみられる食生活上の問題点と栄養ケア

乳児の体重測定……9～11 カ月児の月齢別の発達問診調査

乳児の体重測定……12～18 カ月児の月齢別の発達問診調査

育児上の悩みがあれば，紹介しあう

グループディスカッションや主催者側からの助言

6．離乳食の実習．12～18 カ月ごろの主食，主菜，副菜，おやつ．親子で試食しながら，楽しい卒業パーティー

●栄養ケア

（1）初期輸液と授乳計画

低出生体重児は体重が軽い者ほど，また胎齢が短い者ほど出生後しばらくの間は全身状態が悪く，チアノーゼ，無呼吸発作，嘔吐などがしばしば起こる．また，吸啜反射や嚥下反射の未発達があり，誤嚥や吐乳による気道内乳汁吸引の危険も多い．

このため，従来は低出生体重児をかなり長期間飢餓の状態におき，その後の授乳も留置カテーテルによる細管栄養で少量から開始する方法が行われていた．しかし，胎児期，新生児期の低栄養は身体諸臓器の発育を抑制し，脳ではそれが恒久性であるので，これを防止する目的で，最近では栄養学にみた利点，免疫学にみた利点から積極的に搾乳した母乳を初乳から与えるようになった（**表5－8**）．

（2）母乳栄養

低出生体重児の母乳栄養は，成熟児母乳（成熟児を産んだ母親からの母乳，貰乳である）では体重増加が不良で，ときに低ナトリウム血症，低たんぱく血症，くる病などもみられる．しかし，未熟児母乳（低出生体重児自身の母親からの母乳）では良好な発育が得られるので，生後1カ月間は初乳からこれで栄養する．

極低出生体重児では，生後1カ月を過ぎると，未熟児母乳でも低ナトリウム血症，低たんぱく血症がみられるので，これに低出生体重児用調製粉乳か母乳添加物質（**表5－9**）を併用する．

（3）人工栄養

低出生体重児はたんぱく質の消化吸収は比較的よいが，脂質の吸収率は変動が大きく，このために大量のエネルギーが糞便で失われることが多い．このロスを防ぐ目的で，人工栄養では高たんぱく質，低脂肪乳が広く使用されてきた．しかし，高たんぱく質すぎると，腎臓に過度の負担が加わる．最近はたんぱく質や脂質などの質的組成が人乳模倣の傾向にあり，また，銅，亜鉛，タウリンなども添加されている．

（4）低出生体重児とタウリン

タウリンはメチオニン，シスチンと同様，含硫アミノ酸であり，ヒトでは心臓，骨格筋，卵巣，子宮，脳，肝臓，腎臓，肺臓などのほとんどすべての臓器中に主として遊離型の形で存在している．血漿，脳脊髄液，乳汁，唾液などの体液中にも存在しているが，濃度は臓器中よりも低い．

タウリンは生体内においてメチオニン，シスチンなどから合成されている．胎児の脳や肝臓にはシスタチオニンからシステインへの転換酵素シスタチオニナーゼが欠損しているが，システインスルフィン酸からヒポタウリンへの転換酵素システインスルフィン酸デカルボキシラーゼの活性の欠損や低下も胎児の脳や肝臓において証明されている．

タウリンは，ヒトでは胆汁中における胆汁酸抱合体としての役割があるが，神経伝達物質として中枢神経系や心臓の働きを支える重要な物質でもある．また，網膜の発達にも関与しているといわれている．

（5）長鎖多価不飽和脂肪酸

n－3，n－6系脂肪酸は細胞膜のリン脂質の構成成分として膜流動性，膜転送などの機能維持に深く関与しているほか，コレステロールの転送・酸化やエイコサノイドの前駆物

表 5－8　低出生体重児の授乳計画（神戸大小児科）

出生体重	授乳開始の時期	初期量	1回増加量/日	100 ml/kg/日に達する時期	150 ml/kg/日に達する時期
＜ 750 g	24〜48 時	0.5〜1 ml	0.5〜1 ml	7〜14 日	14〜21 日
＜1,000 g	24〜48 時	1〜2 ml	1〜2 ml	7〜14 日	14〜21 日
＜1,250 g	24〜48 時	2〜3 ml	2 ml	7〜10 日	10〜14 日
＜1,500 g	24〜48 時	3〜5 ml	3 ml	5〜7 日	7〜10 日
＜1,750 g	12〜24 時	5〜10 ml	5 ml	4〜6 日	7〜10 日
＜2,000 g	12〜24 時	5〜10 ml	5〜10 ml	4〜6 日	7〜10 日
＜2,500 g	6〜12 時	10〜15 ml	10 ml	3〜4 日	5〜6 日

注）SFD 児*では，生後早期より授乳を開始し，体重当たりの哺乳量もより多くを必要とする．

（村上龍助：極小未熟児の栄養．小児診療 55：1643，1992 より）

表 5－9　母乳添加用粉末 HMS-1（森永乳業）の成分

成分	HMS-1*1（2.67 g）	母乳*2（100 ml）	強化母乳*3（100 ml）
たんぱく質（g）	0.7	1.3	2.0
脂　　肪（g）	（－）	3.7	3.7
糖　　質（g）	1.5	7.7	9.2
エネルギー（kcal）	9	69	78
カルシウム（mg）	70	29	99
リ　　ン（mg）	40	17	57
ナトリウム（mg）	9〔0.39〕*4	16〔0.70〕	25〔1.09〕
カ リ ウ ム（mg）	410〔0.26〕	43〔1.10〕	53〔1.36〕
塩　　素（mg）	0.7〔0.02〕	43〔1.21〕	44〔1.23〕

*1 母乳 100 ml 当たりに添加された本品（2.67 g）の標準成分量を示す．

*2 分娩後 1〜2 カ月目の母乳の標準的な栄養成分量を示す．

*3 母乳に HMS-1 を標準量添加した強化母乳の栄養成分量を示す．

*4〔　〕は mEq 表示．

質としても重要である．また，n－3 系のドコサヘキサエン酸は脳や網膜光受容体の発達に必須である．

2．食物アレルギー

■概　念

食物を摂取することにより生じる異常反応のうち，免疫学的機序によるものを食物アレルギーという．しかし，生化学的機序（亜硝酸ナトリウム，グルタミン酸ソーダ，チラミン

*SFD 児▶在胎期間に比して軽い体重を有する低出生体重児を不当軽量児（small for dates baby：SFD 児）と呼ぶ．これに対して，在胎期間に相当する体重を有する児を相当体重児（appropriate for dates baby：AFD 児）という．

など）や機序の不明なもの（タートラジン）でもアレルギー様の症状を示すことがあり，これらを含めて広義の食物アレルギーということもある．

免疫学的機序によるものは食物摂取後30分前後で症状の出現する即時型（Ⅰ型）と8～24時間後に発症する遅延型（Ⅱ～Ⅳ型）に分けられる．アレルゲンは卵，牛乳，小麦などである．牛乳の抗原性は β-ラクトグロブリン，α_s-カゼインなどが高く，卵ではオボムコイド，オボアルブミンなどが抗原性を示す．

■症　状

気管支喘息，喉頭浮腫（クループ），じんま疹，湿疹（アトピー性皮膚炎），肛門周囲炎などの症状も示すが，消化器症状では嘔吐，下痢，腹痛（疝痛様）がある．下痢は血液の混じる粘液便で好酸球を含むことが多い．

血清IgE値，RAST法の検査も参考になるが，これらより注意深い問診と原因食物除去による症状の改善，さらに再投与による症状の再現が確実な診断法である．

●栄養ケア

食物由来の分子量3,500～70,000ダルトンのたんぱく質を繰り返し摂取していると，これが抗原となり抗原抗体反応が起こり，ときに過剰な反応となって人体に種々の病的症状が現れる．これが食物アレルギーである．

アレルゲン（アレルギーを起こす抗原）となりやすい食品は，**図5-6**に示すとおり，卵，牛乳，小麦で原因食品の2/3強を占める．加工食品に使われるアレルギー物質の含有には，表示が義務化された7品目と，表示が奨励される21品目がある（p. 125の**表6-8**参照）．

乳児の食物アレルギーでは，次のような点が問題になる．

① 母親の摂取したアレルゲンが原因で乳汁中に抗原性が現れる．
② 食物に起因するアレルギーが起こると，食品の選択の幅が狭くなる．
③ 母親の過剰な思い込みから食物禁忌をきびしくしすぎる．

最近の研究によると，母親が卵を摂取すると，1～3時間後の乳汁中に卵の抗原性物質であるオボムコイドが分泌されたり，同様に牛乳をとると，牛乳の抗原性物質である β-ラクトグロブリンが微量ながら分泌されることが明らかになっている．

下痢，腹痛，嘔吐，気管支喘息，じんま疹，湿疹（アトピー性皮膚炎）などの症状が出やすいアレルギー素因をもつ乳児の場合は，母親の食事にも配慮が必要となる．

食物アレルギーは個人により原因のアレルゲンが異なる．専門医の診断を受け，アレルゲンが特定できたら，原因物質を除いた除去食を与える．

（1）人工栄養児

牛乳たんぱく質がアレルゲンの場合，調製粉乳は使えない．以前はボンラクトやノンラクトなど大豆たんぱくを主成分にした特殊治療乳を用いていたが，現在ではあまり使われないようになった．大豆乳の成分組成や栄養効率が，一般の調製粉乳に比べてやや劣るため，長期間の使用に問題が残ったり，大豆乳で一時的に症状が改善しても新たに大豆以外の食品に対する抗体が現れやすいなどの点である．現在では牛乳たんぱく質の酵素分解乳が主流となっている．

明治ミルフィーHP，ビーンスタークペプディエット，ニューMA-1，MA-miなどは

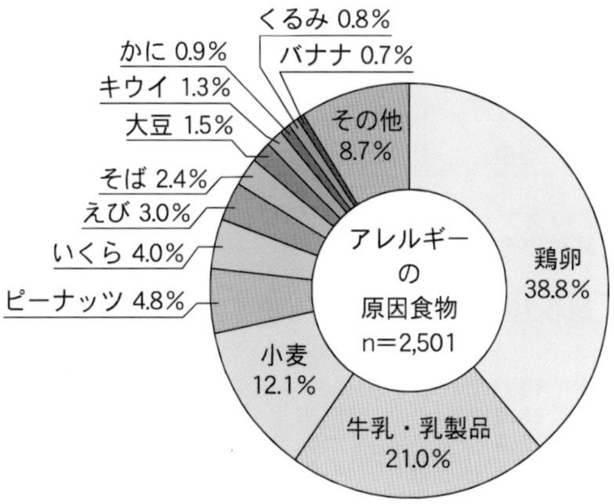

図 5－6　アレルギーの原因食物

（平成 18〜20 年度　厚生労働科学研究報告書より）

乳たんぱく質分解乳であり，明治エレメンタルフォーミュラはアミノ酸を窒素源としている．これらはアレルギー疾患用特殊栄養食品の認可を受けている．

一方，最近の多価不飽和脂肪酸の研究では，n－6 系のリノール酸の多量摂取に比べ，n－3 系の α-リノレン酸の摂取が多いほうが，炎症性細胞の遊走，平滑筋収縮，血管透過性の弱いエイコサノイドが生成されるという．したがって，アレルギー疾患用特殊治療乳においては，リノール酸と α-リノレン酸との適正比率の追究に関心が高まっている．また，DHA にはアレルギーや炎症の抑制作用が期待できるといわれている．

次にアレルギー疾患用特殊治療乳の成分組成を**表 5－10** に示すが，これらは医師の指示により使用する．これらの成分的特徴は次のような点である．

① たんぱく質源は使用たんぱく質の抗原性を減らすため，たんぱく分解酵素で人為的に分子量 1,000 以下のアミノ酸とペプチドに消化したものを用いる．

② 乳糖はアレルギー性の増大や乳糖不耐症の原因となるので用いない．

③ 脂質源に乳脂肪を用いると，微量ながら乳たんぱく質が入り込む危険性があるので，代わりに大豆油を除いた精製植物油を用いる．

これらのミルクは牛乳アレルギー，大豆アレルギー，乳糖不耐症の乳幼児に適し，標準調乳濃度は各々異なる．

（2）離乳期以降

ひどい湿疹やアトピー性皮膚炎がある乳児は，食物アレルギーに関する十分な検査を受けたのち，アレルゲンが特定できたら，除去食に切り替える．

① 両親，あるいはいずれかの親，乳児の兄弟に気管支喘息，アレルギー性鼻炎，湿疹，食物アレルギーなどの症状がある乳児．

② 生後 3 カ月以前から人工栄養である乳児．

③ 生後 3 カ月以前に下痢症状が出て回復が遅れた乳児．

以上のケースのうち 2 項目以上該当する乳児では，かなりの頻度で食物アレルギーが出現しやすい．そのため次のような対策をとる．

① 離乳の初期には牛乳を入れたパンがゆを与えない．

② 卵，とくに卵白と卵白を含む加工食品は，12 カ月ごろまで与えない．

表 5-10　各社特殊治療乳の一部とその組成比較

品名	明治ミルフィーHP	明治エレメンタルフォーミュラ	ビーンスタークペプディエット	ニューMA-1	MA-mi
会社名	明治	明治	雪印ビーンスターク	森永乳業	森永乳業
適応症	ミルクアレルギー 乳糖不耐症		牛乳アレルギー 乳糖不耐症 ガラクトース血症	ミルクアレルギー 大豆・卵等たんぱく質不耐症	
標準組成	製品 100 g 中	製品 100 g 中	製品 100 g 中	製品 100 g 中	製品 100 g 中
たんぱく質 g	11.7*	11.5*	12.9*	13.0*	12.6*
（アミノ酸）		(13.6)			
脂質 g	17.2**	2.5**	20.6**	18.0**	20.0**
炭水化物 g	66.2***	78.8***	61.0***	63.5***	62.2***
灰分 g	2.4	2.5	2.7	2.5	2.5
水分 g	2.5	3.0	2.8	3.0	2.7
エネルギー kcal	462****	391	481	466	477
フェニルアラニン mg	372#	510#	480（※アミノ酸値）	609	402
イソロイシン mg	766	720	600	691	730
ロイシン mg	1,034	1,380	1,030	1,200	1,166
バリン mg	234	800	750	843	745
メチオニン mg	214	360	290	343	253
スレオニン mg	1,055	690	620	550	756
トリプトファン mg	200	280	150	217	185
リジン mg	1,290	1,140	970	1,024	1,110
ヒスチジン mg	262	400	330	368	275
アルギニン mg	248	690	400	435	363
アスパラギン酸 mg	1,552	900	900	916	1,206
シスチン mg	283	360	200	208	185
グルタミン酸 mg	3,124	1,710	2,910	2,905	2,537
グリシン mg	193	650	210	248	230
プロリン mg	1,159	970	1,130	1,381	975
セリン mg	648	650	750	708	619
チロシン mg	352	730	500	316	302
アラニン mg	552	650	380	384	551
ビタミンA μg	360	310	420	600	540
ビタミンB_1 mg	0.6	0.6	0.4	0.4	0.4
ビタミンB_2 mg	0.9	0.9	0.8	0.7	0.7
ビタミンB_6 mg	0.3	0.3	0.4	0.3	0.3
ビタミンB_{12} μg	4.0	4.0	2	2	2
ビタミンC mg	50	50	50	50	50
ビタミンD μg	6.3	5.3	8.6	9.3	9.3
ビタミンE mg α-トコフェロールとして	6.0	6.0	4.0	6.3	6.7
パントテン酸 mg	3.9	4.2	5.5	3	3
ナイアシン mg	6	6	6.0	7.5	5
葉酸 μg	200	200	100	100	100
ビタミンK μg	24	25	17	25	25
ビオチン μg	11.1	9.4	14	15	15
カルニチン mg	9.2	7.8		12	12
カルシウム mg	370	380	400	400	400
マグネシウム mg	41	42	37	45	45
ナトリウム mg	170	185	270	160	160
カリウム mg	550	450	530	540	540
リン mg	205	220	230	240	220
塩素 mg	320	320	310	360	330
鉄 mg	6.4	6.5	6	6	6
銅 mg	0.31	0.32	0.312	0.32	0.32
亜鉛 mg	3.0	2.8	2.6	3.2	3.2
標準調乳濃度(W/V %)	14.5	17	14	15	14
調乳液の浸透圧 ($mOsm/kg・H_2O$)	280	400	280	320	280
備考	*乳清たんぱく質分解物 **必須脂肪酸調整脂肪 ***可溶性多糖類64.0, フラクトオリゴ糖2.2 ****フラクトオリゴ糖1gを2kcalとして計算 #実測値	*アミノ酸混合物 **必須脂肪酸調整脂肪 ***可溶性多糖類 #実測値	*乳たんぱく質分解物 **精製植物性脂肪(パーム核油, パーム油, サフラワー油, えごま油) ***デキストリン53.1, ショ糖8.0	*乳たんぱく質消化物 **精製植物性脂肪 ***可溶性多糖類57.65, ショ糖5.0, 難消化性オリゴ糖0.85	*乳たんぱく質消化物 **精製植物性脂肪 ***可溶性多糖類55.8, ショ糖5.0, 乳糖0.5, 難消化性オリゴ糖0.9

※実測値（ビーンスタークペプディエットのアミノ酸値）

（特殊ミルク情報，第55号，2019より）

表5-11　乳児期における便秘の原因

<table>
<tr><th>1．食事性便秘</th><th>3．症候性便秘</th></tr>
<tr><td>(1) 母乳不足，ミルク不足
(2) 牛乳栄養
(3) 低残渣食</td><td rowspan="3">(1) 消化管疾患：ヒルシュスプルング（Hirschsprung）病，巨大結腸症，イレウス，肛門狭窄，肛門裂傷
(2) 内分泌・代謝疾患：クレチン症，低カリウム血症，高カルシウム血症，腎尿細管性アシドーシス，尿崩症
(3) 筋・神経疾患：脳性麻痺，筋ジストロフィー症，脊髄損傷</td></tr>
<tr><th>2．習慣性便秘</th></tr>
<tr><td>(1) 体質
(2) 不適切な生活習慣
(3) 運動不足など</td></tr>
</table>

食物アレルギーではアレルゲンとなる食品を除くことは当然であるが，きわめて微量のアレルゲン混入も許されないので，製造過程にも加工食品の選択にも注意が必要である．アレルゲン食品の除去食を1～2年継続するうちに，その食品に対する抵抗力がつく場合が多い．そのため，年1回程度の検査を受け，改善状態を的確に把握していく必要がある．

アレルギー疾患用食品は高度精白米や五穀ぞうすい，はと麦がゆ，パン，ひえ麺，あわ麺，きび麺，タピオカなどのほか，なたね油を主原料にしたソフトマーガリン，卵を使わないマヨネーズタイプドッシング，りんご酢，ワインビネガーなど多彩な加工食品がある．通常とは異なる加工素材を使った代替食品が市販されている．たとえば小麦のかわりにひえやあわでつくったしょうゆ，小麦粉パンのかわりにライ麦やあわのパンなどである．

除去食は1～2年の長期に及ぶことが多い．献立作成にあたっては，アレルゲンとなるたんぱく質性食品とそれを用いた加工食品の選択に細心の注意を払うが，他の食品においてはできるだけ幅広く使用したいものである．

3．便秘症

■概　念

便秘とは排便回数が少なく（週に2回以下），かつ排便困難（便が硬く，出づらい，排便時に痛みを訴え，便に血液がつく）がある場合をいう．しかし，実際には排便回数が少ない場合を便秘とすることが多い．

乳児期における便秘の原因を表5-11に示した．乳児期の便秘は運動不足も手伝って，食事に由来するものが多い．母乳の不足，人工乳の不足や，濃厚調乳，牛乳の過飲，繊維成分の乏しい離乳食の摂取などが原因である．なお，母乳栄養児は母乳不足がなくても，消化吸収がよいために便秘しがちである．

食事性便秘も習慣性便秘に含まれるが，食事以外の習慣性便秘の原因として乳児期では下剤，浣腸の乱用が見逃せない．これらの長期間使用は結腸のアトニーを起こし，弛緩性便秘となるが，排便反射を抑制するために便意が起こりにくくなる．

■症　状

排便回数の減少，排便時の不快感（強い腹痛や嘔吐のあることもある），糞便への血液付着，肛門部裂傷など訴えはいろいろである．腹部膨満，腸雑音の亢進，腹部の糞塊，直腸部の糞塊充満などをみることがある．便性は，弛緩性便秘では太くて硬いが，痙攣性便秘では兎糞状で，小さくて硬い(乳児ではほとんどみられない)．食事量の不足の場合は体重増加が停滞する．

●栄養ケア

乳児期における便秘の原因はいろいろあるが，食事療法で改善する便秘症は，母乳不足や人工栄養児のミルク不足によるものと，離乳期の低残渣食の場合である．身体の異常や疾患から生ずる便秘では，まず原因を究明して治療または適切な対策を考える必要がある．

(1) 食事性の便秘

体重増加の不調，授乳時間の延長，皮膚の弾力性消失，不機嫌でよく泣く，熟睡しない，授乳前後の乳児の体重差が 100 g 以上にならないなどの状態がみられる乳児の便秘は，母乳不足によることが多い．母乳分泌の促進を試みるが，分泌が思うように増加しない場合は混合栄養あるいは人工栄養に切り替える．

哺乳量が十分であっても便秘する場合は，マルツエキス(麦芽糖 80 %前後を含む褐色水あめ状の製品で，甘味は弱いが発酵性が強いので便秘傾向の乳児によい) を 2 ～ 3 %濃度になるようミルクや湯ざましで溶かして与えたり，3 ～ 5 %の砂糖湯を 50～60 m*l* 与える．5 カ月以降の乳児では離乳食に切り替えて様子をみる．

(2) 離乳期の便秘

冷やしたヨーグルト，乳酸菌飲料，100 %果汁などを 50～60 m*l* 与える．離乳食に食物繊維の多い野菜類，海藻類，いも類を多めにとり入れて与える．かゆにほうれん草，こまつ菜などを刻んで入れた若草がゆ，さつまいもがゆ，かぼちゃがゆ，五目がゆ，ほうれん草とキャベツとにんじんの炒め煮，季節野菜の卵とじ，白身魚とブロッコリーのほぐし煮，みかんのほぐし，りんごのコンポート，つぶしいちごなど，対象となる乳児の月齢に応じた食品と調理法を考えて与えて，便通の状況を観察する．

食事療法で改善しない頑固な便秘は，医師の指導のもと，浣腸や緩下剤の使用に頼らざるをえないが，生活指導によって軽快することもある．

すなわち，思い切り遊ばせ，運動量を増したり，腹壁を時計回りに軽くさすったり，オリーブ油を塗った綿棒で肛門周辺を刺激すると効果的な場合がある．

4．下痢症

■概　念

乳児期にみられる下痢を主症状とした疾患を乳児下痢症という．急性消化不良症も同義語である．

原因は多彩であり，そのおもなものを**表 5 -12** に示した．腸管感染が多く，そのうちでもウイルス感染が大多数を占め，とくに**ロタウイルス**による場合が多い．冬期の乳幼児下痢症の 80～90 %はロタウイルスによる．風邪など腸管外感染による下痢も多く，また食事過誤や抗生物質投与による下痢も重要である．

乳児下痢症は，軽症→中等症→重症と病状が進行する．

表 5－12　乳児下痢症の原因

1．食事性要因	5．腸管の特殊疾患
(1)　過食，過量の糖質や脂質の摂取 (2)　不消化物，とくに発酵しやすい不消化物や未熟な果物の摂取 (3)　変質または腐敗した食物の摂取	(1)　消化管奇形とその炎症 (2)　消化酵素の欠乏 (3)　乳糖不耐症 (4)　吸収不全症候群：セリアック症候群，膵嚢胞性線維症
2．腸管感染	**6．体　質**
(1)　ウイルス感染：ロタウイルス，アデノウイルス (2)　細菌感染：病原大腸菌，サルモネラ菌，赤痢菌，コレラ菌，腸炎ビブリオ，ブドウ球菌，エルシニア菌，カンピロバクター	(1)　滲出性体質 (2)　アレルギー体質（食事アレルギー） (3)　神経質
3．腸管外感染	**7．内分泌性，代謝性，腫瘍，免疫性**
(1)　上気道感染 (2)　中耳炎 (3)　乳様突起炎 (4)　肺炎 (5)　尿路感染症	(1)　甲状腺機能亢進症 (2)　尿毒症 (3)　ネフローゼ (4)　重症アシドーシス (5)　神経芽細胞腫 (6)　免疫不全症候群
4．薬物投与	**8．環　境**
(1)　抗生物質投与による刺激，菌交代現象 (2)　薬物の副作用	(1)　気象的刺激（寝冷え） (2)　過密，貧困，不潔な環境

■症　状

軽　症：下痢のみである．発熱も嘔吐もなく，食欲良好で体重停滞はない．便性は粘液のみである．

中等症：下痢，嘔吐，発熱，食欲低下があり，便性は軟～水様，褐～緑～黄～白色，酸～腐敗臭などさまざまである．軽度の脱水がある．

重　症：脱水，電解質喪失，アシドーシス，末梢循環不全（四肢冷感，顔面蒼白），中枢神経障害（意識障害，痙攣）などがある．嘔吐は経口的液体投与を受けつけず，吐物はコーヒー残渣様になる．脱水症では体重減少，皮膚緊張低下，口唇乾燥，皮膚蒼白，大泉門陥凹，乏尿・無尿などが重要所見である．

■特殊病型

ロタウイルス感染症：晩秋 11 月ごろから 2 月ごろまでの季節に，生後 4 カ月から 2 歳ごろまでの乳幼児が発病する．感冒様症状，嘔吐で発症し，白色水様下痢頻発，脱水症に陥る．重症になりやすい．

乳糖不耐症：先天性乳糖分解酵素欠損症と二次性乳糖不耐症がある．前者は小腸粘膜細胞のラクターゼの先天性欠損，後者は急性下痢，慢性下痢，腸切除，薬物，栄養失調症，他の代謝異常症などで小腸粘膜細胞が破壊されて二次性にラクターゼ活性の低下が生じたものである．両者とも不耐症状（下痢，嘔吐，痩せ）が主で，便性は水様，酸性，発酵性である．乳糖負荷血糖曲線は平坦，便中には多量の還元物質をみる．治療は乳糖除去乳を与える．

●栄養ケア

乳児急性下痢症の食事療法の基本は，脱水症予防あるいは脱水症の治療ということができる．下痢のため乳児の栄養摂取が一時的に低下しても，栄養失調や発育に及ぼす影響は少ない．

（1）母乳栄養児

従来どおりの授乳をつづける．嘔吐が激しければ，6～24時間の絶食期間を設け，この間子ども用イオン飲料を与える．点滴で薬剤投与とともに栄養補給が行われれば，水分の経口摂取の必要はない．嘔吐は12～24時間で止まることが多い．

（2）人工栄養児

下痢の便性や回数によって異なる．かつては健康時よりやや薄めたミルクを与えていたが，今日ではその必要はなく，健康時と同じ授乳間隔と回数で与える．

水分補給は湯ざまし，番茶，子ども用イオン飲料，おもゆの薄いものなどがよい．100％果汁は2～3倍に湯ざましで薄めて与えないと，かえって下痢を悪化させる．水分補給は1回に20～30 m*l* を30～60分おきに，児が欲しがるだけ与えてもよい．症状の回復に応じて，元の状態に戻す．

（3）離乳期の乳児

乳児の月齢ならびに下痢の症状によって異なる．一般的にはおもゆ，10倍がゆ，野菜スープ，おろしりんごの絞り汁，りんごコンポートなどを与える．下痢を悪化させる多脂肪の食品や食物繊維の多い海藻，豆，野菜類は避ける．下痢の症状が改善し，食欲が出てきたらとうふ，じゃがいも，かぼちゃ，裏ごしほうれん草，うどん，白身魚の軟らか煮，無糖ヨーグルトなどを与える．離乳食を与えたあとの乳汁量は通常どおりとする．症状の改善にともない，罹患前の食事レベルに，2～3日かけてもどしていく．

（4）乳糖不耐症の乳児

育児用粉乳から乳糖を除き，ブドウ糖を加えた無乳糖粉乳か乳糖除去乳を用いる．市販品のラクトレス（明治），ノンラクト（森永乳業）などを標準調乳濃度14％で与えるようにする．

（5）食物アレルギーによる下痢

牛乳アレルギーの下痢には牛乳たんぱく質の酵素分解乳が主流である（p. 96～98参照）．

5．発育不良

■概　念

類似語として痩せ，栄養失調症，低栄養などがある．痩せ（thinness）はエネルギーの摂取量に比べて消費量が大となる，すなわち体内の蓄積エネルギーの低下が起こり，これを補うために体脂肪や体たんぱく質が消耗して体重の増加不良や減少をきたした状態である．必須栄養素の不足により発生する病的状態を栄養失調症（malnutrition），あるいは低栄養（undernutrition）というが，これの多くは痩せをともなう．発育不良（failure to thrive）

表5-13　乳児期における発育不良の原因

1．食事の量的，質的欠陥	3．代謝障害
(1)　食糧不足 (2)　経済的貧困 (3)　栄養学的無知にもとづく拙劣な食生活 (4)　食欲不振からの発展	(1)　異化の亢進：感染症，甲状腺機能亢進症，悪性腫瘍 (2)　利用障害：肝不全，腎不全 (3)　先天代謝異常 (4)　脳障害 (5)　低酸素症
2．消化吸収障害	4．体　質
(1)　消化酵素の分泌不全：膵嚢胞性線維症 (2)　奇形・形成不全：口蓋裂，カラシア，幽門狭窄症 (3)　吸収不全：セリアック症候群，腸切除 (4)　慢性下痢	(1)　低出生体重児 (2)　滲出性体質児 (3)　神経性素質

は体重ばかりでなく，身長の増加不良もきたした状態である．

原因は多彩であり，食事の量的，質的欠陥や消化吸収障害，代謝障害，体質異常などがある．これらのおもなものを**表5-13**に示した．

食糧不足による発育不良は今日，東南アジア，アフリカ，中南米などの発展途上国に集中発症しているたんぱく質・エネルギー栄養失調症（protein-energy malnutrition：PEM）である．**クワシオルコル**（kwashiorkor）*と**マラスムス**（marasmus）**とがある．わが国では食事の量的，質的欠陥としては栄養学的無知，宗教的信念，狂信的な思い込みなどにもとづくものが一部にはあるが，これらよりも消化吸収障害や代謝障害などから二次的に発症することのほうが多い．

■症　状

成長障害がもっとも重要な症状であるが，今日わが国にみられるものでは原疾患の症状が主で，成長障害は軽度のことが多い．高度の発育不良では体重増加不良，皮下脂肪の減少（老人様顔貌），皮膚緊満度（トルゴール）の低下，顔面蒼白（真性貧血のためばかりでなく，末梢血管の調節不全，または循環血液量の減少のため）があり，活気がなく，不安で注意力が低下し，便秘や下痢もある．低血圧，徐脈や浮腫もみられ，しばしば感染症を合併している．

●栄養ケア

発育不良の原因は**表5-13**のように多彩である．

家庭でできる食事療法には次のようなものがある．

(1) 乳汁不足による発育不良

食事の量的，質的欠陥として，母乳不足と人工栄養における調乳濃度の不適切があげら

*クワシオルコル▶たんぱく質栄養失調症である．生後1～3歳の幼児に発症し，身体発育停滞，浮腫，下痢，肝腫大などがある．血清中の総たんぱく質，アルブミンなどが著明に低下する．
**マラスムス▶エネルギーの欠乏が主体で，極度にやせ，皮下脂肪の欠如，筋肉萎縮，無欲求，老人様顔貌，各種ビタミンの欠乏症などがある．6～24カ月の乳幼児に多い．

れる．乳児の体重を1週間に1～2回，10 g 目盛りの体重計か電子式デジタル体重計で計り，**表5-1**に示すような体重増加がみられない場合ならびに哺乳前後の体重差が 100 g 程度しかない場合は，母乳に人工乳を足して混合栄養とする．調乳に際しては，調乳基準を守り，乳児の食欲に見合った量を与える．

（2）離乳期以降

食品の種類，組み合わせ，量，調理法に配慮しながら，エネルギーとくに炭水化物性の食品を増し，**アミノ酸組成**のよい**良質たんぱく質**を摂取できるようにする．

（3）高度な発育不良

発育不良の原因が消化吸収障害や代謝障害などから二次的に発症している場合は，原疾患の治療をすすめながら食欲増進への工夫をする．

一方，高度な発育不良の乳児は免疫力が低下し，食物に対する耐容力が極端に低下しているため，感染症や下痢を起こしやすい．健康な乳児では問題とならないほど，わずかな食物の増量や質的変化，調理法が影響することが多いので，これらに十分配慮する．高度な発育不良の食事療法の基本は，対象となる乳児の**食物への耐容力**を見きわめて，バランスのとれた**易消化性の食事**を選ぶことである．

（4）治療乳

脂質の吸収障害をもつ乳児のための**治療乳**の一つに **MCT 乳**がある．MCT 乳とは中鎖トリグリセリド（medium chain triglyceride）で，カプリル酸（C_8）とカプリン酸（C_{10}）を主体にしたもので，腸管内の加水分解や吸収が速い特徴をもつ．MCT 乳は乳脂を1％以下にして MCT（脂質総量の 17.5～57％まで MCT にした製品あり）と植物油で置換したもので，先天性脂質吸収障害，胆道閉鎖などのある乳児に用いられる．市販品には無糖 MCT フォーミュラ（明治）などがある．

6．貧　血

■概　念

一般に，**Hb** 11 g/dl 以下，**赤血球数** 350 万/mm^{3}以下を貧血としている．

貧血の分類には発生機序による分類と，赤血球の形態による分類の2つがある（**表5-14**）．各種の貧血の発現には好発年齢がある．

新生児期の貧血：出血と新生児溶血性疾患がもっとも多い．母胎内での出血としては胎児から母体への出血，一卵性双生児の一方から他方への出血がある．分娩時の体外出血と

表5-14　貧血の分類

1．発生機序による分類
(1)　赤血球生成の素材の欠乏による赤血球の成熟遅延（栄養性貧血） ①鉄欠乏症 ②巨赤芽球性：ビタミン B_{12}，葉酸 ③ビタミン欠乏性：ビタミン B_6
(2)　骨髄における赤血球の生成ないし成熟の抑制（再生不良性貧血）
(3)　失血（体外および体内出血）
(4)　赤血球の生存期間の短縮（溶血性貧血）
2．赤血球の形態による分類
(1)　小球性低色素性貧血
(2)　正球性正色素性貧血
(3)　大球性正色素性貧血

しては臍帯からの出血や胎盤への出血がある．体内出血としては頭蓋内出血，硬膜下血腫，帽状腱膜下血腫が多い．凝固異常による出血としては生後2～3日にみられる新生児メレナ，1カ月前後の母乳栄養児にみられる乳児ビタミンK欠乏性出血症（主として頭蓋内出血）がある．新生児感染性貧血としては敗血症，子宮内感染（トキソプラズマ症，サイトメガロウイルス感染症，梅毒など）が原因となる．低出生体重児では未熟児早期貧血がある．

乳児期の貧血：いわゆる生理的貧血（生後2～3カ月）が多い．身体の発育増加に対する赤血球増加の遅れのために起こる．もっとも多い原因は鉄欠乏性貧血である．出生時に保有する鉄の使い果たし，食事鉄不足，出生時あるいは周産期の出血，横隔膜ヘルニアなどによることが多い．重症感染や小感染の反復による貧血も少なくないが，この貧血の形態像は一定しない．

■症　状

緩徐に進行する顔色不良，皮膚蒼白，不機嫌，食欲不振，易疲労，不活発などが主症状である．貧血が進行すると頻脈や心拡大が出現する．胃腸障害として潜在性出血，吸収不全，たんぱく質漏出性胃腸症，低たんぱく血症，浮腫などがみられることもある．免疫能が低下し，感染が合併しやすくなる．

●栄養ケア

新生児メレナの治療法は，ビタミンK_2の投与と輸血が主体で，食事面の対応はできない．

未熟児貧血では，循環血液量の急速な増加に造血が追いつかないため起こる早期貧血と，本来出生時までに蓄えられるべき鉄の貯蔵量が少ないため，生後5カ月くらいで起こる後期貧血がある．これらの対応は前者では輸血，後者では鉄剤投与が行われる．

離乳期になれば，鉄含量の多い食品，たとえば卵黄，レバー，しらす干し，でんぶ，かき，ほうれん草，こまつ菜，きな粉，ひじきなどを食材料にとり入れていく．鉄の吸収はたんぱく質，銅，ビタミンCの共存でより促進される点にも配慮する．

成熟児でも5～6カ月になると，急速な成長のために貯蔵鉄を使い果たし，乳汁だけでは鉄欠乏性貧血を起こしやすい．そのため，離乳を正しい時期に開始しなければならない．

7．先天代謝異常症

先天代謝異常とは生体内の物質代謝が先天的に異常な状態をいい，多くは物質代謝を触媒する酵素の欠損か，あるいは活性低下がみられ，その症状は多様である．先天代謝異常の種類は非常に多く，障害される遺伝子によって，アミノ酸，糖質，脂質，有機酸，ムコ多糖類，核酸，電解質などの先天代謝異常症がある．

先天代謝異常症の治療法は，疾患に応じて食事療法，薬物療法，酵素補充療法，骨髄移植などがある．食事療法の原則は，有害に働く物質の除去あるいは摂取制限と，不足する物質の補給である．本来ならば代謝されるはずの物質が体内に蓄積し，健全な生命現象の営みに不可欠な物質が欠乏するため，身体面，精神面，運動面などに発達障害が起こる．早期発見と早期治療がなにより大切である．

そのため昭和52年から新生児マス・スクリーニングが行われるようになり，平成24年

表 5 -15　食事療法が治療の中心となる先天代謝異常症

	治療指針 パラメータとなる値の維持範囲	治療の基本	特殊ミルク
フェニルケトン尿症	血中フェニルアラニン値*（mg/dl） 乳児期〜幼児期前半：2〜4 幼児期後半〜小学生前半：2〜6 小学生後半　：2〜8 中学生以後　：2〜10	フェニルアラニン制限食	・フェニルアラニン除去ミルク配合散*** ・低フェニルアラニンペプチド粉末 ・フェニルアラニン無添加総合アミノ酸粉末
ホモシスチン尿症	暫定的治療指針**　(mg/kg/日) メチオニン　シスチン 0〜6 カ月　40　150 6 カ月〜1 歳　20　150 1 歳以降　10〜15　150	シスチン添加低メチオニン食	・メチオニン除去粉乳 ・メチオニン除去フォーミュラ
メープルシロップ尿症	暫定的治療指針**　(mg/kg/日) ロイシン　イソロイシン　バリン 0〜3 カ月　160〜80　70〜40　90〜40 3〜6 カ月　100〜70　70〜50　70〜50 6〜12 カ月　70〜50　50〜30　50〜30	分枝鎖アミノ酸（ロイシン，イソロイシン，バリン）制限食	・ロイシン，イソロイシン，バリン除去ミルク配合散***
ガラクトース血症		乳糖摂取禁	・無乳糖ミルク

*ＰＫＵ治療指針改訂委員会（平成 24 年），** 厚生省先天代謝異常治療研究班（昭和 52 年），***薬価収載品
（改訂 2008 食事療法ガイドブック アミノ酸代謝異常症・有機酸代謝異常症のために，恩賜財団母子愛育会 2008 をフェニルケトン尿症のみ改訂）

度に至るまでにフェニルケトン尿症は 73,400 人に 1 人，ホモシスチン尿症は 221,500 人に 1 人，メープルシロップ尿症は 514,300 人に 1 人，ガラクトース血症は 37,800 人に 1 人の割合で発見されている．また，ダンデムマスによる新生児スクリーニングの対象疾患のうち，とくに有機酸と脂肪酸の代謝異常症についてのガイドラインがつくられている．

これらの疾患における治療の中心は食事療法である．先天代謝異常に用いる治療乳には薬価収載品，登録特殊ミルク，登録外特殊ミルクなどがあるが，使用にあたっては専門医の指示に従う．食事療法が治療の中心となる先天代謝異常症の概要を**表 5 -15** に示す．

1）フェニルケトン尿症

■概　念

フェニルアラニンからチロシンへの転換を触媒するフェニルアラニンヒドロキシラーゼの先天性欠損にもとづくもので，常染色体劣性遺伝を示す．

■症　状

出生時は正常であるが，赤毛，湿疹，皮膚が白いなどの特徴が現れ，生後 4 〜 5 カ月ごろから精神運動発達の遅れがみられる．1/4 の症例では痙攣発作も生じる．放置したり，治療が遅れたりすると精神遅滞を発症する．尿や汗はフェニルピルビン酸排泄のため，か

びくさい臭いがある．

血中フェニルアラニンが高値である．新生児期に**ガスリー（Guthrie）法**などでスクリーニングする．

■治療の基本

第2次改定勧告治療指針（平成24年度）では，血中Phe値が10 mg/dlを超えている場合は，生後1カ月以内に食事療法を開始し，10 mg/dl未満の場合は，数日間，経過を観察して7 mg/dl以上の値が続くときに食事療法を開始し，2～4 mg/dlの範囲が維持できるようにフェニルアラニンの摂取制限を行い，血中フェニルアラニン濃度を頻回に測定し，治療指針の範囲に保つ．生涯，食事療法を行う．

2）ホモシスチン尿症

■概　念

ホモシステインからシスタチオニンへの転換を触媒するシスタチオニン合成酵素の先天性欠損で，**常染色体劣性遺伝**である．ビタミンB_6依存性のものもある．

■症　状

マルファン（Marfan）症候群に似て，長身，細長い指趾がある．**知能障害**，**水晶体脱臼**，**白内障**，骨粗鬆症，血栓形成傾向などがある．

血中メチオニン高値，尿中ホモシスチン増加があり，尿ニトロプルシッド反応が陽性である．

■治療の基本

低メチオニンミルクを与える．シスチン添加・低メチオニン食を続け，血中メチオニン濃度を頻回に測定し，暫定的治療指針の範囲に保つ．

3）メープルシロップ尿症

■概　念

分枝鎖アミノ酸（ロイシン，イソロイシン，バリン）の中間代謝であるα-ケト酸の脱炭酸反応部位が障害されたために起こる．**常染色体劣性遺伝**である．

■症　状

生後3～5日から哺乳困難，吐乳，痙攣，嗜眠などをきたし，痙性麻痺，後弓反張，発育障害，**知能障害**などを生じ，治療しないと，数カ月以内に死亡する．

血中，尿中のロイシン，イソロイシン，バリンが高値で，低血糖，ケトアシドーシスがある．

■治療の基本

分枝鎖アミノ酸除去ミルクを与える．血中のロイシン濃度を頻回に測定し，暫定的治療指針の範囲に保つ．

4）ガラクトース血症

■概　念

ガラクトース-1-リン酸ウリジルトランスフェラーゼの先天性欠損で，常染色体劣性遺伝である．

■症　状

生後まもなくから嘔吐，下痢，黄疸，体重増加不良，肝脾腫が出現する．数カ月後に白内障，精神運動発達遅延，アミノ酸尿，糖尿などがみられ，肝硬変，くる病，知能障害をきたす．

血中ガラクトース高値，尿中ガラクトース陽性などがある．新生児期にボイトラー（Beutler）法でスクリーニングする．

■治療の基本

ガラクトースを含む乳糖を除去する．乳児期は母乳や調製粉乳の代わりに無乳糖ミルクを使用する．離乳期以降も乳糖を含む食品の摂取は避ける．

国家試験問題（5乳児期）

5-1
第28回
(96)

乳幼児期の生理的特徴に関する記述である．正しいのはどれか．1つ選べ．

(1) 乳歯は，生後3～4か月頃より生え始める．
(2) 運動機能の発達は，微細運動が粗大運動に先行する．
(3) 身長の1年間当たりの増加量は，年齢に伴い大きくなる．
(4) 大泉門は，生後6か月頃に閉鎖する．
(5) 体重当たりの体水分量の割合は，成人に比較して多い．

5-2
第30回
(93)

離乳の進め方に関する記述である．誤っているのはどれか．1つ選べ．

(1) 哺乳反射の減弱は，離乳開始の目安となる．
(2) 離乳の開始は，生後5，6か月頃が適当である．
(3) フォローアップミルクを使用する場合は，生後9か月以降とする．
(4) 離乳の完了は，乳汁を飲んでいない状態を意味する．
(5) 食事量の評価は，成長の経過で行う．

5-3
第31回
(91)

K保育所に勤務する管理栄養士である．入所児のAさんは，生後12カ月，男児．身長と体重は身体発育曲線に沿って成長している．最近，食事について興味を持ち，自分で食べたがるようになった．Aさんの食事に関する保護者への助言である．最も適切なのはどれか．1つ選べ．

(1) スプーンの利用を推奨する．
(2) 手づかみ食べのできる食事を推奨する．
(3) こぼさない食べ方を推奨する．
(4) 子どもだけを先に食べさせるように推奨する．

5-4
第32回
(92)

新生児期・乳児期の栄養に関する記述である．正しいのはどれか．1つ選べ．

(1) 頭蓋内出血の予防として，ビタミンAを投与する．
(2) 母乳性黄疸が出現した場合には，母親のカロテン摂取量を制限する．
(3) 乳糖不耐症では，乳糖強化食品を補う．
(4) ビタミンDの欠乏により，くる病が起こる．
(5) フェニルケトン尿症では，フェニルアラニンを増量したミルクを用いる．

5-5
第33回
(92)

離乳の進め方に関する記述である．正しいのはどれか．1つ選べ．

(1) 離乳の開始前に，果汁を与えることが必要である．
(2) 離乳の開始とは，なめらかにすりつぶした食物を初めて与えた時をいう．
(3) 離乳の開始後ほぼ1か月間は，離乳食を1日2回与える．
(4) 調味料は，離乳食の開始時から必要である．
(5) 母乳は，離乳の開始後与えないようにする．

5-6
第34回
(90)

新生児期・乳児期の生理的特徴に関する記述である．最も適当なのはどれか．1つ選べ．

(1) 生理的体重減少は，生後数日で起こる．
(2) 生理的黄疸は，生後1カ月頃に出現する．
(3) 第一乳臼歯が生えるのは，生後5カ月頃である．
(4) 糸球体濾過量は，生後6カ月頃に成人と同程度となる．
(5) 呼吸数は，生後6カ月頃に成人と同程度となる．

6 幼児期

幼児期とは，満１歳より小学校入学までをいう．

幼児期は，乳児期に比べて形態的な発育速度がやや鈍くなるが，機能的発達は著しい．生涯にわたる食生活を決定づける大切な時期である．

しかし，身体諸器官の機能は未熟で，消化，吸収，代謝などの点で成人とは大きく異なっており，幼児の心身の発達に応じた食物の選択や献立，調理法に配慮が必要となる．また，食事の場における養育者の態度が大きな影響力をもつことが多い．

1 幼児期の特性

1．身体の成長

1）身体計測値

身　長：1歳から2歳までの伸びは約 12 cm，2～3歳までと，3～4歳までの伸びはそれぞれ約 7 cm で，4歳において出生時の2倍の約 100 cm になる．4～6歳までの伸びは1年間に約6 cm である．

体　重：1～2歳までの増加は約 2.5 kg，2～3歳までと3～4歳までの増加はそれぞれ約 2 kg で，3歳6カ月～4歳ごろに出生時の5倍の 15 kg になる．4～6歳までの増加は1年間に約 1.8 kg である．

頭　囲：1～2歳までの増加は約2 cm，2～3歳までは約 1 cm で，3歳の時点において約 49 cm と成人値の 90 %に達する．

身体発育値は**表 5－1**（p. 70）に示す．

2）体　型

乳児は皮下脂肪が多く，手足が短く，まるみのある体型である．これに対して，幼児期は骨・筋肉系の成長にともない運動量が増加し，皮下脂肪が少なくなり，体型はスリムになる．

2．生理的機能の発達

第5章で幼児期についてもあわせて記述した．

3．精神・運動機能の発達

幼児期は身体発育もさることながら，人生を通じ，精神発達のもっとも旺盛なときである．運動機能，知能，言語，情緒，社会性などすべての精神活動がめざましい発達を遂げ，人格(パーソナリティー)，つまり自分というもの，自我が形成される．自我意識は誕生前後から個体に対する外界の働きかけと，個体のそれに対する反応（ときにはそのまま受け入れるし，ときには反抗する）との相互作用を通じて徐々に形成される．

1）運動機能の発達

乳児期は1人で歩き回ることがほとんどできないが，幼児期は自分の欲するところに歩いていき，行動範囲を広げていく．

2歳ごろになると，運動は非常に活発になり，走り回り，1人で階段を昇降できるようになる．

3歳では三輪車に乗ってこぐことができるし，片足で立てるようにもなる．

4歳になると片足とびができ，5歳児ではスキップができ，年齢が長ずるにしたがって筋力，体力が増強していく．

2）知能の発達

知能の発達は主として素質によって決まるが，環境や学習や栄養の影響も受ける．乳児期では啼泣や言語を用いて積極的に自己の要求や感じを表現するが，幼児期になると，自己中心性の行動，記憶能力の発達，数意識の発達などがみられ，言語によるコミュニケーションが円滑となる．

3）言語の発達

言語の理解は発語に関係なく，時期的には相当早くできるようになっている．生後9カ月では自分の名前がわかるし，1歳3カ月では簡単な命令に従うことができる．たとえば“アリガトウといいなさい”といえば“アリガトウ”といったり，頭を下げたりする．

初めて意味のある言葉，すなわち1語文（片言）がいえるのは1歳～1歳6カ月にかけてである．“ウマウマ”，“ワンワン”といった繰り返し語が多い．

2歳ごろは物の名前をしきりに聞いて覚える時期である．名詞を中心とした語数が急激に増加する．また，“パパ，ネンネ”，“ワンワン，コワイ”といった2語文をいい，はやい子どもは3語文を話す．

2歳6カ月ごろは“コレ，ダメ，ネ”といった単語のつながりが長くなる．

3歳になると，言葉をさかんにまねる．悪い言葉を覚えるのもこのころである．“アレナニ”，“ドウシテ”といった質問をさかんにする．

4）情緒の発達

情緒は人格形成に重要な役割を果たし，さらに情操へと発達し，真・善・美という豊かな心の働きとなる．情緒は**表6-1**のように幼児期に分化が著しい．

5歳ごろになると，成人の情緒の基本的なものがそろう．

表 6－1　情緒の分化

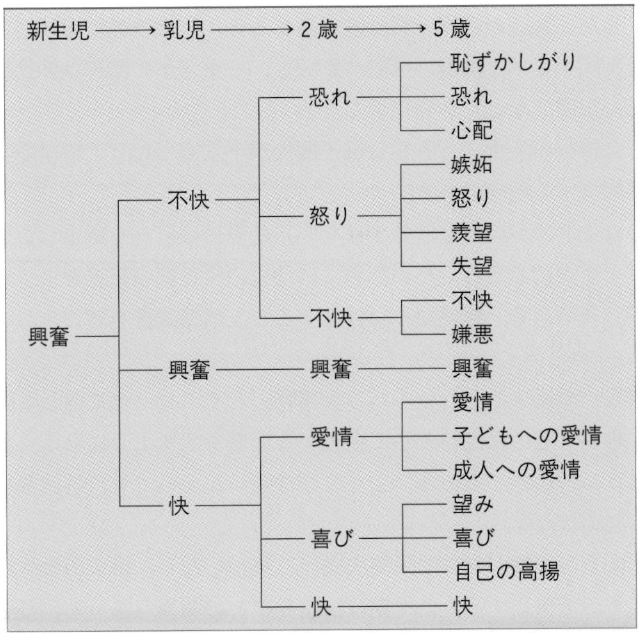

(Bridges より)

5）社会性の発達

乳児の最初の社会関係は母親との一体関係で始まる．生後2カ月ごろ，あやされると微笑し，喃語が出る．

8～9カ月ごろには人見知りをするようになる．幼児期になって歩行ができるようになると，自分で好きなところへいくし，また自分で好きなようにしたいという気持ちが起こり，母親の干渉をいやがり始める．

2～3歳ごろはこの自己中心的な要求が強まり，大人からの命令はなんでも反対する．いわゆる反抗期である．

4歳ごろには落ち着き，大人の生活に適応できるようになる．

友人関係は1歳6カ月ごろからで，一緒にいるのをよろこぶ．

2～3歳ごろは友達を欲しがるが，遊びはたがいに連絡のない1人遊びである．

しかし，5歳ごろまでには共同遊びへとしだいに変わっていく．5歳には友人に対する競争心，他人に譲る態度，自分と他人の持ち物の区別などが現れてくる．

6）情緒障害と栄養

幼児の自我意識は前述のように個体に対する外界の働きかけと個体のそれに対する反応との相互作用を通じて形成されるが，この場合，幼児を取り巻く外界の大部分が保育者つまり母親であるので，極言するならば，母親の保育態度のいかんによって幼児の自我意識はどのようにでも形成されうるともいえるのである．

たとえば，母子関係が異常に密接であったり（過保護，屈従），あるいは反対に遊離しすぎる（冷淡，権力支配）と，素因のある幼児には歪んだ自我が形成され，さまざまな情緒障害（指しゃぶり，多動，言語障害，睡眠障害，拒絶症，泣き入りひきつけ，恐怖症）が発生する．また，意識の世界の感受性が高まると，意識下の自律神経は不安定な状態となり，これの支配を受ける臓器の機能に影響し，さまざまの**精神身体症状**(食欲不振，下痢，嘔吐，喘息，夜尿症など）が発生する．

近年，社会情勢の変化にともない母子関係が不安定となり，情緒障害や精神身体症状をもつ幼児が増加する傾向にある．

幼児期の食生活においても例外ではない．幼児には自立を尊重しつつ正しい食習慣をつけてやることが大切である．そのためには幼児の食行動の発達をよく理解し，それに応じたしつけが必要である．無理なしつけをすると，**情緒障害**を起こすことがあるので注意しなければならない．

幼児は自我が発達すると，いろいろな事物，とくに食べ物に対して好き嫌いの感情が明瞭になり，嫌いなものは嫌いとして拒否する態度を示すようになる．これは，ある程度は生理的であり，一過性でもある．少々の好き嫌いがあっても，健康や発育に支障がなければ矯正する必要はない．

しかし，偏食も程度が強いと栄養失調症に移行したり，将来の食生活の範囲が限定されることもあるので矯正する．幼児期は情緒発達との関連もあって，ひどい偏食を一度つくりあげると，これの矯正はなかなか容易でなく，長い時間と忍耐が必要である．

食べ物の好き嫌いを忘れさせるような食事の雰囲気づくりが大切であり，そのためには保育所，幼稚園などにおける集団給食はたいへん効果的である．

2　幼児期の栄養上の特徴

幼児期の栄養の特徴は，次のようである．

① 発育や運動が活発なため，幼児期各年齢における体重 1 kg 当たりの推定エネルギー必要量は成人男子 18〜29 歳，身体活動レベルIIと比べ，1〜2 歳男児で約 2 倍，3〜5 歳男児で約 1.9 倍になる．

② 同じく体重 1 kg 当たりのたんぱく質推奨量は，1〜2 歳男児で約 1.7 倍，3〜5 歳男児で約 1.5 倍となる．量だけでなく質の面でも特別の配慮が必要である．

③ 幼児期の**水分必要量**は 100〜135 ml/kg とされている．乳児期と異なり，この時期では喉が渇けば水分の要求をするので，重篤な下痢，嘔吐などの症状以外は，脱水症の心配が少なくなっている．

④ 消化，吸収，代謝などすべての面で成人より未熟で，5〜6 歳に達するまでは十分の配慮を必要とする．

⑤ 養育者に全面的に依存している時期であり，養育者は正しい食生活を習慣づける責務を担っている．

⑥ 偏食や食品の好き嫌いが固定しやすいので注意が必要である．

⑦ 個人差があり，画一的ではないことを念頭におき，食事面では習慣的な摂取量が安全域

にあることが重要である．

1．食生活上の特徴

1）咀しゃくの学習

このころの幼児の咀しゃく力はまだ発達過程にある．第二乳臼歯が生えそろう2～3歳以降にある程度の硬さをもつ食物を与えて咀しゃくの習慣をつけていく．最初のころは食品の切り方は細かく刻み，段階的に刻み方を粗く，大きくしたり，調理法を変えていく．薄切り肉とさいの目切り野菜入りカレーと，骨付き鶏肉と乱切り野菜入りカレーとでは，材料そのものの硬さが同じでも，咀しゃく回数は3倍強に増えるという報告もあり，食物にはある程度の大きさが必要なことが推察できる．

また，炒り卵にきのこを入れたり，生野菜か，ゆで野菜かの調理法の違いによっても咀しゃく回数は異なる．

いろいろな食品を咀しゃく群と非咀しゃく群に分け，小袋に入れ，2つを結んで同時に飲み込ませ，これを糞便中から回収して噛むことが吸収率に及ぼす影響を調べた報告がある(Fanell，1956)．噛んだ結果，吸収率があがる食品は肉類，ゆで野菜類であり，差がなかったものは飯，パン，チーズであったという．筋繊維や食物繊維を含む食物は咀しゃくにより細かく砕かれ，酵素作用を受けやすい状態になる．

咀しゃくの効用としては，唾液の分泌促進，口腔衛生の向上，歯並びの乱れや不正咬合の予防，顎の骨の発達などである．

2）食習慣の確立

幼児期の食生活は，離乳完了期の食事からしだいに食品の種類や硬さを増して，成人とほぼ同様の食事形態に移行させる過程にある．目的の一つに日常生活の中心である食事を通して，生活習慣としつけの基本を身につけさせることがある．

したがって，この時期の食事は，単に食事摂取基準を満たすだけでなく，幼児の精神生活を豊かにするため，盛りつけ，色彩，形などに配慮して，食事をより豊かにしたい．

2．食品の選択と組み合わせ

1）食品の選択

幼児期の食事摂取基準を目安として，どのような食品をどのくらいとったらよいかを**表6-2**の食品構成例に示す．

日常の献立作成にあたっては，不足しがちなカルシウム，鉄，ビタミンAなどを供給できる食品を選ぶと同時に，できるだけ食品の選択の幅を広げると，栄養のバランスがとりやすい．幼時から多様な食べ物を組み合わせて与えることは，嗜好形成面からみても望ましいといえる．

従来，食品の選択と組み合わせに関しては「何をどれだけ食べさせるか」に視点がおかれがちであったが，発達の過程に適応した食事のあり方に関心を向けるべきであり，年齢に応じた食事回数，栄養量の配分，食品の調理法，味つけ，盛りつけなどを含めた「どの

表 6－2　幼児期の食事摂取基準と食品構成例

	年　齢（歳）	1～2		3～5	
	性　別	男	女	男	女
食事摂取基準	推定エネルギー必要量(kcal)	950	900	1,300	1,250
	たんぱく質推奨量(g)	20	20	25	25
	たんぱく質目標量(％E)	13～20			
	脂質目標量(％E)	20～30			
	炭水化物目標量(％E)	50～65			
食品構成	穀　　類(g)	210	190	330	300
	い　も　類(g)	30	30	40	40
	砂糖・甘味料類(g)	5	5	5	5
	豆　　類(g)	20	20	20	20
	種　実　類(g)	2	2	2	2
	緑黄色野菜(g)	50	50	70	70
	その他の野菜(g)	70	70	100	100
	果　実　類(g)	80	80	100	100
	きのこ類(g)	5	5	5	5
	藻　　類(g)	5	5	5	5
	魚　介　類(g)	20	20	30	30
	肉　　類(g)	25	25	35	35
	卵　　類(g)	20	10	20	20
	乳　　類(g)	250	250	250	250
	油　脂　類(g)	3	3	6	6
	P：F：C 比	14.7：25.7：59.6	14.5：25.8：59.7	13.7：24.0：62.3	13.9：24.9：61.2

菓子類，嗜好飲料類，調味料・香辛料類などで総エネルギー量と三大栄養素量の 10 %程度を摂取するものとする．

ような形で食べさせるか」に目を向けていく必要がある．平成 17 年には食育基本法が成立し，幼児期から生涯にわたる食育（食教育）に関心が深まっている．

2）食事の回数と栄養量の配分

幼児期は，身体の小さいわりに多くの栄養量を必要とするが，消化機能や咀しゃく力が十分に発達しきっているわけではない．したがって，3 回の食事で必要栄養量をとろうとすれば，消化器に負担がかかる．そのため，年齢や活動量，幼児の食欲などに応じて間食を 1～2 回加えた食事回数にする．食事時間，間食時間は可能なかぎり一定にする．養育者の都合で食事が不規則になると，生体リズム（biorhythm）に乱れを生じ，消化，吸収，代謝，食欲などにも影響が生じやすい．

わが国の成人の食習慣からみると，朝食と昼食は軽くして，夕食に重点が置かれる例が多いが，幼児は昼食に重点を置く．1 日のエネルギー必要量を**表 6－3** のように，ほぼ 3 食均等にして，1 回の間食では 1 日の 10 %程度のエネルギーを補うのが一般的である．

3）間　食

幼児にとって間食は楽しみの一つであり，食事とは異なったくつろぎとよろこびを与えるものである．実際の食生活では次の食事に影響が出ないように間食の質と量を考慮する必要がある．

表６－３　栄養量の配分

	朝　食（%）	間　食（%）	昼　食（%）	間　食（%）	夕　食（%）
1～2歳児	25	10	30	10	25
3～5歳児	30	—	30	10	30

幼児は満腹感が出るまで食べる傾向があるので，たとえば水分の多い牛乳，ヨーグルト，果物と嗜好的な食品と組み合わせて，総エネルギーの10％程度を間食で与えるのが適当である．食欲不振がみられるときは，間食をやめるか，量を減らす．食事間隔は，2.5～3時間置くことが望ましい．

3．幼児期の食行動としつけ

幼児期は食生活の基礎づくりの時期であり，幼児の生理的発達や精神的発達を十分理解しながら，正しい食習慣の形成と基本的なしつけの確立をめざす．食習慣やしつけの形成は容易につくり出されるものではなく，日常の親子の行動パターン全般が繰り返し反復されることによって，自然に修得されるものである．

具体的にいえば，食品の組み合わせ，適切な量の選択，咀しゃく能力に配慮した調理法，塩分，糖分ともに薄味にした味つけ基準の維持，幼児が食べやすい盛りつけや食器への配慮，変化に富む献立，規則的な摂食リズムの確立，食事マナーの修得などが一体となって形成されるものである．食事に際しては，遊びとの区別をしっかりつけて食べることに関心を向けさせ，食事時間は30分くらいで打ち切るようにする．

一方，幼児においては自我の発達もめざましく，自己主張が強まり，偏食，食欲のむら，小食，菓子や清涼飲料水への異常な執着など食行動上の問題が生じやすい時期である．

年齢別にみた食行動としつけの留意点は，次のとおりである．

1）1～2歳児

指先の動きの発達にともない，誕生前後には母指と示指の**手づかみ食べ**ができるようになる．自立心も芽生えて自分で食べようとする．手づかみで食べてもじょうずに口中に運べず，こぼしたり，食べ物をいじりまわすことが多い．1歳半ごろにはスプーンをにぎって食器から食べようとする．両ハンドルの食器を持つことも可能であるが，1回の食事を最後まで食べ終えるには介助が必要である．

食事前後の挨拶は大人からよびかけるようにする．

2）3～5歳児

片手で茶碗を，もう一方の片手でスプーンを持って食べるようになる．**にぎり箸**も可能である．2歳半から3歳ごろには，上下10本の歯が生えるが，まだ咀しゃく能力は十分とはいえず，徐々に噛んで食べられるような調理の形態と硬さに配慮する．

精神面での発達は著しく，その結果食品の好き嫌いやむら食いが生じる．食事を嫌がるときは叱ったり，強制しないで空腹感を体験させたほうが効果的である．食事の代わりに菓子類を多く与えることは避ける．

4歳になると情緒面の発達が著しく，食器に対する好悪を示したり，食事の手伝いや手洗いなどの生活習慣も十分受け入れ，興味を示す．箸の使い方もじょうずになり，食事のスピードも早くなり，コップからじょうずに飲むことができる．

5歳になると落ちついて家族と一緒に食事ができ，食前・食後の挨拶，手洗い，うがい，箸使いなど，基本的なしつけの基礎がほぼ完成してくる．

以上のように食行動の発達には一定の感受期があり，その時期に反復学習させることが大切である．

いずれにしてもよい食習慣づくりには幼児の自立心を尊重しつつ一貫性をもって，気長に訓練を繰り返して，手洗い，歯みがき，食事マナーなどをしつけていく．過保護あるいは放任すぎる育児態度は好ましくない．

3 幼児の集団給食―主として保育所給食―

保育所はなんらかの理由で家庭内保育ができない乳幼児を集団的に預かり，心身ともに健全な発育を助けることを目的に設置された児童福祉施設の1つである．

現在では乳児保育，延長保育，夜間保育，障害児保育が行われ，給食の対応も複雑化してきている．

1．保育所給食の意義

乳幼児の発育と健康の保持増進のために必要な食べ物を与え，給食を通して望ましい生活習慣を形成するうえで，学校給食とともに重要な意義をもつ．乳幼児は1日の生活時間の大半を保育所で過ごすので，給食に対する関心も高い．

平成19年11月に「保育所における食育の計画作りのガイド」が公表され，平成21年4月からは，「新保育所保育指針」において食育の意義が明示された．これは，従来の保育所保育指針を基本として「食を営む力」の基礎を培うことを目標とした食育の実践で，子ども一人ひとりの食べる力を豊かに育むための支援の1つである．

2．保育所給食の区分

保育所では0～5歳児を扱い，それらの乳幼児の身体発育や生理機能に見合った栄養量を適切な食品選択で満たし，食べ物の耐容力に合った調理形態で与えられるよう，きめ細かな給食が望まれる．

保育所における食事は次の4区分に分類している．

① 離乳期以前の乳児のための調乳
② 離乳食
③ 1～2歳児食
④ 3～5歳児食

食事時間は**表6-4**のように行っている．なお，保育所給食は，厚生労働省の指導を基準

表6－4　保育所給食の区分と食事時間（例）

	家　庭	保育所	家　庭	備　考
離乳期以前 （調　乳）	6　時 6　時	9時　12時　15時 10時　14時	18時　21時 18時　22時	3時間おきの場合 4時間おきの場合
離乳期	6　時 朝	10時　14時 10時　昼　15時	18時　22時 夕	離乳期の始め 離乳期の終わり
1～2歳児	朝（25%）	10時（10%） 昼　（30%） 15時（10%）	夕（25%）	保育所にて50%を給与する
3～5歳児	朝（25%）	昼　（30%） 15時（15%）	夕（30%）	保育所にて45%を給与する

にして実施されている．

3．保育所給食の食事摂取基準

（1）乳児の給与栄養

保育乳児ごとに月齢別食事摂取基準を参考に，保育の実態に合わせた取り扱いで，調乳や離乳食を与える．なお，0歳児は個人差が大きいため個人対応を基本とする．

保育所における**給与栄養目標量算出例**を，**表6－5**に示す．

（2）1～2歳児の給与栄養

昼食とおやつを含め，食事摂取基準の50％を目標に主食を含む完全給食である．

（3）3～5歳児の給与栄養

お昼の副食とおやつを含め，食事摂取基準の45％を給食で与えるようにする．成長期の食事であり，不足が生じないよう男女差がある数値は最大値を使用する．また，副食給食であるため，家庭から持参するご飯を110gと仮定して，給与目標量を算定している．日常的には子どもの発育状態を観察し，成長曲線に記録しながら家庭との連携を密にして母親を含めた指導が必要である．

4．保育所給食の食品構成

食品構成の明確な値は示されていない．各施設ごとで**食品群別荷重平均成分値**を作成し，それにもとづいて食品構成をつくる．

食品の選択にあたっては，加工度のすすんだ食品では原材料の組成や栄養成分の内容が理解しにくいものがあるので，可能なかぎり手づくりの給食が望ましい．

幼児の好む献立はハンバーグ，コロッケ，チャーハン，スパゲッティなど，片仮名文字の献立が多い傾向にあるが，それ以外の献立を食べる機会がないまま，嗜好が固定化している例がある．したがって，幅広い調理法と変化のある献立で“初体験の食べ物”の数を増加させるような給食が望まれる．

また，幼児では軟らかい食べ物を好む傾向にあるが，3歳以降であれば咀しゃく力もかなり発達しているので，「よく嚙んで食べる食べ物」を献立にとり入れたい．よく嚙めば，唾液の分泌も促進され，歯垢の付着を防ぎ，むし歯の予防にもつながるうえ，顎骨の発達

表 6－5　某保育所における給与栄養目標量（例）

Ⅰ．1～2歳児の給与栄養目標量

	エネルギー (kcal)	たんぱく質 (g)	脂　質 (g)	カルシウム (mg)	鉄 (mg)	ビタミンA (μgRE)	ビタミンB_1 (mg)	ビタミンB_2 (mg)	ビタミンC (mg)
食事摂取基準（A）（1日当たり）	950	(10～20％)[*1]	(20～30％)[*1]	400	4.25	375	0.5	0.55	40
昼食＋おやつの比率（＝B％）[*2]	50％	50％	50％	50％	50％	50％	50％	50％	50％
1日の給与栄養目標量（C＝A×B/100）	475	12～24	11～16	200	2.1	188	0.25	0.28	20
保育所における給与栄養目標量（Cを丸めた値）	480	18	11～16	200	2.1	190	0.25	0.28	20

[*1] たんぱく質および脂質については，％エネルギーとして幅を考える．

[*2] 昼食および午前・午後のおやつで1日の給与栄養量の50％を給与する．

Ⅱ．3～5歳児の給与栄養目標量

	エネルギー (kcal)	たんぱく質 (g)	脂　質 (g)	カルシウム (mg)	鉄 (mg)	ビタミンA (μgRE)	ビタミンB_1 (mg)	ビタミンB_2 (mg)	ビタミンC (mg)
食事摂取基準（A）（1日当たり）	1,275	(10～20％)[*1]	(20～30％)[*1]	575	5.5	450	0.7	0.8	45
昼食＋おやつの比率（＝B％）[*2]	48％	45％	45％	45％	45％	45％	45％	45％	45％
1日の給与栄養目標量（C＝A×B/100）	612	14～29	14～20	259	2.5	203	0.32	0.36	20
家庭から持参する米飯110gの栄養量（D）[*3]	185	2.8	0	3	0.1	0	0.02	0.01	0
E＝C－D	427	11～26	14～20	256	2.4	203	0.3	0.35	20
保育所における給与栄養目標量（Eを丸めた値）	430	20	14～20	255	2.5	200	0.3	0.35	20

[*1] たんぱく質および脂質については，％エネルギーとして幅を考える．

[*2] エネルギーは，昼食（主食は，家庭より持参）および午後のおやつで1日の給与栄養量の48％（昼食33％＋おやつ15％）を給与する．

[*3] 家庭から持参する主食量は，主食量調査結果（過去5年間の平均105g）から110gとした．

〈参考〉　冷凍母乳の取り扱い

冷凍母乳は直接授乳と違っていろいろな過程を経るので，衛生的な配慮，手順が大切になる．

① 冷凍母乳は搾乳後すみやかに冷凍し，冷凍後1週間以内のものを原則として，受け入れることとする．

② 冷凍母乳を受け取る際には名前，搾乳日時，冷凍状態を確認し，冷凍庫（－15℃以下）で保管する．

③ 専用の冷凍庫がない場合，他の食品に直接触れないように，専用の容器やビニール袋に入れて保管する．

④ 母乳は，飲む子どもの母親のものであることを確認する．感染などの防止のため，間違いのないようにする．

（児童福祉施設における食事の提供ガイドより）

もうながすことになる．

おやつの選択にあたっては甘味品や菓子類に偏らず，市販品に依存するよりも，施設でつくったものを与えるようにしたい．

5．幼稚園の給食

幼稚園給食は文部科学省の指導を基準にし，給食1回当たりのエネルギーは490 kcal，たんぱく質は給食による摂取エネルギー全体の13～20％としている．脂質は摂取エネルギー全体の20～30％とする（p. 134，**表7-2**参照）．主食はパンまたは米飯，牛乳とおかずの形で給与している．

また，発達段階における一貫した食事指導という点から，保育所同様いろいろな食べ物を体験させ，好き嫌いなくなんでも食べられるように努力する態度を育成している．

4　幼児期の栄養アセスメント

幼児期の栄養評価・判定は臨床診査における身体所見，身体計測，カウプ指数などによ

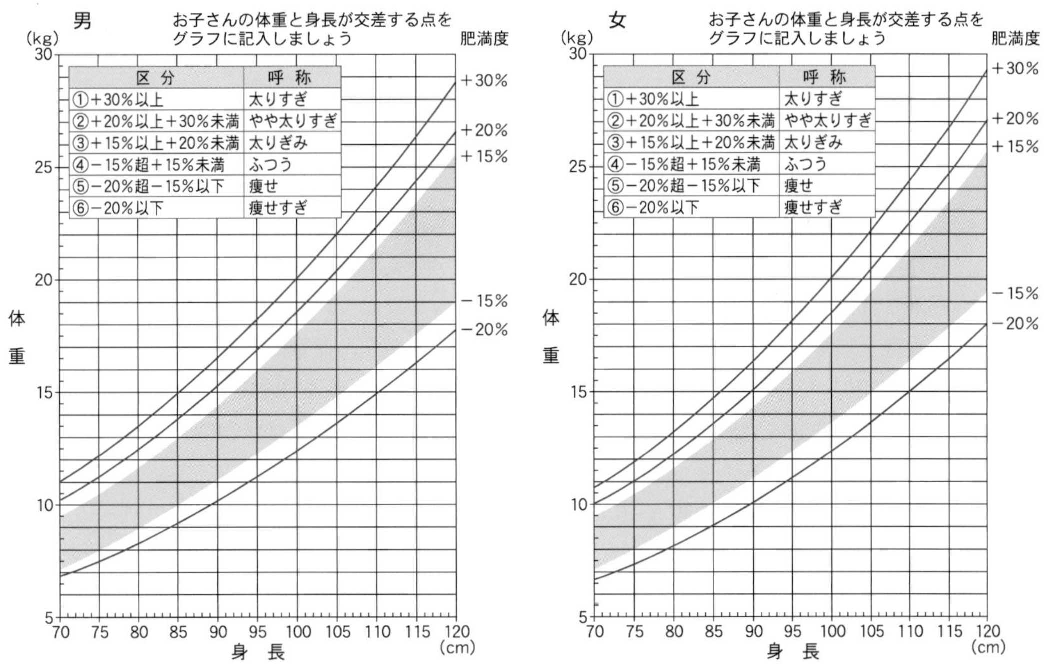

子どものからだつきは成長とともに変化し，個人差も大きいのですが，この曲線を肥満と痩せの一応の目安としてください．「ふつう」に入らないからといってただちに異常というわけではありませんが，心配な場合は医師等に相談しましょう．身体計測を行ったときはこのグラフに記入し，成長にともなう変化をみるようにしましょう．

図6-1　幼児の身長体重曲線―肥満と痩せの目安―

（母子健康手帳より）

り行うが，栄養障害が疑われる場合は生化学検査を行う．食物アレルギーが疑われる場合は血液検査のほか，肝・腎機能検査，アレルギー体質の強弱，原因となるアレルゲンの探索などを行う．

臨床診査における身体所見は顔色，皮膚の緊張度，筋肉の状態，皮下脂肪の状態，機嫌の善し悪し，食欲の状態などから総合判断する．

身体計測は幼児の身体発育値と比較する（p. 70，**表5－1**）．

肥満・痩せの判定は**図6－1**のように，身長と体重から簡単にできるほか，カウプ指数（p. 91）からも判定できる．

5 幼児期の栄養ケアのあり方

幼児期になると，個人対応する栄養ケアには，低体重，過体重，低栄養，食物アレルギー，発達障害などがある．養育者（とくに母親）が問題視する食行動は，低年齢児においては手づかみ食べ，遊び食べ，むら食い，食べるのに時間がかかる，小食，よく噛まない，三角食べができないなどがある．年長児においては，小食，食欲がない，よく噛まない，箸の使い方が下手であるなどをあげる例が多い．

しかし，幼児期の手づかみ食べは食べ物を目で確かめ，手指でつかんで，口まで運び，口に入れることで目と口と手の協調感覚が養われ，摂食機能の発達のうえで重要な役割を担っている．むしろ，手づかみで食べられる食べ物を用意し，汚してもよい環境を準備して，子どもが自発的に食べる意欲を育むように支援することが望ましい．

集団対応する栄養ケアには，現代社会特有の食環境において，生涯にわたって健康で質の高い生活を送る基本となる「食を営む力」の基礎を形成するために食育がある．成長・発達，身体活動に見合ったエネルギーや栄養素を与えることが大切であるとともに，幼児期から食物や食事を味わい，受容し，楽しむ能力を身につけさせることが望ましい．

食育として何を取り上げ，どのように展開するのかを，保育所の年間計画を示す「保育計画」に組み入れたうえで，個々の事例の具体的な指導計画を作成し，実施する．その際，地域社会や家庭の実態を考慮する必要がある．食育の実践結果は多角的に評価し，次年度の計画の資料にする．

食育プログラムの例を**表6－6**に示す．

6 栄養関連の問題点や疾患と栄養ケア

栄養管理上問題になりやすいおもなものに食欲不振，偏食，食物アレルギーなどがある．これらが原因になって正常な発育が妨げられてはならない．

表 6－6　保育所の年長児を対象とした食育の例

【実施主体】
○○保育所の保育士，栄養士，保護者会，○○県在宅栄養士部会

【対象】
年長児とその保育者

【目的】
いのちの育ちと食を知るための栽培体験・収穫体験・収穫物を使った調理保育，食と文化を知るための郷土の行事や伝統食を取り入れた給食などを，保育所の年間計画を示す「保育計画」のなかに組み入れたうえで，個々の具体的な「指導計画」を作成して，実施する
栄養ケア・プログラムの実施に当たっては，保育者，保育士，栄養士，調理員が共通理解のもとに計画的・総合的に協力して展開しなければならない

【指導方法】
紙芝居……ポケットモンスターを使った「3つのグループの食べ物をゲットだぜ！」，ビデオ上映やエプロンシアターなど……年間3回
さつまいもの栽培体験・いもほり収穫体験をとおして，ゲスト・ティーチャー（地域の農家の人たち）との交流……年間5回（さつまいもの植え付け，水やり，成長状態観察，収穫）
収穫物を使った調理体験「おやつに鬼まんじゅうを」「スィートポテトボール」……調理保育2回
食と文化を知るための郷土の行事食や伝統食を取り入れた給食「いもづつき」，「いも煮会」など

【期間】
年間の保育計画に記載，保護者に連絡

【内容】
スィートポテトボールの例　おやつの時間に十分手洗いをした後，取りかかる．
1人分……さつまいも　60g　　スティックシュガー1本　5g　　バター　2g　　牛乳　5g
　　　　ビニール袋　1枚
さつまいもは皮をむいて，水にさらし，ゆでる．熱いうちにつぶして小さいビニール袋に入れて子どもにわたす……ここまでは保育者の仕事
ビニール袋にスティックシュガー，バター，牛乳を入れ，袋のうえからよく混ぜ，形を作り，形よく整ったらビニール袋から取りだす．おやつの牛乳とともに食べる

また，集団の場における栄養ケアでは児童福祉施設でのさまざまな問題があり，ときには集団で，あるときは個人に対応する必要がある．いずれにしても，子どもの発達段階に応じた食事内容であることが望まれる．そのためには子どもの発育･発達状況，栄養状況，喫食状況，家庭での生活状況などをよく把握して，それに見合った食事の量と質を提供することが大切である．

3歳以上児では，折にふれて食材の栽培や食事の準備に子どもを関わらせたり，郷土料理などを通してその土地の食文化にふれる機会を設ける．

なお，保育所における**食育**では，楽しく食べる子どもに成長していくことを期待して，次のような子ども像の実現を目指している．

① おなかがすくリズムのもてる子ども．
② 食べたいもの，好きなものが増える子ども．
③ 一緒に食べたい人がいる子ども．
④ 食事づくりや準備に関わる子ども．
⑤ 食べ物を話題にする子ども．

食育は，食習慣の基本を身につけ，生涯にわたる望ましい食習慣を習得させる目的をも

つものである.

1．食欲不振

2歳前後になると反抗期の始まりがみられ，自分の意に沿わないと泣いたり，親の注意を自分に引きつける1つの手段として食事に興味を示さないことも少なくない．いわゆる食欲のむらがみられるようになり，3歳を過ぎれば比較的安定した食欲を示すようになる.

食欲不振の原因の多くは運動不足であったり，動き過ぎて過労気味であったり，間食が多すぎて次の食事までに空腹感が生じないなどの生理的なものである．しかし，なかには養育者の過干渉，反対に無関心な態度からくる心因的な原因や，弟妹誕生による欲求不満の現れが原因であることもある.

食欲不振の対策は，原因を明らかにしたのち，それに応じた対策を立てるのが賢明である．一般的には以下の方法を組み合わせて，食事に対する興味をもたせるように試みる.

① 食事時間を30分から1時間遅らせ，空腹感が生ずるのを待つ.
② 子どもの嗜好に合うように食品の選択や調理法を工夫する．食事環境に変化をつける.
③ 間食の量と質を再考するか，間食を抜く.
④ 適度な運動をさせる.
⑤ 食事を無理じいしない.
⑥ 食事のかわりに菓子類は与えない.

2．偏　食

偏食とは，長期間にわたって特定の食品だけを好み，他の食品を食べないために栄養障害を招くおそれがある状態をいう．肉を食べないがハムやソーセージは好きであったり，骨つき魚はだめでもさし身は食べられるといったような例では，栄養上の欠陥は現れない.

3歳前後になると，自我意識が発達し，好き嫌いの感情がはっきりしてくるため，食べ物に対する好みも表面化しやすくなる．そうした際に不適切な養育態度でのぞみ，偏食を固定化させることは極力避けなければならない.

幼児の偏食は一過性の場合が多いので，強制的な矯正は避け，自然な雰囲気のなかで，忍耐強く次のような方法で直していく.

① 離乳食期から多様な食品を与える.
② におい，味，外観などからその食品を嫌う場合は，少量をすりおろして他の食品に混ぜるなど，調理上の工夫をする.
③ ピクニックやバーベキューなど，日常とは雰囲気の異なる食事の場で，少量ずつ食べさせる.
④ 保育所や幼稚園の給食を通して，幼児でも理解できる栄養教育をして，仲間意識や模倣心理を利用して食べさせるよう仕向ける.
⑤ 家族に偏食があれば，それをまず矯正する.

3．食物アレルギー

食物アレルギーは原因食品の摂取後，数分から30分くらいの間に急速に症状が現れる場合が多く，じんま疹，湿疹，口唇の腫れ，咳，呼吸困難，喘息発作，下痢，嘔吐などを呈

表 6－7　仮性アレルゲンを多く含む食品

仮性アレルゲン	食　品
ヒスタミン	さば，ほうれん草，なす，トマト，牛肉，鶏肉など
アセチルコリン	なす，トマト，たけのこ，まつたけ，やまいも，さといも，ピーナッツなど
セロトニン	トマト，バナナ，キウイ，パイナップルなど
ノイリン	さんま，さけなど
トリメチルアミン・オキサイド	たら，かれい，すずき，いか，えび，たこなど
チラミン	チーズ，ワイン，サラミなど

表 6－8　食物アレルギーに関係する食品の表示

表示が義務化されている原材料	表示を奨励する原材料
卵，乳，小麦，落花生，えび，そば，かにの 7 品目	いくら，キウイフルーツ，くるみ，大豆，バナナ，やまいも，カシューナッツ，もも，ごま，さば，さけ，いか，鶏肉，りんご，まつたけ，あわび，オレンジ，牛肉，ゼラチン，豚肉，アーモンドの 21 品目

（消費者庁 2019 年 9 月）

する．なかには 1 日後に症状が悪化する遅延型反応もある．また，両方の反応を示すこともある．

乳児期のおもなアレルゲンである卵，牛乳は多くの場合 2 ～ 3 歳ごろに免疫寛容が生じ，成長にともない症状が改善される例が多い．幼児期以降，新たに，えび，かに，いか，そばなどがアレルゲンになる例もある．

治療に先立ち，アレルゲンの検索をして，原因が確定したらその食品を除いた除去食をつづけるとともに，薬物療法が行われる．定期的な検査を受ける必要がある．

仮性アレルゲンを多く含む食品を摂取する際はその反応に注意する（**表 6－7**）．また市販の加工食品には食物アレルギーに関係する特定原材料の表示が義務づけられている（**表 6－8**）．

4．周期性嘔吐症

アセトン血性嘔吐症，自家中毒症ともいう．2 ～10 歳の小児が原因不明で急に発病．ぐったりして嘔吐，腹痛，アセトン血症をきたす症候群である．自律神経異常などの体質が内因で，感染，過食，疲労，精神的緊張などの外因が誘因となり発症する．

嘔吐は 2 ～ 3 日間続き，吐物は初期には胃液，ついで胆汁を混じ，さらには褐色のコーヒー残渣様になる．呼気にアセトン臭がある．

極期には絶食し，輸液療法をする．中毒症状（循環・神経症状）の緩解，食欲の出現にともない急速に平常食にもどす．重湯かくず湯から始めて 20 ％がゆ，1/2 希釈牛乳を与え，その後は状況に応じてこれらの濃度と量を増やし，これにスープ，みそ汁，とうふ，卵黄，白身の魚などを加え，発病 3 日ごろには米飯に復帰させる．

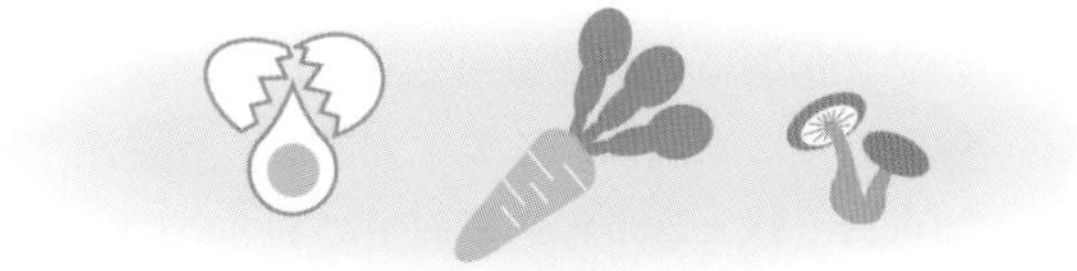

国家試験問題（6幼児期）

6-1
第 26 回
(98)

幼児期に関する記述である．正しいのはどれか．1 つ選べ．

(1) カウプ指数による発育状況判定では，男女差を考慮する．
(2) 原発性（単純性）肥満より，二次性（症候性）肥満が多い．
(3) 体重当たりのエネルギー必要量は，成人より少ない．
(4) 体水分に占める細胞外液量の割合は，成人より高い．
(5) 総エネルギー摂取量の 30～40 %を間食から摂取する．

6-2
第 27 回
(98)

幼児期の栄養に関する記述である．正しいのはどれか．1 つ選べ．

(1) 体重当たりのたんぱく質維持必要量は，男児が女児より多い．
(2) 1～2 歳児の基礎代謝基準値は，3～5 歳児より高い．
(3) カウプ指数による肥満判定基準には，男女差がある．
(4) 食事の脂肪エネルギー比率は，30～40 %が適当である．
(5) マラスムス（marasmus）では，浮腫がみられる．

6-3
第 29 回
(98)

乳幼児期の生理的特徴に関する記述である．正しいのはどれか．1 つ選べ．

(1) 脈拍数は，年齢とともに増加する．
(2) 体重当たりの体水分量は，成人に比較して少ない．
(3) 新生児の生理的黄疸は，生後 2，3 日頃に出現する．
(4) 乳歯は，生後 2，3 か月で生え始める．
(5) 血清免疫グロブリン（IgG）値は，生後 3 か月まで上昇する．

6-4
第 31 回
(92)

幼児期（3～5 歳）の生理的特徴に関する記述である．正しいのはどれか．1 つ選べ．

(1) 頭囲は，胸囲より大きい．
(2) 体重 1 kg 当たりのエネルギー必要量は，成人と同程度である．
(3) 1 年間当たりの体重増加率は，乳児期より高い．
(4) 1 分間当たりの呼吸数は，乳児期より多い．
(5) 咀しゃく機能は，3 歳頃に獲得される．

6-5
第 32 回
(93)

幼児期の栄養に関する記述である．正しいのはどれか．1 つ選べ．

(1) 基礎代謝基準値（kcal/kg 体重/日）は，成人より低い．
(2) 推定エネルギー必要量は，成長に伴うエネルギー蓄積量を含む．
(3) 間食は，幼児の好きなだけ摂取させてよい．
(4) 咀しゃく機能は，1 歳頃に完成される．
(5) クワシオルコル（kwashiorkor）では，エネルギー摂取量が不足している．

6-6
第 33 回
(93)

幼児期に関する記述である．正しいのはどれか．1 つ選べ．

(1) 1 年間の体重増加量は，乳児期より大きい．
(2) 体脂肪率は，乳児期に比べて高くなる．
(3) カウプ指数による肥満判定基準は，男女で異なる．
(4) 貧血の主な原因は，鉄欠乏である．
(5) 間食は，総エネルギー摂取量の約 30 %とする．

7 学 童 期

学童とは，小学校で学ぶ学齢児童をいう．学童期は乳児期，幼児期よりゆるやかな成長を示すが，高学年になると発育の急進期に入り，身長の伸びが目立つ．

身体発育面からみると，女子の場合，小学校高学年で思春期前期の変化を示し，子宮や卵巣の重量もこのころから増大しはじめ，月経の発来をみる例も多く，学童期と思春期の明確な区別が困難である．

学童期は幼児期の延長線上にあり，**栄養代謝**面では問題は少ない．むしろ，家族と学童の間に**生活リズムの乖離《かいり》**が現れはじめ，そうした生活習慣の変化が誘因となって子どもの食生活が乱れ，直接的，間接的な問題が生じている．

1 学童期の特性

1．身体の成長

1）身　長

学童期の年齢別，性別の身長，体重の成長ぶりは，6～9歳では1年間に身長は5.3～5.8 cm，体重は2.5～3.3 kg ずつ増加する．9歳までは，身長，体重ともに男子のほうが優位に推移するが，10～11歳になると女子の身長の伸びが男子より大となり，この2年間ほどは身長の男女逆転現象がみられる．

成長期における身体発育は，**図7-1**のように4期に大別できる．

Ⅰ期は胎生期から乳児期の急激な発育を示す時期で，**第一発育急進期**という．

Ⅱ期は幼児期から学童期前半で，比較的ゆるやかな発育を示す．

Ⅲ期は学童期後半から思春期で，1年間に男子は7～7.5 cm，女子では7 cm 弱の身長の伸びがみられる．そのピークは女子で10～11歳，男子では12～13歳である．これを**第二発育急進期**という．

Ⅳ期は発育速度が減少しやがて停止して成熟に至るまでの期間をさし，男性で約18歳，女性で17歳前後までをさす．

成長，発達の一般原則は，秩序正しく一定の順序で，緩急の速度を示しながらも，基本的な方向性に従って，頭部から身体下部へ，また身体の中心部から末梢部へとすすむ．

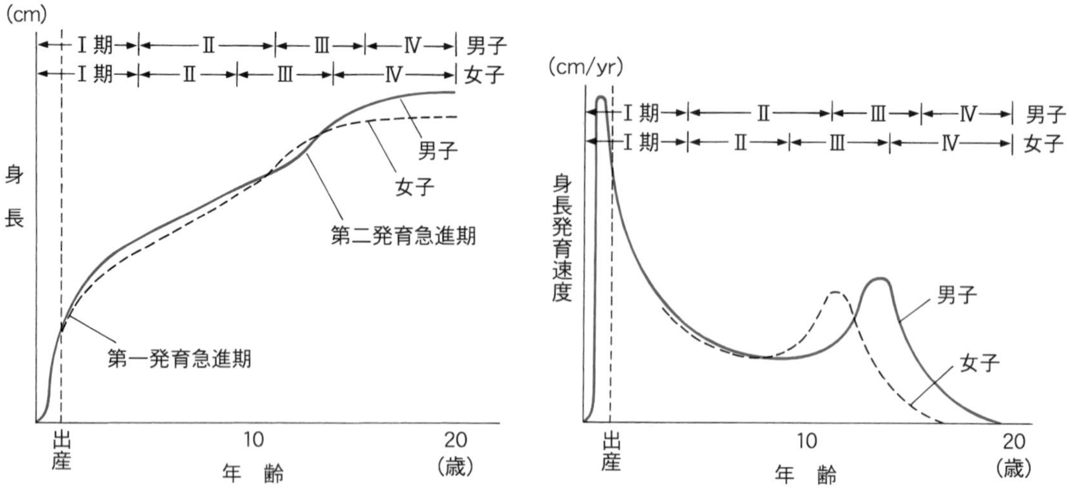

図 7－1　身長発育曲線の模式図　（高石昌弘ら，1977より）

2）体　重

体重は，摂取栄養量や身体活動の影響を受けつつも増加する．身長の急伸がみられた約1年後に，体重の急増がみられるが，この発現も女子のほうが早く現れる．

身体の伸びが体重の増加に比べて著しい時期を**伸長期**，体重の増加が目立つ時期を**充実期**という．

3）体　型

学童期前半では，胸部の前後の径（胸の厚み）より左右の径（胸の幅）のほうが大きくなる．生まれたときには水平であった肋骨が，斜め前方に傾くようになり，体全体が幼児型から小児型へと変化していく．たとえば，新生児の頭部を1とすると，成人の頭部は2倍，胴は3倍，手の長さは4倍，足の長さは5倍になっている．

学童期以前は主として胴の成長であったが，しだいに足の伸びが目立ち，思春期で再び胴が成長し，やがて成人の体型ができあがる．

4）歯

6～12歳の間に，乳歯は第三大臼歯を除いて永久歯に生え替わる．

2．諸器官の発達

身体諸器官の発達をアメリカの人類学者**スキャモン**(Scammon)は**図 7-2** のように示している．これは20歳のときの発達を100として，各年齢ごとの器官や臓器重量を百分率で示したものである．

リンパ系器官は胸腺，リンパ組織，扁桃，アデノイドなどで10～12歳までに発育し，感染症への抵抗力を増す．頭脳・神経系器官は脳，脊髄，視器官，頭径などで5～6歳までに急激に発達する．

脳の重量は成人男性で約1,300 g，女性で1,200 gであるが，出生時には約20％の重量が

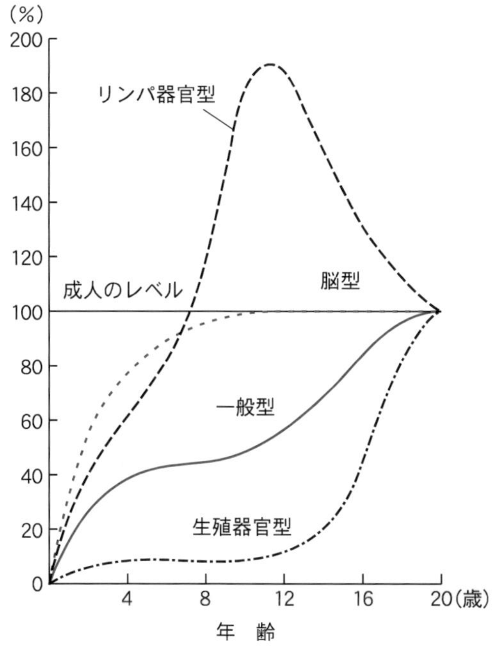

図 7－2　生後成長のパターン

(Scammon より)

あり，生後 6 カ月では約 50 %，5 歳では約 90 %の重量になっている．

生殖系器官は子宮，卵巣，輸卵管，睾丸，前立腺などで，思春期に入り，第二次性徴が顕著になるころからきわめて急激に発達する．

一般系器官は身長，体重，座高，胸囲などのほかに呼吸器，消化器，腎臓，脾臓，筋肉，骨格，血液量などで，学童期では心臓重量が増え，血液の 1 回拍出量は増し，心拍数は減少する．肺機能も上昇し，換気量が増え，呼吸数は減少する．

このような成長，発達を何世代にもわたる長い時代の変遷でとらえた場合，身長や体重の増え方，女子の初潮年齢や性機能初発年齢が若年化する，いわゆる前倒し傾向がみられる．これを**発達の年次加速現象**という．

また，同世代間においては，民族や地域や生活階層間に発育の格差が生ずることが知られている．すなわち，郡部より都市生活者に身長の伸びが目立ち，性機能の初発年齢においても同様である．都市生活者間では，より恵まれた豊かな生活階層において発達の早期化がみられ，これを**発達の勾配現象**という．

このような変化の背景には生活の近代化，生活の刺激の増大，栄養条件の好転などが関与しているとされている．

3．精神・運動機能の発達

学童期における精神・運動の発達は，身体発育とともにめざましいものがみられる．

1）精神面

精神面では，直観を主とした具体的な考え方から論理的，抽象的思考ができるようになり，理解力，記憶力，創造力が一段とすすむ．自己中心性が消え，友だちとの協調性も育ってくる．自分を律する力もしだいに身につけてくる．

2）運動面

全身運動では，いわゆる身のこなしがじょうずになり，だんだん技巧的な運動が可能になる．手先の運動では，8歳くらいから顕著な発達をし，精巧さ，速さが増してくる．握力，背筋力も向上している．

2 学童期の栄養上の特徴

1．食生活上の特徴

1）朝食の欠食とその理由

近年の学童の生活は，遊びを含む自由時間が少なくなり，学習塾や習い事など本来の学校生活以外の拘束時間が長くなり，多忙である．

このような学童では，運動不足が目立ったり，**夜型生活**への移行から就寝時間の遅れや**夜食の習慣**がみられる．その結果，起床が遅くなり，朝食を食べる時間がなくなったり，起床から朝食までの時間的余裕がないため，食欲が出ないまま**欠食**する児童が約10％あり，午前中なんとなく無気力に過ごす学童がみられる．

朝食を食べない理由を調査した結果によると，「食欲がない」と「食べる時間がない」の両者で85％近くを占めている．

東京都における健康診断の総合判断の結果，生活指導や経過観察や医学的管理の必要な例が22％近くも生じている．

2）食生活上の問題点

欠食以外の食生活上の問題点をまとめると次のようになる．

① 家族の生活リズムと離れた一人食べ（**孤食**），**嗜好偏重**から好きなものだけを1人で食べる（**個食**）が増え，戸外で買い喰い（戸食）をしたり，体重増加を気にして少量しか食べない（小食）児童が増えている．
② 間食，夜食が多い．
③ 糖分，脂質の多い食品が多い．
④ 肉類が多く，魚介類，小魚が少ない．
⑤ カルシウムが不足している．
⑥ 食物繊維が不足している．
⑦ インスタント食品，スナック食品が多い．
⑧ 食事づくり（買い物，調理，食卓づくり，後片づけを含む）への参加が少ない．

表 7－1　学童期の食事摂取基準と食品構成例

	年　齢（歳）	6～7		8～9		10～11	
	性　別	男	女	男	女	男	女
	身体活動レベル	II					
食事摂取基準	推定エネルギー必要量（kcal）	1,550	1,450	1,850	1,700	2,250	2,100
	たんぱく質推奨量（g）	30	30	40	40	45	50
	たんぱく質目標量（％E）	13～20					
	脂質目標量（％E）	20～30					
	炭水化物目標量（％E）	50～65					
食品構成	穀　類（g）	400	350	450	400	600	500
	い も 類（g）	50	50	60	60	70	70
	砂糖・甘味料類（g）	5	5	8	8	10	10
	豆　類（g）	30	30	50	50	60	60
	種 実 類（g）	2	2	2	2	2	2
	緑黄色野菜（g）	80	80	80	80	100	100
	その他の野菜（g）	130	130	150	150	200	200
	果 実 類（g）	100	100	150	150	200	200
	きのこ類（g）	10	10	10	10	15	15
	藻　類（g）	5	5	10	10	10	10
	魚 介 類（g）	30	30	40	40	50	50
	肉　類（g）	50	50	80	70	80	90
	卵　類（g）	30	30	35	30	35	35
	乳　類（g）	250	250	300	300	300	300
	油 脂 類（g）	8	8	10	8	10	10
	P：F：C 比	13.7：24.7：61.6	13.9：26.1：60.0	13.6：26.1：59.3	13.7：25.7：59.4	13.7：23.5：62.8	13.9：25.4：60.7

菓子類，嗜好飲料類，調味料・香辛料類などで総エネルギー量と三大栄養素量の 10 %程度を摂取するものとする．

⑨ 噛まずに食べられる軟らかい食べ物を好む．

2．食品の選択と組み合わせ

学童期の食事は，食事摂取基準を満たすことと同時に，個人の生活状況をよく把握して，生活リズムを規則正しくし，自由時間には戸外でのスポーツや遊びを増やし，親子が一体となって食生活の正しいあり方を考えたうえで，食品の選択，量の選定，調理形態，味つけ，間食や夜食の取捨選択を行う必要がある．

1）食品選択上の注意

（1）嗜好飲料

糖分含量の多い嗜好飲料摂取量とエネルギーの過剰摂取の相関は高いので配慮する．お茶，麦茶の飲用と牛乳を活用するようにする．

（2）脂質の量と質

学童の多くは，魚より肉類を好み，その調理形態は煮物より揚げ物，炒め物など油脂をともなう調理を好むが，脂質は総エネルギーの 20～30 %以内にとどめ，さらに**脂肪酸組成**のバランスに配慮する．

(3) カルシウムと鉄の給源

牛乳，ヨーグルト，チーズ，スキムミルクなどのほか，桜えび，丸干しいわし，いかなご，しらす干し，ひじき，わかめ，こんぶなどを積極的にとる．ただ食物繊維が多いときはカルシウムの吸収阻害が起こる．鉄の給源は動物性食品（レバー，牛肉，魚血合肉）から積極的に摂取するとよい．

2) 食品の組み合わせ

学童期の食品構成例を**表7-1**に示す．

成人期に比べ，体重1kg当たりに多くの栄養量を必要とするこの時期は，食品構成からみても必然的に多量となる．身体活動量が少なく，食欲が出ない個人では，**表7-1**に示すだけの食品を食べきれない場合があったり，これに近似した食品摂取を継続していても，ときには単純性肥満を引き起こす場合もある．

単純性肥満は，エネルギーの摂取量と消費量のアンバランスが原因である．活動量の低下は塾通い，テレビゲームなど室内遊戯へ行動パターンが変化した結果から生じる運動不足が原因であったり，遺伝的素質と関連があったり，夜型生活のなかで定着した夜食のとり過ぎ，食品の選択の過誤が誘因となって発生しやすい．

夜食には脂質含量の多い食品や糖分含量が多い高エネルギーの嗜好的食品は避けたほうがよい．

家庭での食事は，穀類を中心とした**主食**，動物性たんぱく質給源となる**主菜**，無機質やビタミン類の給源となる**副菜**を組み合わせた献立とする．咀しゃく回数が多くなるような食べ物や調理法を選び，食物繊維の含有量の多い豆類，海藻類，野菜類も組み入れ，数多くの食品がとれるように配慮する．

また，学童期から積極的に食事づくりに参加させることも必要であり，可能なかぎり家族そろった楽しみに満ちた食卓を囲みたいものである．

3　学校給食

1．学校給食の目標

学校給食は，1889年に山形県鶴岡市のある宗教団体が貧困児童に昼食を与えた慈善事業から始まり，1930年代の経済不況時代では，欠食児童の就学奨励，虚弱児救済を目的に，公的補助のもとで一部の学童に給食が行われるようになった．

第二次世界大戦敗戦後の食糧事情の悪化や生活の混乱がつづく時代では，児童の栄養状態や体位の低下は著しく，これを改善することが当時は最重要課題となった．連合国軍側の食糧援助，ララ物資やユニセフの寄贈食品，アメリカからの小麦粉が無償供給されたことなどによって，パン，ミルク，おかずの学校給食が再開され，これが教育活動，食育活動の一環となり，今日に至っている．

1954年には学校給食法が制定され，給食の趣旨や目標が示された．1976年からは米飯給食が導入されている．

学校給食法において，学校給食の目標はこれまで以下のように掲げていた．

① 日常生活における食事について，正しい理解と望ましい習慣を養うこと．
② 学校生活を豊かにし，明るい社交性を養うこと．
③ 食生活の合理化，栄養の改善および健康の増進をはかること．
④ 食糧の生産，配分および消費について，正しい理解に導くこと．

しかし，2009年4月からは，従来の「学校給食の普及充実」に加え，「学校における食育の推進」に，次の事項を加えている．

① 学校給食を活用した食に関する指導の充実
　ⅰ 食に関する適切な判断力の涵養
　ⅱ 伝統的な食文化の理解
　ⅲ 食を通じた生命，自然を尊重する態度の涵養
② 栄養教諭による学校給食を活用した食に関する指導の推進
　ⅰ 食に関する指導の全体計画の策定
　ⅱ 地場産物の活用
③ 学校給食の水準および衛生管理を確保するための各種基準の遵守

2．学校給食の種類と実施状況

学校給食には，パンまたは米飯，ミルク，おかずからなる**完全給食**と，ミルクとおかずからなる**補食給食**と，ミルクのみの**ミルク給食**の3つの種類があるが，後二者の実施にとどまる学校はきわめて少数である．調理方式は**共同調理場（センター）方式**が半数を超え，**単独校方式**は減少している．

また，製パン加工のほとんどと，米飯炊飯の半数強が民間委託業者の扱いとなっている．米飯給食に関しては週3回以上の実施を目指している．

3．食事摂取基準

義務教育の児童生徒，夜間課程を置く高等学校の生徒，特別支援学校の幼稚部の幼児についての学校給食摂取基準は，平成30年7月31日に文部科学省より**表7-2**のように告示され，翌日から施行された．

4．学校給食の食事内容の充実

① 学校給食の食事内容については，学校における食育の推進をはかる観点から，学級担当，教科担任，栄養教諭などが，給食時間はもとより各教科等における食に関する指導に学校給食を活用した指導が行えるよう配慮すること．

　ⅰ 献立に使用する食品や献立のねらいを明確にした献立計画を示すこと．
　ⅱ 各教科等の食に関する指導と意図的に関連させた献立作成とすること．
　ⅲ 地場産物や郷土に伝わる料理を積極的に取り入れ，児童生徒などが郷土に関心を寄せる心を育むとともに，地域の食文化の継承につながるよう配慮すること．
　ⅳ 児童生徒などが学校給食を通して，日常または将来の食事作りにつなげることができ

表7－2　学校給食の摂取基準（幼児，児童，生徒1人1回当たり）

区　分	特別支援学校 幼児	特別支援学校 生徒	児童 6～7歳	児童 8～9歳	児童 10～11歳	生徒 12～14歳	夜間学校・特別支援学校 高等部	食事摂取基準に対する割合（%）
エネルギー（kcal）	490	860	530	650	780	830	860	学校保健調査から求めた標準体重と身体活動レベルから算出した必要量の33
たんぱく質（%E）	学校給食による摂取エネルギー全体の13～20%							13～20
脂質（%E）	学校給食による摂取エネルギー全体の20～30%							20～30
ナトリウム（食塩相当量）（g）	1.5未満	2.5未満	2未満	2未満	2.5未満	2.5未満	2.5未満	目標量の33
カルシウム（mg）	290	360	290	350	360	450	360	推奨量の50
マグネシウム（mg）	30	130	40	50	70	120	130	推奨量の児童33 推奨量の生徒40
鉄（mg）	2	4	2.5	3	4	4	4	推奨量の児童40 推奨量の生徒30
ビタミンA（μgRAE）	180	310	170	200	240	300	310	推奨量の40
ビタミンB_1（mg）	0.3	0.5	0.3	0.4	0.5	0.5	0.5	推奨量の40
ビタミンB_2（mg）	0.3	0.6	0.4	0.4	0.5	0.6	0.6	推奨量の40
ビタミンC（mg）	15	35	20	20	25	30	35	推奨量の33
食物繊維（g）	4以上	7以上	4以上	5以上	5以上	6.5以上	7以上	目標量の40以上
亜鉛（mg）	1	3	2	2	2	3	3	推奨量の33

注）1．この摂取基準は全国的な平均値を示したものであるから，適用にあたっては個々の健康及び生活活動などの実態ならびに地域の実情などに十分配慮し，弾力的に運用すること．
2．献立作成に当たっては，多様な食品を組み合わせるよう配慮すること．

（文部科学省：平成30年8月より，一部加筆）

るよう，献立名や食品名が明確な献立作成につとめること．

ⓥ 食物アレルギー等のある児童生徒などに対しては，校内において校長，学級担任，養護教諭，栄養教諭，学校医などによる指導体制を整備し，保護者や主治医との連携をはかりつつ，可能なかぎり，個々の児童生徒などの状況に応じた対応につとめること．なお，実施にあたっては日本学校保健会で取りまとめられた「**アレルギー疾患対応の学校生活管理指導表**」および「**学校のアレルギー疾患に対する取り組みガイドライン**」，「**学校給食における食物アレルギー対応指針**」（文部科学省，平成27年3月）を参考とすること．アナフィラキシーショック時の対応，アドレナリン自己注射薬「エピペン」の取り扱いなどは，事前に医師や保護者が教諭と話し合い，情報を共有しておく．

② 献立作成にあたっては，つねに食品の組み合わせ，調理方法などの改善をはかるとともに，児童生徒などの嗜好の偏りをなくすよう配慮すること．

ⓘ 魅力あるおいしい給食となるよう，調理技術の向上につとめること．

表 7－3　学校給食から摂取している栄養素の状況（平均摂取量：433 校，882,486 人対象）

区分	小学校			中学校			夜間定時制高等学校
	単独校	共同調理場	全体	単独校	共同調理場	全体	
エネルギー（kcal）	622.3	636.8	626.0	789.2	772.9	781.4	805.8
たんぱく質（g）	25.1	25.2	25.2	30.8	29.9	30.4	31.0
動物性たんぱく質（g）	13.7	13.4	13.6	16.7	15.3	16.0	17.0
脂質（g）	19.9	20.2	20.0	23.9	23.2	23.6	24.8
エネルギー比率（%）	28.7	28.6	28.7	27.2	26.9	27.1	27.5
動物性脂質（g）	12.4	11.9	12.3	14.2	13.1	13.7	15.1
ナトリウム（g）	2.4	2.5	2.5	3.3	3.0	3.1	3.3
カルシウム（mg）	337.9	350.8	341.2	380.6	379.7	380.2	334.5
マグネシウム（mg）	93.7	97.4	94.6	119.6	116.9	118.3	117.1
亜鉛（mg）	2.4	2.7	2.5	3.3	3.4	3.4	3.1
鉄（mg）	3.0	3.0	3.0	3.7	3.6	3.6	3.8
ビタミン A（μgRAE）	252.1	257.1	253.4	348.0	302.5	326.4	273.7
ビタミン B_1（mg）	0.7	0.6	0.7	0.6	1.0	0.8	0.8
ビタミン B_2（mg）	0.5	0.5	0.5	0.6	0.6	0.6	0.6
ビタミン C（mg）	30.0	28.8	29.7	37.5	34.4	36.0	40.0
食物繊維（g）	4.5	4.7	4.6	5.9	5.8	5.9	6.0

（文部科学省：平成 29 年度学校給食栄養報告より）

ⅱ 食事は調理後できるだけ短時間に適温で提供すること．調理にあたっては，衛生･安全に十分配慮すること．

ⅲ 家庭における日常の食生活の指標になるように配慮すること．

③ 学校給食に使用する食品については，食品衛生法に基づく食品中の放射性物質の規格基準に適合していること．

④ 食器具については，安全性が確保されたものであること．また，児童生徒などの望ましい食習慣の形成に資するため，料理形態に即した食器具の使用に配慮するとともに，食文化の継承や地元で生産される食器具の使用に配慮すること．

⑤ 喫食の場所については，食事にふさわしいものとなるよう改善工夫を行うこと．

⑥ 望ましい生活習慣を形成するため，適度な運動，調和のとれた食事，十分な休養･睡眠という生活習慣全体を視野に入れた指導に配慮すること．

文部科学省は学校給食の実態を把握するために，毎年全国の公立小学校，中学校，夜間定時制高等学校から，調理方式別に抽出した学校を対象に調査している．内容は栄養素平均摂取量，使用食品の分類別摂取状況，地場産物の使用割合，国産食材の使用割合などに亘っている．**表 7－3** に学校給食から摂取した栄養素の平均値を示す．

いずれの栄養素においても，かなりの充足率を示しているのが明らかである．

5．特別支援学校における食事内容の改善

① 特別支援学校の幼児，児童および生徒については，障害の種類と程度が多様であり，身体活動レベルがさまざまであることから，学校給食の摂取基準の適用にあたっては，個々の児童生徒などの健康状態および生活活動の実態，地域の実情などに十分配慮し，弾力的に運用するとともに次の点に留意すること．

ⅰ 障害のある児童生徒などが無理なく食べられるような献立や調理について配慮すること.

ⅱ 食に関する指導の教材として,障害に応じた効果的な教材となるよう創意工夫につとめること.

② 特別支援学校の児童生徒などに対する食事管理については,家庭や寄宿舎における食生活や病院における食事と密接に関連していることから，学級担任，栄養教諭，学校栄養職員，養護教諭，学校医，主治医および保護者などの関係者が連携し，共通理解をはかりながら，児童生徒などの生活習慣全体を視野に入れた食事管理につとめること.

今後の学校給食をより楽しくし，食に対する関心を高めるためにも，次の各項目の導入や給食の環境整備をはかる必要がある.

① ランチルームの導入，適温給食の導入でおいしく食べられる環境の整備.

② バイキング給食,選択メニューの導入などによる食教育の実践の成果を確認する機会の設定.

③ その地域特有の郷土食や姉妹提携都市への理解を深めるための各地域の特徴･食文化の紹介とともにバラエティーに富んだ献立の導入.

④ 学校給食で学んだ知識を家庭の食生活に反映できるような工夫.

4 学童期の栄養アセスメント

身体計測（身長，体重，胸囲，座高)，体格指数（ローレル指数，肥満度)，臨床検査などから適切な指標を用いて総合的に評価する. 学童期の身長, 体重の平均値は**表 7－4** に示すとおりである.

小学高学年から思春期になると，部活動での運動も活発になるため，鉄分不足ではないにもかかわらず貧血傾向が生ずることがある. 激しい筋肉の収縮運動によって，赤血球が破壊される**スポーツ貧血**で，栄養ケアでは改善されにくく，運動の休止により治るので，注意を要する.

表 7－4 学童期の身長，体重の平均値

年齢（歳）	身 長 (cm)		体 重 (kg)	
	男	女	男	女
6	116.5	115.7	21.4	21.0
7	122.5	121.5	24.1	23.5
8	128.2	127.3	27.2	26.4
9	133.5	133.4	30.5	29.9
10	139.0	140.1	34.2	34.0
11	145.0	146.7	38.2	39.0

（平成 29 年度：学校保健統計調査より）

表 7－5　学童期の血液検査の基準値

	6 歳		12 歳	
	男	女	男	女
ヘモグロビン(g/dl)	11.5～14.4	11.5～14.4	12.2～15.7	11.9～14.9
ヘマトクリット(%)	34.8～43.0	34.5～43.0	35.8～45.0	35.0～43.0
MCV (fl)	75.5～87.0	75.5～88.0	78.0～92.0	78.0～93.0
MCH (μg)	25.3～30.0	25.7～30.5	26.1～31.5	26.0～32.3
血小板 (10^4μl)	18.0～51.0	18.0～51.0	18.0～44.0	18.0～44.0

（国立成育医療センター：小児科学レクチャー 3 巻 2 号，2013 より）

小児のヘモグロビン濃度は 5～12 歳で 11.5 g/dl，12～15 歳で 12.0 g/dl 以上を基準とし，WHO の貧血診断基準では治療を要する目安を 5～12 歳で 10.5 g/dl 未満，12～15 歳で 11.0 g/dl 未満としている．

学童期の血液検査の基準値を**表 7-5** に示す．

平成 18 年から文部科学省では，学校保健統計による年齢別，性別，身長別標準体重との比較から下に示す式で**肥満度と痩せ度を判定***している．

ローレル指数**は 160 以上を肥満としているが，身長が低い者においては指数が高く出る．そこで，肥満の判定基準は身長別にも示されており，身長 110～129 cm は 180 以上を，130～149 cm は 170 以上を，150 cm 以上は 160 以上をそれぞれ肥満としている．

疾病や異常などの推移は**表 7－6** に示すとおりで，なかでも目立つのが，う歯と近視である．各学校段階でのう歯罹患率は減少気味であるが，なおいっそうの正しい歯みがきの個別指導が望まれる．

照度および照明環境については，近年の社会環境などをふまえて，平成 16 年 2 月，学校保健法の基準が改訂された．教室などの照度の下限値が従来の 200 ルクスから 300 ルクスに，教室や黒板の照度は 500 ルクス以上が望ましいとされた．

肥満度と痩せ度の判定，ローレル指数

***肥満度と痩せ度の判定**▶肥満度（過体重度）

$$=\frac{\text{実測体重(kg)}-\text{身長別標準体重(kg)}}{\text{身長別標準体重(kg)}}\times 100\ \%$$

［判　定］

肥満傾向児：20 %以上

****ローレル(Rohrer)指数**▶学童期の体格，とくに肥満の目安に用いる指数

$$\frac{\text{体重(kg)}}{\text{身長(cm)}^3}\times 10^7$$

［判定の目安］

98～117：痩　　せ
118～148：標　　準
149～159：やや肥満
160 以上 ：肥　　満

＜参考＞身長別標準体重(kg)＝a × 実測身長(cm)－b

		係数			
		男		女	
		a	b	a	b
年齢	6	0.461	32.382	0.458	32.079
	7	0.513	38.878	0.508	38.367
	8	0.592	48.804	0.561	45.006
	9	0.687	61.390	0.652	56.992
	10	0.752	70.461	0.730	68.091
	11	0.782	75.106	0.803	78.846
	12	0.783	75.642	0.796	76.934
	13	0.815	81.348	0.655	54.234
	14	0.832	83.695	0.594	43.264

（日本学校保健会：児童生徒の健康診断マニュアル改訂版，平成 18 年より）

表7－6　おもな疾病・異常等の推移　(%)

区　分		裸眼視力1.0未満の者	耳疾患	鼻・副鼻腔疾患	口腔咽喉頭疾患・異常	むし歯（う歯）	心電図異常[*1]	たんぱく検出の者	寄生虫卵保管者[*2]	ぜん息
幼稚園	平成12年度	28.69	1.90	3.29	3.06	64.43	…	0.42	0.75	1.33
	18	24.07	2.93	3.40	1.96	55.20	…	0.54	0.17	2.36
	28	27.94	2.83	3.58	1.14	35.64	…	0.65	…	2.30
小学校	平成12年度	25.33	4.12	11.28	2.17	77.87	2.08	0.63	1.44	2.45
	18	28.36	4.87	11.94	1.93	67.80	2.32	0.67	0.47	3.74
	28	31.46	6.09	12.91	1.38	48.89	2.44	0.76	…	3.69
中学校	平成12年度	49.99	2.50	9.42	1.01	76.85	3.11	1.99	…	1.81
	18	50.13	3.13	10.67	1.07	59.66	3.34	2.27	…	2.95
	28	54.63	4.47	11.52	0.69	37.49	3.30	2.57	…	2.90
高等学校	平成12年度	62.45	1.17	7.10	0.79	85.03	2.85	1.81	…	1.32
	18	58.65	1.67	8.18	0.74	70.06	3.51	2.43	…	1.71
	28	65.99	2.30	9.41	0.42	49.18	3.39	3.29	…	1.91

注）[*1]心電図異常については，6歳，12歳，15歳のみ実施している．
[*2]寄生虫卵保有者については，5歳から8歳のみ実施している．　（平成28年度：学校保健調査より）

5　学童期の栄養障害と栄養ケア

学童期になれば，学校給食や家庭での食事を通してしだいに食生活の自己管理能力が形成され，身体の適正な発育のために健康の維持増進のために，バランスのとれた食事をとることが大切である．また食事をおいしく食べるためにも，空腹感を感ずることも重要であり，そのためには活発な身体活動が望まれる．

1．体重異常

1）肥　満

学童の**肥満**傾向児の出現は，学校保健統計によると，性差がみられるが低学年で6～7％，高学年で7～10％となっている（図7-3）．

思春期に入ると，生理的に脂肪合成能が高まり，皮下脂肪の沈着がみられ，これが発育急進の充実期と重なり合うため，体重増加傾向がみられる．肥満は，劣等感，ひっこみ思案，消極的な生活態度，運動能力の低下などを起こす原因となり，心理的にも日常生活面でも好ましくない．

過度の肥満になると，呼吸器，循環器に負担をかけるうえ，成人肥満に移行したり，高血圧，心臓病，2型糖尿病，脂質異常症などの疾患をともないやすいことが各種の調査で知られている．学童期の肥満では，成人ほど高血圧の頻度は高くないが，その1～2％に本態性高血圧や腎炎，腎動脈の狭窄が合併してみられる．高血圧の促進因子には，肥満，

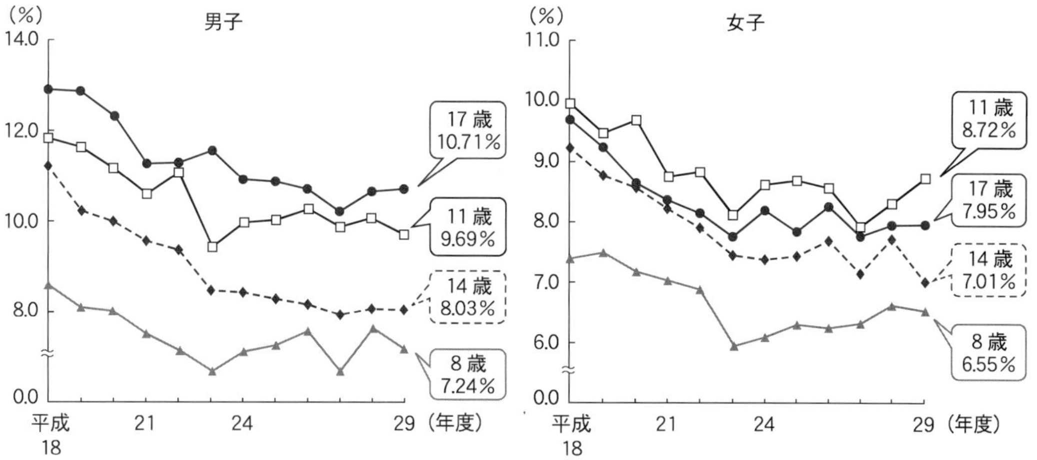

図 7-3　肥満傾向児の年齢別出現率

（平成 29 年度：学校保健統計調査より）

食塩の過剰摂取，交感神経の緊張（ストレス）などがある．

（1）肥満の定義と判定

肥満の定義は，体の構成成分のうち脂肪組織の占める割合が増加した状態をさす．単に摂取エネルギーが消費エネルギーを上回った結果，脂肪蓄積が増えてきた肥満を**単純性肥満**という．何らかの疾患が原因で肥満になる場合は症候性肥満という．

肥満度の判定は体脂肪量でみるべきであるが，一次スクリーニングの指標としては，肥満度（過体重度），性別・年齢別・身長別で算出した標準体重や体格指数が有用である．

体脂肪量の推定には次のような方法が用いられる．

① 皮脂厚計で上腕背部と肩甲骨下端部の**皮下脂肪厚**を計測し，その合計値（mm）が男子で 40 mm，女子で 45 mm を上回った場合，高度肥満とする．

② 大気中と水中での体重を測定し，肺容量を補正した体密度の計算値から**体脂肪**を推定する．

③ 超音波，コンピュータによるX線断層撮影や核磁気共鳴分光などの画像分析を行い，体脂肪の分布や体重との相関から体脂肪量を推定する．

日本人の体脂肪の平均は成人男子で 13〜16 %，女子で 17〜25 %といわれる．成人では体脂肪蓄積量が男性で 25 %以上，女性で 30 %以上を肥満の判定基準としている．学童期の肥満は高い確率で成人肥満へ移行し，高血圧，耐糖能異常，脂質異常などの生活習慣病を引き起こす．子どもの**メタボリックシンドローム**の発現率は 6 〜15 歳の肥満児の 10〜35 %と報告されている．**表 7-7** に子どものメタボリックシンドロームの診断基準を示す．

（2）単純性肥満の原因

原因には，遺伝的要因と環境的要因（食事の質と量，身体活動量，ストレス，生活習慣など）がある．

（3）治療方針

運動の継続と食事が重要な鍵となる．食生活は次のような方針とする．

❶ 軽度肥満

① 食事調査の結果から，総エネルギーの 5 〜10 %減とする．

② 脂質含量の少ないたんぱく質系食品，野菜類は十分にとる．

表7-7 子どものメタボリックシンドロームの診断基準（6～15歳）

必須項目	ウエスト周囲長が中学生で 80 cm 以上，小学生で 75 cm 以上， または，ウエスト周囲長/身長比 0.5 以上
選択項目 （2項目以上）	・トリグリセリド（TG）120 mg/dl 以上，かつ/または HDL-コレステロール 40 mg/dl 未満 ・収縮期血圧 125 mmHg，かつ/または拡張期血圧 70 mmHg 以上 ・空腹時血糖 100 mg/dl 以上

（厚生労働省研究班：2010年3月より改変）

③ 摂取量を制限するものは，脂質系および炭水化物系食品である．
④ 間食，清涼飲料水，干果類，砂糖類，油脂類を制限する．
⑤ よく嚙んでゆっくり食べる習慣をつける．

❷ 中等度，高度の肥満

① 食事調査の結果から，炭水化物と脂質の制限を中心にして，総エネルギーの 15～17％減とする．
② たんぱく質は良質のものをとる．
③ 脂質は多価不飽和脂肪酸の多いものをとる．
④ 生野菜，こんにゃく，海藻類，きのこ類を活用する．
⑤ よく嚙んで，ゆっくり食べる習慣をつける．
⑥ 食事記録や運動記録をとり，計画的に治療する．
⑦ 定期的に体重測定をして，治療の効果を判定する．

食欲は大脳の視床下部にある**摂食中枢**と**満腹中枢**により制御されている．ゆっくり咀しゃくして食べていると，糖質がまず消化•吸収されて血糖値が上昇する．それにともない，インスリンが分泌されて，血糖値は食後2～3時間で正常レベルまで下がるが，血糖の上昇で満腹中枢が刺激されるので食欲は減退する．つまり過食はしないことになる．

逆に空腹になると血糖値が低下し，ノルアドレナリンが分泌され，脂質が分解されて血液中に脂肪酸が増えてくる．すると，摂食中枢が刺激され空腹感が生ずるといわれている．

学童期における肥満では，まず肥満度の軽減に重点をおき，成人肥満の治療のように極端な低エネルギー食は望ましくない．長期にわたる治療のため，本人の意欲，家族の協力が大切であり，運動の継続を忘れてはならない．

表7-8に学童の単純性肥満の栄養ケア・プログラムの例を示す．

2）栄養不良，痩せ

栄養不良児や低体重児においては，免疫能の低下や発育不全がみられる．発育不全の原因は，食事の量的•質的欠陥，消化吸収障害，代謝障害，体質など原因はさまざまである．

年齢，性別，体型，身体活動などに見合ったエネルギーの補給が必要であり，その際，たんぱく質は総エネルギーの 25％未満，脂質は総エネルギーの 20～30％を目安にする．そのほかの各栄養素のバランスを考えて食事の改善をはかる．

2．鉄欠乏性貧血

学童期後半の女子は発育急進期にあり，筋肉や血液の増加と初潮などで鉄の需要が増大

表 7-8　単純性肥満の栄養ケア・プログラム(例)

年齢：11 歳　性別：男児　家族歴：父親の BMI　27　母親の BMI　23　兄弟：なし
本人の嗜好：アイスクリームが好物で毎日 1 ～ 2 個摂取，清涼飲料 500 ml　1 本を 1 度に飲用．食欲は旺盛，肉類や脂っこいものを好む．野菜は嫌い
生活状況：身体活動は好まない．テレビゲームに夢中

アセスメントのおもな結果	解決すべき課題	援助の目標		実施の内容
		短期（1 カ月）	長期（6 カ月）	指導関係者
身長：146 cm 体重：54 kg 3 年前ごろから体重増加が目立つ 肥満度：38.9 % BMI：25.3 TG：120 T-Cho：190 ＜3 日間の食事調査の結果＞ 2,700 kcal，たんぱく質 80 g，脂質 85 g，炭水化物 400 g 摂取している．間食はアイスクリームと清涼飲料が中心である	・肥満度の改善 ＜食生活面＞ ・エネルギー制限 ・脂質と甘味料を制限 ・清涼飲料，アイスクリームの制限 ・甘味料を代替甘味料に代える ・こんにゃく，海藻，きのこ類はかならず献立にとり入れる ・よく噛んで食べる ＜運動面＞ ・毎日かならず散歩を 30 分以上する ・休み時間や放課後は戸外で遊ぶ ＜体重測定＞	・月 1 回の面談で個人指導 ＜指導内容＞ ・食事の目安 2,000 kcal，脂質 51 g，たんぱく質 70 g，炭水化物 315 g 母親と本人に「糖尿病食品交換表」の使用法を理解させる ・間食の内容見直し ＜記録票の作成＞ ・食事記録をつける ・運動記録をつける（何を何分，行ったか） ・1 日に 3 回体重を測定して，体重曲線を描く	・身長別標準体重を目指す ・月 1 回の面談で個人指導 ・月 1 回の運動指導（水泳） ＜指導内容＞ ・食事の目安 1,900 kcal，脂質 49 g，たんぱく質 69 g，炭水化物 297 g ＜記録票の作成＞ ・食事記録をつける ・運動記録をつける（何を何分行ったか） ・1 日に 3 回体重を測定して，体重曲線を描く	・学校栄養職員 ・養護教諭 ・校医 ・家庭の調理担当者

する．この時期に偏食，欠食，ダイエット志向が重なると思春期にかけて潜在性の鉄欠乏性貧血になりやすい．予防のための栄養ケアは，他の項を参照（p. 48，150）．

WHO では 6 歳から 14 歳未満の男女の標準ヘモグロビン濃度を 12.0 g/dl に，14 歳男子においては 13 g/dl を，14 歳女子においては 12 g/dl とするよう提唱している．

3．生活習慣病

幼児期からの食習慣，運動習慣に学業や人間関係から生じるストレス，欲求不満が重なり，過食がつづくと血中コレステロールやトリグリセリドが増加し，脂質異常症に進展しやすい．

過剰な高エネルギーは肥満傾向を助長し，インスリンの過剰分泌から脂質異常症になりやすい．獣肉を控え，脂質の質と量に配慮し，野菜，海藻，豆類，麦，七分搗き米などから食物繊維をとることが大切である．また，β-カロテン，ビタミンC，ビタミンEなどの抗酸化作用の強い栄養素を含む食品の摂取にも配慮する．

国家試験問題・練習問題（7学童期）

7-1 第 25 回（99）

学童期に関する記述である．正しいものの組合せはどれか．

a　単純性肥満より症候性肥満が多い．

b　最も多い貧血は，巨赤芽球性貧血である．

c　朝食の欠食率は，学童期が思春期より低い．

d　学校保健統計調査には，肥満傾向児の出現率が示されている

(1)　a と b　　(2)　a と c　　(3)　a と d

(4)　b と c　　(5)　c と d

7-2

「日本人の食事摂取基準（2020 年版）」において，12〜14 歳女子の値が成人期女子の値と比べて同レベルのものがある．正しいのはどれか．1 つ選べ．

(1)　基礎代謝基準値

(2)　たんぱく質の推奨量

(3)　カルシウムの推奨量

(4)　ビタミン C の推奨量

(5)　月経がある場合の鉄の推奨量

7-3 第 31 回（87）

スキャモンの発育曲線の型とその特徴の組合せである．正しいのはどれか．1 つ選べ．

(1)　一般型 ――― 乳児期より学童期に急激に増加する．

(2)　神経型 ――― 他の型より早く増加する．

(3)　生殖器型 ―― 出生直後から急激に増加する．

(4)　リンパ型 ―― 思春期以降に急激に増加する．

(5)　リンパ型 ―― 20 歳頃に最大値となる．

7-4 第 31 回（93）

学童期のエネルギーと肥満に関する記述である．正しいのはどれか．1 つ選べ．

(1)　基礎代謝基準値（kcal/kg 体重/日）は，幼児期より低い．

(2)　推定エネルギー必要量は，基礎代謝量（kcal/日）と身体活動レベルの積である．

(3)　原発性肥満より二次性肥満が多い．

(4)　学童期の肥満は，成人期の肥満に移行しにくい．

(5)　肥満傾向児の割合は，高学年より低学年で高い．

7-5 第 34 回（92）

幼児期，学童期の栄養に関する記述である．最も適当なのはどれか．1 つ選べ．

(1)　1 歳半までに，咀嚼機能は完成する．

(2)　幼児期には，間食を好きなだけ摂取させる．

(3)　学童期の基礎代謝基準値（kcal/kg 体重/日）は，幼児期より低い．

(4)　学童期の肥満は，成人期の肥満と関連しない．

(5)　学童期のたんぱく質の目標量は，25〜30 ％E である．

8 思春期

1 思春期の特性

1．思春期とはどんな時期か

思春期の定義は，医学的には「第二次性徴の始まりから，性的身体成熟の終わりまで」とされる．狭義の思春期は 15 歳までをさし，それ以降の 18 歳までは青年前期と重なる．**第二次性徴**とは男性性，女性性の特徴であり，その代表は女子では月経開始（初潮），男子では精通である．

この時期には身体面の変化だけではなく，心理的にも「人生の嵐」にたとえられるように，親からの自立と，**自我同一性***（アイデンティティ）の確立というむずかしい課題に直面する．

また，社会的にも複雑となる対人関係，学業・進学などに適応しなくてはならない．体の変化は心も動揺させる．急激な心身の変化は，不安や戸惑い，葛藤，悩みにつながりやすく，ときに自己嫌悪に陥ったり，親や社会に反抗したりする．思春期の多様な問題への対応には，これらの特徴を理解したうえで心理面への配慮が不可欠となる．

思春期の開始と完了は個人差が大きいが，一般的には**思春期前期**（第二次性徴が始まり発育速度が加速する時期），**思春期中期**（初潮，精通がみられる時期），**思春期後期**（性器が成熟し成人に達するまでの時期）の 3 つに区分される．

栄養ケア上では，身長が大きく伸びる思春期前半期に，カルシウムの蓄積速度が最大となるためのカルシウム不足，また成長により鉄の需要が増える反面，月経や運動などによる鉄不足などが，とくに注意を要する特徴である．

2．身体発育の特徴

1）成長加速現象

思春期の身体の発育は，胎児期から乳児期についで著しい．身長と体重が急に大きくなることを**発育急進期**といい，胎児-乳児期を**第一発育急進期**，思春期を**第二発育急進期**（思春期スパート）と呼ぶ（p. 128 の図 7 - 1 参照）．

***自我同一性**▶自分はどんな人間かという「自分という存在の独自性」についての自覚．思春期に自分探しの作業を行うことで次第に確立していく．

第二次発育急進期の特徴は，女子が男子より早いことである．そのため，10～11歳では身長も体重も平均値で女子が男子を上回るが，12～13歳頃には男子の発育が急にすすみ，16歳になると男子の平均身長・体重は女子よりも大きくなる．

2）第二次性徴の発達

思春期はそれ以前に比べ，卵胞刺激ホルモン(FSH)，エストロゲン，黄体刺激ホルモン，テストステロンなどの性ホルモンの分泌が増加する．**第二次性徴**は性ホルモンの働きにより生じ，その完成は生殖能力が備わったことを意味する．その発現時期には個人差が大きいが，一定の順序で現れるという特徴がある．

たとえば，女子では乳房が大きくなり，陰毛が生じ，その後月経が始まる(初潮)．男子では睾丸，陰茎の順に大きくなり，その後，陰毛，腋毛，髭が生え始める．変声も思春期後半から明らかになる．日本人女子の初潮の平均年齢は，1900～1930年（15～16歳）と比べると，1960年代に12.5歳まで早くなり，現在は12.2歳である（全国初潮調査）．

第二次性徴が現れる時期は人種や国によって差があるが，日本では男子15歳，女子13歳までに99.6％と，ほぼ全員で認められるようになる．

第二次性徴以外にも，体型，皮下脂肪，筋肉などで性差が現れ，男らしさ，女らしさがはっきりとしてくる．身長に対する骨盤の幅は女子のほうが，肩幅は男子が大きくなる．女子では皮下脂肪が，男子では筋肉量が増加する．

3）精神心理発達の特徴

思春期の心の発達は，身体の発達以上に個人差が大きい．心理的発達は，家庭や学校など，社会的環境の影響をより強く受けるからである．思春期の心理的な**発達課題***としては，冒頭で述べた家族からの精神的自立と自我同一性の確立のほかに，急激な身体の変化や性成熟への**順応****，抽象的思考ができるようになる**知的成熟**，仲間や異性との関係の構築があげられる．

これらは他者との関わりのなかで少しずつ発達するもので，不安，葛藤，親や社会への反発をともないやすい．大人からみると急に対応がむずかしくなるために，**第二反抗期**ともいわれる．

また異性への関心も急速に高まり，対人関係の悩みも増える．感受性が強く，傷つきやすいが，まだ自己中心的で視野が狭く，自分の悩みを言語化し解決していく知性やスキルは発達していない．本人自身でも自分の中で何が起きているのかわからず，不安定でストレスフルであるため，不適応が起きやすい．そのために不登校やいじめ，心身症に発展することもある．またメディアや携帯電話，インターネットなどの情報使用が多くなるほど，実際の対人コミュニケーションが希薄になり，その結果，対人スキル獲得がむずかしくなることが危ぶまれる．

---

*発達課題▶正常な発達をするために，それぞれの段階で適正に果たすべき課題．
**順応▶新しい環境を受け入れ，慣れて適応していくこと．

2 生活習慣上の特徴と課題

バランスのよい食事，適度な運動，十分な睡眠は，生涯を通じて心身健康に直結した生活習慣である．思春期は身体も心も急速に発達する時期で，この時期における習慣形成はその後の生活を決定し，さらに次世代にまで影響を及ぼす．したがって，前記の基本的生活習慣は，思春期ではいっそう重要となる．

しかし一方で，思春期は，生活リズムが乱れ，以下に述べる生活習慣上の問題が生じやすい時期でもある．朝食欠食など生活の乱れは，心身症や非行などの精神的健康不良にもつながる．この時期の生活習慣は家庭や学校などの社会環境と密接な関係にあるため，これを健全に保つためには多面的な対策が必要となることが多い．

1．食習慣上の問題点

1）朝食の欠食

国民健康・栄養調査（平成 30 年）によると，朝食の欠食率は 7～14 歳の男子では 6.6 %，女子では 4.5 %であるが，15～19 歳の男子では 12.6 %，女子では 9.0 %と増え，20～29 歳になると男性で 29.9 %，女性で 18.9 %と全年齢階級でもっとも高くなる．朝食の欠食率は，統計により数字は若干異なるが，思春期の朝食欠食は発育だけでなく，生活リズムの乱れや学習能力や持久力にも影響する重要な課題であることに異論はない．21 世紀の母子保健のビジョンを示す「健やか親子 21」（第 2 次）では，朝食を欠食する子どもの割合を 10 年後に半減させることが目標となった．

2）間食

間食の増加には，コンビニエンスストアやファストフード店などの簡単に食べ物を入手しやすい環境，塾通いや夜更かしの生活などが影響すると考えられる．菓子や甘い飲料の過剰摂取は，肥満や生活習慣病へのリスクを増すだけでなく，食事からの必要な栄養素の不足につながる．女子の栄養不足は，将来の妊娠・出産を危うくする．

3）孤食（個食）

ひとりで食事をする割合は，思春期の年齢が高くなるにつれ増加する．孤食（個食）は偏食になりがちで，「早食い」や「ながら食い」などの食生活の乱れを招きやすい．孤食には，共働き家庭の増加や，家族間の生活パターンのズレなどが影響していると思われる．しかし，家族との食事はコミュニケーションの場，食に関する知識や文化継承の機会でもあり，思春期の健全な心理的発達においても大切である．

4）外食

高校生になり学校給食がなくなると，学生食堂や調理済み食品などの利用機会が増える．パンやカレーやうどん，丼ものなどの単品メニューを選ぶ者も多く，野菜が不足し，食事のバランスが偏る危険が高まる．

2．痩せ願望による減量行動

女性の痩せ願望は，小・中学生から30〜40歳の母親世代にも広がりをみせている．

過度の痩せ願望と誤った減量行動は，摂食障害のおもなきっかけ要因でもある．思春期の痩せは，貧血，無月経などの身体的不調をきたし，成人以降の骨粗鬆症や不妊のリスクを高める．痩せ願望には，マスメディアなど社会環境が影響している．「健やか親子21」(第2次）は，児童・生徒における痩身傾向児の割合を思春期における健康水準の指標として取りあげた．思春期痩せ症にまでは至らないが，肥満度が−15％以下で，かつ成長曲線基準線の1チャンネル以上下方にある者を「不健康痩せ」とした．これが増加傾向にあり，中学3年生，高校3年生では5人に1人に至っていることが問題となっている．

3．運動不足と睡眠不足

運動と睡眠の不足は，現在の日本では社会全体の健康問題であり，思春期も例外ではない．

運動不足は，筋力や体力の低下につながり，肥満の原因にもなる．

一方，睡眠不足は，成長ホルモンの分泌の減少，集中力低下や感情不安定を招くだけでなく，朝食欠食の誘因にもなっている．これには，受験勉強中心の生活，テレビの視聴時間，テレビゲームの長さなどが影響するといわれる．しかし睡眠の問題は，単なる生活習慣の問題だけではなく，睡眠時無呼吸やむずむず足症候群などの睡眠障害が潜んでいる場合もあることに注意を要する．健やかな成長と自律神経の調律には，適切な食生活に加え，適度な運動と十分な睡眠によるメリハリのある生活リズムが大切である．

4．喫煙，飲酒，薬物乱用

喫煙，飲酒，薬物は，脳神経に直接影響して精神的健康を阻害する危険がある．その使用には，好奇心や反抗心，ファッション感覚，仲間はずれへの不安など，思春期特有の心理特性が影響するといわれる．これらは若年であるほど健康への害が大きく依存心が強くなりやすい．それだけでなく非行や事故にもつながりやすいので，予防が大切である．

20歳未満の喫煙・飲酒は違法だが，多くが思春期から経験し，年齢が高くなるほど高率になる．喫煙率は男子で明らかに高いが，飲酒率は男女差がないという特徴がある．中高生の喫煙経験者は減少傾向にあり，高校3年男子で5.6％となった〔健康日本21（第2次)〕．未成年者の喫煙予防策として平成20年7月以降，自動販売機でのタバコ購入に成人識別が導入されたことなど，一連の禁煙対策が影響していると思われる．未成年者の飲酒も減少してはいるが，中学3年（男子9.6％，女子9.0％)，高校3年（男子16.1％，女子16.6％）と，いまだに高率である〔健康日本21（第2次)〕．タバコと同様販売規制の強化は行われているが，未成年者の飲酒の悪影響の認識はタバコに比べて遅れており，入手も簡単で親の無自覚な飲酒のすすめも多い．喫煙と飲酒への反応は同一量であっても，女性は男性の2倍程度敏感であり，注意を要する．

薬物乱用は，治療目的以外の医薬品使用あるいは法律に違反した薬物の不正使用である．有機溶剤（シンナーなど)，大麻，覚醒剤，MDMA（3,4-methylenedioxymethamphetamine)，向精神薬などがある．これらは精神に影響を及ぼし，習慣性や乱用の危険が高く，事故や犯罪と関係が深い．最近は現行の法律では規制されない危険ドラッグの蔓延が社会問題となっている．

3 思春期の栄養アセスメント

栄養アセスメントのおもな目的は，それによって適切な栄養ケアを行うことである．そのためには，どのような対象者であっても，狭義の栄養アセスメントに留まらず，その生活，心理・行動を含めた全人的理解が大切となる（**表8－1**）．

思春期の場合は，学校，家庭，塾やサークル活動，交友関係などのなかで食生活がどう位置づけられるかを把握するとよい．そのうえで，本人の食事に対する嗜好や態度，知識，価値観，希望などを考慮していく．**表8－2**は生活習慣の概要を把握するための質問票の例である．ここには健康に重要な身体活動や睡眠・休養を含めている．

1．身体アセスメント

身体アセスメントとしては，病歴（主訴およびその経過），家族歴などとともに，数値化できる指標として，おもに身体計測と臨床検査の２つが用いられる．

病歴，家族歴の聴取は問診によるが，本人が訴える主訴のほかに，食欲や便秘や下痢，腹痛などの消化器症状，めまいやふらつき，頭痛，肩こりなどの有無も確認しておきたい．

身体計測により，食事(栄養)摂取量と発育や身体活動とのバランスを評価する．身体計

表8－1　思春期の栄養アセスメント

身体アセスメント	食事アセスメント	食の心理行動アセスメント
1．病歴（自覚症状，その経過），家族歴…問診より 2．身体計測（身長，体重，腹囲，体脂肪率，皮下脂肪厚） 3．体格指数(BMI，肥満度，ローレル指数) 4．臨床検査 ・血圧 ・心電図 ・血液生化学検査（血清たんぱく質，アルブミン，トランスフェリン，血中ヘモグロビン，ヘマトクリット，フェリチン，総コレステロール，LDL-Cho，トリグリセリド，空腹時血糖，ヘモグロビン） ・尿検査（尿たんぱく，尿糖）	1．栄養摂取状況 2．食事パターン 時刻，回数，間食，場所，だれと 3．食事バランス 主食の量，緑黄色野菜や乳製品などの摂取量 4．外食や加工食品の摂取頻度	1．家族構成 2．交友関係 3．放課後の過ごし方 4．食事・栄養に関する知識や関心度 5．食べ物の好き嫌い 6．空腹感の強さ 7．体型認識 8．自発的な減食・過食の有無 9．情動摂食 10．嘔吐や下剤の使用の有無 11．サプリメントの使用

表 8－2 生活習慣の質問票（例）

年　月　日

学年	年	名前	（男・女）	部　活	なし・あり（　　　部）
通学手段	徒歩・自転車 バス・電車	体調	良い・ふつう・悪い	習い事	なし・あり（　　　）

A　生活時間（平日）

起きる時刻　（　　：　　）　家を出る時刻（　　：　　）　帰宅時刻（　　：　　）

お風呂の時刻（　　：　　）　寝る時刻　（　　：　　）

B　食習慣

① 朝食は毎日食べる　・はい　・時々　・いいえ

② だれと食べますか：朝食（父母・きょうだい・ひとり）／ 夕食（父母・きょうだい・ひとり）

③ 菓子やジュースの回数：菓子　週（　）回 ／ ジュース　週（　）回

④ 外食の回数：週（　）回

⑤ 夜 8 時以降の夕食の回数：週（　）回

⑥ 食べ物にアレルギーが　・ない　・わからない　・ある　（食品名　　）

⑦ サプリメントの利用　・ない　・たまに　・ほぼ毎日（品名　　）

⑧ ダイエットの経験　・ない　・ある

⑨ 食事量を減らすことが　・よくある　・たまに　・ほとんどない

⑩ 不安，寂しい，怒り，イライラしたときに食べることが　・よくある　・たまに　・ほとんどない

⑪ 最近，食欲は　・ある　・まちまち　・ない

C　運動習慣と放課後の過ごし方

① 放課後，外で運動することが　・よくある　・たまに　・ほとんどない

② 休日，外で運動することが　・よくある　・たまに　・ほとんどない

③ 体を動かすことが　・好き　・ふつう　・嫌い

④ 自宅周辺に運動する場所が　・ない　・ある（公園・体育館・ 空き地・その他　　）

⑤ TV をみる時間は：1 日（　）分

⑥ インターネットや TV ゲームをしている時間は：1 日（　）分

⑦ 携帯電話を：　・持っていない・持っている（1 日の利用時間 約　　分）

D　睡眠とその他

① 毎日，決まった時刻に起きる　・できている　・だいたい　・まちまち　・全くできていない

② 夜更かしすることが　・よくある　・たまに　・ほとんどない

③ 授業中の強い眠気　・よくある　・たまに　・ほとんどない

④ 体重測定は　・ほとんどしない　・たまに　・毎日（　）回

⑤ 家でのお手伝い　・ない　・ある（　　）

⑥ 自身の体型は　・やせすぎ　・やせ　・ふつう　・太っている　・太りすぎ

⑦ よく話す相手は　・父　・母　・祖父　・祖母　・兄妹　・友達　・その他　・いない

⑧ 歯磨きは：1 日（　）回

⑨ 次の中で，あてはまることがありますか

a．イライラ　b．何かと腹が立つ　c．不安　d．さみしさ　e．あせり　f．疲れやすい

g．やる気が起きない　h．眠れない　i．朝起きられない　j．食欲がない　k．運動不足

l．吐き気　m．腹痛　n．下痢　o．便秘　p．めまい・立ちくらみ　q．生理が不規則

r．生理が止まった　s．歯が痛い　t．頭がボーッとする・頭痛　u．だるい

測には，身長，体重，体格指数，体脂肪率，ウエスト周囲長，皮下脂肪厚などがある．身長と体重から算出する体格指数として，学童では肥満度やローレル指数（p. 137）が用いられることが多いが，最近，国際的には小児期からも body mass index（BMI）（p. 6）を用いるようになってきている．発育のスピードは個人差が大きいため，計測値は身長と体重の発育曲線を参考に，その時々の状態とともに，その変化を縦断的に観察する必要がある．

臨床検査では，血圧，心電図，血液生化学検査，尿検査が一般的である．血清総たんぱくや血清アルブミンは総合的栄養状態の，ヘモグロビン，ヘマトクリット，フェリチンは鉄欠乏性貧血の評価の指標である．また現在，小児期からの高血圧，2 型糖尿病，脂質異常症，メタボリックシンドロームなどの生活習慣病の増加が深刻な問題となっているが，その発見には臨床検査が必要である．

2．食事アセスメント

栄養摂食状況の把握には，食事記録法，24 時間思い出し法などが対象と目的によって選択される．年齢や関心度，能力によって個人差があるが，この時期には本人だけではなく，親や学校からの情報で補う必要がある．

本人からは，1 日の食事パターン（時刻，回数，食事環境，間食など），家庭や学校給食以外での間食や外食などを中心に把握するのが実際的である．

食べる直前に食事を写真にとる方法も，簡便な記録法になる．また，食事バランスガイド（p. 25）は，栄養知識の乏しい思春期の者でも，食事内容を自己評価できるように工夫がされている．

3．食の心理行動アセスメント

食生活には，家族や学校，交友関係などの要因が影響する．そのほかに，とくに食事と関係の深い要因として，食品や栄養に関する知識，食べ物の嗜好，自己の食事への認識，空腹感の強さ，減食や過食の有無，**情動摂食**[*]の有無，嘔吐や下剤の使用，サプリメントの使用などがあげられる．

4　思春期の栄養障害

国民生活基礎調査（令和元年）による 10 歳区分の通院者率は，全体では 10〜19 歳がもっとも低く，男性では下から 2 番目，女性では最下位である．これらから他の年代に比して，思春期は受療を必要とするような疾患が少なく，一生のうちでは健康な時期と推測される．通院率の上位は男女とも 1 位がアレルギー性鼻炎，2 位は男性ではケガ・やけど，女性では歯の病気であり，栄養障害と直結してはいない．

*情動摂食▶ emotional eating．不安や孤独，いらいら，怒りなどが引き金となって食べること．食べることで，それらがおさまるために癖になりやすい．

しかし一方で，**肥満**と**痩せ**にかかわる健康問題は深刻化している．これは小児期からの2型糖尿病やメタボリックシンドロームなどの**生活習慣病**だけでなく，心理面・生活面への悪影響を及ぼし，生涯の健康を大きく阻害する．そのため思春期の栄養ケアでは，疾病管理よりは予防的な観点から食事を含めた健全な生活習慣確立が大切と考えられる．

1．肥満と痩せ，生活習慣病

学校保健統計調査によると，小中学生の肥満度20％以上の肥満傾向児は，平成18年度以降男女ともに減少傾向にあったが，23年度以降はほぼ横ばいである．令和元年度には，男子は15歳（11.7％），女子は11歳（8.8％）がもっとも高率である．一方，肥満度−20％以下の痩せ（痩身傾向）は，男子は11歳（3.3％），女子は11歳（2.7％）がもっとも高く，増加傾向にある．

思春期の肥満の約70％が成人の肥満に移行するだけでなく，肥満児では2型糖尿病，脂質異常症，メタボリックシンドローム，脂肪肝などを高率に合併することがわかっており，思春期の肥満は見過ごせない．そのため小児メタボリックシンドロームの診断基準の策定や思春期の生活習慣病予防に関する提言など，専門家は早期からの対策の必要性を主張している．しかし生活習慣病の初期は無症状であり，従来の学校健診では検出できないため早期発見がむずかしい．また，痩せについては，とくに女子において，摂食障害や栄養不足による貧血，月経異常，将来の骨粗鬆症のリスクとなる．

2．摂食障害

思春期には非行，不登校，家庭内暴力など行動上の問題や，不安障害，気分障害，統合失調症などが発症しやすい．なかでも摂食障害は思春期や若年の女性に発症しやすく，その根底には**太ることへの不安・恐怖**と**痩せ願望**があり，多くが減量努力を契機に発症する．

現在用いられるWHOの国際分類（ICD-10）では，摂食障害は「生理的障害および身体的要因に関連した行動症候群」に分類され，**神経性無食欲症**（**拒食症**）と**神経性過食症**（**大食症**）が代表的だが，そのほかにもいくつかタイプがある．その症状や行動の特徴を，**表8-3**に示した．

摂食障害は本人に病気としての認識が乏しく，自らすすんで治療を求めるのは少数にかぎられ，周囲が気づかない場合も多い．減量治療を求める女性の30％に**むちゃ食い（過食性）障害**が疑われるという報告もある．拒食症は過食症に比べると数は少ないが，致命的になることもあり，栄養ケアに注意を要する．

3．貧血，起立性調節障害

思春期には，急激な成長により鉄の需要が増える．それにもかかわらず，月経，過度な運動，不規則な食生活や減食など，鉄が不足する要因が多い．そのため，思春期のとくに女子の**鉄欠乏性貧血**は少なくなく注意を要する．鉄欠乏性貧血では酸素を運ぶヘモグロビンが低下し，高山病のような酸素欠乏による症状が生じる．それは，運動時の息苦しさ，だるさ，頭重感，めまい，起立性低血圧，食欲低下，持久力低下，集中力低下，情緒障害，行動異常などである．重度では鉄剤の補充が必要だが，軽度であれば食事療法と規則正しい生活で改善する場合も多い．

表 8－3　摂食障害の特徴

	拒食症[*1]	過食症[*1]	むちゃ食い障害[*2]
短期間での過剰な減量	○[*3]		
痩せているのに減食を続ける	○		
外見への不満：痩せなのに太っていると確信	○		
太ることへの恐怖	○	○	○
月経障害：第二次性徴の停止	○	○	
食べ物と奇妙な食べ方への異常な関心	○	○	
隠れ食い	○	○	○
強迫的な運動	○	○	
うつ状態	○	○	○
むちゃ食い，大量の食物摂取		○	○
嘔気・嘔吐を催す薬，下剤・利尿剤，食欲抑制剤の使用	○	○	
気晴らし食いがあるのに，目立った体重増加がない		○	
嘔吐するために長時間トイレにこもる		○	
薬やアルコールの乱用		○	○

[*1]拒食症と過食症の両方の症状を有する人がいる．
[*2]むちゃ食い（特定の時間に明らかに大量の食べ物を食べること）はあるが，嘔吐などの代償行為はない．
[*3]ICD-10（International Classification of Diseases-10 version の略）の診断ガイドラインでは，肥満度≦－15％あるいは BMI≦17.5．日本の疾病統計はこれを用いている．

（足達淑子：ライフスタイル療法Ⅱ-肥満の行動療法，p 147，医歯薬出版，2012 より）

起立性調節障害は，小児心身症のひとつで，たちくらみ，食欲不振，朝起き不良，頭痛や立っているときの気分の悪さ，倦怠感などが，その症状である．診断は基礎疾患がないことを確認し，**表 8－4** の診断基準を満たしたら，起立後の血圧回復時間を測定しサブタイプや重症度を判定することで行う．一般中学生の約 1 割と多く，軽症例ではゆっくりと立ち上がる，規則正しい生活リズム，軽い運動などの注意で改善することも多い．しかし不登校をともなうような中等症以上の例では，薬物療法や心理療法が必要となることもある．

4．月経異常

初潮は女子の性機能の重要な発達指標である．月経があることは妊娠の準備が整ったことを意味するが，性成熟の完成には 4〜5 年かかることが多い．そのため，初潮後 2〜3 年は月経不順が約半数にみられ，次第にその割合が減少する．**表 8－5** に，思春期にみられる**月経異常**の種類を示した．

近年，痩せ願望から生じた過剰な減量が引き起こす**続発性無月経**が問題となっている．軽度のものを**第 1 度無月経**，重症化したものを**第 2 度無月経**という．

第 2 度無月経では**エストロゲン**の絶対量が不足しており，そのままでは妊娠・出産がむずかしい．さらにエストロゲンは骨形成に必要であり，十分な骨量を蓄えるべき思春期のエストロゲンやカルシウム摂取不足は最大骨量の低下を招き，更年期以降の骨粗鬆症の危険をはらむ．エストロゲンは女性の健康を守るホルモンともいわれるように，高血圧や糖尿病，脂質異常症などの生活習慣病に対しても予防的に働く．したがって，思春期の無月経は生涯の健康を左右する深刻な問題であり，早期治療が重要となる．また無月経という場合，若年であっても，まず妊娠の確認を忘れてはならない．

表 8－4　起立性調節障害の診断基準（旧診断基準）

大症状	小症状
A．立ちくらみあるいはめまいを起こしやすい	a．顔色が青白い
B．立っていると気分が悪くなる，ひどくなると倒れる	b．食欲不振
C．入浴時あるいは嫌なことを見聞すると気持ちが悪くなる	c．臍疝痛をときどき訴える
D．少し動くと動悸あるいは息切れがする	d．倦怠あるいは疲れやすい
E．朝なかなか起きられず，午前中調子が悪い	e．頭痛をしばしば訴える
＜判定＞以上の症状のうち ・大症状 1 つと小症状 3 つ以上 ・大症状 2 つと小症状 1 つ以上 ・大症状 3 つ以上 の場合は起立性調節障害と診断する	f．乗り物に酔いやすい g．起立試験で脈圧狭小 16 mmHg 以上 h．起立試験で収縮期血圧低下 21 mmHg 以上 i．起立試験で脈拍数増加 1 分 21 以上 j．起立試験で立位心電図の TII の 0.2 mV 以上の減高，その他の変化

（日本小児心身医学会，2005 年より）

表 8－5　思春期の月経異常

種類	状態
1．月経困難症	腹痛，下痢・悪心，足のしびれなどが強く，日常生活にさしつかえる
2．月経前症候群	月経の数日前から生じる腰痛，頭痛，腹痛，むくみ，乳房のはり，食欲の高まりなど
3．続発性無月経*1	月経が 3 カ月以上ない状態．原因はダイエット，激しい運動，ストレスなど
4．機能性出血	月経が長引いたり，不規則に出血がある状態
5．過多月経	月経の出血量が異常に多い状態
6．希発月経	月経周期が 39 日以上ある状態
7．頻発月経	月経が 24 日以内にくること
8．遅発月経	満 15 歳以後に初潮がある場合
9．原発性無月経*2	満 18 歳になっても初潮がない場合

*1 続発性無月経に第 1 度，第 2 度がある．
*2 16 歳で初潮がなければ，検査が望ましい．

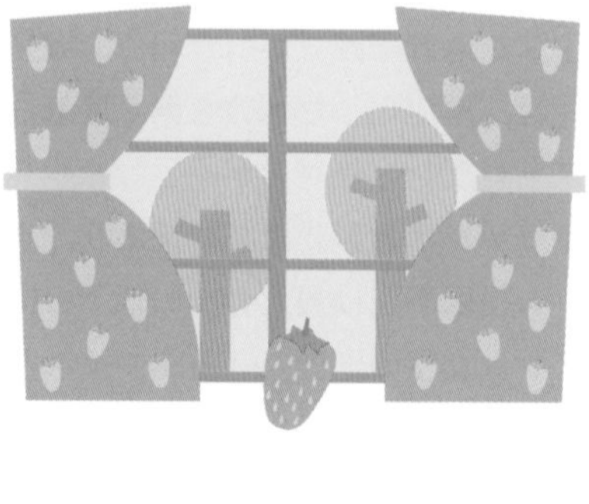

5 思春期の栄養ケア

思春期の栄養ケアの目的は，身体発育に必要なエネルギーや栄養素を過不足なく摂取し，将来の自立に向け，望ましい食習慣と食生活の自己管理（コントロール）能力を身につけることである．思春期は将来の生活への基礎づくりの時期であり，ここでの栄養ケアの意義は大きい．しかし，本人にとっては学業や対人関係や心理面に注意が向きがちで，健康や食事などの生活面は軽視されやすい．一方で，肥満などの病態や生活上の問題を指摘されると，全人格を否定されたように感じるなど，極端な反応が起きやすい．そこで，その心理特性に配慮した対応が望まれる．

思春期の栄養ケアでは本人だけでなく，親や教師への対応が必要となることが多い．

1．適切な栄養状態の維持

思春期には，身体が急速に成長し身体活動も活発になる．そのため，エネルギーやたんぱく質やカルシウム，鉄などの必要量も増大する．成長に必要とされる栄養素を体に蓄える能力のことを栄養素貯蔵能とよぶ．必要量が偏食や欠食で満たされない場合もあり，一

表 8－6　思春期の食事摂取基準と食品構成例

	年　齢（歳）	12～14		15～17	
	性　別	男	女	男	女
	身体活動レベル	II			
食事摂取基準	推定エネルギー必要量（kcal）	2,600	2,400	2,800	2,300
	たんぱく質推奨量（g）	60	55	65	55
	たんぱく質目標量（％E）	13～20			
	脂質目標量（％E）	20～30			
	炭水化物目標量（％E）	50～65			
食品構成	穀　　類（g）	700	600	700	600
	いも類（g）	70	70	70	70
	砂糖・甘味料類（g）	10	10	20	10
	豆　　類（g）	60	60	60	60
	種実類（g）	3	3	3	3
	緑黄色野菜（g）	120	120	120	120
	その他の野菜（g）	230	230	230	230
	果実類（g）	200	200	200	200
	きのこ類（g）	20	20	20	20
	藻　　類（g）	15	15	15	15
	魚介類（g）	60	60	70	60
	肉　　類（g）	100	100	120	100
	卵　　類（g）	50	40	50	40
	乳　　類（g）	300	300	300	300
	油脂類（g）	15	15	15	10
	P：F：C比	14：24：62	14：26：60	14：25：61	14：24：62

菓子類，嗜好飲料類，調味料・香辛料類などで総エネルギー量と三大栄養素量の10％程度を摂取するものとする．

般的に野菜や海藻類，良質のたんぱく質を含む魚介類やカルシウムなどの摂取が不足しやすい．

食品構成例を**表 8－6** に示す．この食品群のなかから，可能なかぎり幅広い食品を組み合わせ，朝昼夕，必要に応じて夜食へと配分し，変化に富んだ献立で食事ができるように指導する．栄養上の問題は栄養障害につながりやすい．適切な栄養摂取に必要な知識は，家庭での食事，学校給食や調理実習などで体験的に習得させることが望まれる．

表 8－7　不健康なダイエット行動予防のためのキャンペーン（点検してみよう！あなたの身体を！）の例

アセスメントの視点と課題	援助の目標		実施内容（各コーナーで提供するアセスメントと教育）
	行動目標	結果目標	
1．栄養状態 適正範囲内のBMIの維持	・健康的な食事の実践 ・適正な身体活動量の実践	・体重の安定 ・BMIが適正範囲内にある	身体計測および結果のフィードバックと情報提供 ・身体計測で，自分自身のBMI，体脂肪率，筋肉量などの状況を知る ・身長に個人差があるように体重にも個人差があることを理解する ・BMIは栄養状態の指標（低栄養・過剰栄養）であることを理解する ・適正な食事の実践と適正な身体活動の実践が，健康的な減量行動であることを理解する ・健康的な食事の実践と適正な身体活動の実践を行った結果の体重が，その人にとっての望ましい体重の目安であることを理解する
2．骨の健康 骨の健康の維持	・健康的な食事の実践 ・適正な身体活動の実践	・骨密度が適正範囲内にある ・骨密度の維持	骨密度測定および結果のフィードバックと情報提供 ・骨密度測定で，自分自身の骨の状況を知る ・適正な食事の実践と適正な身体活動量の確保が，骨密度と密接に関連していることを理解する
3．食生活 適正な栄養摂取の達成と維持	・健康的な食事の実践	・適正エネルギー量の摂取 ・適正栄養量の摂取	食事バランスガイドを教材とした栄養教育（1日分の食事の評価と改善目標の設定） ・ワークシートを活用し，1日分の食事を思い出し法で記録する ・食事バランスガイドにあてはめ，1日分の食事評価を行う ・より健康的に食事を改善するための方法を話し合う ・改善に向けて，食行動目標を設定する ・実行度をセルフモニタリングするため行動観察の記録を促す
4．身体活動 適正な身体活動量の達成と維持	・適正な身体活動の実践	・適正な身体活動量の確保・適正体重の維持	運動の専門職と連携した体力測定と健康教育 ・生活活動調査で身体活動レベルを知る ・握力や背筋力などの筋力測定，肺活量の測定などで自分の状況を知る ・ストレッチなど簡単な運動の実践指導を行う

この事例は高校の文化祭などのイベントとして，学校と地域の保健センターや栄養士養成施設が連携して実施することを想定している．

（事例提供：大阪樟蔭女子大学　鈴木朋子より）

2．望ましい食習慣と自己管理能力の習得

思春期の食習慣は学童期の延長線上にある．しかし思春期は，それまでのよい習慣も崩れやすく，逆に本人の自覚が高まれば習慣改善の好機にもなる．

学業や容姿・体型への関心は高くなるので，適切な生活習慣が知力を高め，心身不調を改善することを実感させたい．自立心の芽生えを尊重し，自分の問題点に自ら気づくような質問票を使用したり，ゲームを用いた自己評価法なども考えられる．

「おいしく食べる」「楽しく食べる」体験を通じて食への関心を高めることが望ましい食習慣の基本となる．そのうえで食材の購入や簡単な調理などを実体験させ，段階的に自己管理能力を習得させる．将来一人暮らしをするとしたら，あるいは家庭生活を営むとすれば，どんな生活スキルが必要になるかを具体的に想像させると，自己管理能力の課題とその重要性を自覚させることができる．

思春期の生徒を対象とした健康キャンペーンの例を**表8－7**に示す．

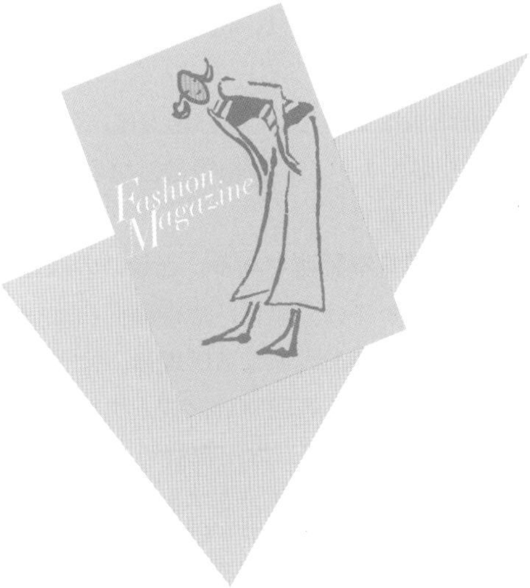

国家試験問題（8思春期）

8-1 第22回（97）

思春期に関する記述である．正しいものの組合せはどれか．

a　年間体重増加量の最大となる時期は，女子が男子より早い．

b　高度な肥満は，性機能を障害する．

c　卵胞発育は，初経発来後に開始する．

d　女子では思春期を通じて，見かけのカルシウム吸収率は変わらない．

(1)　a と b　(2)　a と c　(3)　a と d

(4)　b と c　(5)　c と d

8-2 第27回（100）

思春期の女子に関する記述である．正しいのはどれか．1つ選べ．

(1)　思春期発育急進現象（思春期スパート）の開始は，男子より遅い．

(2)　卵胞刺激ホルモン（FSH）の分泌量は，思春期前に比べ低下する．

(3)　カルシウム蓄積速度は，思春期前半に最大となる．

(4)　貧血の多くは，巨赤芽球性貧血である．

(5)　神経性食欲不振症は，男子より少ない．

8-3 第28回（98）

思春期の女子に関する記述である．正しいのはどれか．1つ選べ．

(1)　思春期前に比べ，エストロゲンの分泌量は低下する．

(2)　思春期前に比べ，卵胞刺激ホルモン（FSH）の分泌量は増加する．

(3)　思春期前に比べ，体脂肪率は低下する．

(4)　カルシウム蓄積速度は，思春期後半に最大となる．

(5)　思春期発育急進現象（思春期スパート）の開始時期は，男子より遅い．

8-4 第30回（94）

思春期の女子の生理的特徴に関する記述である．正しいのはどれか．1つ選べ．

(1)　エストロゲンの分泌量は，低下する．

(2)　卵胞刺激ホルモン（FSH）の分泌量は，低下する．

(3)　黄体形成ホルモン（LH）の分泌量は，低下する．

(4)　1日当たりのカルシウム蓄積量は，思春期前半に最大となる．

(5)　鉄損失量は，変化しない．

8-5 第33回（94）

思春期の男子に関する記述である．正しいのはどれか．1つ選べ．

(1)　性腺刺激ホルモンの分泌は，思春期前に比べ低下する．

(2)　年間身長増加量が最大となる時期は，女子より早い．

(3)　見かけのカルシウム吸収率は，成人男性より低い．

(4)　1日当たりのカルシウム体内蓄積量は，思春期前半に最大となる．

(5)　鉄欠乏症貧血は，思春期の女子より多い．

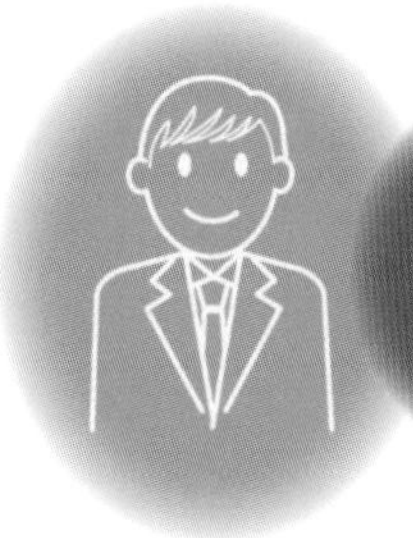

9 成 人 期

成人期の栄養は，成長期の成長に必要な栄養とは量的にも質的にも違ってくる．日常の活動に必要な各栄養素量を確保し，健康を保持・増進することが成人期の栄養摂取の目的である．思春期・青年期から成人前期の健康状態は，成人後期の健康に影響を及ぼし，さらに高齢期の健康にも影響し，さらに健康寿命の延伸にも関わってくる．

1 成人期の特性

一般に，成長発達の著しい小児期（成長期）を過ぎた 18 歳ごろより，成人として扱われる．およそ 18～22 歳ごろには，身長や体内諸臓器の成長はしだいにゆるやかになり，ほぼ完成する．

心身の成長発達を遂げ，社会的に自立し，自律できるようになった人間を成人とよぶ．しかし，現代は身体の成熟発達や知的能力の発達と，情緒，意志など社会性の面での発達との乖離が大きく，また社会に出るまでの期間が延長してきた結果，精神的・心理的・社会的に自立できず，自律できない未熟な成人が増えてきている．これは成人の栄養問題で考慮しなければならないことでもある．成人期は，身体発育に必要な栄養量を必要とする小児期と異なり，日常の身体活動と健康の保持，増進および疾病予防のために適正な各栄養素量を確保することが栄養摂取の目的である．

最近，生活習慣病の若年化が問題になっているが，発症頻度の高い年代になって気をつけるのではなく，そこに至るすべての年代で生活習慣に注意しなければならない．

人生のもっとも充実した輝やかしい成人期と，次に迎える高齢期の健康づくりやフレイル予防を視野に入れて，よりよい食生活とはどういうものかを探究していきたい．

1．青年・壮年・中年期の特徴

1）青年期（思春期以後，29 歳まで）

青年期で身体的成長はほぼ完成するが，筋肉は訓練により徐々にではあるが，なお発達する時期である．精神的成長はそれぞれの環境によって個人差はあるが，社会的に自立する準備期間でもあり，また社会生活の初期段階でもある．

青年期は小児期についで死亡者数・有病者数の少ない年齢階層で，体力的にはもっとも活発な働きができる年代であり，女性は妊娠・出産という生殖の役割を達成する重要な時期である．この年代からすでに老化は部分的に始まるが，適度な身体活動と適正な食生活によって老化の進行を遅らせ，体力を増進しながら，精神的な面でも成熟・充実をはかることが肝要である．

2）壮年期（30～49歳）

壮年期は心身ともに充実し，社会では中心となって活躍する時期である．家庭においても，子どもを保護育成し社会に送り出す責任を果たしている．

30歳を過ぎると，すべての組織・臓器や諸機能は多少衰退の過程に入るが，まだまだ活力のみなぎった生活を送ることができる．40歳代に入ると体力の低下や疲労感を自覚するようになり，30代にはなかった体の衰えに直面する．反面，年齢とともに諸責任の範囲も広く重くなり，体力とのバランスがくずれる場合もありうる．

女性では40代半ばから月経はしだいに不順になり，排卵もなくなって**閉経期**に入る．ほぼ45～55歳ごろに**更年期障害**がみられるが，個人差が大きい．

この年代は男女とも自分の健康を過信せず，食生活にきめ細かな配慮が必要である．家庭においては，子どもの食習慣形成によい影響を及ぼすことが求められる時期でもある．

3）中年（実年）期（50～64歳）

中年期は初老期ともいわれ，高齢期の前段階でもある．**加齢**によって身体の各種の適応力や機能が低下し，諸種の**退行性変化**が顕在化し，それらの変化は進行する．不可逆性の変化が多く，疾患の治療にも長い時間と多くの労力が必要になる．

生活習慣病の発症には，社会環境，生活環境とともに，個人の体質，ライフスタイル，食事内容や食事のとり方などが関与し，長年の不適切な生活習慣が誘因となることから，この呼称が用いられるようになった．

この年代は精神的にも特有の健康障害，とくに退行性精神障害がみられ注意を要する．更年期うつ病，初老期うつ病は注目すべきで，食行動や食事の面でも配慮しなければならない．しかし，心身の衰えがある一方で，過去の蓄積によって培われた知識，知恵，理解力，判断力，総合力などは衰えることなく，社会的・経済的また人間関係もほぼ安定して充実する年代でもあるが，そこに至るまでの40～50歳代は管理職，その後は停年退職にも直面する．現在のような構造的不況下にあっては，合理化にともなうストレスにさらされ，家庭，職場で男女ともストレスコントロールが重要であり，人間まるごとの全人的健康管理が必要となる．

以上は社会生活を営む一般的な健常人の加齢にともなう各期の特徴であるが，当然ながら青年期から壮年期に，次に中年期やがて高齢期へと，加齢とともに人々の間に健康状態に差が生じ，さらに寿命に直接，間接的に影響を及ぼすことはここにいうまでもない．

「今日は明日のために」の延長を日々心がけ，食生活を中心とした健康づくりを自覚し，自立して生活できる成人期を送りたいものである．

2．社会的環境

女性の社会進出は，男女雇用機会均等法などの制定を受け，また社会状況の変化もあって，年々増加し，職場や家庭の状況に影響を与えている．超高齢社会が到来し，少産少死の時代である．成人年代はいま大きな社会の転換期のなかにあって，多彩な問題に直面している．

1）職　場

高度成長のあとにきた構造的不況のなかにあって，ストレッサーの多い社会となっている．近年は産業構造とからみ，一般従業員から管理職，トップマネジメントの立場に至るまで，男女を問わず職場ストレス問題は起きている．働く人の健康と幸せを損なっているのである．

成人の年代では，職業の種類，仕事の性質，職務のあり方，職場のシステム，処遇，企業の業績，個人的な属性（背負っている諸問題）などで差が大きく，一方では，働く女性は女性特有のストレス問題に直面している．

2）家　庭

家庭の崩壊が話題になっている．離婚や家庭内離婚が増加している．また，家庭のホテル化は家族のコミュニケーションを阻害している．家族構成員の生活様式が異なってきたことも原因の一つである．子どもの受験戦争，就職，結婚，親の病気と死，企業内の出世競争，定年，住宅ローン，教育費など，ストレス要因は多い．**家庭のオアシス機能**の回復は緊急な課題であるが，とてもむずかしい．

食や栄養との関連では，外食産業の隆盛，加工食品の増加などの社会状況は，まな板と包丁のない家庭さえ生んでいる．家庭での食の提供機能や食のしつけ機能の低下は，偏食やペットボトル症候群の子ども，若者を生じさせている．

ストレス解消や食の欲求の果てしない増大は，グルメブームをよび，自ら栄養性健康障害を招いている．

3）サーカディアンリズムの乱れ

生体は，地球上に生命体が誕生して以来，地球リズムに同調したような生体リズムのもとに生命活動を営んでいる．**サーカディアンリズム**（概日リズム：おおむね24時間の周期性を示す生体現象）は，生体リズムの一つである．サーカディアンリズムは健康と密接な関連をもっている．

生体機能の多くは，サーカディアンリズムと同調している．サーカディアンリズムは，体温，心拍出量，心拍数，血圧，呼吸数，酸素消費量，血中ホルモンその他の生化学成分，尿量，尿成分，胃液，神経活動，筋力，反応時間など，多くの身体機能にみられるもので，動的恒常性をともなっている．これらのサーカディアンリズムとライフスタイルが一致しないと，睡眠が浅く，疲労回復が遅延し，作業能力が低下し，体重が減少してくる．

たとえば，昼夜交替勤務者では，昼と夜のライフスタイルが混在することになり，ストレスになる．夜勤後の昼間の睡眠では，夜の睡眠に比して，次のような理由で十分な熟睡ができない．

① 周りが明るい．

② 気温が高い．

③ 騒音が大きい．

④ 家族の昼型ライフスタイルの影響.

夜勤専従者では，夜間に順応した生体リズムが形成されるまでに長時間を必要とする．体温のリズムを昼夜逆転するためには，10年以上を必要とするといわれている．国際エアラインの乗務員は時差の影響を大きく受けるが，これによりサーカディアンリズムにゆがみが生じ，疲労，睡眠障害，高血圧，虚血性心疾患，胃潰瘍など，ストレスによる心身の障害を生じやすいとされている．

現代の職業にはシフトワークが多く，また個人生活面でも夜更かしが多い．社会も24時間化都市などと，大都市は眠らなくなっている．それだけに，生体リズムを乱しやすいといえる．

2 成人期の栄養上の特徴

成人期は，急速に変化する発育期とは異なり，成長・発育は止まり，諸臓器も十分成熟しているので，発育に要する栄養素は不要で，その機能を維持するための栄養素をとればよいことになる．しかし，20歳代ではまだ諸臓器の発達が徐々につづいている．30歳代を過ぎると諸臓器は衰退過程に入る．40歳代からはいわゆる**生活習慣病年代**となり，もろもろの生活習慣病が顕在化してくる．

生活習慣病は若年期からの**生活習慣**，とくに食生活の影響が大きいので，体力や健康に自信のある青年期からの**食生活**，日常生活を適正にして，よりよい健康の維持増進につとめるとともに，生活習慣病を防ぎ，老化をできるだけ遅らせ，やがて訪れる高齢期の健康と健康寿命の伸延をはかるのが成人期栄養の目的である．

1．成人期の食生活の現状

国民健康・栄養調査の結果の推移をみると，成人期には以下の特徴がみられる．

1）栄養素等摂取状況

平成30年の栄養素等摂取状況（20歳以上平均）の推移をみると，平均エネルギー摂取量およびたんぱく質摂取量は男女とも60歳代がもっとも高く，動物性たんぱく質比率56.9％，炭水化物エネルギー比率52.9％，脂肪エネルギー比率は約28.1％といずれもほぼ横ばいである．脂肪エネルギー比率は年齢が高いほど低く，炭水化物エネルギー比率は年齢が高いほど高い．

食塩摂取量は，平成30年の調査では女性より男性のほうが多く，20歳以上10.1g（男性11.0g，女性9.3g）で，この10年間で有意に減少した．

栄養バランスのとれた食事の摂取状況については，平成27年の調査では主食，主菜，副菜を組み合わせた食事を1日2回以上食べることが「ほとんど毎日」の割合は45.4％，女性49.0％で，若い世代ほど低い傾向にあった．主食・主菜・副菜を組み合わせることの必要なことは知っているができないのは「手間がかかる」の割合がもっとも高い．

2）食品の摂取状況

野菜の摂取量は平均 300 g に満たない（平成 30 年の成人平均値は 281 g）．年齢が高くなるほど多いが，もっとも多い 60 歳代でも，約 60 %の者が「健康日本 21」（第 2 次）の目標の 350 g に達していない．摂取量の少ない 20 歳代では 80 %の者が不足している．

果実の摂取量は成人平均で 100.9 g であり，30 歳代 54.9 g，50 歳代 73.3 g，70 歳代 158.8 g と，年齢が高くなるほど多いが，目標摂取量 160 g には達していない．

3）生活習慣に関する状況

朝食の欠食率は男性約 15.3 %，女性 9.0 %で，男性，女性とも 20 歳代がもっとも多い（男性 29.9 %，女性 18.9 %）．推移をみると男性 20〜30 歳代が減少しているが，平均では横ばいである．

飲酒習慣のある者は，男性のほうが多く，生活習慣病のリスクを高める量（1 日当たり純アルコール量で男性 40 g，女性 20 g）を飲酒している者は男性 15.0 %，女性 8.7 %で，男女とも 50 歳代がもっとも高い．年次推移をみると男性は横ばい，女性は増加している．

習慣的な喫煙の状況は，総数で男性で 29.0 %，女性で 8.1 %で 40 歳代男性がもっとも高く約 40 %，女性で 12.3 %である．男性，女性ともに，年次推移をみると下降している．

4）身体状況

肥満（BMI≧25）は，男性約 32.2 %，女性 21.9 %で，男性の 40 歳代と女性の 70 歳代が高値を示し，年次 10 年間の推移をみると，男女ともに横ばいであり，低体重（BMI 18.5 kg/m^2）は総数で男性 3.9 %，女性 11.2 %で，20 歳代の女性がもっとも多く 19.8 %を占めている．

収縮期（最高）血圧 140 mmHg 以上の者の割合は，男性 36.2 %，女性 26.0 %で，年次推移をみると下降を示している．血中コレステロールが 240 mg/dl 以上の割合は，男性 12.4 %，女性 19.8 %で 10 年間の変化はない．

「糖尿病が強く疑われる者」の割合は，男性 18.7 %，女性 9.3 %と年齢が高くなるほど高値を示している．10 年間の増減をみると増減は認められない．

5）運動習慣および睡眠の状況

運動習慣のある者の割合は，男性 31.8 %，女性 25.5 %である．男性とも，女性 20 歳代がもっとも低い．男女とも 70 歳以上がもっとも高い（運動習慣 1 日 30 分以上の運動を週 2 回以上継続している者）．1 日の睡眠時間は男女とも 6〜7 時間で，十分とれていない人（6 時間未満の者）の割合は男女とも 40 歳代で男性 36.1 %，女性 39.6 %におよんでいる．男性 30〜50 歳代，女性 40〜60 歳代は 4 割を超えている．

2．成人期の食生活・日常生活指導

1）食品構成

「日本人の食事摂取基準（2020 年版）」および「健康日本 21」（第 2 次）を参考に，食品構成を立てる（食品構成例は p. 23 参照）．その方針を以下に示す．

① 1日当たりの脂質エネルギー比率を 20〜30 %にする（飽和脂肪酸エネルギー比率は 7 %以下を目標とする）．

② 1日当たりの食塩摂取量を男性 7.5 g 未満，女性 6.5 g 未満にする．

③ 1日当たりの野菜摂取量を 350 g 以上にする．

④ カルシウムに富む食品（牛乳・乳製品，豆類，緑黄色野菜）の摂取量を，牛乳・乳製品 130 g，豆類 100 g，緑黄色野菜 120 g 以上にする．

⑤ 主食のエネルギー比率を 40〜50 %にする．

2）日常生活指導

日常の生活は健康的な睡眠，運動，食習慣によって心身の健康が維持できるような日常生活の目標を示す．

① 自分の適正体重を認識し，体重コントロールを実践する．

② 朝食を食べる．3食とも量的に偏りがないようにする．

③ 1日最低1食は，きちんとした食事を，家族など2人以上で楽しく，30 分以上かける．

④ 外食や食品を購入するときに栄養成分表示を参考にする．

⑤ 自分の生活習慣に問題があると思う場合は，改善につとめる．

⑥ 間食をとりすぎないようにし，夜食は避け，夕食は寝る3時間前までにすませる．

⑦ 食事はゆっくり時間をかけ，食事時間は規則正しくする．

⑧ 日ごろから「散歩」「速く歩く」「乗り物やエレベータを使わずに歩くようにする」など意識的に身体を動かす．1日平均 9,000 歩以上歩くことを目標にする．

⑨ 週2回以上，1回 30 分以上の息が少しはずむ程度の運動の習慣をつける．最初の運動としては，まずウォーキングから実行する．

⑩ 睡眠による休養は十分とる．

⑪ 自分自身のストレスの状況を正確に理解する．趣味や旅行など気分の転換をはかる．

⑫ 適度な飲酒を守る．

⑬ 禁煙をする．

3 生活習慣病

生活習慣病とは「食習慣，運動習慣，休養，喫煙，飲酒などの生活習慣がその発症，進行に関与する疾病群」と定義されている．

1．生活習慣病の危険因子

図 9-1 に示すように運動不足，食生活，飲酒，喫煙，ストレスなどが生活習慣病と深く関わっている．これらの生活習慣を改め，つねに適正体重（BMI，p. 170）に近づけるようにし，肥満や痩せに対する自己管理を心がけることも大切である．とくに，内臓脂肪型肥

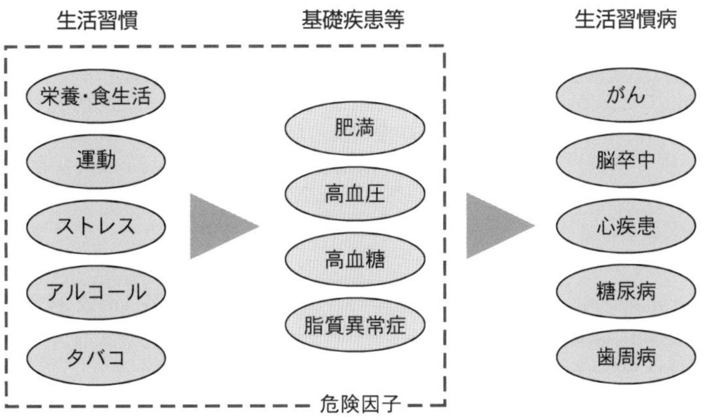

図 9－1　生活習慣病につながる危険因子

満によって高血圧，脂質異常，高血糖などが引き起こされやすくなった状態は**メタボリックシンドローム**といわれ，内臓脂肪の減量に重点を置く（p. 179 参照）．

現在，日本人の死因の 1 位から 3 位を占めているがん，心臓病，脳卒中，また最近，増加が著しい糖尿病などが生活習慣病である．生活習慣を改善することで危険因子を減らし，最終的には疾患の発症や進行を予防する．

2．生活習慣病予防対策

1）健康日本 21（第 2 次）

わが国では 2000 年 3 月に 21 世紀における国民健康づくり運動として，一次予防を重視し，ふだんから健康増進につとめ生活習慣病の予防のための生活改善に心がけ，壮年期死亡の減少，健康寿命（認知症や寝たきりにならない自立した生活）をうながすことを目的として「**健康日本 21**」が発表され，**ヘルスプロモーション***にもとづく健康づくりの新しい考えが導入された．これは国民一人ひとりが，自ら自分の健康に気づき，いきいきと暮らせる社会を目標に自主的に取り組む健康づくり運動で，個々人の運動を国，市町村はもとより地域，学校，職場，医療保険者や健康づくりに関わる関係団体が支援し，さらにその環境の整備をはかろうというものである．

これを具体的にすすめるための行動指針が「**食生活指針**」であり，この運動を推進するために平成 14 年「**健康増進法**」が公布された．また平成 17 年には「**食事バランスガイド**」（p. 25 参照）が作成された．「健康日本 21」は平成 24 年度末で終了し，新たに「健康日本 21」（第 2 次）が策定された．「健康日本 21」の最終評価については目標達成にいたらなかったものも多く，その原因は社会の変動による生活様式の変化，少子高齢化が予測以上に進展したことがあげられる．「健康日本 21」（第 2 次）は旧基本方針の理念にもとづき内容

***ヘルスプロモーション▶** 1986 年 WHO がカナダのオタワで開催した第 1 回ヘルスプロモーション国際会議のなかで示された新しい考え方である．ヘルスプロモーションとは「人々が自らの健康をコントロールし，改善できるようにするプロセスである」とオタワ憲章のなかで述べられている．

健康は生きる目的でなく毎日の生活のための資源であること，単なる肉体的な能力以上の積極的な概念であるといわれている．ヘルスプロモーションは「健康的な公共政策づくり」「健康を支援する環境づくり」「地域活動の強化」「個人的スキルの開発」「ヘルスサービスの見直し」を柱としている．

表9－1　健康日本21（第2次）「栄養・食生活」の目標

項　目	現　状	目　標
①適正体重を維持している者の増加［肥満（BMI 25以上），やせ（BMI 18.5未満）の減少］	20～60歳代男性肥満者の割合31.2％，40～60歳代女性肥満者の割合22.2％，20歳代女性やせの者の割合29.0％（平成22年）	20～60歳代男性肥満者の割合28％，40～60歳代女性肥満者の割合19％，20歳代女性やせの者の割合20％（平成34年度）
②適切な量と質の食事をとる者の増加		
ア．主食・主菜・副菜を組み合わせた食事が1日2回以上の日がほぼ毎日の者の割合の増加	68.1％（平成23年）	80％（平成34年度）
イ．食塩摂取量の減少	10.6g（平成22年）	8g（平成34年度）
ウ．野菜と果物の摂取量の増加	野菜摂取量の平均値282g 果物摂取量100g未満の者の割合61.4％（平成22年）	野菜摂取量の平均値350g 果物摂取量100g未満の者の割合30％（平成34年度）
③共食の増加（食事を1人で食べる子どもの割合の減少）	朝食：小学生15.3％，中学生33.7％，夕食：小学生2.2％，中学生6.0％（平成22年）	減少傾向へ（平成34年度）
④食品中の食塩や脂肪の低減に取り組む食品企業および飲食店の登録数の増加	食品企業登録数14社 飲食店登録数17,284店舗（平成24年）	食品企業登録数100社 飲食店登録数30,000店舗（平成34年度）
⑤利用者に応じた食事の計画，調理および栄養の評価，改善を実施している特定給食施設の割合の増加	＜参考値＞管理栄養士・栄養士を配置している施設の割合70.5％（平成22年）	80％（平成34年度）

（厚生労働省：2012年7月策定より）

を見直し，具体的な目標を設定し10年を目途として評価するものである（**表9－1**）．

基本方針

① 健康寿命の延伸と健康格差の縮小

健康寿命は現状（平成22年），男性70.42年，女性73.62年であるが，平均寿命分を上回ることを目標としている．さらに地域，社会環境による格差の縮小．

② 主要な生活習慣病予防と重症化予防の徹底

主要死亡原因であるがん，循環器疾患，重大な合併症を引き起こす糖尿病，急速に増加すると予測されるCOPD（慢性閉塞性肺炎）の予防の徹底，特定健康診査，特定保健指導の実施の推進．

③ 社会生活を営むために必要な機能の維持および向上

幼児期から高齢期まで，それぞれのライフステージにおいて心身機能の維持および向上．

④ 健康を支え守るための環境の整備

地域，職場など社会全体が相互に支え合いながら健康を守る環境の整備．

⑤ 栄養・食生活，身体活動・運動，休養，飲酒，喫煙，歯・口腔の健康に関する生活習慣の改善

2）標準的な健診・保健指導プログラム

「健康日本21」の推進とともに健康診断，健康診査（健診）は医療保険各法にもとづいて

行われてきた．平成17年9月に「健康日本21」の中間評価がだされ，これによると糖尿有病者・予備軍の増加，肥満者の増加（20～60歳代男性）や野菜摂取量の不足，日常生活における歩数の減少など健康状態，生活習慣の改善がみられなかった．

そこで生活習慣病予備軍の確実な抽出と保健指導の徹底が必要となり，そのために保健指導員の質の向上が求められてきた．

平成17年12月に「医療制度改革大綱」が取りまとめられ，生活習慣病の予防が中長期的な医療費適正化対策の柱の一つとして位置づけられた．このようななかで厚生労働省では「1に運動，2に食事，しっかり禁煙，最後にくすり」のスローガンを掲げ，各個人が生活習慣を自主的に改善することを支援するために，国では具体的な戦略や健診の内容，保健指導に対するプログラムを提示した．その具体的な行動指針として「標準的な健診・保健指導プログラム」（平成19年4月），「禁煙支援マニュアル」（平成18年5月），「健康づくりのための身体活動基準2013」（p. 240参照）が示され生活習慣病予防の徹底をはかることとなった．

標準的な健診・保健指導プログラムの特徴

① 平成20年4月から医療保険者に対して糖尿病など生活習慣病に関する健康診査（特定健診）と保健指導（特定保健指導）の実施が義務づけられた．

② 内臓脂肪症候群（メタボリックシンドローム）の概念を導入した．

③ これまでの健診項目を見直した．

④ 生活習慣病の発症・重症化の危険因子の保有状況により対象者を階層別に分類し，各階層により適切な保健指導ができるようにした．

⑤ 保健指導は医師，保健師，管理栄養士が行い，確実に行動変容をうながすことを目指すこととし，対象者は40～74歳としている．

⑥ 医療保険者は健診結果の経年変化，将来予測をふまえ，各種データ分析などを通じて集団としての健康課題を設定し，目標に沿った保健指導を計画的に実施する．

4 生活習慣改善のための栄養アセスメント

健診結果から身体状況，生活習慣さらに対象者の性格，家庭環境，職場環境を把握し，行動変容に対する状況や健診に対する価値観などから総合的にアセスメントする．

生活習慣病予防のための標準的な健診・保健指導プログラム（例）

1）健診項目

【必須項目】

① 臨床診査（身体所見）：既往歴，業務歴，自覚症状

② 身体計測：身長，体重，BMI，腹囲（内臓脂肪面積）

③ 血圧測定

④ 血液化学検査：トリグリセリド(TG)，HDL-コレステロール，LDL-コレステロール，肝機能(AST，ALT，γ-GT)，血糖検査(空腹時血糖またはHbA1c)，血清クレアチニン(eGFR)

⑤ 尿検査：尿糖，尿たんぱく

【選択項目】医師が必要とした場合

心電図検査，眼底検査，貧血検査〔赤血球数，血色素量(ヘモグロビン値)，ヘマトクリット値〕，その他医師が必要と判断したもの.

2）生活習慣調査

食生活，身体活動，運動習慣，休養・睡眠，飲酒，喫煙，健康意識，生活習慣改善に関する行動，ストレスなど.

3）保健指導対象者の選定と階層化

(1）内臓脂肪型肥満をともなう場合の選定

内臓脂肪蓄積の程度を測定するために腹囲を用いている. さらに内臓脂肪症候群（メタボリックシンドローム）の判定基準となっている高血糖，高血圧，脂質異常などのリスクを評価する項目を用い，これらのリスク要因が増加するほど心疾患（心筋梗塞，狭心症）などが発症しやすくなることからリスク要因の数で分類する. 保健指導の効果をあげるために「**情報提供**」「**動機づけ支援**」「**積極的支援**」の3グループに分類している.

分類（階層化）

1．腹囲　男性≧85 cm　女性≧90 cm を選び出す.

2．検査結果と生活習慣調査によりリスクの数をカウントする.

① 血糖　a．空腹時血糖　100 mg/dl*以上　または
　　　　b．HbA1c の場合　5.6 %以上　または
　　　　c．薬剤治療を受けている場合（質問票より）
　　　　*メタボリックシンドロームの判定基準は空腹時血糖 110 mg/dl 以上

② 脂質　a．トリグリセリド（TG）　150 mg/dl 以上　または
　　　　b．HDL-コレステロール　40 mg/dl 未満　または
　　　　c．薬剤治療を受けている場合（質問票より）

③ 血圧　a．収縮期　130 mmHg 以上　または
　　　　b．拡張期　85 mmHg 以上　または
　　　　c．薬剤治療を受けている場合（質問票より）

④ 質問票（生活習慣）　喫煙，飲酒，運動，歩行速度，食生活，睡眠，食物をかんで食べる状態

①～③は内臓脂肪症候群（メタボリックシンドローム）の判定項目，④はその他の関連リスクとし，④喫煙歴については①～③のリスクが1つ以上の場合にのみをカウントする.

①～④のリスクのうち，2以上の対象者は積極的支援，1の対象者は動機づけ支援，0の対象者は情報提供とする.

腹囲が男性＜85 cm，女性＜90 cm であっても，BMI≧25 の場合は，①～④のリスクのう

ち，３以上は積極的支援，１～２は動機づけ支援，０は情報提供とする．

情報提供：生活習慣病の特性や生活習慣の改善に関する基本的な情報を提供する．画一的なものではなく，健診の結果から個別のニーズ，生活習慣に即したものとする．

動機づけ支援：生活習慣の改善に対する個別の目標を設定し，自助努力によって行動変容可能となるような動機づけに関する支援を行う．支援の方法は情報の提供と個別面接によるものとし，６カ月以上経過後に行動目標の達成，身体状況，生活習慣の変化など評価する．

積極的支援：動機づけ支援に加えて定期的，継続的な支援により自ら行動目標を設定し目標達成に向けて実践に取り組み，支援プログラムが終了した後も継続できることを目指す．支援の方法は個別支援，グループ支援と面接を行い，電話，e メール，Fax，手紙などで実施状況を確認する．６カ月以上経過後に行動目標の達成，身体状況，生活習慣の変化など評価する．支援の例を**表９-２**に示す．

（２）内臓脂肪型肥満をともなわない場合

内臓脂肪型肥満と判定されない場合は高血糖，高血圧などの個別の生活習慣病として指導する．

5　生活習慣改善のための栄養ケア・プログラム

1．栄養ケア・プログラムの基本的な考え方

成人期のケア・プログラムは一次予防に重点を置き，生活習慣病の予防と疾病の早期発見と早期治療（二次予防）によって，疾病が進行しないうちに治すことを基本にしている．メタボリックシンドロームの概念を取り入れた生活習慣病予防検診，各種がん検診，人間ドックによる検診の受診率をあげることと，住民の健康づくりに対する意思や意欲を高めるための普及啓発運動を社会全体で支援することを基本にプログラムをつくる．

プログラムの作成にあたっては，人々のニーズや生活様式，価値観が多様化していることをふまえ，一人ひとりの価値観にもとづいた主体的な生活習慣の改善を支援することが求められている．

2．栄養ケア・プログラムの特徴

生活習慣病は長年の生活習慣に起因し，自覚症状がない間に進行する．さらに疾患発症の予測が可能なことが特徴である．保健指導の重要な点は，対象者が健康的な行動変容の方向性を自ら導きだせるように支援することである．自覚症状がなくても発症のリスクがあることや，生活習慣の改善でリスクが少なくなる．さらには長年築いた生活習慣を改善することは非常にむずかしいが可能であることを理解してもらう．

そのために繰り返しあらゆる方策を用いて支援を行うことや，個別支援のみではなくグループ面接，グループディスカッションなど客観的に自己の生活習慣を振り返ることで改

表 9－2　生活習慣病予防のための個別支援（6カ月にわたり継続した支援の例）

支援の種類	回数	時期	支援形態	支援内容
初回面接	1	0	個別支援	①健診結果と生活習慣の関係の理解 ②自らの生活習慣を振り返り，改善の必要性を理解する ③体重・腹囲・血圧，歩数などのセルフモニタリング ④3カ月の目標，行動目標を立てる ⑤運動実施計画を立て，健康増進施設との連携をはかる
継続的な支援	2	2週間後	電話	①生活習慣の振り返りを行い，行動計画の実施状況の確認や必要に応じた支援をする ②中間評価を行う ③栄養・運動などの生活習慣の改善に必要な実践的な指導をする ④行動計画の実施状況の確認と確立された行動を維持するために賞賛や励ましを行う
	3	1カ月後	個別支援	
	4	2カ月後	eメール	
	5	3カ月後	グループ支援	①栄養・運動などに関する講義・実習 ②体重・腹囲・血圧などを測定，家庭実践記録の確認，目標修正
	6	4カ月後	eメール	①生活習慣の振り返りを行い，行動計画の実施状況の確認や必要に応じた支援をする ②中間評価を行う ③栄養・運動などの生活習慣の改善に必要な実践的な指導をする ④行動計画の実施状況の確認と確立された行動を維持するために賞賛や励ましを行う
	7	5カ月後	eメール	
評価	8	6カ月後	個別支援	①身体状況や生活習慣に変化がみられたかを確認する

善の糸口をみつけることも効果があがる．

3．栄養ケア・プログラムの手順

（1）目　標

目標の設定にあたっては自らが改善すべき生活習慣に気づき，実行可能な目標を対象者自身が決め，各個人がよりよい健康のための行動をとることができるように援助する．トップダウン型のアプローチや個人の責任だけを強調する計画であってはならない．

（2）対象者の選定

年齢，ライフステージ，健康診査〔基本健康診査により肥満者（内臓脂肪型肥満），高血圧，糖尿病者などを抽出するなど〕．

（3）実施時期・期間

実施時期・期間が目的を達成するために十分であること．

（4）内　容

① 対象者のニーズに合ったものであること．

② 目的が達成できる内容であること．

表 9－3　青年期，壮年期，中年期の生活危険因子

	青年期（20 歳代）		壮年期（30 歳代）		中年期（50 歳代）	
	男 (%)	女 (%)	男 (%)	女 (%)	男 (%)	女 (%)
喫煙（習慣的*1）	25.7	10.8	37.4	9.8	35.2	10.2
飲酒（生活習慣病のリスクあり*2）	9.4	8.6	14.2	9.1	22.4	15.6
肥満 BMI≧25	17.8	10.7	33.0	11.5	37.2	19.2
痩せ BMI≦18.5	11.5	19.8	3.4	19.3	3.6	10.4
高血圧*3　Ⅰ度	5.4	1.2	12.0	2.0	29.4	19.2
高血圧*3　Ⅱ度	0.0	0.0	3.7	0.0	10.9	4.6
高血圧*3　Ⅲ度	0.0	1.2	1.9	0.5	2.5	1.5
欠食（朝食）	29.9	18.9	28.3	12.7	18.0	13.0
糖尿病が強く疑われる者*4	0.0	0.0	1.0	0.6	18.6	4.7

*1習慣的に喫煙している者のうち，「毎日吸う」または「ときどき吸っている」者.
*2 1日当たりの純アルコール量　男 40 g，女 20 g.　*3日本高血圧学会の分類.　*4HbA1c>6.5％.
（平成 30 年国民健康・栄養調査より）

③ 行動の変容につながる内容であること.

行動の変容につなげるためには，対象者が自分の生活習慣の不適切なところを，ありのままを認めることから始まり，相談をしながら実行できることを考え，参加意識をもたせるようにする．そのためには，講義，実習，グループディスカッション，宿題，ゲームなどを組み合わせると効果があがる.

（5）評　価

身体状況，生活習慣改善を中心に評価するために具体的な評価項目をつくる.

① 自己評価票（自分の目標に対して実行したか，たとえば飲酒は週 3 回で 1 回に 1 合など）
② グループ別評価
③ 体重表（グラフ）
④ 歩数表（グラフ）

4．青年・壮年・中年期の栄養ケア・プログラムの特徴と課題

1）青年期

身体的には生殖機能は完成し，子どもから大人に移行していく時期で，学生生活や単身生活で生活習慣に問題は多い．支援は学校，職場を通じたものに重点を置く.

2）壮年期

社会的には働き，子どもを育てるなど充実した時期である．精神障害，身体障害が増加しはじめる．死亡の 1 位は自殺で，ついで，がん，事故の順である.

自分や家族の健康を考える時期である．支援は職場，家庭を中心とする.

3）中年期

身体機能が徐々に低下，高齢期の準備として必要な時期である.

健康が気になる時期で通院，入院が増加する，高齢期にそなえて生活の質を視野に入れて自らの健康を設計することが重要である．支援は，職場，家庭，地域を中心とする．

各期における生活危険因子を**表 9－3** に示す．

5．栄養ケア・プログラムの実際

生活習慣病のスクリーニングと栄養ケア・プログラムの例を**表 9－4，5** に示した．

6　生活習慣病予防と栄養ケア

1．肥　満

消費エネルギーより摂取エネルギーの過剰が一定期間続いた結果，過度の**体脂肪蓄積**による体重増加の状態が肥満で，性，年齢，身体活動状況，過剰摂取の程度などによって，肥満度，体脂肪のつき方，健康状態もさまざまである．肥満者の割合は，男性で 30～69 歳で約 30 ％あり，10 年間の推移をみると有意な差はない．女性では 60 歳以上で肥満の割合が多い（平成 29 年国民健康・栄養調査より）．

過剰栄養による疾患が現代の大きな社会問題となっているが，逆に栄養不足も，みのがすことはできない．**脳出血**，**心不全**（とくにたんぱく質不足と食塩過多），**鉄欠乏性貧血**（とくに鉄，たんぱく質不足），**骨粗鬆症**（とくにカルシウム不足），**低栄養性肝炎**などで，正しい食生活だけでは解決できない複雑な要素がからんでいる例も多い．

肥満はインスリン抵抗性の増大をもたらし，糖質代謝，脂質代謝，その他各種の内分泌代謝異常を併発する．その結果，肥満にともないやすい**合併症**は多く，おもなものは，心疾患，高血圧症，脂質異常症，糖尿病，高尿酸血症，脂肪肝，胆石症，呼吸器疾患，関節疾患などがみられる．

肥満のタイプ

肥満には，**皮下脂肪型肥満**と**内臓脂肪型肥満**の 2 つのタイプがある．

皮下脂肪型は皮下組織に脂肪がたまる肥満で，下半身に多く脂肪がつき，女性に多い．内臓脂肪型に比べて動脈硬化を引き起こす可能性が少ない．

内臓脂肪型は内臓（腹部）に脂肪がたまるタイプで，上半身に脂肪がつく中年以降の男性に多くみられる．皮下脂肪型に比して減量しやすいというのが特徴である．

【肥満の判定】

BMI	18.5 以上 25 未満	普通体重	
	25 以上 30 未満	肥満 1 度	肥満症
	30 以上 35 未満	肥満 2 度	
	35 以上 40 未満	肥満 3 度	高度肥満症
	40 以上	肥満 4 度	

【内臓脂肪蓄積の判定】

ウエスト周囲長（腹囲）

男性≧85 cm

女性≧90 cm

（内臓脂肪断面積　100 cm^2）

表 9－4　生活習慣病のスクリーニング（例）

事例：47 歳，男性，会社員．会社の集団検診（特定健診）を受診．
健診結果：身長 170 cm，体重 80 kg，腹囲 95 cm，BMI 27.6，血圧（収縮期・拡張期）140/84 mmHg，TG 250 mg/dl，HDL-Cho 43 mg/dl，血糖（空腹時）95 mg/dl，HbA1c 4.8 %，喫煙なし

【質問票】

No.	質問項目	回答（いずれかに○をお付けください）		
1～3	現在，a から c の薬を飲んでいますか			
1	a　血圧を下げる薬	① はい	**② いいえ**	
2	b　インスリン（糖尿病の薬）注射または血糖を下げる薬	① はい	**② いいえ**	
3	c　コレステロールを下げる薬	① はい	**② いいえ**	
4	医師から，脳卒中（脳出血，脳梗塞等）にかかっているといわれたり，治療を受けたことがありますか	① はい	**② いいえ**	
5	医師から，心臓病（狭心症，心筋梗塞等）にかかっているといわれたり，治療を受けたことがありますか	① はい	**② いいえ**	
6	医師から，腎臓が悪い（慢性腎不全等）といわれたり，治療（人工透析）を受けたことがありますか	① はい	**② いいえ**	
7	医師から，貧血といわれたことがありますか	① はい	**② いいえ**	
8	現在，たばこを習慣的に吸っていますか	① はい	**② いいえ**	
9	20 歳の時の体重から 10 kg 以上増加していますか	**① はい**	② いいえ	
10	1 回 30 分以上の軽く汗をかく運動を週 2 回以上，1 年以上実施していますか	① はい	**② いいえ**	
11	日常生活において歩行または同等の身体活動を 1 日 1 時間以上実施していますか	① はい	**② いいえ**	
12	食事をかんで食べる時の状態はどれにあてはまりますか	① 何でもかんで食べることができる	② 歯や歯ぐき，かみあわせなど気になる部分があり，かみにくいことがある	**③ ほとんどかめない**
13	この 1 年間で体重の増減が±3 kg 以上ありましたか	**① はい**	② いいえ	
14	人と比較して食べる速度が速いですか	**① 速い**	② ふつう	③ 遅い
15	就寝前の 2 時間以内に夕食をとることが週に 3 回以上ありますか	**① はい**	② いいえ	
16	朝昼夕の 3 食以外に間食や甘い飲み物を摂取していますか	① 毎日	② 時々	③ ほとんど摂取しない
17	朝食を抜くことが週に 3 回以上ありますか	① はい	**② いいえ**	
18	お酒（清酒，焼酎，ビール，洋酒等）を飲む頻度はどれくらいですか	**① 毎日**	② ときどき	
		③ ほとんど飲まない（飲めない）		
19	飲酒日の 1 日当たりの飲酒量はどれくらいですか（清酒 1 合（180 ml）の目安　ビール中瓶 1 本（約 500 ml），焼酎 35 度（80 ml），ウイスキーダブル 1 杯（60 ml），ワイン 2 杯（240 ml））	① 1 合未満	② 1～2 合未満	
		③ 2～3 合未満	④ 3 合以上	
20	睡眠で休養が十分とれていますか	① はい	**② いいえ**	
21	運動や食生活等の生活習慣を改善してみようと思いますか			
	① 改善するつもりはない	**② 改善するつもりである**（おおむね 6 カ月以内）		
	③ 近いうちに（おおむね 1 カ月以内）改善するつもりであり，少しずつ始めている			
	④ すでに改善に取り組んでいる（6 カ月未満）	⑤ すでに改善に取り組んでいる（6 カ月以上）		
22	生活習慣の改善について保健指導を受ける機会があれば，利用しますか	**① はい**	② いいえ	

標準的な質問票（厚生労働省：標準的な健康・保健指導プログラム【平成 30 年度版】より）

表 9－5　生活習慣病の栄養ケア・プログラム（例）

表 9－4 のスクリーニングの結果から，特定保健指導の「積極的支援*」となった 47 歳男性の会社員．
本人も支援を受けることを承諾し，スクリーニングに加えて，アンケートや面接により，以下の支援プログラムを提案した．

	アセスメント	栄養ケア・
	現状の分析	目標設定
	・体重歴（身長 170 cm） 20 歳 65 kg，30 歳 70 kg，40 歳 80 kg（基準体重 63 kg） ・病歴 2～3 年前からトリグリセリド（TG）が多いといわれてきた．そのほかはとくになし．今回の検査で血圧が高いことがわかった ・食生活状況 朝食：欠食なし．パン・牛乳程度 昼食：外食 夕食：おもに外食．10 時過ぎに食べることが週 2～3 回ある．早食い 間食：休日は多い．コーヒーを 1 日 2，3 杯（クリーム入り） アルコール：ほとんど毎日．ビール 2 本程度．宴会などの機会が多い ・喫煙：なし ・運動習慣（身体活動） 運動習慣はほとんどない ・睡眠・休養 単身赴任で，月 2 回自宅に戻ることが休養だと思っている ・当面の課題 体重：減量することで，TG，血圧などが改善する可能性がある 食生活の改善：内容，時間，アルコール 運動習慣をつける．車の使用を減らす	長期 ・6 カ月で体重 4 kg 減をめざす （体重 4 kg で腹囲 4 cm 減少） 7,000(kcal)×4(kg)÷180(日)≒150(kcal) お酒，食事，運動で減らす 短期（行動目標） ・1 日 150 kcal 減らす ビール（大）2 本は 1,260 g．これを大 1 本と中 1 本にすると 130 g 減．130 g は約 50 kcal 昼食を洋風から和風にする．洋風のときはご飯を 2 割減らす．約 80～100 kcal 減 ・コーヒーにクリームを入れない ・週に 1 回電車で通勤する ・片道 20 分歩く
方法	面接	
目的	健診結果からみた生活習慣病のリスクを支援者と共有し，改善したい生活習慣をともに考える． 長期目標と短期目標を設定	

*望ましい積極的支援
①支援期間
・6 カ月間の実施
②支援形態
・初回面接
・対面による中間評価
・対面による 6 カ月後の評価
・6 カ月後の評価まで，電話，e メールを利用した月 1 回以上の支援
③支援内容
・生活習慣の振り返り
・行動目標および支援計画の作成
・生活習慣改善状況の確認
・食生活および運動に関して体験を通した支援

<table>
<tr><th>プログラム</th><th>モニタリング・評価</th></tr>
<tr><th>実施</th><th></th></tr>
<tr><td>
・目標に向かってセルフコントロール
・毎日体重計測（グラフをつける）
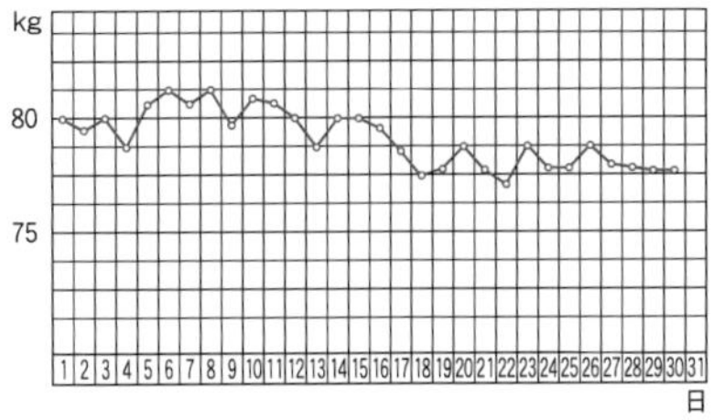

・行動目標実行記録
<table>
<tr><th>日</th><th>ビール</th><th>食事</th><th>車なし
（週 1 ）</th></tr>
<tr><td>1</td><td>○</td><td>○</td><td></td></tr>
<tr><td>2</td><td>×</td><td>×</td><td></td></tr>
<tr><td>3</td><td>○</td><td>△</td><td></td></tr>
<tr><td>4</td><td>○</td><td>○</td><td>○</td></tr>
<tr><td>⋮</td><td></td><td></td><td></td></tr>
</table>
</td><td>
体重　77 kg
血圧　収縮期　140
　　　拡張期　 80
TG　200 mg/dl
HDL-Cho　45 mg/dl
評価
・意欲向上
実行表はほぼ毎日記入されていて，体重が 3 kg 減ったことで達成感をもつことができ，継続意欲が感じられる．家族ともよく話し合っているようであった
・知識の習得
教材に用いたパンフレットをよくみて，質問するようになった
・運動・食事
食事についてはよく頑張ったと思う．しかし運動は，TG の減り方などから，もっと身体活動の向上を考える必要がある．歩数量を記録するようにすすめる．週 1 回の電車通勤は実行できにくい

支援評価
食事については回を重ねて具体的に示したことで成果はあったが，運動では具体的な指導に少し欠けていた
</td></tr>
<tr><th>電話，FAX，メールなど（1 カ月 1 回くらい）</th><th>面接またはアンケート（6 カ月後）</th></tr>
<tr><td>
・継続支援
行動目標の進捗状況の確認．本人への励まし，場合によっては行動内容を変更する
</td><td>
・達成度の確認・評価
プログラムの終了後，継続するためのアドバイス
</td></tr>
</table>

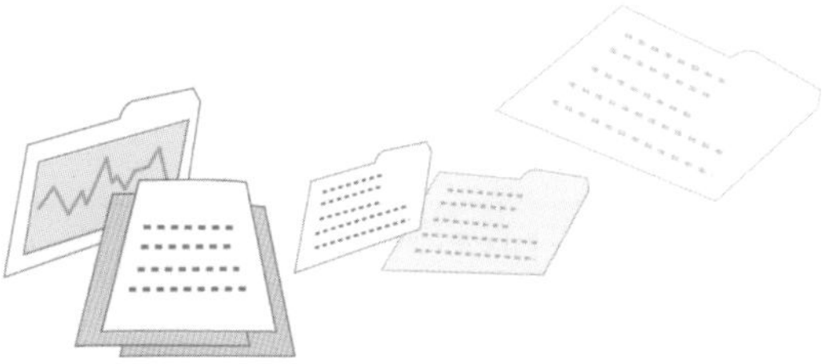

●栄養ケアと日常生活指導

▶食事の工夫

消費エネルギーを増大させ摂取エネルギーを制限するために，運動不足の改善と食生活の改善の両方を組み合わせる．

食生活の改善はPFC比の適正範囲でバランスのとれた低エネルギーの食事計画を立てる．食品の選択，組み合わせ，食べ方など長期にわたり継続的な実践と教育が必要である．極端なエネルギー制限は**体たんぱく質の崩壊**や貧血，ビタミン，ミネラルの不足を招くので注意する．月に1～2 kg**減量***を目指すことが望ましい．食事のみで減量すると，脂肪と一緒に筋肉も落ち，基礎代謝が低下するために太りやすく，痩せにくくなる．

① エネルギー量を制限する（適正なエネルギー量の補給）．脂質，糖質（砂糖の多いもの）は減らす．

② 栄養のバランスに注意する．

③ 食事のかさを増すために，低エネルギー食品や水分の多い食品や料理を用いる．

④ 低エネルギー甘味料などを利用し，食事の豊かさを増すのもよい．

⑤ 油脂の少ない部位や調理法を選ぶ．吸油量に注意する（衣の種類，量，切り方など）．

⑥ 欠食・夜食は避け，規則正しく，とくに間食は少なくする．ゆっくり食べる．

⑦ 食物繊維を多くとる．

⑧ 飲酒をひかえる．

▶運動の効果

「健康日本21」（第2次）では「運動習慣者の増加」「1日の歩数増加」「個人にとどまらず自治体単位の環境整備の推進」を目標に**「健康づくりのための身体活動基準2013」**が策定された．本指針では，「プラス・テン」（今より10分多く体を動かそう）をキャッチフレーズに身体活動（生活活動・運動）の目標を18～64歳では1日60分，65歳以上では1日40分，さらに運動（スポーツなど）は18～64歳では毎週60分，65歳以上では運動習慣をもつように定めている．

肥満者では，以上のような指針を参考に，肥満の程度，個々の体力，日常生活に合わせて，継続的に無理せず活動量を増やし，運動を長続きさせるために体重日記の記載や，運動を通じた仲間づくりがすすめられている（12.「運動・スポーツと栄養」p. 231参照）．

2．高血糖（糖尿病）

平成30年国民健康・栄養調査によると，総数で「糖尿病が強く疑われる者」（HbA1c 6.5

***減量の目標**▶体重の減量は1カ月1～2 kgを目標とする．
1カ月で体重1 kgを減らすには，食事で7,000 kcal減らす必要がある．
1日に減らすエネルギー：7,000(kcal)÷30(日)≒230(kcal)

%以上）の割合は男性 18.7％，女性 9.3％で，50 歳を超えると増加し，70 歳以上では，男性の 4 人に 1 人（24.6％），女性 6 人に 1 人（15.7％）を占めている．平成 18 年以降でみると男女とも有意な変化はみられない．

成人期の糖尿病はほとんどが **2 型糖尿病**（インスリン非依存型）である．

2 型糖尿病はインスリン分泌低下や**インスリン抵抗性**をきたす要因を含む複数の遺伝要因に加えて，肥満，過食や運動不足，ストレス，喫煙の習慣や加齢によるものである．病状が進行すれば網膜症，腎症，神経症などの合併症が生じる．これに加えて慢性的合併症として動脈硬化症へと進展することが多く，心血管疾患のリスクが高くなるので血圧，脂質代謝異常に注意をはらうことが大切である．

〔糖代謝異常の判定区分と判定基準〕

①空腹時血糖 126 mg/dl 以上，② 75 g OGTT（ブドウ糖負荷試験）で 2 時間値 200 mg/dl 以上，③随時血糖 200 mg/dl 以上，④ HbA1c 6.5％以上．

以上の①〜④のいずれかが確認された場合は，「**糖尿病型**」と判定する．ただし①〜③のいずれかと④が確認された場合には，糖尿病と診断する．

（日本糖尿病学会：糖尿病治療ガイド 2020-2021 より）

●栄養ケアと日常生活指導

ケアの基本は食事療法と運動療法であり，インスリンの作用不足による代謝異常のコントロールおよび合併症の進展を防止することにある．

▶食事の工夫

① 適正なエネルギーを補給する（軽労作 25〜30 kcal/kg，普通 30〜35 kcal/kg，重労作 35 kcal〜/kg．体重は標準体重とする）．
② 栄養素バランスに注意し，朝・昼・夕食を規則正しくとる．
③ 食物繊維を多くとり，野菜から先に食べる（野菜→魚，肉→主食）．水溶性食物繊維を先にとることで腸からインクレチンを早く，多く分泌する．その刺激でインスリンも多量に分泌され，その結果食後血糖値の上昇を抑える．
④ 脂肪量を減らす．飽和脂肪酸（動物性脂肪）を減らし，n-3 系多価不飽和脂肪酸（EPA，DHA など）を多くとる（動脈硬化の予防）．
⑤ 減塩を守る（高血圧合併の場合は，1 日 6 g 未満とする）．

▶運動の効果

① ブドウ糖や脂肪の利用が促進され血糖値が低下する．
② 運動の慢性効果としてインスリン抵抗性の改善がある．
③ エネルギー消費量の増加により減量（体重）効果がある．

3．脂質異常症

食生活の欧風化，加工食品や外食産業の繁栄，さらに運動不足，ストレスなど生活習慣の変化にともない，日本人の LDL-コレステロールは増加の傾向にある．LDL-コレステロールが上昇するとともに，冠動脈疾患のリスクが高くなる．低 HDL-コレステロール血症

表 9 − 6　脂質異常症のための診断基準（空腹時採血*）

LDL-コレステロール	140 mg/dl 以上	高 LDL-コレステロール血症
	120～139 mg/dl	境界域高 LDL-コレステロール血症**
HDL-コレステロール	40 mg/dl 未満	低 HDL-コレステロール血症
トリグリセリド	150 mg/dl 以上	高トリグリセリド血症
Non-HDL コレステロール	170 mg/dl 以上	高 non-HDL コレステロール血症
	150～169 mg/dl	境界域高 non-HDL コレステロール血症**

*10 時間以上の絶食を「空腹時」とする．ただし，水やお茶などエネルギーのない水分の摂取は可とする．

**スクリーニングで境界域高 LDL-C 血症，境界域高 non-HDL-C 血症を示した場合は，高リスク病態がないか検討し，治療の必要性を考慮する．

・LDL-C は Friedewald（TC − HDL-C − TG/5）または直接法で求める．

・TG が 400 mg/dl 以上や食後採血の場合には non HDL-C（TC − HDL-C）か LDL-C 直接法を使用する．ただしスクリーニング時に高 TG 血症を伴わない場合は LDL-C との差が＋30 mg/dl より小さくなる可能性を念頭においてリスクを評価する．

（日本動脈硬化学会：動脈硬化性疾患予防ガイドライン 2017 年版より）

は冠動脈疾患の危険因子である．

脂質異常症の診断基準を**表 9 − 6** に示す．

冠動脈疾患危険因子として，加齢（男性≧40 歳，女性≧55 歳），高血圧，糖尿病（耐糖能異常を含む），喫煙，冠動脈疾患の家族歴，低 HDL-コレステロール血症などがある．

●栄養ケアと日常生活指導

ケアの基本は食事療法と運動療法と禁煙である．

脂質異常症と診断された場合は，将来の動脈硬化性疾患を予防するために生活習慣の改善が必要である．脂質異常の管理基準は動脈硬化疾患の危険度に従って分類され，軽度のものは一次予防とし生活習慣の改善を中心とする．重度の二次予防については LDL-コレステロールの低下に重点を置き，生活習慣の改善に加えて薬物療法が必要である．

▶食事の工夫

① 適正なエネルギー管理（BMI の適正値を堅持）をする．

② 脂質量を制限する．とくに飽和脂肪酸を減らし，多価不飽和脂肪酸を適切な量をとる．飽和脂肪酸（肉類に多い）の制限は，トリグリセリド値ならびに冠動脈疾患の進展を抑制する．n- 3 系多価の不飽和脂肪酸（魚類に多い）は血栓（血液の凝固）を防ぐ．

③ 糖質の過剰摂取はトリグリセリドの上昇，HDL-コレステロールの低下をもたらす．

④ 食物繊維を多くとる（野菜，きのこ，藻類，豆類に多い）．

⑤ 飲酒量を減らす．

⑥ 抗酸化物質（ビタミンC，ビタミンE，β-カロテンなど）を含む食品を多くとる．

▶運動の効果

日常生活のなかで身体活動を増やす工夫をするとともに，個々に適した運動を取り入れるように心がける．身体活動の増加は，血清脂質値の改善，血圧の低下，インスリン抵抗性や耐糖能障害の是正に役立つ．運動は有酸素運動を主として行う．個人の状態によって異なるが，1日30分以上を目指す．

▶食物繊維の働き

生活習慣病予防の面では，食物繊維には次のような利点がある．

① 咀しゃく回数が増えるので，唾液，胃液の分泌をうながす．よく嚙むことで満腹中枢を刺激し，食べ過ぎを防ぎ，肥満を予防する．また，食物繊維の多い食品を取り入れることで食事のかさを増やし，量的満足感も得られる．

② 胃内停滞時間が長くなるので，食後血糖値の上昇を抑制し，インスリン分泌の節約により糖尿病の予防と治療に役立つ．

③ 腸管で胆汁酸を吸着し，コレステロールの排出を促進することで，血清コレステロール値を低下させ，動脈硬化，虚血性心疾患とコレステロール胆石を予防する．

④ 食物繊維は腸内細菌叢の有用菌を増やし，これによって免疫能を増強したり腸管内の有害物質を無害化し，また，一部の食物繊維は腸内細菌によって分解され，大腸粘膜を刺激することで腸内容物の排泄をうながす．

⑤ 食物繊維は保水性があり便容量が増加し，便秘を防ぐ．

4．高血圧

高血圧の罹患率は加齢とともに増加し，超高齢社会を迎えようとしている今日，その対策は重要な課題である．

血圧は心拍出量と末梢血管抵抗により規定される．心拍出量は心臓の収縮力と循環血液量の2つの因子により，末梢血管抵抗は血管の弾力性や血管径などの因子により，規定されている．そのため血圧が上昇すると心臓に負担がかかり，高血圧性心疾患や動脈の組織の障害による動脈硬化病変をきたす．高血圧は心血管疾患の危険因子として重要である．

高血圧には種々の疾患に付随して起こる二次性高血圧と，基礎疾患を認めない本態性高血圧があり，本態性高血圧は高血圧患者の90％を占めている．生活習慣病の一つにあげられ，食生活，運動不足の改善と禁煙が第一である．

診断基準を**表9－7，8**に示す．

一般には120/80 mmHg未満を目標とするが，糖尿病やCKD，心筋梗塞後は130/80 mmHg未満を目標とすることになった．

●栄養ケアと日常生活指導

▶食事の工夫

① 食塩を1日6 g未満とする（ナトリウムの体内貯留から循環血液が増加し心拍出量が増加する．交感神経の緊張状態などを介して細動脈に収縮が起こり，高血圧の発症につながる）．

② 野菜，果物の摂取を促進する（カリウムを多くとる．ナトリウム：カリウム比を1：2にする）．

表 9－7　成人における血圧値の分類

分　類	収縮期血圧		拡張期血圧
正常血圧	＜120	かつ	＜80
正常高値血圧	120～129	かつ/または	＜80
高値血圧	130～139	かつ/または	80～89
I 度高血圧	140～159	かつ/または	90～99
II 度高血圧	160～179	かつ/または	100～109
III 度高血圧	≧180	かつ/または	≧110
（孤立性）収縮期高血圧	≧140	かつ	＜90

表 9－8　高齢者や併存疾患による降圧目標

	一般成人		＜130/80（75 歳未満）
	高齢者		＜140/90（75 歳以上）
併存疾患	糖尿病患者		＜130/80
併存疾患	CKD 患者	（たんぱく尿＋）	＜130/80
併存疾患	CKD 患者	（たんぱく尿－）	＜140/90
併存疾患	脳血管障害患者		＜130/80
併存疾患	冠動脈疾患患者		＜130/80

※表 9-7，8 とも単位は mmHg（日本高血圧学会：高血圧治療ガイドライン 2019 より）

③ ビタミンの不足に注意する（ビタミンCは血管の補強効果がある．ビタミンEは血液の循環をよくする）．
④ 食物繊維を多くとる．
⑤ 脂質を制限し，とくに飽和脂肪酸の摂取を少なくする．n-3 系多価の不飽和脂肪酸を多くとる（肉を減らし，魚を多くとる）．
⑥ 肥満であれば適正なエネルギー摂取を守る．
⑦ アルコールを制限する．

▶運動の効果

高血圧の改善には，運動療法がよく知られている．運動の効果は**循環血流量の低下**のほか，持続的な運動による**交感神経活動の抑制**，**血管拡張**，あるいは血液粘度の低下などがあると考えられる．しかし，高血圧の発症の原因や症状に合わせて，運動の量と質を考えに入れなければならない．

5．メタボリックシンドローム

メタボリックシンドロームは**内臓脂肪の蓄積**と，それを基盤にしたインスリン抵抗性により発症すると考えられている．内臓脂肪が蓄積することにより，脂肪細胞より分泌されるアディポサイトカインの分泌異常が起こり，**糖代謝異常**，**脂質異常**，**高血圧**の病態が出現すると考えられている．これらの病態がたとえ軽度であっても，集積すると動脈硬化性疾患の発症に直接影響するものである．前項で述べたように内臓脂肪がなくとも高血糖，高血圧，脂質異常症は**動脈硬化性疾患**のリスクが高いことはいうまでもない．

メタボリックシンドロームの予防は内臓脂肪蓄積を減少させることであり，食生活の改善と運動不足の改善が鍵である．

日本企業の労働者 12 万人を対象とした調査では，肥満，高血圧，高血糖，脂質異常の危険因子を 2 つもっている人は，何ももっていない人に比して心臓病の発症リスクが約 10 倍，3～4 つもっている人は約 30 倍にもなるという報告もある．

平成 30 年国民健康・栄養調査では「メタボリックシンドロームが強く疑われる者」が男性 30.4％，女性 11.9％で 60～70 歳で多く男性 70 歳代 40.1％，女性 20.7％に達してい

表 9－9　メタボリックシンドロームの診断基準

必須項目		選択項目　これらの項目のうち 2 項目以上
内臓脂肪蓄積 ウエスト周囲長　男性≧85 cm 女性≧90 cm （内臓脂肪面積　男女とも≧100 cm²に相当）	＋	高トリグリセリド血症　≧150 mg/dl かつ/または 低 HDL コレステロール血症＜40 mg/dl
		収縮期（最大）血圧　≧130 mmHg かつ/または 拡張期（最小）血圧　≧85 mmHg
		空腹時高血糖　≧110 mg/dl

・CT スキャンなどで内臓脂肪量測定を行うことが望ましい．
・ウエスト周囲長は立ったまま，軽く息をはいた状態で臍周りを測定する．
・高トリグリセリド血症，低 HDL-コレステロール血症，高血圧，糖尿病に対する薬剤治療を受けている場合は，それぞれの項目に含める．

（日本内科学会雑誌 94(4)：188，2005，日本肥満学会：肥満症診断基準 2011 より）

る．

メタボリックシンドロームの診断基準を**表 9－9** に示す．

●栄養ケアと日常生活指導

食生活改善，身体活動の強化を中心とする．

標準的な健診・保健指導（p. 165）および肥満（p. 170）を参照されたい．

6．喫　煙

習慣的に喫煙をしている者は，平成 30 年の国民健康・栄養調査では男性の 30～50 歳代が高く約 35～37 %，女性は 40 歳代が高く約 14 %である．最近は減少傾向にある．

動脈硬化の三大リスクファクターとして，高血圧，脂質異常とともに，喫煙があげられている．タバコの煙には，**ニコチン**，**一酸化炭素**，種々の発がん物質（代表的なものはタール）などが含まれている．ニコチンは，心拍数の増加，血圧の上昇，末梢血管の収縮などを起こす．また，薬物依存を生じる．一酸化炭素は，赤血球のヘモグロビンと結びつき，酸素を運ぶ能力が低下する．その結果，狭心症や心梗塞の発作が起こりやすくなる．

統計によると，種々の動脈硬化性疾患は喫煙者に多く，心筋梗塞による死亡率も高い．

一般に**タール**とよばれる物質には**発がん性物質**が含まれていて，気管支粘膜や肺の細胞に接触することで，口腔・咽頭がん，肺がんを発生させるが，また発がん物質が唾液とともに飲み込まれ，食道上皮細胞を刺激して食道がんを発症させるなど，呼吸器系以外の臓器がんの発生率も非喫煙者より多いことがわかっている．

COPD（慢性閉塞性肺疾患）は，長期にわたる喫煙習慣が原因で，さらに喫煙者の約 20 %が発症するといわれている．とくに女性に感受性が高く，早期禁煙が発症予防に有効である．また，この疾患は**肺胞**の構造が破壊されて表面積が小さくなり，空気中の酸素の取り込みが悪くなり，息切れ，痰，咳を主訴とする．

煙のなかの有害物質は，体内に吸収されると「**フリーラジカル**」や「**活性酸素**」をつくり，有用物質を酸化して壊す．たとえばビタミン C などを消費する．

消化器疾患では，喫煙者の胃がんは非喫煙者より多く，胃潰瘍，十二指腸潰瘍の誘因の一つでもあり，治療効果，再発率も喫煙の影響を受ける．

このように喫煙と生活習慣病との関連は，統計的にタバコの消費量と相関性が高く，個人においても喫煙量，喫煙開始年齢，喫煙年数，吸い方，ストレスや環境なども関わっている．また，非喫煙者の受動喫煙も問題で，家族の肺がんの発生率や喘息も多い．妊婦本人が喫煙した場合の胎児への影響としては，低体重出生，早産などのリスクを高める．

●ケアと日常生活指導

厚生労働省では「健康支援プログラム」の普及に取り組んできたが，禁煙をより効果的に支援するため，喫煙と健康に関する基礎知識や実施方法などを具体的に示した「喫煙マニュアル」を策定した．また，平成18年4月から禁煙治療に対する保険適用が開始され，タバコをやめるための支援体制が整ってきた．

▶禁煙サポートの考え方

タバコを吸う人は2種類の依存に陥っている．一つはタバコに含まれているニコチンという薬物への依存である．もう一つは心理・行動的依存でタバコを吸うことが日常生活のなかに取り込まれ，習慣化したものである．この2種類の依存状態が禁煙を困難にしているので，これらの依存の程度を評価し，その状態に合ったサポートを行う．

対象者の行動変容の段階に合ったサポートを行い，面接や電話などで実施状況の確認や支援を行う．

▶行動変容の準備性の5段階

① タバコ減量にまったく感心がない（無熟考期）
② タバコ減量の必要を考えており，6カ月以内に減量したいと考えている（熟考期）
③ 1カ月以内に行動を起こす意思がある（準備期）
④ 必要性を認識し，行動を変えて6カ月未満である（実行期）
⑤ 行動を変えて6カ月以上である（維持期）

▶ニコチン代替療法

ニコチンを薬剤の形で補給することにより，禁煙時に出現するニコチン離脱症状を緩和しながら心理・行動的依存（習慣）から抜け出す方法をいう．ニコチンパッチ（1日1回貼る薬），ニコチンガム（喫煙欲求にすぐに対処できる）がある．

7．う歯（う蝕）・歯周病

厚生労働省は21世紀の国民健康づくり運動として，「健康日本21」の9領域の一つに歯の健康を取りあげ，う蝕・歯周病の予防と歯の喪失防止を目標に掲げている．歯の喪失の原因となるう蝕および歯周病の予防は幼児期から始まり，甘味食品・飲料の飲食習慣に注意し，フッ化物の歯面塗布，正しい歯口清掃の習慣化と定期的な検診などを目標達成を求めている．平成30年国民健康･栄養調査では，自分の歯を20本以上有する者の割合は年々増加している．年齢別に見ると60歳代から大きく減少する．平成29年度の調査では65歳以上で「何でもかんで食べることのできる」ものの低栄養傾向は男性 10.2 %，女性 18.0 %で，かんで食べられない者の割合は高く，男女とも 23 %を超す．

●ケアと日常生活指導

歯の喪失の防止は，食物をよく咀しゃくして消化・吸収を助けるほか，食事や会話を楽しむなどによる生活の質を確保する基礎ともなるものである．う蝕・歯周病の予防は口腔内をいかに清潔に保つかで，食後（間食後も含む）の歯磨きの方法と回数または時間による．食物の種類として，粘りこく甘い物で長く口腔内に留まりやすい食品であっても，食後できるだけ早く口内を清潔に保つことで，虫歯菌，歯周病菌の増殖を防ぎ，歯の喪失が防止できる．さらに誤嚥性肺炎の予防につなげるためには，定期的な歯の検診と早期治療を受ける習慣が大切であろう．これらは幼児期からの問題であるが，歯の健康は一生にわたる健康保持の基盤であり，つねにこれらの努力を惜しんではならない．

8．飲　酒

生活習慣病のリスクを高める量を飲酒している者の割合は（純アルコール男 40 g，女 20 g）男性 15 %，女性 8.7 %で，男性の 40～50 歳代がもっとも多い（平成 30 年国民健康・栄養調査）．

飲酒は，快い酔いを楽しみながら心身が開放され，ストレス解消や疲労を回復し，適量飲酒は脂質異常の予防，さらに社会生活の潤滑油的働きなど種々の効用がある．

しかし，現代社会では飲酒の機会が多くなり，わが国のアルコール消費量は年々増加するとともに，慢性的飲酒はアルコール性肝障害，脳卒中，がんなどの発症と関連があるといわれている．

アルコールを摂取すると，大部分は胃，十二指腸と空腸で急速に吸収され，門脈を通って肝臓へ運ばれて，ADH（アルコール脱水素酵素）によってアセトアルデヒドに分解される．次に ALDH2（アセトアルデヒド脱水素酵素 2）などにより分解されて酢酸となり，大部分は肝臓外へ放出され，諸臓器で水と二酸化炭素に分解される．中間代謝産物のアセトアルデヒドは有害物質で，解毒分解して酢酸にするいくつかの酵素のうち，もっとも大切な ALDH2 の活性が遺伝的に低い場合はアルコールに弱いことが知られている．

アルコールは酩酊状態・依存状態を引き起こす．このため交通事故や家庭崩壊など社会問題の 1 つとなっている．

●栄養ケアと日常生活指導

日本人の男性では 1 日当たり純アルコール 10～19 g，女性では 9 g までが死亡率が低い．増加するにしたがって，死亡率が上昇することがわかっている．

アルコール多飲は内臓脂肪型肥満を招き，節度ある適度な量を守ることが大切である．その量は純アルコールに換算して 20 g とされている．すなわち，日本酒なら 160 m*l*，ワインなら 220 m*l*，ウイスキーなら 60 m*l*，ビールなら 540 m*l* とされる．節度ある適度な飲酒を指導する．

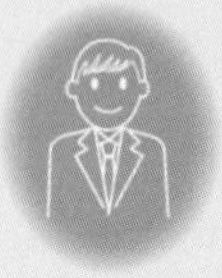

国家試験問題・練習問題（9成人期）

9-1　**「日本人の食事摂取基準（2020年版）」における成人に関する基準量策定の考え方についての記述である．正しいものを2つ選べ．**

(1)　推定エネルギー必要量は次式で求める．
　{基礎代謝基準値（kcal/kg体重/日）×参照体重（kg）
　×身体活動レベル}×消化吸収率

(2)　たんぱく質の推定平均必要量は良質の動物性たんぱく質における維持量を基に日常食混合たんぱく質の利用効率で補正した．

(3)　脂質摂取量は，国民健康・栄養調査の結果に基づいて過不足なくとれる量を1日の摂取量（g）で示した．

(4)　鉄の推定平均必要量は，成人の出納結果から算出した．

(5)　カルシウムの推定平均必要量は，要因加算法を用いた．

9-2　**「日本人の食事摂取基準（2020年版）」は，生活習慣病発症予防の観点から目標量を決めている．誤っているものを2つ選べ．**

(1)　飽和脂肪酸の目標量はエネルギー比率7％以下とする．

(2)　高血圧発症予防を目的として，食塩相当量を，男女共通で6 g/日未満とする．

(3)　食物繊維の目標量は，理想値24 g以上であるが当面摂取可能な量として男21 g，女18 g/日以上とした．

(4)　エネルギー産生栄養素バランス（％エネルギー）は，たんぱく質10～20％，脂質20～25％，炭水化物50～70％である．

(5)　カリウムの目標量は男3,000 mg/日以上，女2,600 mg/日以上である．

9-3
第28回
(100)
成人男性のメタボリックシンドロームの診断に使われる基準である．正しいのはどれか．2つ選べ．

(1)　ウエスト周囲長　≧85 cm
(2)　収縮期血圧　≧140 mmHg
(3)　空腹時血糖値　≧126 mg/d*l*
(4)　空腹時血清トリグリセリド値　≧150 mg/d*l*
(5)　血清HDL-コレステロール　＜35 mg/d*l*

10 更 年 期

平均寿命の伸長，超高齢社会の到来により，更年期から閉経期移行の女性の健康管理はその後のQOL（quality of life）を含めて重要である．また，社会構造の複雑化や女性の社会進出につれて，家庭のみならず職場においても，更年期にいる女性は比較的強いストレス環境で過ごす時間も増えている．同時に加齢にともなう身体の各種機能の変化が急激に加速するとともに，卵巣機能の低下，閉経，エストロゲンの分泌低下により，更年期症状などが起こる．このように女性のライフサイクルにおいて，閉経周辺期は身体内外環境の変動が大きいので，ヘルスプロモーションは身体的な側面だけでなく心理的・社会的側面からのアプローチが大切である．さらに更年期のエストロゲン分泌減少にともない，糖質，脂質，ミネラルの代謝が大きな影響を受け，加齢現象が加速される．そのため，メタボリックシンドロームや動脈硬化，骨粗鬆症のリスクが急速に高まる．これらの変動に対処するには，これまでの食生活を改善し身体を動かす習慣をもつことが重要である．

1 更年期の特性

1．更年期とは

女性の寿命の伸長などを背景に1970年代に入ってから，更年期の定義や更年期障害の考え方に関する国際会議がさかんに開かれるようになり，1976年フランスで開催された閉経に関する第1回国際会議（First International Congress on the Menopause）で，**更年期**とは女性の加齢の過程において，生殖期（reproductive stage）より非生殖期（nonreproductive stage）へ移行する期間とされている．わが国の日産婦用語委員会では更年期を「生殖期（性成熟期）と非生殖期（老年期）の間の移行期とし，卵巣機能が衰退しはじめ，消失する時期」と定義している．

更年期症状は，卵巣機能の低下による症候，社会・文化的環境因子による症候，個々の女性の性格構造にもとづく精神・心理的な症候の3要素から成り立っている．

つまり更年期とは，性的成熟状態から卵巣機能が完全に消失するまでの期間をさす．具体的には正常月経周期で妊孕性を保っている時期が終わり，月経が乱れはじめてから閉経をはさんで，その後数年たってエストロゲンが分泌されなくなるまでの期間で，卵巣機能の低下による症候が起こる時期でもある．この時期は個人差はあるものの，42歳ごろから56歳ごろまでの約十数年間くらいである．図10-1に示すように，閉経の前後数年間を閉

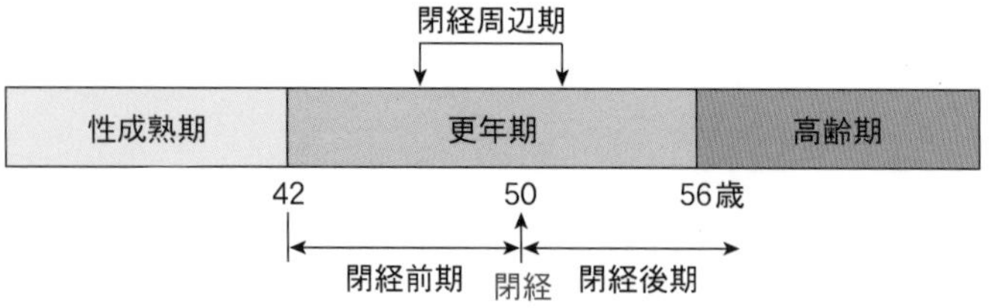

図 10-1 更年期の時期

表 10-1 不定愁訴の特徴

1．主観的訴えである
2．愁訴が多彩である
3．他覚的所見に比し，不相応に自覚症状が強い
4．愁訴の質的変化や数的変化がみられやすい

経周辺期，閉経より以前の時期を閉経前期，閉経以後は閉経後期とし，卵巣機能がまったくなくなった時期を高齢期とよぶ．

この時期の健康問題として①閉経，②更年期障害，③動脈硬化性疾患，④骨粗鬆症，⑤乳がんなどがある．

2．閉経とは

WHOでは閉経を「卵巣における卵胞の消失による永久的な月経の停止」としている．また，日産婦用語委員会は「閉経とは卵巣機能の衰退または消失によって起こる月経の永久的な閉止」と定義している．

卵巣機能は20〜30歳代の性成熟期には安定した内分泌環境により，卵胞の成熟，排卵，黄体の形成といった性周期を確立しているが，40歳を過ぎるころより卵巣機能の低下が出現し，閉経を境に，その機能は急激に衰退する．

自然閉経とは，卵胞の活動が停止して，その結果月経がなくなることで，他に明らかな原因がないのに12カ月以上無月経が続けば閉経とみなされる．玉田らの報告では，49.5歳，標準偏差3.5であり，50歳未満である．初経年齢は早期化傾向にあり，かつ気温の高い地方が初経年齢が若いとされているが，閉経年齢は，地域，人種間の差がなく，大多数の女性は45〜55歳の間に閉経を迎えており，年代の変化はみられない．

3．閉経時のヘルスケア

月経がなくなったら女性ではなくなるなど，閉経についてネガティブな姿勢の更年期女性はポジティブな姿勢の女性の約1.4倍存在し，そのような女性は抑うつ気分や不安定な情緒，焦燥感などの精神症状を起こしやすいことが報告されている．これに対し，更年期にみられる種々の症状はホルモン変動の度合いや社会的立場の違いのほかに，個人的な気晴らし手段（コーピングスタイル）の有無によっても影響することが示されており，できるだけ前向きな心をもち，気分転換がうまくできることが必要であり，このような心理的背景を有する更年期女性は不定愁訴の発生は少ない．

4．不定愁訴

九嶋は，不定愁訴を「患者の訴えが，自覚症状だけで，他覚的変化がまったくなかったり，たとえ他覚的所見があっても，それと愁訴の間に因果関係を証明しえないような場合を不定愁訴」とし，更年期障害を本概念でとらえた．筒井は不定愁訴には特徴（**表10-1**）があることを指摘している．

不定愁訴は主観的な訴えであり，一定の疾患としての形を整えていないが，ある身体疾

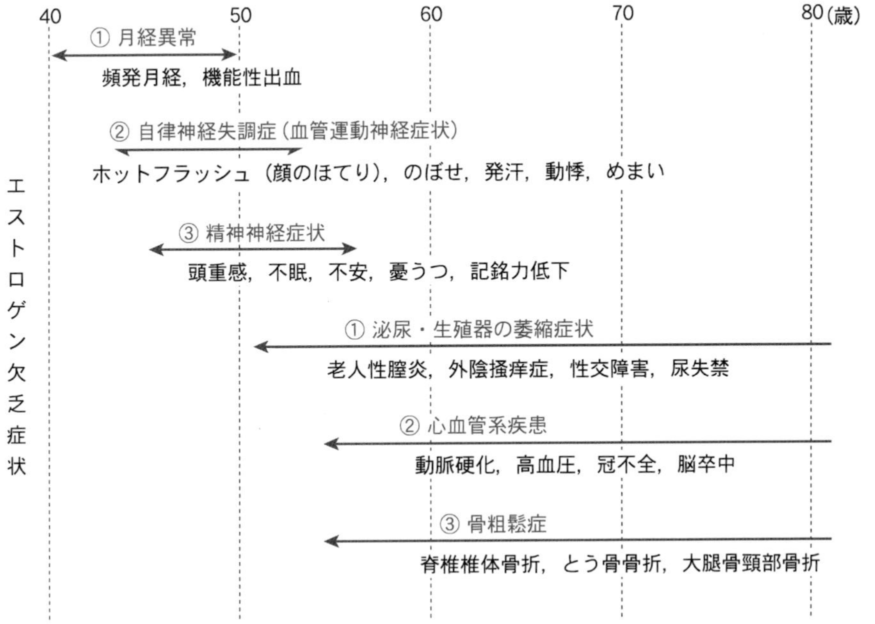

図 10-2　更年期・高齢期に認められるエストロゲン欠乏症状
（青野敏博：ホルモン療法の適応と治療法．臨婦産，45：576〜577，1991 より）

患の前駆段階から自律神経症や精神疾患に至るまでの幅広い疾患が含まれている．

5．更年期症状

更年期になると，卵巣からのエストロゲン分泌の欠乏により各種の症状がみられる．その症状は，①月経異常，②自律神経失調症，③精神神経症状の 3 つに分類することができる．また高齢期では，①泌尿・生殖器の萎縮症状，②心血管系疾患，③骨粗鬆症がみられる（図 10-2，3）．

6．更年期うつ病

うつ病の症状には抑うつ気分，興味関心の喪失，意欲低下，睡眠障害などのほかに不定愁訴や自律神経症状も多く含まれる．また，更年期女性のうつ病には，いわゆる「仮面うつ病」といわれるような身体症状が前景にたつ場合もある．さらに，この時期は夫婦関係，子どもとの関係，そして親との関係が複合して生じる時期である．また職業についている女性であれば職場での役割が変わったり，自身の健康不安が現れたりもする．この時期は家庭でも社会でも重要な存在であり，休むことがむずかしい場合が多いが，休むことと家族の協力が必要である．

7．更年期障害の発生頻度とその対応

日本人女性の更年期障害の発生頻度は，後山によれば，更年期障害があったと本人が自覚したのは 48.8 %であり，23.2 %が治療経験を有していたり，1 年以上の心身不調を自覚したりしていた．すなわち，日本人女性の半数が更年期には心身不調を自覚し，約 4 人に 1 人が治療の必要性がある．閉経にともないゴナドトロピンの上昇とエストロゲンの産生・

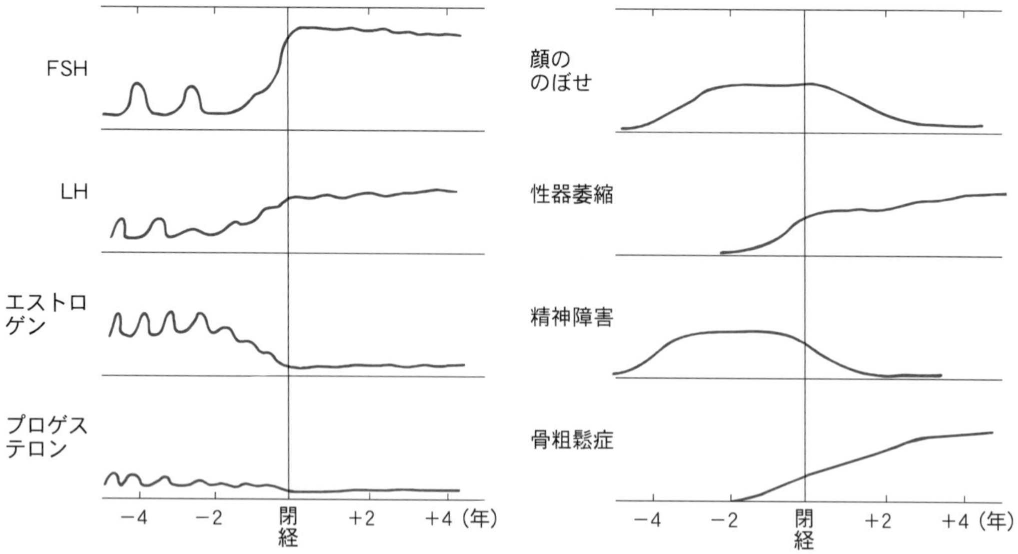

図 10-3　閉経前後のホルモン，症状の推移

分泌低下という内分泌変動は，女性であれば誰にでも起こるが，約半数は更年期不定愁訴を自覚していない．このことは，更年期の不定愁訴の発症因子としては，精神・心理的因子や環境因子の関わりが大きいということがいえる．

また，更年期に起きる心身のトラブルを自覚して医療施設を訪れる女性は，欧米で 40 %，日本では約 20 %ともいわれている．その理由の一つには，いまだに国内外を通じて更年期障害は医療従事者でも認識が不十分だったり誤って理解していることが多く，明確な診断基準が示されてない現状がある．

8．更年期障害の診断

更年期障害を診断するための評価票には，Kupperman 更年期指数，SMI 簡略更年期指数（**表 10-2**），日本女性の更年期症状評価票があり，また，うつ傾向の診断として，SDS 自己評価式抑うつ尺度質問票などがある．

9．更年期障害のヘルスケア

更年期症状や障害，治療については，従来，時期が過ぎれば自然に解決するもので治療などはいらないといわれてきた経緯があり，ただひたすら個人的な努力と我慢をしいられていたといっても過言ではない．更年期症状や障害は自助努力も必要であるが，我慢せずに，ホルモン療法や漢方療法，アロマセラピー，生活改善など，いろいろな方法で乗り切り，QOL を高めることが大切である．

① **ホルモン補充療法**（hormone replacement therapy：HRT）：減少したエストロゲンを補充する．これは即効性があり，ホットフラッシュなどによく効くといわれている．しかしホルモン療法を受けられない人もいる．それは，乳がん，子宮がんや重症肝機能障害，血栓症の治療中である場合である．

② **漢方療法**：ホルモンが減った状態に体調をあわせるための手助けとして使われる．

表 10-2　SMI 簡略更年期指数

症　状	症状の程度（点数）				あなたの点数
	強	中	弱	無	
①顔がほてる	10	6	3	0	
②汗をかきやすい	10	6	3	0	
③手足や腰が冷えやすい	10	6	3	0	
④息切れ，動悸がする	10	6	3	0	
⑤寝つきが悪い，または眠りが浅い	10	6	3	0	
⑥怒りやすく，すぐイライラする	10	6	3	0	
⑦くよくよしたり，憂うつになることがある	10	6	3	0	
⑧頭痛，めまい，吐き気がよくある	10	6	3	0	
⑨疲れやすい	10	6	3	0	
⑩肩こり，腰痛，手足の痛みがある	10	6	3	0	
					合計点（　　　　）

＜更年期指数の自己採点の評価法＞
0～ 25 点……上手に更年期を過ごしています．
26～ 50 点……食事や運動に注意しましょう．
51～ 65 点……更年期外来などを受診しましょう．
66～ 80 点……長期間の計画的な治療が必要でしょう．
81～100 点……各科の精密検査を受け，長期の計画的な治療が必要でしょう．

（小山崇夫，簡略更年期指数より一部改変）

③ アロマセラピー：香りの効用が不快症状の改善に用いられている．

④ 本人の気質に問題がある場合：たとえば「年をとってきて容姿が衰えてくる」「月経がなくなると女性でなくなる」といったこだわりや悩みが原因で，不安定な状態を招きやすい．原因となる精神的問題には個人差があるので，治療法は個人により異なる．薬，精神療法，自己鍛錬などがある．

2 更年期の代謝

更年期女性におけるエストロゲンの減少は，栄養素の代謝に種々の影響を与える．そのため，閉経後には脂質や糖質代謝が関与する循環器疾患が増加する（図 10-4）．これら脂質異常，高血糖，肥満，高血圧が重なることにより，メタボリックシンドロームや動脈硬化を加速させる．加えてエストロゲンの減少は，骨密度の急激な低下を招き，骨粗鬆症を急増させる．骨粗鬆症の患者数は年々増加しており，1,300 万人にのぼると推測されている（骨粗鬆症の予防と治療ガイドライン 2011 年版）．また閉経後の脳血流量の減少により脳機能や記憶力が低下するほか，関節リウマチなどの自己免疫疾患は増加する．このように更年期には，多くの臓器や組織の加齢現象が加速する．血管，骨，脳などの加齢現象を抑えるためには，代謝の変化に対応した食生活やライフスタイルの改善が必要である．

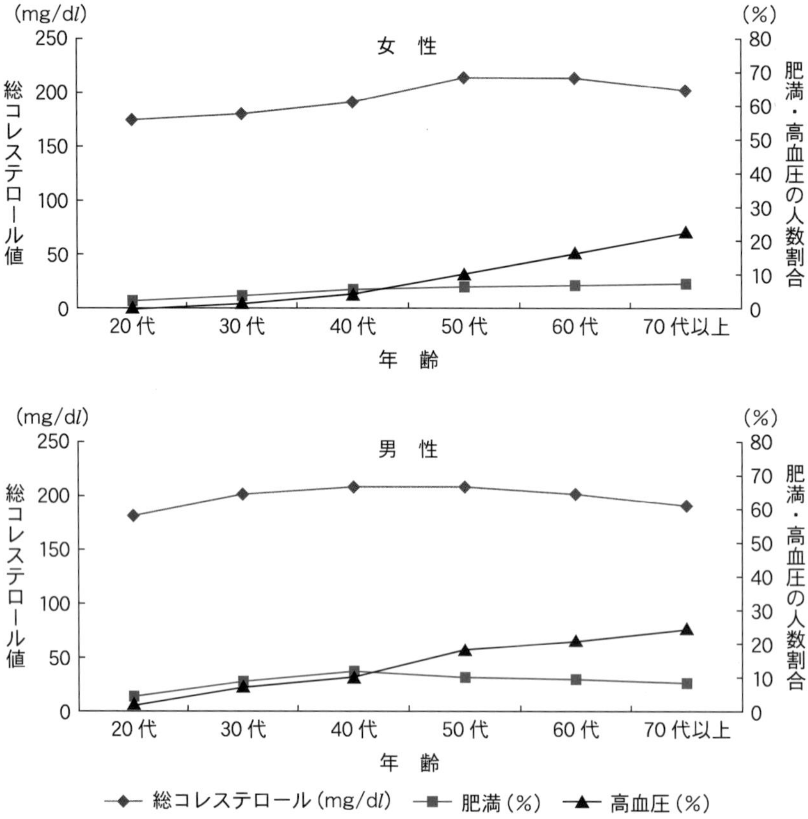

図 10-4　年代別 総コレステロール，肥満，高血圧値

（厚生労働省：平成 24 年国民健康・栄養生活調査より）

3 更年期の栄養上の特徴

更年期女性は，基礎代謝の低下や運動不足などから，消費エネルギーよりも摂取エネルギーが過剰となる傾向がある．これまで培われてきた食生活習慣を見直すと栄養の偏りや食行動の不規則性があることが多い．そのため，適正な摂取エネルギー量と栄養のバランスを保ち，規則正しい食生活改善が必要である．しかし更年期女性は各個人により，身体症状・精神症状や栄養状態はさまざまである．栄養・食事指導においては，一人ひとりの諸症状や病態に応じた具体的な指導が大切である．さらに更年期以降に罹患しやすい骨粗鬆症，肥満，高血圧，脂質異常症，糖尿病などの病態の有無，またはその症状を考慮した食生活指導も重要である．

更年期障害と食生活

女性はだれしも閉経を迎えるが，更年期障害はすべての女性に必ず生じるものではなく，出現しても軽度であったり，日常生活に影響を及ぼすほど強度であったり，個人差がある．更年期症状の強さと食生活との関係についてみると，更年期指数が高い人は 30 歳代の食生活で，間食や夜食を摂取していた者，乳製品の摂取量が少ない者，栄養のバランスを考えていない者であることが報告されている．さらにその人たちの更年期の食生活では，朝食を摂取しない者，食事量が少ない者，食事時刻がいつも不規則な者，乳製品の摂取頻度が少ない者，飲酒する者であった．

また不定愁訴の出現を閉経の1年以上前から意識する人たちと，1年以上後に意識する人たちの調査では1年以上前から意識する人たちは，潜在性の栄養欠乏状態に陥りやすい．1年以上後に意識する人たちは，栄養素の摂取状況は比較的よいと報告されている．柴田らは，SMI 指数が高いほどたんぱく質摂取量が少なく，ビタミン B_1，B_2，C，A，カルシウム，鉄の摂取量も少ないことを明らかにしている．

以上のことより，更年期症状が強い人は，栄養の摂取状況が悪く，潜在的な栄養素欠乏状態に陥っている可能性がうかがえる．またイソフラボンを多く含む大豆やとうふを多く摂取する食習慣のある人では，更年期症状が軽減される可能性がある．さらに心臓病，骨粗鬆症のリスクを下げる可能性も報告されている．

4 更年期の栄養アセスメント

更年期の女性は，社会的な環境の変化などにともなう精神的負担のうえに，エストロゲンのバランスが崩れることにより肉体的負担が重なり，過度のストレスを引き起こし，精神的失調が引き起こされるために多種多様の不定愁訴が起こるので，個人の背景を細かく把握することが必要である．また，閉経によるエストロゲン分泌低下は，更年期障害を引き起こすばかりでなく，骨量の減少，LDL-コレステロールの増大などと関連することはよく知られている．他の生活習慣病も含めた疾病予防のためにも，これまでの食生活や生活習慣を見直し，改善するよい機会である．

問診項目：年齢，家族構成，現在の症状，月経の状態，出産歴，既往歴など．

身体計測：身長・体重，BMI，体脂肪率，上腕周囲長，上腕筋囲，上腕三頭筋下部皮下脂肪厚，肩甲骨下部皮下脂肪厚，ウエスト・ヒップ比の算出，腹囲．

検査：血液検査〔血中エストラジオール（E 2），卵胞刺激ホルモン（FSH），LDL-コレステロール，トリグリセリドなど〕，尿検査，子宮がん・乳がん検査，骨密度．

更年期診断評価票：Kupperman 更年期指数，SMI 簡略更年期指数，SDS 自己評価式抑うつ尺度質問票など．

食事調査：食事回数，摂食時間，食事量，食事内容，間食の量と質．

その他：QOL 評価票，体力チェック．

5 更年期からの生活習慣病予防と栄養ケア

1．生活習慣改善のポイント

① これまでの食生活を振り返り不足気味の栄養素を補い，過剰気味の栄養素をひかえ，標準体重が保てるように摂取し，エネルギーを調整する．

② 良質のたんぱく質，卵，牛乳，乳製品，肉，魚，とうふなどをとる．こうした食品は，カルシウムも豊富に含まれており，たんぱく質をとることによって，カルシウムも効率よく吸収されるという利点がある．

③ 脂質の摂取をひかえ，魚や植物性のものをとる．魚や植物性の油には，コレステロールを低下させる不飽和脂肪酸が含まれている．肉類をとるときには，脂身の少ない肉にするか，脂身の部分だけを取り除く．

④ ビタミン，ミネラルをとる．ビタミンは積極的にとりたい微量栄養素で，卵黄，牛乳，レバー，緑黄色野菜，果物などに多く含まれている．また，ミネラルのなかでは，カルシウム，鉄が重要で，牛乳，小魚，レバー，海藻などに多く含まれている．

⑤ バランスのとれた食事を規則正しくとる．摂取するエネルギーの割合を炭水化物50〜65％以上，たんぱく質13〜20％，脂質20〜30％にすることを目標とする．食事のとり方は，朝，昼，晩と1日3回規則的にとることが大切である．欠食すると摂取エネルギーが不足し，栄養素の補給がうまくいかなくなる．また食事の時刻や間隔を乱すと，消化・吸収が円滑に行われなくなって体調を崩す原因になる．適度な運動をしなければ，食欲もわかない．また，睡眠不足になれば当然食欲もなくなる．食事をおいしく食べるためには，日ごろの生活習慣全体を見直し，そのなかでもとくに，食事，運動，休養をバランスよく毎日の生活に位置づけることが大切である．

2．メタボリックシンドローム予防のための食事

更年期女性においては，基礎代謝の低下やエネルギー消費の減少，過食など，肥満を起こす要因が増大する．更年期女性の肥満（体格指数 BMI：体重÷身長^2≧25）の割合は20歳代に比べて約3倍と高い．さらに女性ホルモンの低下により体脂肪が皮下から腹腔内へと移行しやすくなり，メタボリックシンドロームのリスクが高まり，糖尿病や動脈硬化の危険率が高くなる．したがって消費エネルギーに見合った食事をとること，積極的に運動量を増やし，食事量を減らしながら必要十分量のたんぱく質やミネラル類やビタミン類を充足することは容易ではない．そのためには良質のたんぱく質が豊富な魚介類，大豆製品，ミネラル類が豊富な乳製品，ビタミン類や食物繊維が豊富な野菜・果物を十分に摂取することが必要である．腹腔内脂肪の減量には砂糖やアルコール摂取をひかえ，継続的な運動が必要である．

3．脂質異常症予防のための食事

血中のLDL-コレステロールやトリグリセリドはエストロゲンの分泌低下にともない上

昇しやすく，動脈硬化を進行させることが知られている．脂質異常症を防ぐには，エネルギー，脂質，糖質の過剰摂取やコレステロールを多く含む食品をひかえること，コレステロール低下効果の期待できる食品をとることである．多価不飽和脂肪酸を多く含む青魚はトリグリセリドを下げるだけでなく，LDL-コレステロール低下や血栓予防効果がある．さらに食物繊維や大豆もコレステロール低下効果が期待できるので，繊維の多い野菜，果物，海藻，大豆，大豆製品を積極的に毎日の食事に取り入れる必要がある．

4．高血圧予防のための食事

高血圧予防の観点から，「日本人の食事摂取基準（2020年版）」では，ナトリウムの摂取量について食塩相当量で成人男性7.5 g/日未満，成人女性6.5 g/日未満と設定されている．高血圧がある場合の目標値はより厳しく6 g/日未満である．ナトリウムを排泄させるためには，カリウムやマグネシウム，カルシウムなどを積極的に摂取する．

ナトリウムはしょうゆやみそなどの調味料や漬け物のほか，外食，加工食品，練り製品に多く含まれている．カリウムは野菜，海藻，いも，果物類に，マグネシウムは海藻，種実，大豆などに，カルシウムは牛乳・乳製品，海藻，小魚に多く含まれている．

5．動脈硬化予防のための食事

動脈硬化は，血中のホモシステイン量と相関することが知られている．ホモシステイン濃度は閉経によって上昇するため，ビタミンB_6・B_{12}，葉酸の十分な摂取により低下させなければならない．ビタミンB_6・B_{12}は動物性食品に豊富で，葉酸はアスパラガスやほうれん草などの野菜に多く含まれている．

6．骨量減少，骨粗鬆症予防のための食事

更年期に入るとエストロゲンの低下にともない女性の骨量は減少するが，この時点での骨量が少ない人ほど骨粗鬆症のリスクが高く，骨量の増減の後天的因子としては運動，食生活が大きく影響している．骨量に関係する栄養素はカルシウムとビタミンDであるが，日本人のカルシウム不足はよく知られている．更年期前のカルシウム摂取やビタミンDの生成が少ないと更年期からの骨量減少，骨粗鬆症の発症の危険が高くなる．加齢にともない，消化管からのカルシウムの吸収は低下するため，更年期以降は意識的にカルシウムを摂取する必要がある．

7．自己管理能力の修得

日常の活動や適度な運動，快眠は，食欲や栄養素の吸収，代謝と深く関係している．食事療法を成功させるためには，生活習慣全体のアドバイスが必要である．さらに，更年期は特有の心理的問題を抱えている時期である．うつや，おっくうといった精神神経症状が強く出ているときは，食事の仕度ができない場合もあるので，出前や，素材缶・冷凍食品の利用も必要であろう．

国家試験問題（10更年期）

10-1
第22回
（99）

閉経期およびそれ以降の病態に関する記述である．正しいものの組合せはどれか．

a　閉経後骨粗鬆症は，成長期からの予防が大切である．

b　閉経後に虚血性心疾患の発症率は減少する．

c　HDL-コレステロールおよびLDL-コレステロールは共に上昇する．

d　骨粗鬆症により橈骨遠位端骨折のリスクが高まる．

(1)　aとb　　(2)　aとc　　(3)　aとd

(4)　bとc　　(5)　cとd

10-2
第25回
（101）

女性の更年期に関する記述である．正しいのはどれか．

(1)　更年期前と比べて，卵胞刺激ホルモン（FSH）の分泌量は低下する．

(2)　更年期前と比べて，性腺刺激ホルモン放出ホルモン（GnRH）の分泌量は低下する．

(3)　閉経により，エストロゲンの分泌が停止する．

(4)　更年期前と比べて，骨吸収が亢進する．

(5)　更年期障害の程度は，バーセルインデックスで評価する．

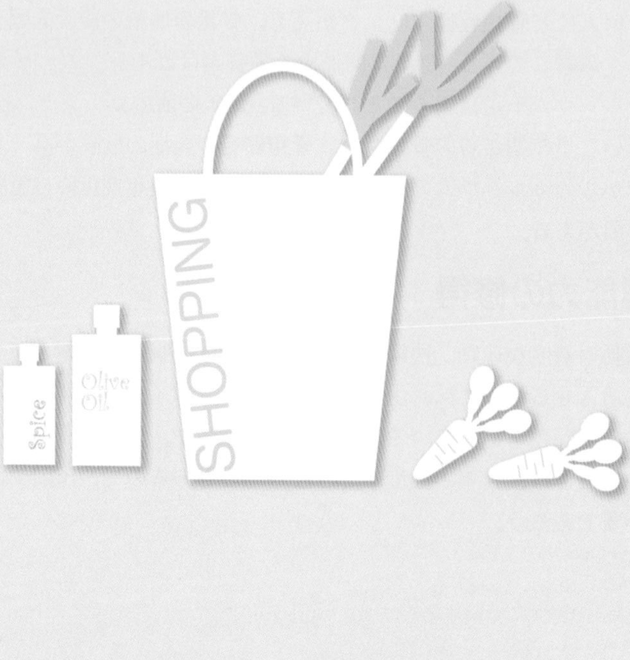

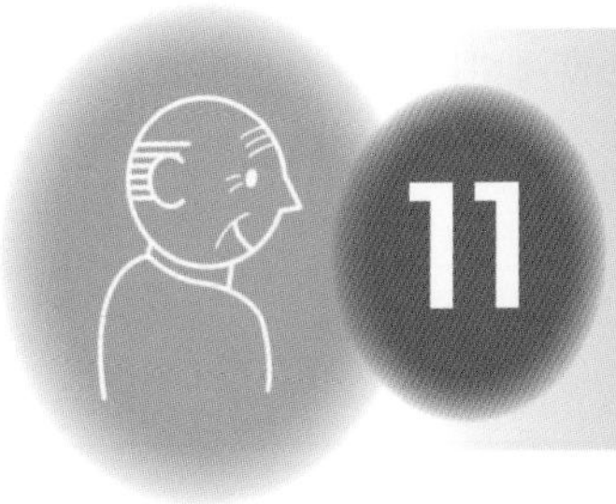

11 高齢期

わが国の高齢者人口はいまや全体の28.7％（令和2年10月時点）を占め，実数では平成24年に3,000万人を超え，人口構成のなかで非常に大きな集団になっている．今後，さらに高齢化はすすみ，80歳以上の人口割合が急増する日本特有の人口構造が推測されている（図11-1）．

高齢期には，加齢とともに徐々に心身の諸機能が低下し，身体機能の衰えとともに「老化」を実感する．世界保健機関（WHO）では高齢期を65歳以上としているが，医学的あるいは社会的にみて，高齢期を**前期高齢期**（65〜74歳）と**後期高齢期**（75歳以上）に区分している．しかし，高齢者は個々の生活習慣などにより，一人ひとりの生理的，心理的な特徴が大きく異なる．

今後の超高齢社会における問題点として，高齢者が陥りやすい「**低栄養**」「**栄養不良**」の問題や，要支援・要介護状態となる3大原因「**脳血管疾患**」「**認知症**」「**高齢による衰弱**」を予防的な観点から，医療・介護・福祉に関わるスタッフが早期に介入することが必要となっている．とくに「高齢による衰弱」には，「**フレイル（虚弱）***」「**ロコモティブシンドローム（運動器症候群）****」「**サルコペニア*****」などが関連している．

医療，介護，福祉，その他多くの分野で，増加する高齢者の健康管理にはさまざまな課題がある．わが国はその対応として，高齢者の尊厳の保持と自立生活の支援を目的とし，

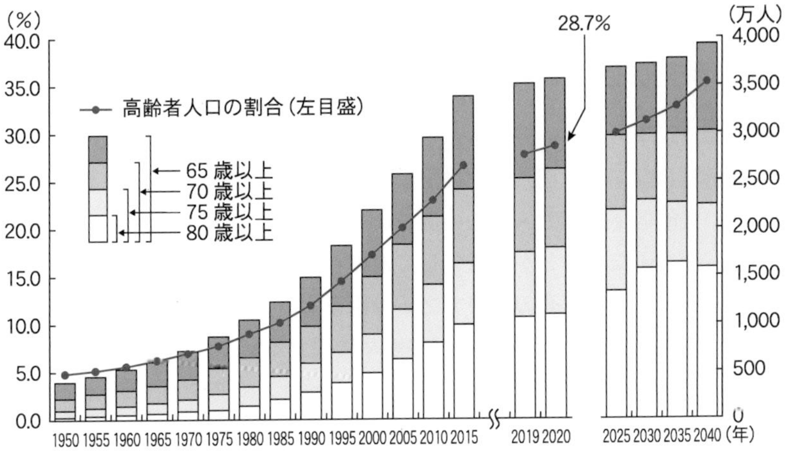

図11-1　高齢者人口および割合の推移

資料：1950年〜2015年は「国勢調査」，2019年および2020年は「人口推計」．
2025年以降は「日本の将来推計人口（平成29年推計）」出生（中位）死亡（中位）推計
（国立社会保障・人口問題研究所）から作成．

注1）2019年および2020年は9月15日現在，その他の年は10月1日現在．
2）国勢調査による人口および割合は，年齢不詳をあん分した結果．
3）1970年までは沖縄県を含まない．

（総務省統計局：人口推計より）

可能なかぎり住み慣れた地域で，自分らしい暮らしを人生の最期まで続けることができるような地域の包括的な支援・サービス提供体制（**地域包括ケアシステム**）の構築を推進しており，管理栄養士・栄養士の関わりも期待されている．

1 高齢期の特性

1．老化の概念

1）老化と加齢

老化とは，成熟した機能が，加齢とともに各臓器の機能低下と相まって，個体の恒常性維持（ホメオスターシス）が不可能となり，ついには死に至る過程とされている．一方で，**加齢**（エイジング）とは，生後から時間経過とともに個体に起こるすべての過程をさしている．

老化は，加齢による生理的な機能低下をさす**生理的老化**と，病的状態に陥り，著しく低下する**病的老化**に分けられる．生理的老化は個人差があるものの，すべてが不可逆的である．病的老化はすべてには起こらないが，疾病の治療によりある程度は可逆的である．

近年は，社会の高齢化が加速するなか，寿命の延長よりも**健康寿命**を延ばすことが重要とされている．平成28年の時点では，平均寿命と健康寿命の差は約10年前後となっている（図11-2）．その差を縮める取り組みのひとつに，「健康日本21」（第2次）や「スマート・ライフ・プロジェクト」（2011年）などがある．

2）高齢期の区分と特徴

高齢期は，以下のように分けられる．

前期高齢期（者）：身体面に老化の徴候（白髪の増加，腰が曲がる，筋力や持久力の低下，骨や関節の機能低下，聴力・視力の低下など）が現れる．また，免疫力や抵抗力が落ち，疾患になりやすくなるなどが特徴としてあげられ，中年期と比べ身体能力を中心に落ちる傾向が強まる．高齢者特有の疾患である骨粗鬆症，認知症，動脈硬化性疾患（とくに脳血管障害），感染症（とくに肺炎）などが徐々に現れる．しかし，これらの特徴に関しては，個人差が大きいことに注意が必要である．また近年，この世代は以前の高齢者の概念とは

*フレイル▶老化にともなって恒常性維持機能（ホメオスターシス）が低下するために，ストレスから障害を被りやすい状態で，従来は「フレイルティ」と表記してきたが，さまざまな日本語訳が用いられていることから，2014年に日本老年医学会が統一化をはかるため「フレイル」を日本語訳とすることを発表し，フレイルが使われるようになった．

**ロコモティブシンドローム▶通称「ロコモ」と表記されている．運動器障害により要介護に至る危険の高い状態，あるいは要介護状態に至った状態．日本整形外科学会では介護予防の観点よりロコモ対策を推進している．

***サルコペニア▶進行性で全身性の筋肉，筋力，筋機能の喪失する症候群である．身体障害や生活の質の低下，死などの健康障害の危険がともなう状態に陥りやすくなる．ギリシア語で「肉」を表すsarx（sarco：サルコ）と，「喪失」を意味するpenia（ペニア）を組み合わせた「筋肉の喪失」という意味の造語とされている．

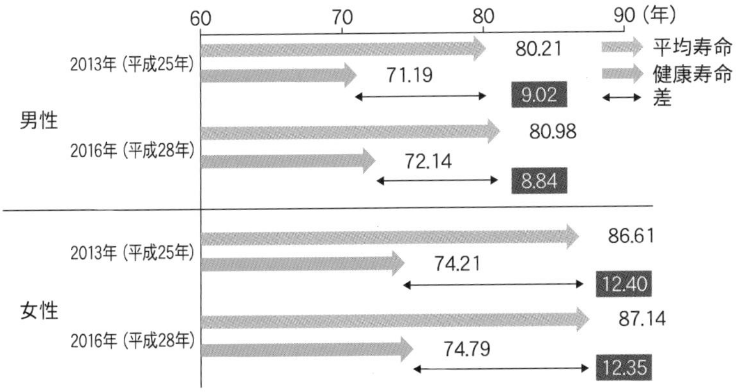

図 11-2　健康寿命の定義と平均寿命との差

資料：平均寿命は厚生労働省「簡易生命表」，健康寿命は厚生労働省「簡易年表・人口動態統計・国民生活基礎調査」，総務省「推計人口」より算出．

注）健康寿命：ヒトの寿命において，健康上の問題で日常生活が制限されることなく生活できる期間．

（厚生労働省：厚生科学審議会，2018 より改変）

異なり，新たな活力をもつ社会的な貢献度の高い集団ともいわれている．

後期高齢期（者）：前期高齢者の時期に起こる変化に加えて，老いの特徴が心身ともに明確に現れる．個人差はあるが生理的な機能低下も著明である．また，すでに疾病を有する高齢者では，症状の悪化や疾病を複数抱えることが多くなる．さらに**日常生活動作（ADL：activities of daily living）**が低下することで，多くの**老年症候群***（転倒や失禁，認知機能や摂食嚥下機能の低下，褥瘡，サルコペニア，脱水など）のなかでも慢性疾患関連や廃用症候群関連がより強く現れるようになる．最近では，この後期高齢者への介護予防の積極的な介入が必要とされ，栄養学的にも重要と考えられている．

2．高齢期の生理的特徴

1）身体構成成分の変化

ヒトの身体構成成分（以下：体組成）では，加齢とともに脂肪組織の割合が増加し，体重から脂肪組織を除いた**除脂肪体重**（lean body mass：LBM）は減少する（**図 11-3，表 11-1**）．体組成の測定として，筋肉量は，コンピュータ断層撮影（computed tomography：CT），磁気共鳴画像法（magnetic resonance imaging：MRI）および二重エネルギー X 線吸収測定法（dual-energy X-ray absorptiometry：DXA）が使用されている．最近では，簡易的な生体電気インピーダンス法（bioelectrical impedance analysis：BIA）での計測値が DXA と相関が高く，多く用いられている．そのため疾患管理や介護予防の現場で測定

***老年症候群**（geriatric syndrome）▶高齢者が加齢や疾病にともなう複数のリスクにより，医療，介護，看護が必要となる症状や徴候とされている．その原因はさまざまであり，複雑に絡み合い疾病の悪化や介護負担の増大に影響していることが多くなる．たとえば，転倒・骨折は，骨粗鬆症，脳血管障害，糖尿病による下肢血管障害，起立性低血圧などによる歩行不安定や，めまいなどによって起きる．いったん骨折したあとは，寝たきりになり，介護負担が発生することがある．そのため“高齢者に特有の病的状態”と表現される．

老年症候群は大きく 3 点に分類される．①おもに急性疾患に付随する症候で，若年者と同じくらいの頻度で起こるが，対処方法は高齢者では対処方法に工夫が必要なもの．②おもに慢性疾患に付随する症候で，前期高齢者から徐々に増加するもの．③後期高齢者に急増する症候で，日常生活動作（ADL）の低下と密接な関連をもち，介護が重要となる一連の廃用症候群．

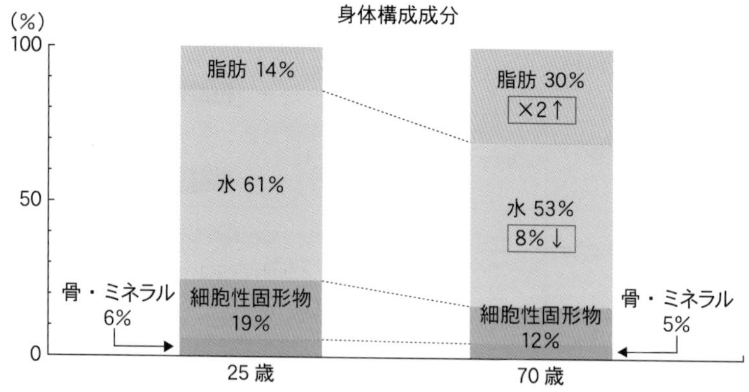

図 11-3　加齢と身体構成成分の変化

(Sullivan DH : Under nutrition in Older Adults. Annals of Long-Term Care, 8 : 41-6, 2001 より)

表 11-1　加齢による臓器機能の変化と臨床的意義

	機能変化	臨床的意義
腎機能	糸球体濾過率の低下 腎血流量の低下 腎尿細管分泌と濃縮能の低下	薬物クリアランスの低下
呼吸器系	肺活量の低下 最大換気量の低下 残気率の増加	動脈血飽和度の減少 最大酸素摂取量の減少
循環器系	心筋拡張能の低下 交感神経刺激に対する反応の低下 末梢血管抵抗性の増加 1回拍出量の低下 圧反射感受性の低下 ペースメーカー細胞数の減少	心拍出量の減少，心肥大 利尿剤による降圧作用の感受性の増加 心房性不整脈，洞不全症候群になりやすい 収縮期高血圧
神経系	脳萎縮 自律神経の変化	認知機能の低下，認知症が多い 起立性低血圧，失神が多い
内分泌系	低下 レニン活性，アルドステロン，GH，FT 3，テストステロン，エストラジオール 増加 ノルエピネフリン，心房性ナトリウム利尿ペプチド インスリン感受性や増加分泌能の低下	耐糖能異常，糖尿病が増加 閉経後，骨粗鬆症になりやすい
筋骨格系	骨密度の減少 除脂肪量（筋肉量）の減少	骨粗鬆症やサルコペニアになりやすい
免疫系	新たなTリンパ球形成数の減少 ヘルパーTリンパ球の増加 サプレッサーTリンパ球の減少 液性免疫の減少	皮膚テストに対するアレルギー 易感染性
造血器系	活動性骨髄量の減少 骨髄脂肪の増加	造血の機能的予備の減少
消化器系	肝重量や肝血流量低下 肝シトクロムP 450 酵素活性の低下	ジアゼパムなど薬物代謝の遅延

(大庭建三：高齢者の特徴とその診察時の注意点．すぐに使える高齢者総合診療ノート．第1版，p. 2〜8．日本医事新報社，2014 より)

し，栄養状態の評価に利用されている．

加齢による除脂肪量の減少は(図 11-3)，食事摂取量の減少，ストレスや多くの病的因子に加え，環境の変化もあり体重減少やサルコペニアにつながる．これにより低栄養を招き，その他の老年症候群のリスクを上げ生命予後に大きく影響する．逆に，加齢による脂肪細胞の増加は，メタボリックシンドロームの頻度が増加するとともに，**サルコペニア肥満**にもつながり，**生活の質**（quality of life：QOL）や ADL を低下させる．

骨密度も加齢とともに減少する．とくに女性は閉経後のホルモン分泌の変化により，骨密度が著しく減少に転じ，骨粗鬆症の割合が増加する(**表 11-1**)．また，身体活動量の低下は骨密度のさらなる減少につながり，骨折のリスクが増加する．高齢者は脊椎圧迫骨折，大腿骨頸部骨折が多く，難治の場合が多く，寝たきりの大きな原因となる．

体水分量の変化として，体から喪失した水分を補うための細胞内液が減少する．もともと筋肉量の減少する高齢者の体水分量は，成人と比較した場合は約 8 %減少する（図 11-3)．また，細胞外液と細胞内液の比が大きいため，さまざまな原因による体水分バランスの急激な変化につながり，容易に脱水状態に陥ることとなる．

2）臓器機能の低下

ヒトの多くの臓器は，成熟期をピークに加齢とともに機能低下する．また，高齢者では個々の生活背景によりその影響には個人差があり，年齢を増すごとにその差は大きくなる．そのなかでも，とくに変化が著しいとされるのが腎機能と呼吸機能である(図 11-4)．こうした身体機能の低下に慢性疾患が加わることによって，さらなる機能の低下が生じ，新たな疾患の症状や徴候が複合的に出やすくなり管理がむずかしくなるのが特徴である．まずは，それぞれの臓器が加齢により，どのような影響を受け，臨床的に注意する特徴があるかを理解する必要がある（**表 11-1**)．

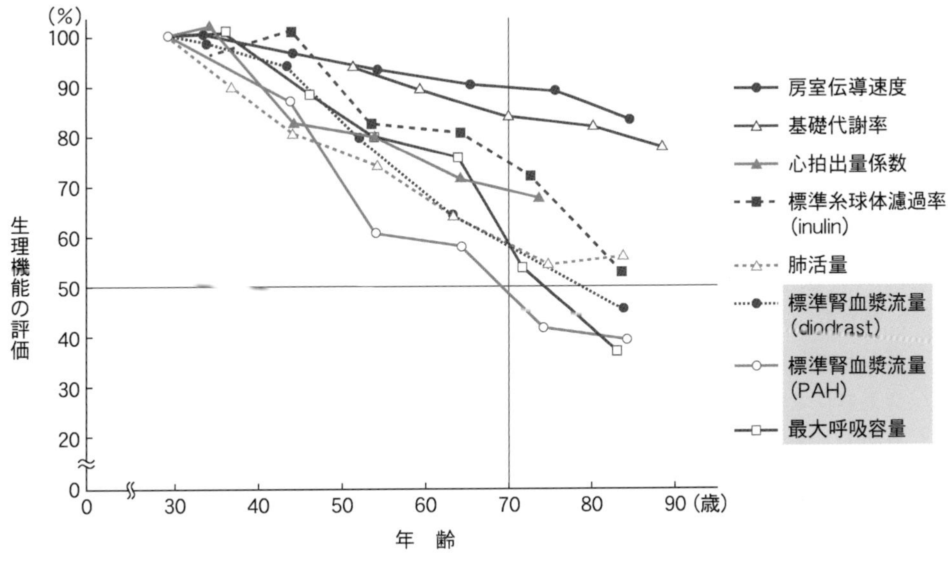

図 11-4　加齢と生理機能の変化

(Sullivan DH : Under nutrition in Older Adults. Annals of Long-Term Care, 8 : 41-6, 2001 より)

3．臓器別生理機能の変化

1）感覚器系

感覚器は外部からの刺激を感受して神経系に伝える器官であり，おもに視覚，聴覚，味覚，嗅覚などがある．それぞれが障害をきたすことで，QOL は著しく低下する．また，それらは生活意欲も低下させ複合的な機能低下に陥り，高齢者のひきこもりの要因のひとつにもなっている．これら機能の障害は，生活機能を維持するために認知されてきた機能の低下に影響する．感覚器が正常に機能，調和して，生きるために必要な“おいしく口から食べる”機能を維持することが可能になる．とくに食生活に関与する管理栄養士・栄養士が高齢者をみる場合，感覚器は口腔系の器官と同様に非常に重要な機能となる．

（1）視覚

加齢により“遠くが見えにくい”“近くが見づらい”“何となく焦点が合いづらい”など，何らかの視覚機能低下は自覚することになる．各部位の細胞の減少や屈折力の変化，縮瞳，組織の変性などが機能低下の原因となる．また，老化により静視力，動体視力，色視力，対比視力，夜間視力などが低下し，疲労感や集中力の低下につながる．加齢とさまざまな要因が重なり，緑内障，白内障，加齢黄班変性，糖尿病網膜症など，失明原因疾患の発病や悪化で重大な状態に陥ることとなる．

（2）聴覚

聴力低下は加齢とともに進行し，年齢がすすむにつれて個人差は大きくなる．また，聴力の障害は，コミュニケーション不足となり QOL や ADL を低下させ，それにともなう精神的・身体的ストレスは脳機能の萎縮を招き，認知症リスクが増すことになる．機能低下の初期には耳鳴りの症状を主訴とする場合もあり，聴力低下に加え，言葉の聞き取りの低下を訴える場合も多くある．とくに高齢者は，耳垢の管理も日常の大切なケアとなる．

（3）味覚

味覚は，4 つの**基本味**（**甘味**，**酸味**，**塩味**，**苦味**）の閾値が加齢により上昇する（p. 21 の**図 2-2**）．その年齢変化は一様ではなく，個人差が大きい．機能低下の原因として，舌にある**味蕾**の数が加齢により減少することにある（p. 21 参照）．とくに高齢者の味覚異常は，生理的な変化以外に，全身疾患や服用薬剤，亜鉛不足，偏食など，さまざまな要因が関連して引き起こる．また，食べる満足感は，五感のすべてが関与しており，それぞれの機能や食生活環境を整えることも大切となる．

（4）嗅覚

嗅覚は，加齢とともに鼻腔内の鼻粘膜の感覚細胞の減少と組織の萎縮があり，閾値の上昇の原因とされている．また，神経系の中枢が加齢により機能低下することもその原因と考えられている．嗅覚は，味覚同様に食欲にも大きく影響し，機能低下は QOL 低下の大きな要因と考えられる．

2）口腔系

口腔系は，摂食嚥下および構音に関係する組織が，多くの筋系・神経系などからなる共同体として，機能的システムとなっている．この機能は健康的な日常生活を維持するには

表 11-2　咀しゃく・嚥下機能障害の原因

器質的原因（口，咽頭，食道の構造あるいは形態に，肉眼的な異常を認めるもの）
・口内炎，舌炎，扁桃腺炎，咽頭炎，口腔・咽頭腫瘍 ・食道炎（逆流性食道炎），食道潰瘍，食道腫瘍 ・外部からの圧迫（脊椎，腫瘍，など）
機械的原因（口，咽頭，食道の構造あるいは形態に，肉眼的な異常を認めないもの）
・脳梗塞，脳出血，脳腫瘍，多発性硬化症 ・パーキンソン病 ・食道アカラシア ・ドライアイ，ドライマウス，関節炎，シェーグレン症候群，強皮症，全身性エリテマトーデス（SLE） ・薬の副作用
精神・心理的原因
・神経性食欲不振症 ・認知症，うつ病，うつ状態

（中村丁次・他：摂食機能の障害，臨床栄養学．第1版，p. 231．医歯薬出版．2013 より改変）

必須であり，生きる楽しみ，QOL の維持・向上に深く結びついている．とくに摂食嚥下機能は食生活に密着しており，その機能低下は栄養状態に大きく影響する．また，口腔内の環境の悪化は，高齢者の誤嚥性肺炎の原因にもなる．肺炎が 3 大死因に入ったのは，高齢化がすすんだことがおもな要因といわれている．加齢による影響を理解し，栄養的な関連を評価できるようになることが重要となる．

（1）咀しゃく障害

歯の表面にあるエナメル質は，う蝕，咀しゃくなどにより咬耗（上下の歯が嚙み合うことにより削れる），ブラッシングによる磨耗（削り取られる）で，歯の位置に変化が起こり，咀しゃく機能に影響する．また，う蝕や歯周病は加齢が直接的原因ではないが，歯の喪失に直接影響し，食べる行為の維持に障害となる．口腔内環境にも悪影響を及ぼし，誤嚥性肺炎のリスクを増大する．一方で口腔周囲の骨格筋は，体を動かすもととなる四肢の骨格筋と比較した場合，加齢にともなう萎縮や変性は少ないとされる．

（2）摂食嚥下障害

高齢者は嚥下機能が低下し，嚥下障害となり誤嚥を起こしやすくなる．その原因として，加齢にともなう正常な嚥下に必要な筋力（質・量）の低下（**嚥下サルコペニア**）と感覚情報の感受性の低下がある．摂食嚥下機能は，食物の移動にあわせて**先行期（認知期）**，**準備期（咀嚼期）**，**口腔期**，**咽頭期**，**食道期**に分けられる．

機能低下の影響は，単なる加齢では特別な配慮を要しない**老人性嚥下困難**程度であるが，高齢者はその他の臓器と同様にさまざまな原因により嚥下機能が急激に低下する（**表 11-2**）．

3）消化器系

消化器系の機能低下は，消化・吸収および代謝に大きく関与しており，形態学的加齢変化に比べ，機能的加齢変化が大きく QOL の阻害要因となる．また，がんの多発臓器でもあり，生命予後の決定因子としても重要となる．しかし，消化・吸収機能そのものは生理的に加齢のみでは，きわめて影響を受けにくいと考えられている．

（1）唾液腺

唾液は**三大唾液腺**（**耳下腺**，**顎下腺**，**舌下腺**）および**小唾液腺**から分泌される体液であり，口のもつ機能が維持されている．分泌は交感神経と副交感神経の調節を受けており，加齢による分泌機能への影響はほとんどないが，唾液の組成には変化が生じ，ムチン，分泌型 IgA の濃度が減少する．高齢者に多い口腔内乾燥は，加齢だけではなく，内服薬，唾液組成の変化などの他の因子の関与が考えられる．

（2）食道，胃・十二腸潰瘍

食道は加齢による変化は小さいが，内腔圧の低下や蠕動波（食物などの内容物を先に送る動き）が弱くなる．また，横隔膜の組織の機能低下により食道裂肛ヘルニアや，**下部食道括約筋部**の弛緩による胃食道逆流により**逆流性食道炎**が生ずる場合がある．

胃の加齢変化として胃粘膜萎縮が考えられていたが，その多くは**ヘリコバクター・ピロリ菌**（H.pylori）に対する病理学的な慢性炎症反応により起こることが判明している．また，胃排出機能や胃酸分泌能の低下についても同様で，健康者を対象とした場合，加齢にともなう変化はほとんどないとされている．

（3）小腸・大腸疾患

小腸は加齢による影響が少ないとされるが，小腸粘膜の絨毛は短くなり，筋層の萎縮もすすみ，機能が低下する．また高齢者は，個々の生活背景により多くの疾病に罹患している場合や，他の臓器の機能低下の状況によりまったく異なるため，注意が必要である．免疫力の低下などによる腸内細菌叢の過剰な繁殖は，腹痛，腹部膨満，体重減少の原因となる．反対に細菌の増大は，葉酸，鉄，カルシウムなど，いくつかの栄養素の吸収率が低下する．

大腸は筋層や結合組織が萎縮することで脆弱となり，大腸憩室や運動機能低下の原因となる．また，腸管壁の神経感受性による排便反射の低下などもあり，排便コントロールがむずかしくなる．

（4）肝臓・胆嚢・膵臓

青・壮年期に比べ，高齢者は肝重量や肝血流が約 3/4～2/3 程度に減少する．また，肝臓代謝の酵素活性やアルブミン産生も低下する（p. 196 の**表 11-1**）．肝細胞自体も再生能や生体防御反応が低下し，肝臓疾患が遷延化・劇症化しやすくなる．

胆嚢での胆汁の生成量や流量は，加齢とともに減少し，その影響により胆石ができやすくなる．

膵臓は加齢とともに重量が減少し，組織の線維化も徐々に進行する．また，膵液としての酵素分泌量と重炭酸塩分泌量は低下する．

4）循環器系

循環器とは，心臓を中心に血管（動脈，静脈）を介して全身に血液を供給するシステムである．加齢により心臓や血管は機能が低下するため，疾病リスクは高くなる．

心臓の大きさ（容量）は，加齢にともなって心室（↓小）と心房（↑大）のように，バランスが変化する．心筋細胞は加齢とともに数は減少し，細胞自体は大きくなる．また，心筋の間質や刺激伝道系は線維が生じ，心臓のなかの弁膜に石灰化が起こり，機能に影響を及ぼすこととなる．これらにより**心房細動**や洞不全症候群，房室ブロック，脚ブロックのような**不整脈**が増加する（p. 196 の**表 11-1**）．

加齢にともない，血管（動脈）においては血管壁の間質成分であるコラーゲンが増加し，線維を支える弾性線維とも呼ばれるエラスチンに変性・線維化・配列性の変化が生じ，血管の拡大と硬化につながる．血管の硬化は，高齢者における収縮期血圧の上昇につながる．この変化により，大動脈のふいご作用（windkessel 機能）は低下する．このため，冠動脈はおもに拡張期に血液が流れるので，冠血流低下にともなう心筋虚血に陥りやすくなり，虚血性心疾患の原因にもなる．

5）呼吸器系

ヒトは生きるために，呼吸として外気より酸素を取り込み，体内の老廃物として二酸化炭素を排出する．そのため肺はつねに機能低下に関わる内的（全身性疾患）・外的因子に被曝し，機能低下の状況は個人差が大きくなる．生理的にはっきりした加齢による影響としては，肺弾性収縮力の低下や，胸壁の硬化による胸郭コンプライアンスの低下により肺活量の低下がある．また，横隔膜筋力も低下により残気量は増加する（p. 196 の**表 11-1**）．肺は生命維持には重要な臓器であるが，老化による影響は非常に大きく，後期高齢者の割合の増加とともに肺炎での死因リスクは高くなっている．喫煙は**慢性閉塞性肺疾患（COPD）**との関連が深く，患者も急増し，治療管理には多職種連携（**呼吸リハビリテーション**）による対応が重視されており，運動に合わせて栄養管理も必要とされている．

6）脳・神経系

脳・神経系の加齢による影響は，形態的変化として脳重量の減少・大脳萎縮がある．生理的な変化として神経細胞・神経線維数の減少，シナプスの減少，個々の神経細胞機能の低下がある．神経系のさまざまな加齢性変化の影響もあり，マクロレベルで脳の形態的・機能的変化としての認知機能の加齢性変化が引き起こされる（p. 196 の**表 11-1**）．

加齢にともなう認知機能の低下には，高齢者の特徴として多様性がある．青年期に到達した認知機能のピークとその後の認知機能低下速度によっても異なる．多様化の背景には，遺伝的な要因に加え，教育，職業，趣味，生活習慣といった社会文化的な関わりなど多数の因子がある．超高齢化を迎え，認知機能の低下は老化と疾患（**アルツハイマー型認知症**の割合が高い）との違いを理解したうえで（**表 11-3**），認知症の進行リスクに合わせた対応が重要となる（**図 11-5**）．明確ではないが，**軽度認知障害***での食生活，栄養管理は，介護予防のうえで必要性が大きいと考えられている．

7）内分泌・代謝系

各種ホルモンの分泌は，血中濃度，代謝速度，日内変動など分泌動態で微妙に変化する．また，標的器官の応答性は加齢により種々の変化が生じてくる．高齢者の各種ホルモンの

***軽度認知障害**▶ MCI（mild cognitive impairment）．老化により認知機能（記憶，見当識，判断，実行，理解など）のうち 1 つに問題が生じているが，日常生活に障害がなく，認知症の前段階の症状と考えられており，認知症となった初期症状とは異なる．その定義は，①記憶障害について，本人または家族から訴えがある．②全般的な認知機能が正常で，日常活動動作が維持されている．③背景に年齢や教育レベルの影響のみでは説明できない記憶障害が存在する．④認知症ではない，とされている．

表 11-3　認知症と正常老化の鑑別

	認知症	正常老化
原因	病気により生じる	加齢により生じる
自覚（病識）	なし	あり
記憶障害	経験自体を忘れる	咄嗟に思い出せない
社会生活	営むのが困難	支障がない
精神症状や行動障害	ともなうことが多い	なし

（池田　学：認知症．中央公論新社，2010 より）

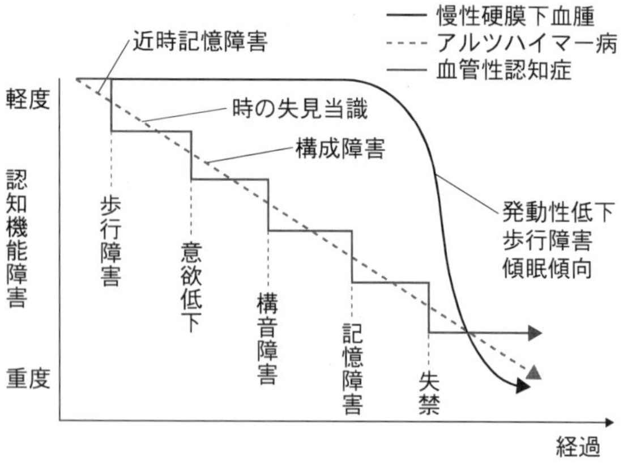

図 11-5　認知症の発症と経過

（池田　学：認知症．高次脳機能研究 29：222-227，2009 より）

血中濃度の基準値を明確に設定するのはむずかしく，特徴として生体の発育や生殖に関わる内分泌腺は萎縮し，そのホルモンの分泌が低下するが（p. 196 の**表 11-1**），個体の維持，生命の維持に関するホルモン類は大きな変動はないとされている．

8）腎臓・泌尿器系

腎臓の糸球体では持続的に大量の血液を濾過しており，力学的に高いストレスがつねにかかっている．そのため加齢にともない組織学的に構造が変化し，硬化糸球体の割合が増加する．また，腎血管系の細・小動脈には種々の加齢変化により，腎血流量は低下する（30 歳時が 100 %の場合，80 歳では約 50 %まで減少．p. 197 の**図 11-4**）．尿細管の変化としては，細胞の減少によるネフロン長の短縮がある．近位曲尿細管では 60 歳ごろから急激に細胞数が減少し，その長さは短くなる．機能的変化には糸球体濾過量の低下があり，これは生理的なものと糖尿病・高血圧などによる病的なものとに区分される．また尿細管機能として抗利尿ホルモン（バゾプレッシン）による体液量の調整があるが，加齢により反応が低下する（p. 196 の**表 11-1**）．

膀胱・尿道にも加齢による機能低下があり，排尿障害の原因となる．男性は性ホルモンの不均衡や組織学的な変化により前立腺に肥大が起こり，排尿困難や残尿感が出現する．

4．高齢期の代謝と注意する特性

1）栄養の代謝の特徴

（1）エネルギー代謝の特徴

基礎代謝は加齢とともに減少し，とくに男性での減少率が大きいとされている．これは除脂肪組織の減少によることが想定される．また，加齢に付随する基礎代謝量の減少は，必ずしも直線的に変化するわけではなく，男性では 40 歳代，女性では 50 歳代に著しく減少することがわかっている．女性の場合の影響は，閉経後の除脂肪組織が減少するためと考えられる．代謝にともなう食事誘発性熱産生は，総エネルギー消費量の 10 % 程度に相当し，加齢による減少は明確になっていないのが現状である．年代による参考値を「日本

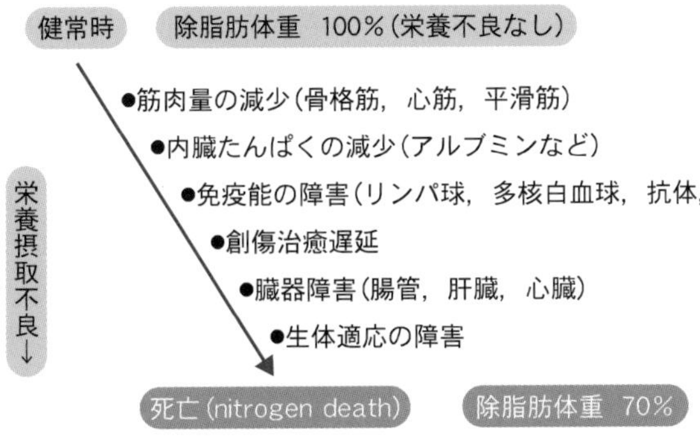

図 11-6　除脂肪体重の減少と死

（日本静脈経腸栄養学会編：コメディカルのための静脈・経腸栄養ガイドライン，p. 5，南江堂，2000 より）

人の食事摂取基準（2020 年版）」で，参照体重における基礎代謝量として示している（p. 283 の**表 16-4** 参照）．

（2）たんぱく質の代謝の特徴

たんぱく質代謝は，体内での**異化同化**のバランスにより保たれている．骨格筋たんぱくの同化のおもな要因として，食後の血中アミノ酸やインスリンが影響している．一方，筋肉におけるたんぱく質の異化には**炎症性サイトカイン**，**酸化ストレス**などの侵襲性の高い刺激が影響し，たんぱく質の同化を上回ることで筋肉は萎縮する．高齢者の場合，同化作用の低下とさまざまな異化に影響する要因が重なることで，筋量の低下や低栄養になる．たんぱく質は多様な機能に関与するため，栄養不良をともなうたんぱく質異化亢進は予後を悪化する（**図 11-6**）．

栄養面では，骨格筋の同化作用の強い必須アミノ酸として，とくに**ロイシン**の存在が知られている．また運動面では，**レジスタンス運動**によっても筋肉でたんぱく質合成が誘導される．このことから，筋肉や筋力に対して効果のあるレジスタンス運動と，アミノ酸の供給を同期に実施することが，もっとも効率的とされている．

（3）糖質の代謝の特徴

糖質は主要なエネルギー源として重要であり，肝臓で代謝物（グルコース）が調整されている．また，糖質はおもにグルコースとして，脳のエネルギー源や成熟赤血球のようにミトコンドリアに乏しい細胞にとっては必須である．したがってグルコースの合成と利用は，エネルギー代謝上きわめて重要な中間代謝過程となる．その過程の調節は，ホルモンによってもコントロールされる（インスリン，グルカゴン，グルココルチコイド，成長ホルモン，アドレナリン）．インスリン以外のホルモンは，侵襲下で増加するためストレスホルモンと呼ばれる．また，インスリンとは逆の作用をするため**抗インスリンホルモン**ともいわれ，侵襲下での高血糖の原因となる．高齢者は膵臓からのインスリン分泌能低下や刺激伝達系におけるインスリン感受性の低下が要因となり，**耐糖能**は低下する特徴がある．

（4）脂質の代謝と特徴

消化吸収された脂質は，血中ではおもに**リポたんぱく質**として体内でコントロールされている．その脂質の血中のバランスが崩れることにより脂質異常症として，動脈硬化系疾患に悪影響を及ぼしている．**血清 LDL-コレステロール値**は性別により上昇度合いに多少違いはあるが，20 歳代より上昇し，男性は 50〜70 歳代までほぼ一定だが，女性は閉経後にさらに加速する．**血清総コレステロール値**のコントロールにより虚血性心疾患のリスクは軽減するが，40 歳代をピークに加齢とともに相対リスクの差は低くなる．

（5）カルシウム代謝の特徴

血液中のカルシウムは，そのほとんどが血漿中にあり，**副甲状腺ホルモン**，**カルシトニン**および**活性型ビタミン D** の働きにより，一定範囲の濃度（9〜10 mg/d*l*）に維持されている．食事中のカルシウムは小腸より吸収されるが，さまざまな因子の影響を受ける．加齢による腸管からの吸収低下もあり，男性・女性ともに高齢になると骨密度は減少する．とくに女性の骨密度は 18 歳くらいでピークに達し，40 歳代半ばまではほぼ一定であるが，50 歳前後から急速に低下する．女性ホルモンの一種である**エストロゲン**は．骨の新陳代謝に際して骨吸収をゆるやかにして，骨からカルシウムが溶出することを抑制する働きがある．閉経後，エストロゲンの分泌が減少し，骨吸収のスピードが速まるため，骨形成が追いつけずに骨がもろくなる．

（6）水・電解質の代謝

水分は生命現象を維持継続するために必要不可欠であるが，高齢者は加齢により体水分の割合は減少する．そのため，水・電解質の管理は非常に重要となる．高齢者は体から喪失した水分を補うための細胞内液が減少している．もともと筋肉量の減少する高齢者の体水分量は，成人と比較した場合は約 8 %減少している（p. 196 の**図 11-3**）．また，細胞外液と細胞内液の比が大きいため，さまざまな原因による体水分バランスの急激な変化が起こる．細胞内液は，体内の水・電解質代謝，**酸塩基平衡**の変動に対し，生体の内部環境の恒常性維持（ホメオスターシス）に重要な役割を担っている．高齢者の細胞内液・外液のバランスを考えると，急激な変化への対応が機能低下しており，口渇を感じにくく，容易に脱水状態に陥ることとなる．

体液の溶質となる電解質は，陽イオン（Na^+，K^+，Ca^{2+}，Mg^{2+}など）と陰イオン（Cl^-，HCO_3^-，HPO_4^{2-}，SO_4^{2-}など）があり，たんぱく質も負の電荷となり，体液バランスを調節している．細胞内液と細胞外液では体液の組成は異なり，細胞外液中の血清電解質は加齢による大きな変化はないが，細胞内成分であるカリウム，マグネシウム，リンは高齢者で減少している．

2）高齢者の注意すべき特性

（1）食欲不振・食事摂取量の低下

高齢者は加齢により徐々に身体機能が衰退し，食欲も減退する場合が多くなる．具体的な原因はいくつかあるが，噛む力が弱くなると咀しゃくの回数が減り，咀しゃくに使われる筋肉も衰えるので，飲み込む力も低下する．また，感覚器官も衰え，味や香りの感じ方の低下や，視力の低下で料理の色彩がわからなくなるなど，これまでに備わった機能が低下し，食欲や食事摂取量に影響する．さらに，実質細胞の減少により臓器が萎縮するとともに身体能力にも衰えがみられ，生理機能の低下や環境的な因子が食事摂取量に影響する．

また，身体機能が低下し，活動の量・時間が短くなり，消費エネルギー量が減少するので摂取エネルギー量も少なくなる．それに加えて，家庭や社会における地位や役割の変化が心身に影響を与え，気力の衰えや不安やストレスの増大など，心理的な要因も食欲低下に影響を及ぼす．これらのことは食べる楽しみがなくなるだけでなく，栄養不足や脱水，身体機能低下の原因となる．

また近年は，ホルモンの作用低下による食欲低下も注目されている．胃から発見された**グレリン**の生理活性は，成長ホルモン（GH）分泌促進活性に加え，強力な摂食亢進作用が知られている．グレリンは摂食亢進作用を示す初めての消化管ペプチドであり，脂肪組織から分泌されるレプチンの摂食抑制効果に拮抗して作動する．生体のエネルギー代謝調節において重要な存在である．現在，摂食障害や慢性消耗性疾患への治療応用が精力的に試みられている．

（2）身体活動レベルと日常生活動作（ADL），手段的日常生活動作（IADL）*の低下

高齢者それぞれの生活背景により大きく異なるが，加齢とともに自宅での日常を維持するための機能低下が著しい場合が増加する．その原因のひとつとして「栄養」が大きく影響しており，栄養状態の維持改善は重要なキーワードとなる．

65歳以上の在宅療養患者の栄養状態を**簡易栄養状態評価表**（MNA®-SF：Mini Nutritional Assessment-Short Form，**表11-4**）を用いた調査結果を**図11-7**に示す．疾患を有

表11-4　簡易栄養状態評価表（Mini Nutrition Assessment-Short Form　MNA®-SF）

氏名：　性別：　，年齢：　，体重：　kg，身長：　cm，調査日：	
下の□欄に適切な数値を記入し，それらを加算してスクリーニング値を算出する．	
スクリーニング	
A　過去3カ月間で食欲不振，消化器系の問題，咀しゃく・嚥下困難などで食事量が減少しましたか？ 0＝著しい食事量の減少 1＝中等度の食事量の減少 2＝食事量の減少なし　□	E　神経・精神的問題の有無 0＝強度認知症またはうつ状態 1＝中程度の認知症 2＝精神的問題なし　□
B　過去3カ月間で体重の減少がありましたか？ 0＝3 kg以上の減少 1＝わからない 2＝1～3 kgの減少 3＝体重減少なし　□	F1　BMI（kg/m^2）：体重（kg）÷身長（m）^{2} 0＝BMIが19未満 1＝BMIが19以上，21未満 2＝BMIが21以上，23未満 3＝BMIが23以上　□
C　自力で歩けますか？ 0＝寝たきりまたは車椅子を常時使用 1＝ベッドや車椅子で離れられるが，歩いて外出できない 2＝自由に歩いて外出できる　□	BMIが測定できない方は，F1の代わりにF2に回答してください． BMIが測定できる方は，F1のみに回答し，F2には記入しないでください． F2　ふくらはぎの周囲長（cm）：CC 0＝31 cm未満 3＝31 cm以上　□
D　過去3カ月間で精神的ストレスや急性疾患を経験しましたか？ 0＝はい 2＝いいえ	スクリーニング値（最大：14ポイント）　□□ 12-14ポイント：栄養状態良好 8-11ポイント：低栄養のおそれあり（At risk） 0-7ポイント：低栄養

***手段的日常生活動作**（instrumental activates of daily living：IADL）▶移動，食事などの日常生活動作（ADL）とは別に，日常生活動作をより具体的に，買い物，金銭管理，乗り物の利用，服薬管理，電話の利用の5項目や，女性の場合，家事を食事，洗濯，掃除などの3項目を追加して評価する．

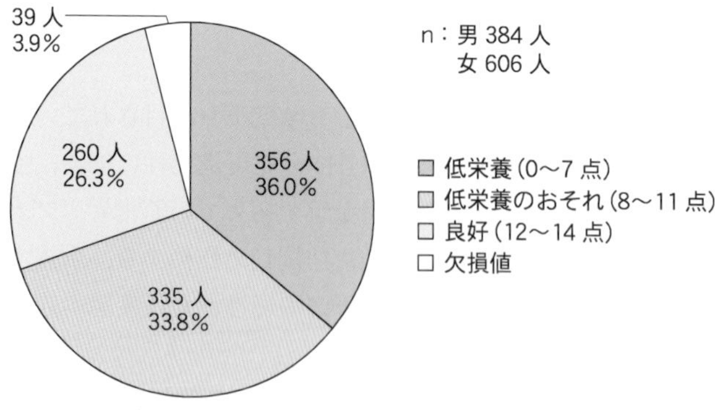

図 11-7　MNA®-SF による在宅療養患者の栄養状態

（国立長寿医療研究センター：平成 24 年老人保健健康増進事業 在宅療養患者の摂取状況・栄養状態の把握に関する調査研究報告書．p. 14，2013 より）

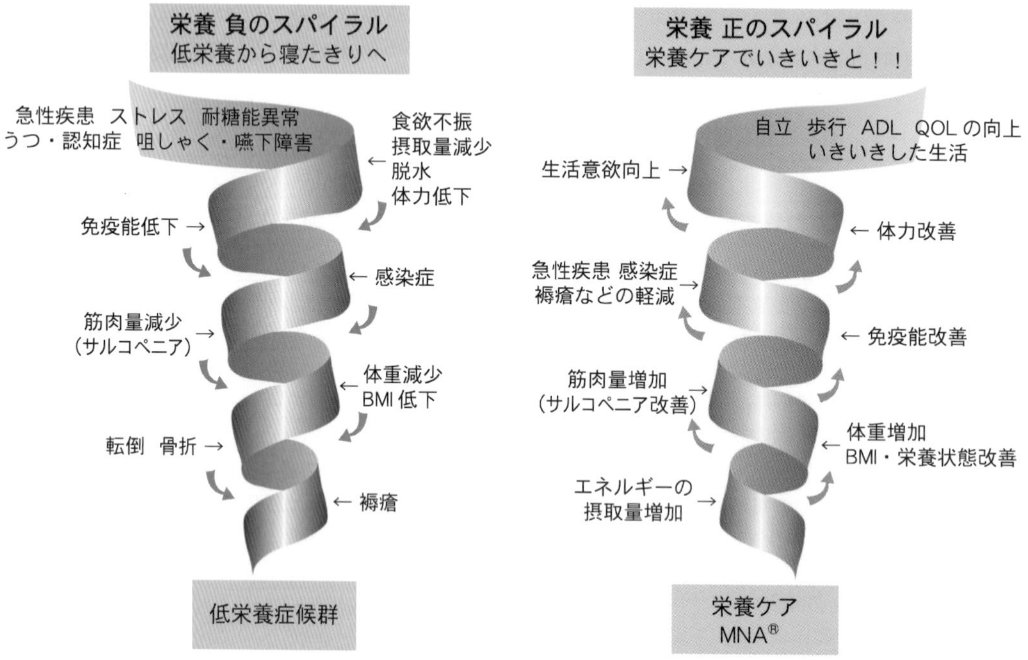

図 11-8　栄養―負のスパイラルと正のスパイラル

（雨海照祥：栄養―負のスパイラルと正のスパイラル，高齢者の栄養スクリーニングツール MNA ガイドブック．第 1 版，p. 9，医歯薬出版，2011 より）

する在宅療養高齢者が対象ではあるが，多くが低栄養のリスクを抱えていることが読み取れる．

高齢者における低栄養は，負のスパイラルへの入り口でもあり，サルコペニアやフレイル（虚弱）など身体機能が低下した状態に陥っているケースが多く，認知機能障害や転倒，骨折などの要支援・要介護状態や寝たきりの原因となる高いリスクを抱え，ADL が低下する．また，免疫能が低下し容易に感染症にかかりやすくもなる．逆に，栄養の正のスパイラルを維持することは，介護予防の観点からも重要となる．早期より積極的に栄養管理し，栄養状態を良好に維持することが，ADL，QOL の向上につながり高齢者の自立支援となる（図 11-8）．

2 高齢期の栄養上の特徴

急速な高齢化が進展しており平成29年の調査では65歳以上人口割合(前期高齢者)27.3％，75歳以上後期高齢者の人口割合は13.3％である．

高齢者の栄養問題は高齢者を取り巻く環境を考慮に入れ，身体的，精神的，社会的要因を総合的に考える必要がある．

身体的な要因としては，歯の欠落，歯周病，咀しゃく力の低下，味覚，嗅覚の低下，嚥下障害，便秘，食欲不振，低栄養などが生じる．また，高齢期にとくに問題になる疾病や障害は高血圧，動脈硬化，老人性認知症，骨粗鬆症，四肢の障害，フレイルなどがあり，精神的な要因としては孤独感，生きがいや希望の消失，気力の減退などがみうけられる．

社会的な要因としては，経済的困窮，住宅環境，家族構成などがあり，高齢者を取り巻く環境は非常に多岐にわたっている．これらの条件は食生活と相互に関連し，食生活が不適切であれば他の要因にも影響し，悪循環が生まれる．

1．高齢社会の現状

本格的な高齢社会に向かって，2015年には「団塊世代」が前期高齢者（65～74歳）に到達し，その10年後の2025年には，高齢期人口は約3,500万人と推定されている（図11-1）．

平成30年国民生活基礎調査によると，65歳以上の者のいる世帯は全世帯の48.9％となっている．65歳以上の世帯構造をみると単独・夫婦のみの世帯の合計が半数以上を占めている（図11-9）．要介護の原因は脳血管疾患，認知症によるものが多く，ついで高齢による衰弱で，フレイル，ロコモティブシンドロームなどが関連し生活機能低下につながる．その予防の強化が求められる（表11-5）．

1）要支援・要介護認定の状況

要支援・要介護認定の総数（65歳以上）は，平成30年介護保険事業報告（厚生労働省）

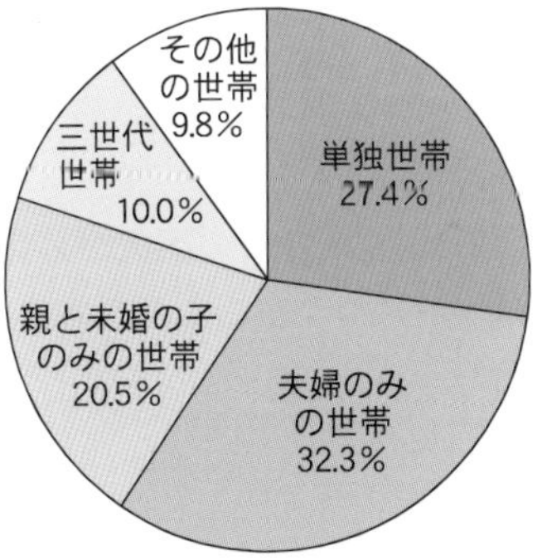

図11-9　65歳以上の世帯構造
（平成30年国民生活基礎調査より）

表11-5　要介護度別にみた介護が必要となった主な原因（上位3位）

（単位：％）　2019（令和元）年

	総数	要支援者	要介護者
1位	認知症　17.6	関節疾患　18.9	認知症　24.3
2位	脳血管疾患（脳卒中）　16.1	高齢による衰弱　16.1	脳血管疾患（脳卒中）　19.2
3位	高齢による衰弱　12.8	骨折・転倒　14.2	骨折・転倒　12.0

注：「現在の要介護度」とは，2019（令和元）年6月の要介護度をいう．
（平成30年国民生活基礎調査より）

によると受給者数は平成12年度末を100として平成30年に2.57倍に達している．

要介護（要支援）認定数は約650万人で男性より女性が多い．また前期高齢者より後期高齢者（75歳以上）が多くそれぞれが11.3％，88.7％を占めている．要介護になった主な原因を**表11-5**に示す．

前述のように65歳以上の世帯構造をみると単独・夫婦のみの世帯が半数を占めることからみて，食生活の安定・充実のために介護する者，される者双方の健康管理が重要である．

とくに低栄養状態になると，身体機能，生活機能，社会的な機能が低下し，寝たきり，認知症，閉じこもり，感染症などの発症が増加するおそれがある．平成30年国民健康・栄養調査では，BMI≦20の低栄養傾向の高齢者の割合は15.8％，男女別にみると男性10.3％，女性20.3％である．80歳を超えるとさらに増加する．また目標とするBMI 21.5〜24.9の範囲内（食事摂取基準）にある者が男性約60％，女性約50％である．このような現状から考えると肥満も低栄養も同時に存在しているのが現状である．

以上のような結果から，在宅においては要支援・要介護にならないようなサポートが必要で，施設においては重症化防止のための施策が必要となってくる．

2）高齢者の介護サービス施策

介護保険法の施行とともに平成12年度に介護保険制度が開始された．高齢化が進むなか，持続可能な制度となるよう3年ごとに見直しが行われている．

平成17年改正に対応した平成18年度からの第3期には，予防重視型システムへの転換をはじめ大幅な制度変更が行われ，新たなサービス体系が構築された．介護施設においては，入所者一人ひとりに対し，医師・管理栄養士・看護師・介護支援専門員などが連携をとり，共同してケアプランを立て，栄養改善を行うことが求められるようになった．

平成24年度からの第5期では，高齢者が住み慣れた地域でいきいきと健やかに暮らし続けることができるように，医療・介護・予防・住まい・生活支援が切れ目なく提供される地域包括ケアシステムの構築に向けた地域支援事業の充実がはかられ，新たに介護予防・日常生活支援総合事業が導入されることとなり，平成27年度からの第6期では，地域包括ケアシステムの構築が進められている．

総合事業で提供されるサービスとして，訪問型サービス，通所型サービスのほか，配食や，定期的な安否確認および緊急時の対応というような見守りサービスがある．多様なニーズに対して，対象者が要介護状態にならないようにするための予防，または自立した日常生活の支援を目的として実施されている．

2．高齢期の食生活・日常生活指導

高齢者の食事は加齢による身体機能低下にともない，若年者と異なる特有の配慮が必要となる．ちょっとした注意の欠如が食欲不振を招き，ときには事故につながることがある．

1）食生活上の特徴

（1）個人差

生理的年齢，日常の生活活動，疾病，食欲，食習慣，嗜好，家庭環境や本人の性格などが食生活には大きく影響する．個々に適した食事のとり方や日常生活などを考え，無理のない食事計画を立てることが大切である．

生理的年齢の差は25歳で4年，85歳で20年の個体差があるといわれている．

(2) 予備力の減退

日常生活では各臓器は全力で活動しているわけではなく，一部予備力をもっている．機能低下によって**予備力**が減退するので，暴飲・暴食せず，規則正しい食生活が必要となる．

(3) 食欲の減少

加齢とともに生理機能は低下する．とくに，消化機能，感覚器機能，運動機能の低下が**食欲低下**や食事摂取能力などに及ぼす影響は大きい．

(4) 消化吸収能力の減少

味蕾の数の減少，口腔や胃の分泌機能の減退など，胃腸系の機能の減退により，食物の**胃のなかの滞留時間**の延長や便秘，下痢などの胃腸障害を起こしやすい．

(5) 口渇中枢機能の低下

加齢とともに組織内水分の減少がみられる．一般的に脱水症状では口渇を訴えるが，高齢者ではこれらの反応が鈍く，しばしば**脱水**に陥る．これらは体内の恒常性を保とうとする機能が弱まるためである．

高齢者では**口渇感**がなくても，一定量の水分を定期的に補給する習慣が求められる．また，嘔吐，下痢，食事摂取量の少ないときには注意が必要である．しかし，水分の過剰摂取は心臓や腎臓の機能低下などで**浮腫**を招くことがある点にも留意しなければならない．

(6) 咀しゃく力の低下

咀しゃくとは口腔に入った食物を細かく噛み砕き，唾液と混ぜることにより飲み込みやすい塊を形成することである．高齢者の食生活を考えるうえで，歯の欠損，不適合義歯などによる**咀しゃく力低下**を十分配慮に入れなければならない．

噛むことには，2つの役割がある．その一つは食べ物を噛み砕き，喉を通しやすくするという物理的な役割で，もう一つは唾液のなかの消化酵素を混ぜ合わせ，消化酵素の作用を受けやすくする化学的な役割である．老化は骨から始まるといわれているが，歯もその例外ではない．50歳ごろから急激に歯の欠損が増加する．歯の補綴状況は素材や技術の両面から年々向上しているが，70歳代後半になると20％の人が不適合義歯および歯ぐきで咀しゃくしているという報告もある．歯の補綴を十分に行い，咀しゃく力を回復することは大切なことである．

(7) 嚥《えん》下《げ》反射の低下

嚥下とは口に入った食物が細かく噛み砕かれ，胃に至るまでの一連の運動をいう．食物を飲み込むときにむせたり，軽い嚥下困難を示すことがある．**嚥下困難**によって食物が気管に入って苦しんだり，気管支炎や肺炎を起こすことがある．高齢者では唾液の分泌，嚥下反射の低下などがみられる．

嚥下反射とは，一定の秩序で起こる反射運動で，自分の意志ではコントロールできない．高齢化がすすんでいくと，この反射運動が鈍くなる．

このような場合は適した食形態や栄養補給法を考えたり，さらには機能訓練が必要となってくる（摂食機能障害の項参照）．

(8) 味覚・嗅覚・温冷感の低下

味には甘味，塩味，苦味，酸味，うま味の5種類の基本味がある．味覚は舌の組織にある味蕾によって受容され，味蕾は加齢とともに萎縮し，またその数も減少し，味の感じ方が弱くなり，若年者に比べて閾値が上昇する．とくに塩味に対する感じ方の低下が著しくなり，義歯も味覚を低下させる．

嗅覚は，味覚と同様に食欲増進作用がある．鼻腔内の上皮には多くの嗅覚細胞があり，加齢にともなって萎縮が起こる．したがって，味や臭いを感じる閾値が上昇し，感覚が鈍くなり，食欲の低下につながる．

味の感じ方が悪くなることで濃い味を好むようになり，その結果，食塩の過剰摂取となり，高血圧，心臓病，胃がんなどの発症の原因となるので，高齢者においてはとくに注意する必要がある．また，温冷感が鈍くなってくるため，とくに熱い食べ物や，火傷に注意が必要になってくる．

（9）気力の減退

新しい課題を学習する際に忘れっぽくなったり混乱しやすくなったりするため，反応の遅延化が起こる．神経系での伝達時間が増大し，新しい情報を処理し解釈する気力が減衰する．このことは栄養のバランス，栄養に対する知識や理解の不足につながる．

（10）社交性，適応性の減退

高齢期になると自己中心的で，他人の意見や情報を取り入れることが不得手になるため，つとめて人との触れ合いを大切にし，家族がそろって食事をしたり，親しい人との会食などを心がける必要がある．

（11）有病率の増加

疾病に対する抵抗力が弱まり，高血圧，心臓病，胃腸疾患などの慢性疾患にかかりやすくなる．

また，2種類以上の疾患をもっていることが多いため，食事には多面的な配慮と，病気に対する抵抗力が低下しないよう，十分な注意が必要である．

2）食品の選択と食生活上の注意

（1）食品の選択

高齢期の食事は，個人の身体状況をよく理解して，その状態に応じた食品の選択，食形態，味つけ，食事の回数，食器・食事用具などに配慮する必要がある．

高齢期の食事摂取基準と食品構成例を表11-6に示す．

（2）食生活上の注意

① 脂質が多いものは胃のなかの滞留時間が長く，胃に負担をかけるので脂質の少ないものを選択する．肉は脂身を取り除いてから調理したり，湯通しをしてから調理するのも一つの工夫である．油脂の多い魚やてんぷらなどは一度にあまり多くとらないようにする．

② 歯の欠損などにより，ややもすると，野菜・果物のとり方が少なくなるので注意を要する．水分の不足にもつながるので十分にとるようにする．

③ 高齢期においてはエネルギーの必要量が少なく，摂取量も減る．好きなものに偏って栄養のバランスがくずれ，低栄養につながることが多い．とくにたんぱく質の摂取に注意する．

④ 主食・主菜・副菜をそろえて，食品の種類を多くするような食事計画を立てる．

⑤ 高齢者の味覚の変化による食塩の自然増加量を防ぐために，減塩でもおいしく食べられ

表 11-6　高齢期の食事摂取基準と食品構成例

	年　齢(歳)	64～74（前期）		75 以上（後期）	
	性　別	男	女	男	女
	身体活動レベル	II		I	
食事摂取基準	推定エネルギー必要量（kcal）	2,400	1,850	1,800	1,400
	たんぱく質推奨量（g）	60	50	60	50
	たんぱく質目標量（%E）	15～20		15～20	
	脂質目標量（%E）	20～30		20～30	
	炭水化物目標量（%E）	50～65		50～65	
食品構成	穀　類(g)	650	420	400	250
	いも類(g)	60	60	60	40
	砂糖・甘味料類(g)	10	10	10	10
	豆　類(g)	70	70	70	40
	種実類(g)	2	2	2	
	緑黄色野菜(g)	120	120	120	120
	その他の野菜(g)	230	230	230	230
	果実類(g)	200	100	100	100
	きのこ類(g)	20	20	20	20
	藻　類(g)	15	15	15	15
	魚介類(g)	80	80	80	70
	肉　類(g)	80	80	80	70
	卵　類(g)	50	50	50	40
	乳　類(g)	200	200	200	200
	油脂類(g)	15	10	7	7
	P：F：C比	15：26：59	16：28：56	17：27：56	18：29：53

菓子類，嗜好飲料類，調味料・香辛料類などで総エネルギー量と三大栄養素量の 10 %程度を摂取するものとする．

る料理の工夫が大切である．

⑥ 食事時間は規則正しく，暴飲・暴食は避け，欠食はしない．間食の質と量に注意する．

⑦ 家族や仲間とともに食事をする機会をつくる．

⑧ 咀しゃく，嚥下機能を考慮に入れた調理の工夫をする．

3）日常生活指導

高齢者にとって一番大切なことは，生活の維持向上である．身体機能の低下に合わせて過度な仕事・運動は避け，個人に応じた活動（生活全般）を継続的に規則正しく行うことが大切である．とくに注意することは，転倒予防である．転倒は，寝たきり状態，閉じこもり，低栄養を招くことが多い．そのために無理のない筋力アップにつとめることが大切である．またつねに地域とのつながりをもち，社会参加をする意欲をもつように心掛け，周囲の人びとがこれを支援する環境づくりが望まれる．

3 高齢期の栄養アセスメント

高齢期に多い栄養障害については低栄養を中心に述べる．

消化吸収機能の低下，身体活動の低下や咀しゃく，嚥下機能の低下，さらに不適切な食行動や食態度など多くの要因が重なり低栄養に陥りやすい．低栄養状態になると褥瘡になりやすい．

（1）臨床診査

表 1-1（p. 4）の問診のほかに，日常生活機能の要因として日常生活動作（ADL），知的能力（判断力，思考力，記憶力），社会的能力（積極性，協調性），家族関係，人間関係や生きる意欲など，心理的な要因を問診のなかで評価しなければならない（p. 5 の**表 1-2** 各ステージ別アセスメントの注意事項）．そのうえで必要な調査を行う．

（2）身体計測

① 身長，体重（体重歴を含む），理想体重（IBW），BMI，体重減少率
② 握力
③ 上腕周囲長（AC：体脂肪と筋肉量を推定）
④ 上腕三頭筋皮下脂肪厚（TSF：体脂肪，貯蔵エネルギー量を推定）
⑤ 上腕筋周囲長（AMC：筋たんぱくを推定．AC と TSF により算定）

（3）臨床検査

① 血清総たんぱく質（TP）
② 血清アルブミン（Alb）
③ リンパ球数：免疫検査（低栄養者で免疫能低下）
④ クレアチニン（Cr：筋肉量と相関）
⑤ BUN/Cr：脱水の推定（BUN：尿素窒素）
⑥ 空腹時血糖（FBS）
⑦ HDL-コレステロール，LDL-コレステロール
⑧ 尿素窒素〔BUN：低栄養（低たんぱく）の推定〕
⑨ コリンエステラーゼ〔ChE：肝臓のたんぱく合成機能（低栄養）〕
⑩ ヘモグロビン，赤血球数，ヘマトクリット（貧血）

（4）食事調査

① 食事回数
② 食事量
③ 栄養摂取状況
④ 食生活調査など

（5）その他

① ADL（日常生活動作）の評価法：ⓘ生活機能検査（バーセルインデックス）（移動，食事，排泄など），ⓘⓘ手段的検査（手順，方法），ⓘⓘⓘ社会的検査（意志，疎通），ⓘⓥ総合的検査，がある．

② 簡易栄養状態評価表（MNA®-SF，p. 205 参照）など

③ 摂食機能調査（痛み，義歯の状態，口臭，味覚の低下，口渇き，むせる，など）
④ 精神機能評価，認知症評価，言語機能評価，感覚機能評価（視覚・聴覚など）
⑤ 身体運動能力評価：サルコペニア（筋肉減少），ロコモティブシンドローム〔運動器症候群（運動器とは，骨，関節，筋肉，神経で構成されている）〕

4 高齢期の栄養ケア・プログラム

1．栄養ケア・プログラムの基本的な考え方

高齢者は生理的な老化があり，多くの疾病を同時に抱えている．また精神的にも不安定な状況にある場合も多くみうけられる．栄養ケア・プログラムを立てるにあたって，本人を取り巻く環境や，生きてきた歴史，知識レベルなどを十分考慮し，また本人のもっている機能を低下させないことを考慮し，支援を考えなければならない．

高齢者にとって食べるということは，日常生活のなかで大きな位置を占めている．それは栄養のみでなく，楽しみ，交流，文化，ときには機能訓練の場でもある．したがって，高齢者の栄養ケア・プログラムは生きる力をもたせるための総合的な展開がなされなければならない．

●地域包括ケアシステム

団塊の世代が75歳以上となる2025年に向けて，重度な要介護状態となっても住み慣れた地域で自分らしい暮らしを人生の最後まで続けることができるようにするため，市町村が中心となって医療・介護予防・住まい・生活支援が包括的に提供する**地域包括ケアシステム**構築が急がれている．この地域包括ケアシステムは，必要なサービスが提供される日常生活圏域を単位として想定されている．

地域包括ケアシステムの構築に向けて導入されたのが，市町村が中心となって行う**介護予防・日常生活支援総合事業**（以下，総合事業）である．総合事業は，すべての高齢者が利用可能な一般介護予防事業と，虚弱高齢者（要介護状態になるおそれのある高齢者）および要支援者（要支援1・2）が利用できる介護予防・生活支援サービス事業の2種類に事業内容が分けられており，介護予防・生活支援サービス事業には，日常生活上のさまざまな支援を訪問により提供する訪問型サービス，集いの場などへ通所により提供する通所型サービス，栄養改善を目的とした配食や一人暮らし高齢者の見守りなどの提供を行うその他の生活支援サービスがある．これらの事業においては，NPO，民間団体などを活用して地域の「支え合い」を推進する．

総合事業をはじめとする介護サービスの利用にあたっては，市町村に設置された窓口で相談をする．原則として，サービスを利用する本人が窓口に出向く必要があるが，入院中などの場合は，電話や家族，居宅介護支援事業所などが代行することができる．基本チェックリストの実施により，利用すべきサービス区分の振り分けが行われる（図11-10）．

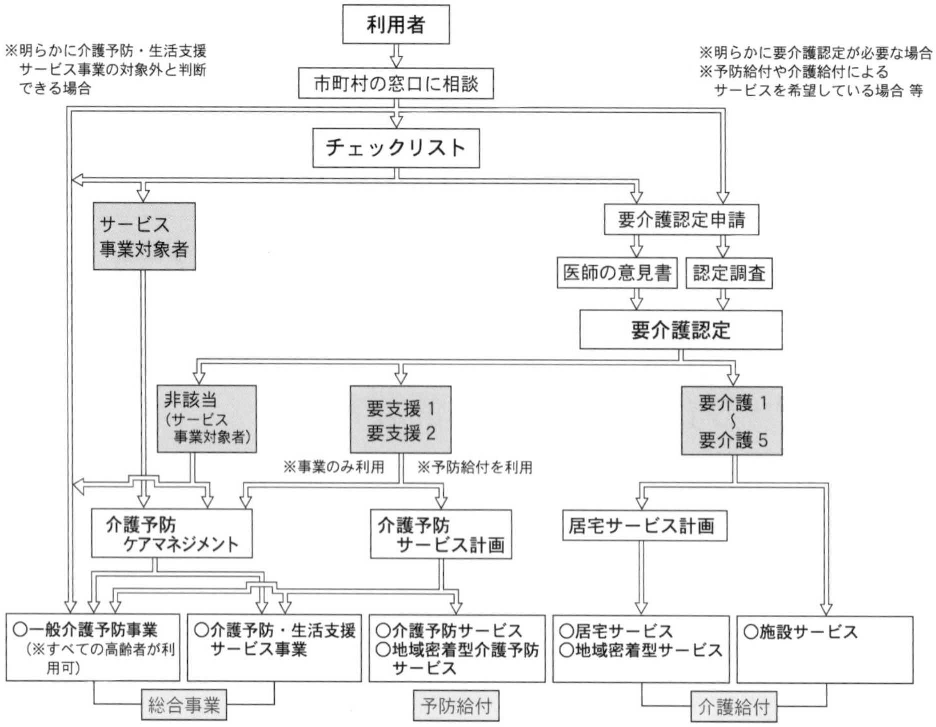

図 11-10 介護サービスの利用の流れ

（厚生労働省：介護予防・日常生活支援総合事業のガイドライン，2015：2017 一部改正より）

1）高齢者入所（入院）施設

施設には，病弱者や慢性疾患をもっている人のための介護高齢者施設（特別養護老人ホームなど）と，比較的健常者に近い養護高齢者施設（養護老人ホームなど）がある．前者の施設入所者は介護保険の**要介護認定**を受けていることが条件となる．

（1）介護施設

これらの施設は，医療管理のもとに機能訓練や長期療養が必要でかつ在宅の介護が困難な要介護者の入所施設で，**介護老人福祉施設**（特別養護老人ホーム），**介護老人保健施設**，**介護療養型医療施設**，**介護医療院**などがある．

このような高齢者の施設では，各個人の身体的状況，日常生活機能，心理的な要因など個人差が大きい．したがって集団の場であっても個人の対応が必要である．そのため栄養スクリーニングを実施して，可能な範囲できめ細かいアセスメントを行い，これをもとに栄養ケア・プログラムを立てる必要がある．

低栄養リスクのレベルのスクリーニング指標を**表 11-7** に示す．

栄養ケア・マネジメントの実施に向けての体制は次のように行う．

① 栄養ケア・マネジメントの推進は施設長が中心となり**多職種協働**の組織づくりをする．

② 栄養ケア・マネジメントに関わる業務活動は，管理栄養士が中核になりマネジメント機能を果たす．

③ 多職種協働して利用者に適正な栄養ケアを効果的に提供できるようにする．

表 11-7　低栄養リスクのレベル（施設用の例）

危険因子	低リスク	中リスク	高リスク
BMI	18.5〜29.9	18.5 未満	
体重減量率	変化なし （減少 3 %未満）	1 カ月に 3 〜 5 %未満 3 カ月に 3 〜7.5 %未満 6 カ月に 3 〜10 %未満	1 カ月に 5 %以上 3 カ月に 7.5 %以上 6 カ月に 10 %以上
血清アルブミン値	3.6 g/dl 以上	3.0〜3.5 g/dl	3.0 g/dl 未満
食事摂取量	76〜100 %	75 %以下	
栄養補給法		経腸栄養法 静脈栄養法	
褥瘡			褥瘡

この基準は入所施設用のものである．在宅などにより異なる場合がある．高リスクは個人の状態によって判断される．（厚生労働省）

④ サービスの提供は利用者の自己決定，自己選択を原則として利用者や家族に説明する．

（2）介護以外の施設サービス

養護老人ホーム，軽費老人ホーム，ケアハウスがこれに当たるものである．これらは，身体上，精神上および経済上の理由で居宅において生活ができない人の入所施設で，健常者を原則としている．給与栄養量は，食事摂取基準を基本として決定する．入所者の年齢幅は小さいが，体格はさまざまであり，身体的な状況も異なる．したがって集団を構成する個人が必要とする推定エネルギー必要量（EER）を求め，これらの分布状況から，平均値，中央値，もしくは最頻値により施設の給食におけるエネルギーの給与目標量を設定する．さらに各種栄養素についても，個々人にとって望ましい摂取量の範囲を決める．

食事計画については，次のことに配慮する必要がある．

① 入所前の食生活や環境がそれぞれ異なり，これらの食習慣は固定化しているので，個々の嗜好を十分に取り入れ，さらに疾病の有無，歯の欠損などの細かい情報を把握する．

② 食事に変化がつくように行事食，野外食などを導入する．

③ 喫食時間はできるだけ長く，ゆっくり食べる習慣をつける．

④ 料理，食器，食堂など，できるだけ家族的な雰囲気をつくるよう心がける．

デイケアは昼間に施設に集まり，ともに食事や入浴，ゲームや音楽を楽しみ，さらに互いに励ましながらリハビリをすることができる高齢者同士のふれあいの場である．

デイケアの食事は楽しい雰囲気で，しかも食事の大切さを教える場でもあるから，その目的を十分理解し，食事計画がなされなければならない．

2）在宅高齢者（訪問，通所型）

在宅高齢者には，自立している元気な高齢者と介護・支援を必要とする者がある．介護予防においては，現状維持または向上のために心身機能の改善をめざすことはもとより，一人ひとりの生きがいや自己実現のために取り組みを支援する視点が必要である．図 11-10 のように高齢者の状態によりサービス計画が立てられる．通所（リハビリ・デイサービス），訪問（介護・看護），短期滞在などのサービスを活用しながら生活の質の向上をめざす．

（1）1人暮らし高齢者

近年，核家族化がすすみ，高齢者夫婦2人暮らし，または1人暮らしというケースが非常に多くなってきた．とくに1人暮らしの場合では，食事づくりや買い物がめんどうになり，同じ材料と料理を何日も続けて食べたり，欠食，むら食い，間食のとりすぎ，食事時間の不規則などが起こる．これが食品や栄養の偏りの原因となり，栄養必要量を満たすことができず，低栄養，体力の低下へとつながる．最近ではこれらの人のために配食サービスが望まれている．

また，介護保険の適用により，前述のように要支援・要介護のサービスが行われ，買い物や食事づくりなどをホームヘルパーに依頼することも行われているほか，自治体において，一人暮らしの高齢者に対するサポート活動が行われている．

●栄養ケア

① 一つの食品で多くの料理法を工夫する．
　例：だいこん1本で煮物，酢の物，おろし，みそ汁の具など計画的に使うようにする．
② 冷凍庫をじょうずに利用する．魚，肉などを1回分ずつラップして冷凍にしておく．また，少し多めに料理し，調理品または半調理品を冷凍にしておく．
　例：カレー，ゆでほうれん草，ゆでかぼちゃ，ゆでさといもなど．
③ 常備品の工夫をする．
　例：肉みそ，南蛮漬け，佃煮などを常備しておくとよい．
④ 知人や子どもたちと食事をする機会をつくったり，自分のためのみにつくるのではなく，他人のためにつくるよろこびをもつようにする．
⑤ テレビなどの料理番組や料理の本などで，食事への関心をつとめてもつようにする．
⑥ 親しい人との会食，ホームパーティーなどで楽しい雰囲気づくりもよい．

（2）寝たきり高齢者

寝たきり高齢者の食事の主眼は，病気の進行を遅らせ，生きる意欲と食に対する関心をもたせることにある．

栄養不足と水分の不足にとくに注意が必要である．栄養が不足してくると，褥瘡（床ずれ）ができやすく，余病が併発しやすいので，可能なかぎり椅子に座らせ，家族と一緒の食事が大切である．椅子の高さは座ったときに足の裏がぴったり床につき，股や膝の角度が直角になるようにする．これは座ったときに顎が引かれ誤嚥を防ぐことにもなる．

しかし，高齢者の状態や気持ちを十分考慮して，無理がないようにすることが大切である．寝たきりであっても，食事介助をしながらできるだけ自力で食べる努力をさせることが大切で，そのためには，料理，食器などいろいろな工夫がなされなければならない．

●介助を受けながら自力で食べる場合の栄養ケア

食べこぼしを防ぐために，次のような調理上の配慮や食器，食具の選択をする．

高齢者は握力の低下，手のふるえ，視力低下や脳卒中後遺症による片麻痺，慢性関節炎などの原因により食べこぼれを起こしやすい．

① ボロボロこぼれるような料理は，くずとじ，卵とじ，ゼリーで固めるなどの工夫をする．
② おにぎり食にする．
③ 摂食機能に合わせて食形態，調理方法などの工夫をする（摂食機能障害の項参照）．

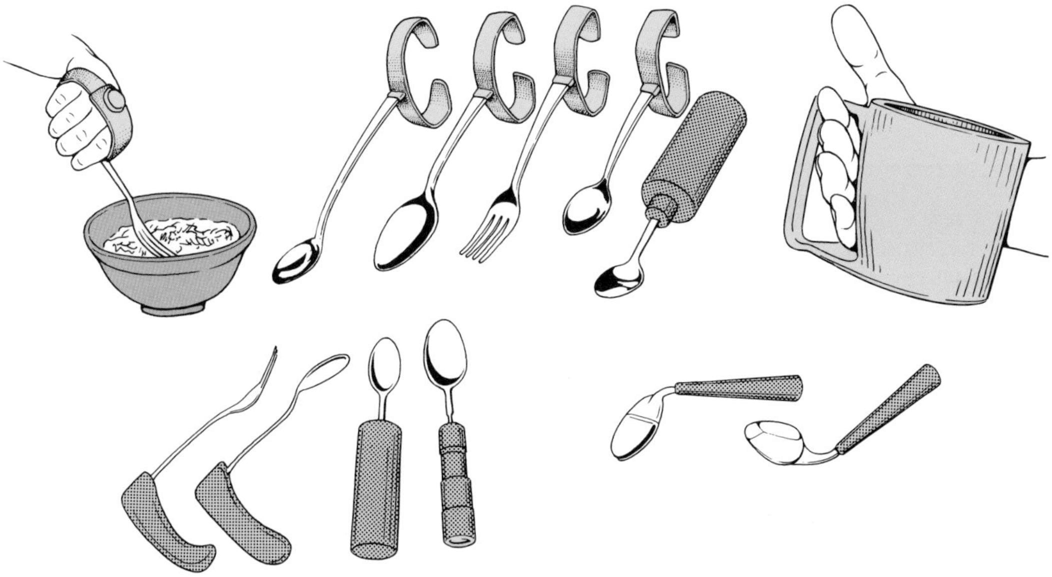

図 11-11　食事用具の種類

表 11-8　寝たきりゼロへの 10 カ条

第 1 条	脳卒中と骨折予防　寝たきりゼロへの第一歩
第 2 条	寝たきりは　寝かせきりから作られる　過度の安静　逆効果
第 3 条	リハビリは　早期開始が効果的　始めよう　ベッドの上から訓練を
第 4 条	くらしの中でのリハビリは　食事と排泄　着替えから
第 5 条	朝おきて　先ずは着替えて身だしなみ　寝・食分けて生活にメリとハリ
第 6 条	「手は出しすぎず　目は離さず」が介護の基本　自立の気持ちを大切に
第 7 条	ベッドから　移ろう移そう車椅子　行動広げる機器の活用
第 8 条	手すりつけ　段差をなくし住みやすく　アイデア生かした住まいの改善
第 9 条	家庭(うち)でも社会(そと)でも　よろこび見つけ　みんなで防ごう　閉じこもり
第 10 条	進んで利用　機能訓練　デイ・サービス　寝たきりなくす　人の和　地域の輪

（厚生省：厚生白書，1991 より）

④ 食事用具の工夫をする．

(i) 持ちかえにくい場合はスプーンとフォークをかねたものを用いる．

(ii) 握りにくい場合は固定式スプーンを用いる．

(iii) 手首や腕が動きにくい場合は，曲がりスプーンなどを用いる．

(iv) 片手で皿を持てない場合は，底が平らで動きにくい皿，吸盤付皿やランチョンマットなどを用いる（図 11-11）．

⑤ 食事は食べやすい温度にする．

⑥ 高齢者が努力して食べているときに“汚い”などと食べ方の注意などをしてはいけない．

●完全介助が必要な場合の栄養ケア

① 食前にうがいをさせる．

② 食事の最初はスープを飲ませ，唾液の分泌をうながす．

③ 話しかけながら楽しい雰囲気で食事をする．介助者は相手の目の高さで介助する．

④ 噛む力がない場合は，軟らかく煮る（例：やわらか食）などの工夫する（p. 223）．

⑤ 食べるスピードは本人に合わせ，意見をよく聞きながらすすめるようにする．

⑥ 最後には，お茶を飲ませて，口のなかの残りかすを取り除く．

アセスメントのおもな結果	短期目標（4週間）	
	目　標	ケアプラン
身長：145 cm 体重：35 kg（通常体重 38 kg，体重減少率 3 カ月 8 %） BMI：16.6 上腕周囲長：21.1 cm 上腕三頭筋皮下脂肪厚：10.2 cm %上腕筋周囲長：80 % ヘモグロビン：10.0 g/dl 総たんぱく質：6.0 g/dl 血清アルブミン：3.1 g/dl トリグセリド：56 mg/dl 血圧：120/80 mmHg リンパ球数：1,080 個/μl 食事摂取量：主食 70 %，副食 30 % 義歯：不適合	一次目標 ・血清アルブミン値改善　3.5 g/dl ・体重増加 1 カ月で 1 kg 増加 ・アルブミン値増を中心とする <対策> ・栄養補助食品導入 ・食事回数増 ・本人の希望する献立作成，形態に注意 ・食事摂取量確認 二次目標 貧血の改善 ・ヘモグロビン値改善 <対策> 鉄付加の補助食品導入	栄養摂取量 ・エネルギー　1,400 kcal ・たんぱく質　50 g（エネルギー比率 14 %） （うち，栄養補助食品で エネルギー　200〜300 kcal　2 回使用 たんぱく質　10〜15 g） ・水　分　1,300 ml 以上 ・間　食　2 回（1 回 100〜150 kcal） ・形　態　軟　食 ・食事摂取量調査　毎食 エネルギー計算 食事摂取基準（2020）を用い目標体重で計算 活動係数　1.2（ほとんど歩行なし） 体重 1 kg 増加に必要なエネルギーを加算（1 日約 200 kcal） 食事摂取が 100 %見込めないので 10 %増とした たんぱく質量（推奨量） 0.85×目標体重×1.25 0.85：体重 1 kg 当り必要量（g）（高齢期） 1.25：推奨量算定係数 水分の計算 35 ml×現体重
	目標達成の状況（短期） ・血清アルブミン値 3.4 g/dl ・体重　36 kg ・ヘモグロビン値 10 g/dl ・食事摂取状況：主食・副食 80 % ・義歯の改善はできていない	栄養カウンセリング（本人，家族） ・低栄養であることを説明．低栄養ではどのような障害が起きる可能性があるかを，理解してもらい，ケア・プログラムに協力を求める ・栄養補助食品の使用目的について説明，了承を得る ・食べやすいもの，好きなものを，できるだけ献立に入れるので，全量食べるように，管理栄養士・栄養士との連携をお願いする その他の専門家によるサポート ・歯科医師から義歯の改善 ・調理師から食品の軟らかさに注意 ・介護者から水分，食事の全量摂取，とくに食事時間が長くならないように注意する

●**生活指導**

厚労省では**表 11-8** のような寝たきりをゼロにするための指針を発表し，国民への浸透をはかっている．

2．栄養ケア・プログラムの実際

低栄養状態の栄養ケア・プログラム・評価の例を**表 11-9** に示す．

5 高齢期の栄養障害とそのケア

1．低栄養

高齢者は一般に加齢による身体の諸機能の低下により，**味覚閾値**，摂食機能，消化吸収能力の低下や食欲の減退，サルコペニア（筋肉減少），ロコモティブシンドローム（運動器症候群）など ADL（日常生活動作）・IADL（手段的日常生活動作）（p. 205 参照）の低下などが起こり，さらに経済的，心理的要因も加わり，低栄養状態を招くことが多い．とくに，これらは要介護，寝たきり，認知症，閉じこもり状態の人に多くみられる．

体内の栄養状態は身体に貯蔵され機能している栄養素の量，おもにエネルギー量とたんぱく質の量と質で決まる．低栄養には，たんぱく質が不足してエネルギー量は十分にある型（クワシオコル）と，たんぱく質もエネルギー量も不足する型（マラスムス）がある．高齢期の低栄養は後者に属する．

低栄養状態は，体の筋肉や脂肪量などを減少させ，ADL の低下や免疫力の低下も招き，感染症にかかりやすくなり，さらに疾病の回復を遅らせることになる．

低栄養の判定は，血中アルブミン量，体重減少率，総リンパ球数の低下などで判定する．高齢者の低栄養傾向 (BMI≦20 kg/m^2) は男女計で男性約 11 %，女性約 20 %，80 歳をすぎると増加して男女とも約 2 割が低栄養傾向にあり，男性より女性の方が高い(平成 30 年国民健康・栄養調査より)．

●栄養ケア

低栄養状態の改善の食事については，成人期の第一次予防，第二次予防の考え方をもち込むのではなく，食べられるものを，食べられるときに，食べられる形で，食べさせることを原則とする．また**栄養補助食品***を用いて栄養量を充足するのも一方策である．

なお，食事は基本的には口からとるのが原則であるが，食欲不振，摂食障害，意識障害

*__栄養補助食品__▶エネルギー量や特別の栄養素の増減，摂食機能障害のために食形態を調整した食品で，通常の食事に補助的に用いられる．種類として低エネルギー食品，高エネルギー食品，低エネルギー高たんぱく質食品，高エネルギー低たんぱく質食品，低ナトリウム食品のほかに鉄，カルシウム，銅，亜鉛，カリウム，食物繊維，ビタミンCなど，ミネラルやビタミンを強化したものがある．これらの食品は液状，ゼリー状，ムース状などがある．またふつうの料理(肉じゃが，野菜ひたし，煮魚など)をミキサーにかけとろみをつけたものなどもある．

表 11-9 高齢者のたんぱく質・エネルギー低栄養(protein energy malnutrition：PEM)の栄養ケア・プログラム・評価(例)

年齢：75 歳　性別：女性　実施期間：3 カ月
既往症：5 年前に脳梗塞．軽い片麻痺があったが日常生活に支障がないまでに回復．1 年ほど前から，なんとなく気力が低下，身体活動が低く，食欲不振に陥り，食事量が少なく，欠食もあり．さらに歯の欠損があるが治療を中断している．夫婦 2 人暮らし・長男夫婦が近くに居住．

長期目標（3 カ月）		評価
到達目標	目標	
①血清アルブミン値　3.5 g/dl 以上 ②体重　通常体重（38 kg） ③ヘモグロビン値　11〜12 g/dl ＜対策＞ ・義歯治療（歯科医師協力） ・対象者の ADL 向上(少しでも歩く，会話を楽しむ) ・家族の援助による生活改善	・エネルギー　1,300 kcal ・たんぱく質　50 g ・水　分　1,300 ml 以上 ・間　食　2 回 ・形　態　普通	①血清アルブミン値　3.6 g/dl ②体　重　39 kg ③ヘモグロビン　11 g/dl （目標値達成） 栄養摂取 エネルギー　1,300 kcal たんぱく質　50 g 間　食　1 回 栄養補助食品　中止 （以上）継続可能となった
	・4 週間で少しずつ改善がみられたので，喫食率を 100 %として，目標体重で計算 ・歩行ができるようになったので，活動係数を 1.3 とした ・栄養補助食品は徐々に減らす ・ヘモグロビン値の改善がまだ十分でないので，鉄を付加した牛乳に変更する ・食事摂取量調査：毎日	・食欲が出てきて，食事を残さなくなり，欲しいものを正確に訴えるようになった 栄養カウンセリング ・体調が改善した旨を，本人と家族に説明し，栄養ケア・プログラムを終了する ・栄養摂取の大切さを改めて理解させ，毎食の食事に注意することを再度説明する その他の専門家によるサポート ・顔色は赤味を帯び，表情の変化があり，発語回数も増加し，握力が増加した ・日常生活動作(ADL)の改善はあまりないが，少しずつ身の回りのことができるようにサポートする 家族の評価 ・食べることの大切さを理解し，家族全体の食事に気が付くようになった

表 11-10　摂食の流れ

1．食べ物の認知	食べ物を認知（見る，嗅ぐ，口唇にさじなどがふれる）すると，食べる準備が反射的に起こるが，意識障害，認知障害があると食べ物が認知できない．
2．口への取り込み	口唇と前歯で食べ物を取り込み，口唇を開いて口を閉じる動作ができなければならない． 口唇の閉鎖機能異常では，食べ物をこぼしたり，よだれをたらす．
3．咀しゃくと食塊の形成	舌と歯で唾液と混合して舌の上に集めて食塊を形成し，口を閉じ，頬筋が収縮して舌を口蓋に押しつけ咽頭に送る．舌が十分動くことと，顎の運動が正常でなければならない．
4．口から咽頭に送る	反射的に食塊が咽頭に送りこまれる．このとき鼻腔，気管が閉鎖される． 反射運動に障害があると，食べ物が鼻腔や気管に入ることがある（誤嚥）．
5．咽頭から食道へ	送られた食べ物が逆流しないように，食道括約筋が収縮し，その後胃に運ばれる． この運動が不完全な場合は逆流し，咽頭に入り，誤嚥の原因となる．

などにより必要な栄養素を咀しゃく・嚥下により経口的に摂取できない場合は，チューブを用いて投与する経管栄養法や胃ろうがある．

栄養ケアは以下の点に注意して行う．

① 1回で食べられないときは回数を増やす．欠食はしない．たんぱく質の不足に注意する．
② 1日のリズムを睡眠，覚醒で整え，食事の時間を規則正しくする．
③ 暴飲，暴食はしない．胃腸の働きを整え，食欲を高める．
④ 楽しい雰囲気で家族や仲間と食事をし，ゆっくり 30 分以上かける．
⑤ 主食，主菜，副菜を毎食そろえる．主食を抜いたときは，果物や甘い物で補う．
⑥ 料理は本人の咀しゃく，嚥下機能に合わせた食形態を考える．
⑦ 食事をする場所は明るく，よい環境を整える．
⑧ 食事量が少ないため，水分の不足に注意する．

体重減少，血中アルブミン量や食事摂取状況など，栄養アセスメントを行い，低栄養になる原因を発見し，本人や家族などの意見を聞きながら改善計画を立てる（高齢期の栄養アセスメントについては p. 212 参照）．

2．摂食機能障害

高齢者における摂食障害者は，75 歳以上では約 30 %といわれている．摂食機能障害を起こす原因は，高齢者では脳卒中などの中枢神経障害，パーキンソン病などの運動障害や認知症，老人性の筋萎縮や歯の欠損，粘膜の知覚障害，味覚の変化や唾液の分泌減少などがあげられるが，高齢者の場合はこのような疾病がなくとも機能低下で起こることが多い．

表 11-11　飲み込みにくい食品

特　徴	食品の例
さらさらした液体	水，お茶
固くて咀しゃくしにくい物	りんご，ごぼう，いか，こんにゃく
パサパサした物	食パン，カステラ，ゆで卵
パラパラした物	ピーナッツ，クッキー，線切り生キャベツ，刻み食
口腔内で貼りつきやすい物	わかめ，のり，トマトの皮，葉物の野菜
粘度のありすぎる物	もち，いも
酸味の強い物（気道刺激）	酢の物，柑橘類
水分と固形分に分かれている物	みそ汁，水分の多い果物（スイカ），凍りどうふ
すすって食べる物	めん類
咽頭につるりと入る物	ピーナッツ，枝豆

摂食機能障害により，誤嚥性肺炎，窒息の危険，脱水，低栄養状態が生じ，食べる楽しみも喪失する．このような結果，栄養摂食量の減少をもたらし，体力が低下し，そのためにさらに食事摂取量が減少するなど，悪循環が起きる．

摂食の流れを**表 11-10** に示す．1〜5 によって，料理の形態や料理方法が異なる．

●栄養ケアと日常生活指導

▶調理上の注意

●食べやすい物性にする

通常，食物の物性は固い部分と軟らかい部分が混合している．摂食とは咀しゃくにより固い部分を軟らかくして，変形性（破壊をともなわない変形のしやすさ）を高くする．さらに唾液と混合して凝集性（まとまりやすさ）を高くし，唾液で表面をコートすることで滑るように付着性（べたつき）を低くして飲み込む．すなわち，咀しゃくをしないで「丸飲み」で食べてもよい状態が，食べやすい物性である．

また，温度，味は薄味で体温程度の温度が一番誤嚥につながる．それは，口に食べ物があることを認識しないからで，障害の場所，程度によって異なるが，物性は均一で，味・温度がはっきりしていることが原則である．

飲み込みにくく，誤嚥を起こしやすい食品には**表 11-11** のようなものがある．

●誤嚥を防ぐ方法

障害の程度によって異なるが，低粘度の半流動や半固形で喉ごしのよいものにする．

① 流動物はとろみをつける．

② 食品の物性を均一にするには，スピードカッターやミキサーにかけ，とろみをつける．

③ 軽度の場合は軟らかく調理し，表面にとろみをかけ，舌でつぶせるぐらいの軟らかさにする（例・やわらか食など）．

④ 喉をすべりやすくするためには，つぶした食品または軟らかく煮た物に卵黄，油（マヨネーズ，植物油，ルーなど）を混ぜるとよい．また，とろろなども食べやすい．

●とろみをつける方法

ゼラチン*，カラギーナン*，でんぷん，とろみ調整食品**，卵(とじる)，かゆ，クリーム，マッシュしたかぼちゃなどを他の食品と混ぜて用いる．かんてんは硬いと口のなかでバラバラになるので，とろみをつけるにはゼラチンが優れている．

咀しゃく困難の場合（歯の欠損などで噛むことが不自由な場合）

噛む回数や力をかけずにすむもので，一口の大きさ，固さ，破断力を考え，食品の選択や調理の工夫をする．少しでも噛む機能を低下させないように配慮することも大切である．料理は固形または刻み食とする．水分の少ないものは噛む回数が増えるので注意する．

① 食品は加熱，破砕などにより軟らかくする（野菜，いもなどは軟らかくなるが，魚，肉などは煮すぎると固くなる）．

② 破断力が大きいものは避ける（こんにゃく，いか，塩漬けの野菜）．

③ 機能低下の程度により刻み食にするが，できるだけ形を残し，軟らかく舌でつぶせる料理を工夫することが食欲を増すことになる．

口唇の閉鎖障害への対応

食べ物が口からこぼれるので，流動または半流動とする．粘度が高いと流れにくい．高エネルギー食品や栄養補助食品（濃厚流動食）をじょうずに組み合わせる．

舌の運動の障害への対応

食塊を形成して咽頭に送ることが困難であるので，凝集性の高いものがよい．食べ物は軟らかく煮て，すりつぶす．ゼラチン，でんぷん，とろみ製剤などを用いてとろみをつける．刻み食は口のなかでバラバラになるので不適である．ゼラチンは溶けやすいので注意する（飲み込むのに時間がかかると口のなかでバラバラになる）．

▶嚥下障害のチェックポイント

以下のような状態を観察し，異常を感じたら，嚥下スクリーニングテスト***を行い，適切に対応する．

① 水分を飲むときにむせる．

② 食事中に，むせたり咳がでる．

③ 食事を始めると，痰がでる．

④ 痰のなかに，食べ物が混ざる．

⑤ 食事中，食後にガラガラ声になる．

⑥ 喉に食べ物がつまるように感じる．

⑦ 食事に時間がかる（食べ物がいつまでも口のなかにある）．

⑧ 食べ物を飲み込むときに，錠剤を飲み込むときのように上を向いて飲む．

***ゼラチン，カラギーナンの特性*▶ゼラチン：①凝集性があり食塊形成がしやすい．②粘弾性があり変形しやすい．③粘膜に付着しにくい．④体温で溶ける．⑤水分量が多い．

カラギーナン（海草）：ゼラチンの利点と，かんてんの固まりやすさと溶けにくい性質を合わせたもの．

****とろみ調整食品**▶増粘多糖類（繊維）とでんぷん加工品（デキストリンなど）がある．温度に関係なく混ぜるだけで粘度をつけることができる．溶けやすく，少量で増粘効果が発揮でき食品の風味を損なわない，酸・アルカリに安定などの特徴がある．

*****嚥下スクリーニングテスト**▶①意識が鮮明か，②口腔ケアが十分か（清潔，乾燥状態をみる），③水飲みテスト（嚥下状態の観察：2～3 ml の冷水を飲ます），④水を 50 ml に増やす，⑤テスト食開始（プリン）．詳しくは嚥下造影検査を行う．

▶食物嚥下時の体位と食べさせ方

① 体幹 30 度で仰臥位をとる.
② 頸部を前屈させる.
③ 麻痺のある場合は麻痺側の肩に枕をあてがい，軽度仰臥位をとる.
④ 介助者は正常側に立つことにより，食事に集中させる.

▶口腔ケア

口腔ケアは歯や口腔内を清潔にし，食べる，話すといった口腔機能を維持向上させる．口腔内の清掃は，細菌が気道に入ることを防ぎ，誤嚥性肺炎を予防する効果もある.

口腔清掃

① 毎食後，歯磨きを行う(歯垢，歯石の除去)．歯ブラシの代わりにガーゼ磨きでもよい.
② 義歯の管理
③ 舌の清掃（歯ブラシや専用ブラシ)
④ 洗口剤を用いたうがい

口への取り込み障害への対応

① 口唇や舌のマッサージ（用手的)
② 寒冷刺激器を用いたアイスマッサージ
③ 唇体操，舌体操，発音練習

咽頭通過障害への対応

① 喉のアイスマッサージ
② 咳を出す練習
③ 誤嚥を防ぐ呼吸法など

3．食欲不振

加齢にともない，生活意欲全般が低下して，食事に対する関心が衰え，とくに 1 人暮らしの場合は買い物，調理など，食べることすらめんどうになってしまう場合がある．高齢者では，このような心因的な要因のほかに病気が原因で食欲不振や欠食する場合があるので，とくに注意する.

体が不自由になると食事をこぼしたりするため，食事に時間がかかるなどの問題が生じる．食欲不振の原因を正しくみきわめることが大切である．食欲をそそるために食事環境，調理の工夫を行わなければならないが，空腹感をもたせることがなによりも大切である.

●栄養ケア

① 食事の時間を決める．間食の食べ過ぎに注意する.
② 色彩や香り，適温の料理に気をつけ，いろいろなものを少しずつ食べさせる．香辛料や香りの強いものをじょうずに用いると，胃液の分泌をうながし，食欲が出る（しょうが，わさび，カレー粉，レモン，すだち，のり，ごまなど).
③ 食器，盛りつけに注意する（大きめの器に少し盛る).
④ ときには弁当，外食，客を招くなど，ふだんと変わった条件づくりをする.

⑤ 食前に興奮させない．ゆっくりと楽しい雰囲気づくりをする．
⑥ 体調の悪いときは，無理をせず食べられるものを用意し，水分の補給に注意する．

4. 胃腸障害

高齢者は，唾液腺，胃腺および種々の消化酵素の分泌腺の萎縮にともなう消化・吸収機能の低下があるため，ちょっとした日常生活の障害などで胃の不快感や下痢などを起こす．場合によっては下痢，便秘を繰り返すことも多い．下痢の場合は腸を刺激しないことが大切で，次のような点に注意し，食事は少量ずつ回数を増やして食べるようにする．

●栄養ケア

●下痢の場合の調理の工夫

① 刺激物の多量摂取を避ける．カレー粉，わさび，とうがらし，炭酸飲料，アルコール飲料など．とくに冷たいもの，熱いものも刺激になる．
② 多脂肉，ハム，ベーコン，脂質の多い魚，てんぷらなど油の多いものは避ける．
③ 繊維の硬いものは避ける．野菜はよく煮て軟らかくする．場合によっては裏ごしする．
④ 牛乳は下痢を助長する場合があるので，ヨーグルトを与えるとよい．
⑤ 下痢は多くの水分を失うので水の補給に注意する．

●便秘の場合の調理の工夫

加齢にともない，筋肉の萎縮により腸の蠕動運動や腹筋の緊張が低下し，そのうえ咀しゃく力が低下し，消化のよいものばかり（残渣の少ないもの）を食べる傾向があるため便秘になりやすい．ある老人ホームの調査では，入所者の50～60％が便秘を訴えているといわれている．

便秘の場合は，次のような点に注意しながら胃・腸に刺激を与え，糞便の増量をはかることが大切である．

① 食物繊維の多い食品を多くとる．いも類，海藻類，豆，こんにゃく，おから，きのこ類，野菜（こまつ菜，セロリー，とうもろこし，ふき，ねぎ，ごぼう，れんこんなど）をじょうずに3食に分けて食事にとり入れる．
② 腸を刺激するもの〔炭酸飲料，香辛料，酸味の多い果物（夏みかん，レモン），冷たい牛乳，ジュースなど〕を，とくに早朝空腹時に与えると効果がある．
③ 水分を十分に与える．

5. 骨粗鬆症

腸管からのカルシウムの吸収が低下しカルシウムが慢性的に不足すると，骨から血中にカルシウムが溶け出て形成と吸収のバランスがくずれる．また，骨密度が加齢にともなって低下することも骨粗鬆症を起こしやすい理由のひとつである．骨塩量は20歳ごろに最大値（最大骨密度）を示し，その後高齢期とくに閉経期以降の女性で骨折が多くなる．したがって，若年期から骨にカルシウムを蓄えておくことが大切であるが，高齢期になってからでもカルシウムを十分に摂取し，適度な身体活動を継続すれば，骨粗鬆症を予防することは可能である（更年期の項参照）．

6．褥　瘡

褥瘡は寝たきり状態において発生することが多い．これは体圧が皮膚表面の同じ部分に長時間にわたって，持続的にかかった結果，皮下の毛細血管が圧迫されて血液の循環が悪くなり，その部分の栄養状態が悪化するものである．損傷の深さ，大きさ，炎症や感染の状態で褥瘡の程度を判定する．進行すると組織が壊死状態になる．

危険因子としては，栄養状態の低下，それに加えて自力で体の向きを変換できないなどの基本的な動作能力の低下，仙骨部，座骨部などの骨の突出，四肢の関節動作ができにくいなどの**関節拘縮**，多汗や尿・便の失禁などによる皮膚の湿潤や浮腫などがあげられる．

●栄養ケア・日常生活指導

褥瘡の予防や治療には，体位の変換などのケアや，**体圧分散寝具**，座いす用クッションなどが用いられる．

低栄養状態の改善については，定期的な栄養状態の評価が必要であり，とくに浸出液が多い場合は，たんぱく質の漏出があることを考慮に入れて，たんぱく質の補給に注意する．また，褥瘡では亜鉛，鉄，銅の不足が現れることが特徴で，その対応が必要である．亜鉛，鉄などの微量栄養素は食事のみでは摂取できないので栄養補助食品が用いられている．

7．認知症

認知症の多くは**アルツハイマー病**と**脳血管障害**によるものである．アルツハイマー病は原因不明であるが，大脳間質の神経細胞が異常に減少することにより発症するもので，神経原繊維の老化により脳神経細胞が死に，神経伝達物質が減少し，脳が萎縮する．

脳血管障害が原因の認知症は，脳の損傷部位によって症状が現れる．さらに脳梗塞，脳出血を繰り返すことにより症状が進行する．しかし，脳血管障害の危険因子を取り除くことにより改善できる．生理的機能の低下による**物忘れ**などは，脳の損傷によるものではなく，社会的な適応もでき，認知症とは区別される（p. 202の表11-3，図11-5参照）．

認知症の判定は，長谷川式簡易知能評価スケールがよく用いられる．

●栄養ケア・日常生活指導

認知症においては，食事が認知できなかったり，ちょっとした環境の変化により感情が抑えられなくなったりする場合や，また過食，拒食，食物でないものを口にしたり，摂食行動の異常がみられたりする場合がある．このような場合は，食堂の雰囲気を変えたり，料理を小分けにして多くみせたり，つねに口に入らない大きさの物を手に持たせたりするなどいろいろな工夫がなされている．いずれにしても対象者の行動の観察と食事摂取量の把握が必要である．認知症は，日常生活の支障，行動・意志疎通などからⅠ，Ⅱ，Ⅲ，Ⅳ，Mのランクに区分され，支援サービスがなされている．Mは著しい精神症状・問題行動・重篤な身体疾患がみられる場合である．

8．閉じこもり・うつ

うつ状態のなかには外出を好まない傾向，また活動が不活発になり日中ほとんど外出しない閉じこもり傾向も多々みられる．閉じこもり状態が長期にわたると人との交流が減少し，会話が減り，落ち込み，うつ状態をさらに悪化させることもある．このように，うつ状態と閉じこもり状態は相互に関連している．さらに社会的に不活発になることで，閉じこもり，うつは認知症の発生のリスクの一つとも考えられる．

閉じこもり，うつのケースでは低栄養，口腔機能低下や運動機能低下もみられ，これらの予防，支援は地域および多職種の協力で行わなければならない．

9．フレイル（虚弱）

フレイルとは，高齢者が身体機能や認知機能が低下して虚弱となった状態で要介護予備群として注目されている（**表 11-5**）．多くの高齢者は，健常な状態から筋量･筋力が衰えるサルコペニアやロコモティブシンドロームといわれる運動器障害などを経てフレイルになり要介護状態に至る．とくに後期高齢者においては，生活習慣病対策からフレイルに着目した対策に変換し早期発見，早期対応が望まれている．2013 年度からスタートした「健康日本 21」（第 2 次）では，高齢化の進展にともない 2022 年時点でロコモティブシンドロームの認知度を 80 %に上げ，低栄養傾向（BMI 20 以下）の高齢者を 22 %に抑えるために国家の重要課題として対策が注目されている．フレイルの判定は①体重減少，②疲労感，③活動の減少，④身体機能の減弱（歩行速度の低下），⑤筋力の低下（握力の低下）などで判定される．

フレイルは，身体的要因（動作が遅くなる，転倒しやすいなど）と精神･心理的要因（認知機能障害やうつ状態など），社会的要因（孤独や閉じこもり，不安，経済的困窮など）が重なり合って起こる．

サルコペニア*は筋肉量減少，筋力低下（握力など），身体能力の低下（歩行速度）で判定される（下段参照）．四肢の筋肉量の判定は，骨格筋指数で示される（骨格筋量指数：SMI．計算式＝四肢除脂肪量［kg］/身長［m^2］）．平成 29 年国民健康･栄養調査（厚生労働省）の結果によると，60 歳以上の骨格筋指数の平均値は男性 7.7 kg/m^2，女性 6.5 kg/m^2 で男女とも年齢が高くなるほど減少する．

さらに低栄養傾向の者は男性 6.7 kg/m^2，女性 6.1 kg/m^2 と低値を示す．

また，骨格筋指数の平均値は男女ともたんぱく質の摂取量が多い者ほど高く，肉体労働をしている時間が長いほど高値を示している．

今後，とくに後期高齢者の低栄養と筋骨格系の健康維持の観点から，たんぱく質とビタミン D の補給に注意する．筋肉はほとんどたんぱく質で構成され，筋たんぱくは合成と分解のバランスで維持されている．筋たんぱくの合成を促すものがアミノ酸で，なかでもロイシン高含量の必須アミノ酸の摂取が，より効果的であるといわれている．ロイシンは動物性たんぱく質に多く含まれており，牛肉･鶏肉などの肉類，まぐろ（赤身）･かつおなどの魚介類，納豆･ゆばなどの大豆製品などに多く含まれ，たんぱく質エネルギー比 15 %以上を目標とする．

***サルコペニア診断基準（AWGS）**▶握力：男性 26 kg 未満，女性 18 kg 未満（JAMAR 握力計推奨）．歩行速度：4 m 通常歩行速度 0.8 m/秒以下（6 m 歩行し 1〜5 m までの間の 4 m を判定する）．筋肉量減少：DXA または BIA で測定（四肢除脂肪量［kg］/身長［m^2］）．男性 7.0 kg/m^2未満，女性 5.7 kg/m^2未満（BIA）または 5.4 kg/m^2未満（DXA）．（サルコペニア診療ガイドライン 2017 年版より）

●栄養ケアと日常生活指導

予防には，運動と栄養管理，さらに定年や社会参加を促すことがポイントである．栄養状態が低下する前に食事面での早期介入が必要である．エネルギー，たんぱく質摂取と体重管理が重要である．また，筋力トレーニングを含む身体活動を毎日行うこと，とくにバランス能力をつけることと下肢筋力をつけることが必要である．有効であるといわれているものに，片脚立ち，つま先立ち，スクワットなどがあるが，個人の状態により，無理なく行う．

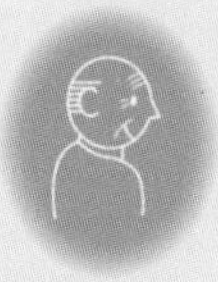

国家試験問題（11 高齢期）

11-1
第 26 回
（102）

高齢期の栄養に関する記述である．誤っているのはどれか．1 つ選べ．

(1)　たんぱく質の不足は，褥瘡のリスク因子である．
(2)　高尿酸血症は，変形性膝関節症のリスク因子である．
(3)　認知症は，摂食行動異常の原因となる．
(4)　うつ状態は，低栄養のリスク因子である．
(5)　腹筋の緊張低下は，便秘の原因となる．

11-2
第 27 回
（102）

嚥下障害・誤嚥に関する記述である．正しいのはどれか．1 つ選べ．

(1)　温度が体温程度である食事は，誤嚥しやすい．
(2)　とろみをつけたお茶は，誤嚥しやすい．
(3)　認知症患者は，誤嚥を起こしにくい．
(4)　誤嚥を防ぐには，食物嚥下時に顎を上げる．
(5)　きざみ食は，誤嚥を起こしにくい．

11-3
第 29 回
（101）

高齢者の身体機能に関する記述である．正しいのはどれか．1 つ選べ．

(1)　身体機能の個人差は，小さくなる．
(2)　食物の胃内滞留時間は，短縮する．
(3)　嚥下反射は，低下する．
(4)　温冷感は，鋭敏になる．
(5)　口渇感は，鋭敏になる．

11-4
第 31 回
（96）

K 介護保険施設に勤務する管理栄養士である．利用者は 80 歳，女性．身長 150 cm，体重 40 kg，BMI 17.8 kg/m^2．食事は自立しているが，普通食ではむせることがあり，主食は全粥としている．この利用者の副菜として，最も適切なのはどれか．1 つ選べ．

(1)　もずくの酢の物
(2)　刻んだきゅうりの漬物
(3)　やわらかく煮ただいこん
(4)　小松菜ともやしの和え物

11-5
第 33 回
（95）

サルコペニアに関する記述である．誤っているのはどれか．1 つ選べ．

(1)　握力は，低下する．
(2)　歩行速度は，保たれる．
(3)　加齢が，原因となる．
(4)　食事の摂取量低下が，原因となる．
(5)　ベッド上安静が，原因となる．

11-6
第 34 回
（94）

高齢期の生理的変化に関する記述である．最も適当なのはどれか．1 つ選べ．

(1)　細胞内液量に対する細胞外液量の比は，高くなる．
(2)　肺活量は，増加する．
(3)　免疫機能は，亢進する．
(4)　筋たんぱく質代謝は，亢進する．
(5)　胃酸分泌量は，増加する．

12 運動・スポーツと栄養

運動と栄養については，スポーツにおける競技力向上や勝敗を目的とする競技選手に関する内容と，健康の維持・増進として生活習慣病予防に関する内容がある．

近年では生活習慣病予防対策が重要課題であり，その基本は運動と栄養である．運動刺激による身体機能の活性化だけでなく，エネルギー消費量の増大とともに糖質や脂質の代謝が活発となるので，内臓脂肪の減少や筋量の維持・増加などが期待できる．

身体運動の必要性を理解するとともに健康生活のための身体運動の質や量について，運動時のエネルギー代謝と栄養との関係から検討する．

1 運動時のエネルギー供給

1．身体運動のエネルギー（筋収縮のエネルギー供給機構）

身体運動とは，歩く，走る，跳ぶ，投げるなどであり，筋肉の収縮によって行われる．筋肉の収縮には多量のエネルギーが必要となるが，直接的にはATP(adenosine triphosphate，アデノシン3リン酸）の分解反応で供給される．消費されたATPはすぐさま無酸素的過程と有酸素的過程で再合成される．

1）無酸素的過程

（1）クレアチンリン酸系

運動を開始する際，瞬時に利用されるエネルギーは骨格筋のATPがADP（adenosine diphosphate，アデノシン2リン酸）に分解（ATP → ADP＋Pi）されるときに供給される．筋肉1 kgにATP 5 mmol，クレアチンリン酸20 mmolが含まれている．筋収縮によりクレアチンリン酸は減少するが，ATPはほとんど減少しない．これはクレアチンキナーゼ反応（クレアチンリン酸＋ADP →クレアチン＋ATP）によってただちに補給されるためである．クレアチンリン酸によって10～15秒の筋収縮が続けられる．

（2）解糖系（乳酸系）

筋肉中のグリコーゲンがグルコースに分解（解糖）されATPが産生される．この過程では酸素を必要としないので無酸素的過程（anaerobic process）である．筋肉中の糖（グルコース）が分解されるので解糖系といわれ，2分子のATPを産生する．また，この過程では，糖が乳酸に分解されることから乳酸系ともいわれ，約30～40秒間ATPが供給される

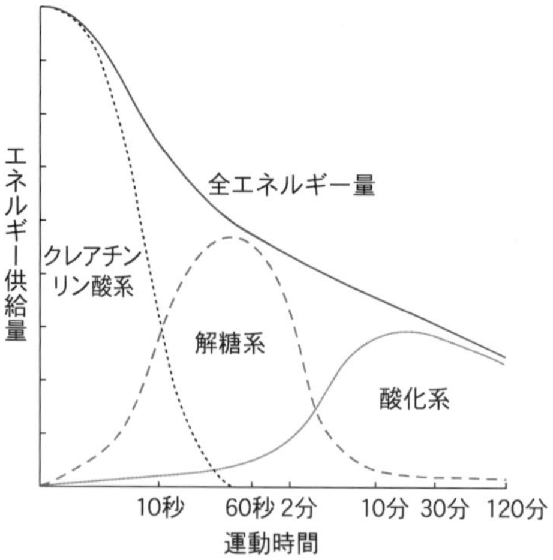

図 12- 1　最大運動中の各種エネルギー供給機構

（Landry F and Orban WAR, eds：3 rd International Symposium on Biochemistry of Exercise. Vol. 3, Symposia Specialists, USA, 1978. 東京大学教養学部体育研究室編：保健体育講義資料. p. 3, 東京大学出版会, 1988 を改変）

ので激しい運動，たとえば 300 m 走や 800 m 走の中距離種目で利用される．しかし，乳酸が産生されるので細胞内の pH が酸性になり，筋収縮力が減少し，筋疲労の原因となる．

2）有酸素的過程

有酸素系（酸化系）

さらに運動を続けるために筋細胞に酸素が供給されるとグリコーゲンと脂肪酸が酸化し，大量の ATP が産生される．グリコーゲンが完全に分解されると 38 分子の ATP が産生される．この過程では酸素が供給されるかぎり ATP を産生するので，長距離走などの長時間の持続的な運動において用いられる．これは筋細胞内のミトコンドリアで行われる．

3）最大運動時のエネルギー供給機構

図 12- 1 に最大負荷で運動をしたときのエネルギー供給過程とエネルギー供給量を示したが，最大運動時には時間経過にともない，クレアチンリン酸系，解糖系および酸化系の過程で順次エネルギーが供給される．それぞれの過程でのエネルギー出力は順次低減するが，酸化系では長時間の運動が可能である．

2．運動中の酸素摂取量

1）酸素摂取量と酸素負債

持続的な運動では酸素が供給され ATP が継続的に産生される．図 12- 2 は軽い強度での運動による酸素摂取量の変化を示したものである．安静状態につづいて運動が開始されると，**酸素摂取量**（$\dot{V}O_2$，oxygen consumption）は急速に増加し，4 分以降では一定の状態を維持する．運動継続時に運動に必要な酸素量（**酸素需要量**）が十分供給された状態を**定常状態**（steady state）という．運動に必要なエネルギーの需要と有酸素的過程での ATP 産生との間にバランスが保たれている．しかし運動初期の図中（A）で示された部分は初期

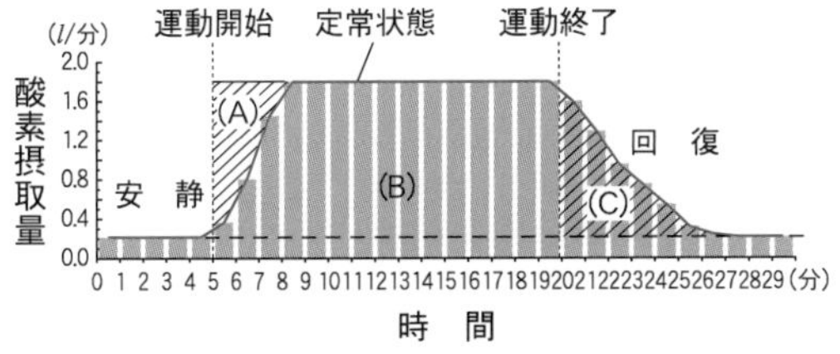

図 12-2　軽い運動時の酸素摂取量

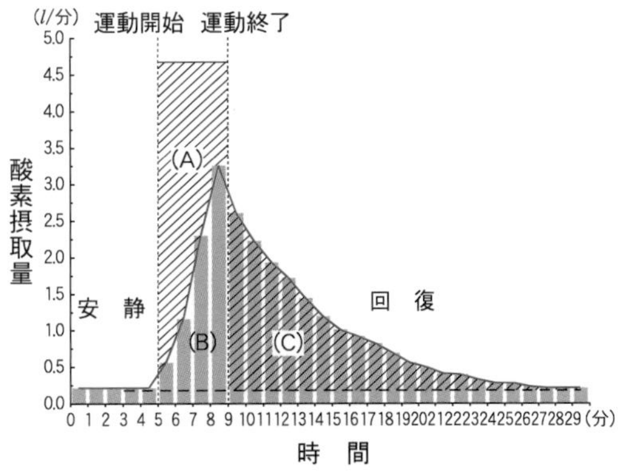

図 12-3　激しい運動時の酸素摂取量

の酸素不足の状態であり，運動終了後の回復過程の図中(C)で安静状態に回復するまでしばらく時間がかかり，このときに初期酸素不足を返済したことになる．このときの酸素摂取量を酸素負債（oxygen debt）といい，その量は初期酸素不足(A)と等しい．

短時間の激しい運動時の酸素摂取量の経時的変化（図 12-3）は定常状態はみられず，運動終了後の回復過程の酸素摂取量が安静状態に回復するには時間がかかり，酸素負債がきわめて大きい．運動初期(A)での酸素不足も大きく，酸素負債(C)も大きい．

2）有酸素運動と無酸素運動

運動時の酸素需要量が十分供給され，定常状態がみられるような運動（図 12-2）では筋収縮のエネルギーとなる ATP の産生は，有酸素性過程により行われているので，有酸素運動あるいは有酸素性（的）運動（aerobic exercise）という．運動時の酸素摂取量は運動の強度により増加する．

しかし，図 12-3 に示したように，激しい運動では酸素摂取が運動時酸素需要を満たすことができず，無酸素性過程でエネルギー供給が行われ，酸素負債量が大きい．このような運動を無酸素運動または無酸素性（的）運動（anaerobic exercise）という．

3）最大酸素摂取量と最大酸素負債量

運動強度を徐々に増大させると酸素摂取量がそれにともない増大するが，さらに運動強度が高まると酸素摂取量が一定以上増大しなくなる．このときの酸素摂取量を最大酸素摂取量（$\dot{V}O_{2max}$, maximal oxygen consumption）という．これは有酸素性運動能力を示す指標であり，いわゆる全身持久力を示すもので，体力の総合的な指標である．マラソンのように，長時間，持久的な運動をする場合は，この値が大きいほど有利である．また，トレーニング時の運動負荷の基準となり，相対的負荷強度の指標（% $\dot{V}O_{2max}$）である．

$\dot{V}O_{2max}$の測定は，自転車エルゴメータやトレッドミルを用い，運動強度を徐々に増大させる負荷漸増法が用いられる．有酸素性の運動能力なので短時間では酸化過程でのエネルギー供給系の能力が十分発揮されていないので，運動は 4 分以上 10 分ないし 12 分で疲労困憊（exhaustion）に至る時間が必要である．このときの心拍数が最大心拍数（HR_{max}）であり，これもトレーニング時の運動強度の指標（% HR_{max}）である．$\dot{V}O_{2max}$の測定では，最大負荷となるように高強度の運動を負荷することは，一般人にはきわめて危険であるので，最大下運動において，$\dot{V}O_2$と心拍数の関係から推定することも行われる．

一方，酸素負債の最大値も測定される．短時間（4 分以内）の最大努力による無酸素性運動を実施した後，酸素摂取量が安静状態に回復するまでの酸素摂取量の総和を**最大酸素負債量**（maximal oxygen debt）という．無酸素性運動能力（瞬発的パワー）の指標であり，短距離選手などはこの値が大きい．

3．運動のエネルギー代謝

ヒトは体内に取り入れた栄養素を呼吸により取り込んだ酸素を利用してエネルギーを発生し，生命活動を営んでいる．身体のエネルギー出納がエネルギー代謝であり，運動に要するエネルギー量や運動強度の指標となる．

1）エネルギー代謝の測定

エネルギー代謝の測定は被験者を気密な狭い部屋に入れ，熱放散量を測定する直接法があるが，装置が大がかりで費用も多額であり，技術的にも困難であるので，以下に述べる間接法が主流である．間接法は呼気ガスの採取法により分類される．

（1）ダグラスバッグ（Douglas bag）法

呼気マスクを用いダグラスバッグに呼気を採取する方法である．透明なプラスチック製の換気フード（ventilation hood）を顔面上にかぶせ，頭部全体を覆い，呼気をダグラスバッグに採取する方法もある．

採取した呼気中の酸素濃度，炭酸ガス濃度を測定し酸素摂取量と炭酸ガス産生量から**呼吸商**（respiratory quotient：RQ）を求め，産熱量（エネルギー量，kcal/分）を算出する．糖質と脂質は炭酸ガスと水に分解されるが，たんぱく質は炭酸ガスと水以外に窒素を含む物質も生じるので，尿中の窒素を定量にする必要があるが，実際にはたんぱく質の影響を取り除いた呼吸商（**非たんぱく性の呼吸商**：nonprotein respiratory quotient：NPRQ）を用いてエネルギー量が算出される．

（2）ヒューマンカロリーメータ（human calorimeter）法

被験者を気密な室内に滞在させ，外気の酸素（O_2），二酸化炭素（CO_2）の濃度と被験者が入室中の室内の O_2および CO_2濃度の変化量を計測し，酸素摂取量と二酸化炭素排出量からエネルギー消費量を算出する．この方法の特徴は機器を取り付けず，食事や睡眠，読書，運動など家にいるように活動しながら，短時間から 24 時間あるいはそれ以上の時間にわたって連続的にエネルギー消費量を測定できる．しかし，1 部屋 1 人しか測定できない．

（3）二重標識水（doubly labeled water：DLW）法

水素と酸素の安定同位体を用いてエネルギー消費量を測定する．通常，^{18}O と ^{2}H を含む水を体重当たり一定量の割合で摂取する．体水分にまんべんなくいきわたった酸素は水（尿，汗，呼気中の水蒸気）と呼気ガス中の二酸化炭素として，水素は水としてのみ排泄される．二重標識水摂取後 1～2 週間後に尿または唾液を採取し，酸素および水素の同位体の低下量を分析しエネルギー消費量を算出する方法である．二重標識水が高価であること，分析機器が必要であることが難点であるが，安全で多人数の測定が可能である．

2）エネルギー代謝量の分類

（1）基礎代謝量（basal metabolic rate：BMR）

早朝覚醒時に身体的，精神的に安静な状態で代謝される最小のエネルギー代謝量であって，生きていくために必要な最小のエネルギー代謝量である．基礎代謝量測定時には，測定場所に宿泊して測定することが原則であるが，測定当日自宅より測定場所に移動し，30分以上安静を保った後測定することもある．

また，下記の条件を満たしている必要がある．

① 測定時は通常早朝で，最後の食事後約12～14時間経過していること．

② 快適な室温（約20～25°C）で実施すること．

③ 正常な体温であること．

④ 覚醒状態で，ゆったり仰臥して安静状態を保つようにすること．

⑤ 精神的にリラックスし，情緒的に安定し，筋緊張がないこと．

基礎代謝量に影響を及ぼす要因として年齢，性別，性周期，体格，体温，睡眠，内分泌腺，栄養，妊娠，人種，身体組成（筋肉量），季節，環境温度などがあげられる．

（2）睡眠時代謝量（somnolent metabolic rate）

睡眠時代謝量は生命活動のなかでももっとも低いレベルの代謝と考えてよい．基礎代謝量の90％とされている．しかし，1日のエネルギー消費量を算出するときには，摂取食物の消化などに必要なエネルギー消費もあることから基礎代謝量が用いられる．

（3）安静時代謝量（resting energy expenditure：REE）

椅座の状態で安静にしているときのエネルギー代謝量である．基礎代謝量の測定よりは簡便であるのでしばしば測定される．基礎代謝量の1.2倍とされている．

（4）活動時代謝量（active energy expenditure：Ea）

労働をはじめ，各種のスポーツや余暇時の身体活動，身支度などの日常生活におけるさまざまな動作によって亢進されるエネルギー代謝のことをいう．活動強度の評価測定，エネルギー消費量の算出などのために必要不可欠である．運動時代謝量あるいは労作時代謝量ともいわれる．

（5）食事誘発性体熱産生（diet-induced thermogenesis：DIT）

食事摂取による産熱であり6～10％程度代謝が亢進するとされている．しかし，摂取した食物の種類により，たんぱく質のみを摂取した場合は約30％増加し，炭水化物のみは約6％，脂質では約4％とされている．これは産熱であるので体温が上昇する．

3）運動強度やエネルギー消費量を示す指標

エネルギー代謝の分類に従って運動時のエネルギー代謝量の内訳を図12-4に示した．これらの内訳にもとづいて運動の強度を示す指標が算出される．

（1）エネルギー代謝率（relative metabolic rate：RMR）

RMRはエネルギー需要量を基礎代謝量で除したもので，活動強度を表す指数（無単位）である．

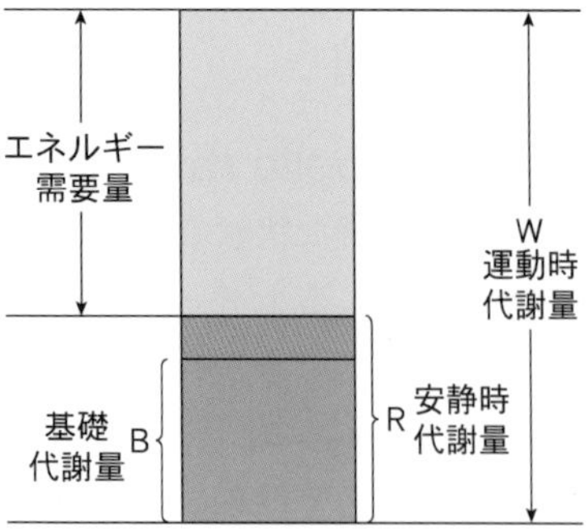

図 12-4　エネルギー代謝量の内訳

$$\mathrm{RMR}=\frac{\text{運動時代謝量(W)}-\text{安静時代謝量(R)}}{\text{基礎代謝量(B)}}$$

（2）体重当たりの活動時代謝量（Ea）

運動時代謝量（W）を体重当たり1分当たりのエネルギー（kcal/kg/分）で示したものである．Ea は RMR と高い相関関係（r＝0.94）があるので，わが国独特の活動強度の目安として数多く測定されている各種動作の RMR から換算できる．1日のエネルギー消費量を算出する場合は**表 12-1** に示した用いられる．

（3）METs（metabolic equivalents：代謝当量）

METs は安静時代謝量を含めて，活動によるエネルギー消費量が安静時代謝量の何倍に当たるかを示した活動強度の単位で，「健康づくりのための身体活動基準 2013」で使用されている強度の単位である．安静時は1 MET であり，1のときは単数であるので MET，2以上のときは複数で METs と表示する．「健康づくりのための身体活動 2013」ではメッツと表記される．

$$\mathrm{METs}=\frac{\text{運動時代謝量(W)}}{\text{安静時代謝量(R)}}$$

4．エネルギー消費量の算出

1）1日のエネルギー消費量

1日のエネルギー消費量を知るために，各種の身体活動時のエネルギー代謝量と生活時間調査によって得られた行動の所要時間からエネルギー消費量を算出する生活時間調査法がある．

表 12-1 に示した各種動作のエネルギー消費量 Ea（kcal/kg/分）と，各動作の所要時間から次に示す式で1日のエネルギー消費量が算出される．

$A=Bm \cdot Tb \cdot W+\Sigma Ea \cdot Tw \cdot W$

A：1日のエネルギー消費量（kcal/日）　Bm：基礎代謝量（kcal/kg/分）

Tb：睡眠時間（分）　W：体重（kg）

Ea：各動作のエネルギー消費量（kcal/kg/分）　Tw：各動作の所要時間（分）

ここで各動作の所要時間（Tw）は生活時間調査（time study）によって1日の行動を記

表 12-1　各種動作のエネルギー消費量 Ea（kcal/kg/分）

番号	動作(内容)	Ea-男	Ea-女
	Ⅰ　通学・通勤・移動		
1	歩行(ゆっくり：散歩)	0.0464	0.0432
2	歩行(普通：通勤)	0.0570	0.0529
3	歩行(急ぎ足)	0.0729	0.0676
4	歩行(かけ足)	0.1437	0.1328
5	歩行(坂道上る)	0.0818	0.0758
6	歩行(坂道下る)	0.0623	0.0578
7	歩行(階段登る)	0.1349	0.1247
8	歩行(階段降る)	0.0658	0.0611
9	待つ(座る)	0.0233	0.0220
10	待つ(立つ)	0.0269	0.0252
11	自転車に乗る	0.0711	0.0660
12	バイク・自動車運転	0.0269	0.0252
13	乗物(座る)	0.0287	0.0269
14	乗物(立つ)	0.0375	0.0350
	Ⅱ　生理的生活		
115	睡眠(午睡・仮睡)	基礎代謝量	
116	食事とその後の休憩	0.0269	0.0252
117	身支度・洗面・化粧・更衣	0.0287	0.0269
118	用便	0.0287	0.0269
119	入浴	0.0605	0.0562
	Ⅲ　家事的生活		
220	炊事(歩行の少ないもの)	0.0393	0.0366
221	炊事(歩行の多いもの)	0.0499	0.0464
222	炊事(後片づけ)	0.0499	0.0464
223	洗濯(手洗い)	0.0587	0.0546
224	洗濯(電気洗濯機)	0.0410	0.0383
225	掃除(はく)	0.0587	0.0546
226	掃除(掃除機)	0.0499	0.0464
227	掃除(ぞうきんがけ)	0.0818	0.0758
228	裁縫(手縫い)	0.0251	0.0236
229	裁縫(ミシン縫い)	0.0322	0.0301
230	アイロンがけ	0.0464	0.0432
231	買物(歩く，品定め)	0.0481	0.0448
232	布団(しき・あげ)	0.0729	0.0676
233	卓上整理	0.0322	0.0301
234	靴みがき	0.0393	0.0366
235	戸締り	0.0481	0.0448
236	育児(座位・乳をやる)	—	0.0252
237	育児(背負って歩く)	0.0729	0.0676
	Ⅳ　趣味・娯楽		
338	ラジオ・テレビ・新聞・雑誌	0.0233	0.0220
339	映画・マージャン	0.0287	0.0269
340	生花・茶の湯	0.0287	0.0269
341	ピアノ・ギター・カラオケ	0.0481	0.0448
	Ⅴ　労働・学習		
442	読む・書く・見る・聞く	0.0233	0.0220
443	筆記	0.0251	0.0236
444	計算機	0.0287	0.0269
445	研究実験	0.0393	0.0366
446	ソロバン	0.0304	0.0285
447	タイプ	0.0446	0.0415
448	記帳	0.0269	0.0252
449	楽器演奏，歌を歌う	0.0481	0.0448
	Ⅵ　その他		
549	談話(座位)	0.0233	0.0220
550	談話(立位)	0.0251	0.0236
551	休息(寝ころぶ)	基礎代謝量×1.2	
552	休息(座位)	0.0233	0.0220
553	休息(立位)	0.0251	0.0236
554	休息(ふらふらする)	0.0340	0.0317
555	電話(立位)	0.0287	0.0269
556	電話(座位)	0.0269	0.0252
	Ⅶ　スポーツ		
657	ラジオ体操	0.0818	0.0758
658	準備体操	0.0729	0.0676
659	徒手体操	0.1543	0.1426
660	ジャズ体操	0.1412	0.1207
661	柔軟体操	0.0906	0.0839
662	ダンス	0.1017	0.1013
663	フォークダンス	0.1512	0.1409
664	バドミントン	0.1623	0.1499
665	卓球(乱打練習)	0.1331	0.1230
666	バスケットボール	0.2588	0.2045
667	バレーボール	0.1968	0.1817
668	テニス	0.1437	0.1328
669	テニス(かべ打)	0.1772	0.1472
670	ゴルフ	0.0838	0.0777
671	アーチェリー	0.0605	0.0562
672	ジョギング（160 m/分）	0.1580	0.1450
673	キャッチボール	0.0729	0.0676
674	縄とび	0.1610	0.1490
675	スキー	0.1773	0.1638
676	スポーツ中(立位，待つ)	0.0340	0.0317
677	ボーリング	0.0640	0.0600
678	サイクリング	0.0800	0.0740
679	水泳(平泳ぎ)	0.1970	0.1820
680	水泳(クロール)	0.3740	0.3450
681	筋力トレーニング	0.1900	0.1750
682	ランニング(200 m/分)	0.2320	0.2140

睡眠は基礎代謝基準値（p. 283 の表 16-4）を用いる．

録し，それぞれの動作ごとの所要時間を集計する．睡眠中のエネルギー消費量は基礎代謝量とする．また，運動中の心拍数を測定し，心拍数と酸素摂取量の相関関係からエネルギー消費量を推定する方法もある．さらに，歩数計を用いて身体活動量を測定する種々の装置が市販されている．

2）メッツを用いたエネルギー消費量

「健康づくりのための身体活動基準 2013」では，運動強度メッツに時間（hr）を乗じた「メッツ・時」を身体活動量としている．また，身体活動量「メッツ・時」に体重（kg）を乗じるとエネルギー消費量（kcal）に換算できる．

たとえば，50 kgの人がゆっくりジョギング（6.0 メッツ）を 30 分行った場合は，以下のようになる．

6.0 メッツ×0.5 時間×50 kg＝150 kcal

2 健康増進と運動

1．健康のための身体運動量

スポーツ選手でない一般人に要求される体力は有酸素性作業能力（全身持久力）であり，その体力指標は最大酸素摂取量である．最大酸素摂取量を増加させるための運動は有酸素運動である．

一般人が有酸素性作業能力を高めるための運動処方は，多くの研究から基本的に次のように考えられている．運動の強度は最大心拍数に対する割合（% HR_{max}）で示すと 40〜90 %が有効強度範囲である．1回の運動持続時間は 5 分以上であり，頻度は週当たり 3〜4 回である．もちろん，運動の種類はランニング，ジョギング，歩行，自転車漕ぎ，水泳，縄とびなどの有酸素運動である．

2．運動所要量

健康づくりのための運動所要量策定委員会によって提案（1989 年 7 月 12 日）された，健康のために必要な運動量すなわち**運動所要量**では，運動強度を最大酸素摂取量の 50 %に相当する心拍数（目標心拍数）と 1 週間当たりの合計運動時間を示している．全身持久力を向上させるためには最大酸素摂取量の 40 %以上が必要であり，安全のためには 70 %以下の強度であることが求められる．

最大酸素摂取量の 50 %に相当する目標心拍数を推定最大心拍数から計算するには，次の式を用いる．

目標心拍数＝(推定最大心拍数－安静時心拍数)×0.5＋安静時心拍数

（この場合，推定最大心拍数＝220－年齢とする）

運動強度を最大酸素摂取量の割合で示しながら目標心拍数で強度を示しているのは，最大酸素摂取量を測定することが困難であることが理由である．日常の運動に際しては，心拍数を目安にすることが実用的である．心拍数の測定装置がない場合には，運動終了直後15秒の脈拍数を計測し，4倍することにより運動時の心拍数を知ることができる．

3．健康づくりのための身体活動基準 2013

2013年，ライフステージに応じた健康づくりのための身体活動（生活活動・運動）を推進することで，「健康日本21」（第2次）の推進に資するよう，「健康づくりのための運動基準2006」を改定し，「健康づくりのための身体活動基準2013」を策定した．

また，身体活動（生活活動および運動）全体に着目することの重要性から，「運動基準」から「身体活動基準」に名称を改めた．さらに，身体活動の増加でメタボリックシンドロームを含めた循環器疾患・糖尿病・がんといった生活習慣病発生，および，これらを原因として死亡に至るリスクや加齢にともなう生活機能低下（ロコモティブシンドローム，認知症）が含まれることを明確化した．

1）身体活動とは

身体活動（physical activity）とは，安静にしている状態よりも多くのエネルギーを消費するすべての動作をさす．それは，日常生活における労働，家事，通勤・通学などの「生活活動」と，体力（スポーツ競技に関連する体力と健康に関連する体力を含む）の維持・向上を目的とし，計画的・継続的に実施される「運動」の2つに分けられる．

① 強度の単位は，メッツ（METs）を用いる．

② 量の単位は，運動強度メッツ（METs）に運動時間（hr）を乗じた（メッツ・時）である．

表12-2，3に3メッツ以上の「生活活動」と「運動」の例を示した．

2）個人の健康づくりのための身体活動基準

将来，生活習慣病などを発症するリスクを低減させるために，個人にとって達成することが望ましい身体活動の基準は次のとおりである（**表12-4**）．

（1）18～64歳の基準

❶ 18～64歳の身体活動量の基準（日常生活で体を動かす生活活動と運動量の考え方）

強度が3メッツ以上の身体活動を23メッツ・時/週行う．具体的には，歩行またはそれと同等以上の強度の身体活動を毎日60分行う．

❷ 18～64歳の運動量の基準（スポーツや体力づくり運動で体を動かす量の考え方）

強度が3メッツ以上の運動を4メッツ・時/週行う．具体的には，息が弾み汗をかく程度の運動を毎週60分行う．

（2）65歳以上の身体活動（生活活動・運動）の基準

強度を問わず，身体活動を10メッツ・時/週行う．具体的には，横になったままや座ったままにならなければどんな動きでもよいので，身体活動を毎日40分行う．

（3）18歳未満の基準（参考）

18歳未満に関しては，身体活動（生活活動・運動）が生活習慣病等および生活機能低下のリスクを低減する効果について十分な科学的根拠がないため，現段階では定量的な基準

表 12-2　3メッツ以上の生活活動の例

メッツ	3メッツ以上の生活活動の例
3.0	普通歩行（平地，67 m/分，犬を連れて），電動アシスト付き自転車に乗る，家財道具の片付け，子どもの世話（立位），台所の手伝い，大工仕事，梱包，ギター演奏（立位）
3.3	カーペット掃き，フロア掃き，掃除機，電気関係の仕事：配線工事，身体の動きをともなうスポーツ観戦
3.5	歩行（平地，75〜85 m/分，ほどほどの速さ，散歩など），楽に自転車に乗る（8.9 km/時），階段を下りる，軽い荷物運び，車の荷物の積み下ろし，荷づくり，モップがけ，床磨き，庭の草むしり，車椅子を押す，子どもと遊ぶ（歩く/走る，中強度），風呂掃除，釣り（全般），スクーター（原付）・オートバイの運転
4.0	自転車に乗る（約16 km/時未満，通勤），階段を上る（ゆっくり），動物と遊ぶ（歩く/走る，中強度），屋根の雪下ろし，高齢者や障害者の介護（身支度，風呂，ベッドの乗り降り）
4.3	やや速歩（平地，やや速めに＝93 m/分），苗木の植栽，農作業（家畜に餌を与える）
4.5	耕作，家の修繕
5.0	かなり速歩（平地，速く＝107 m/分），動物と遊ぶ（歩く/走る，活発に）
5.5	シャベルで土や泥をすくう
5.8	子どもと遊ぶ（歩く/走る，活発に），家具・家財道具の移動・運搬
6.0	スコップで雪かきをする
7.8	農作業（干し草をまとめる，納屋の掃除）
8.0	運搬（重い荷物）
8.3	荷物を上の階へ運ぶ
8.8	階段を上る（速く）

表 12-3　3メッツ以上の運動の例

メッツ	3メッツ以上の運動の例
3.0	ボウリング，バレーボール，社交ダンス（ワルツ，サンバ，タンゴ），ピラティス，太極拳
3.5	自転車エルゴメータ（30〜50ワット），自体重を使った軽い筋力トレーニング（軽・中等度），体操（家で，軽・中等度），ゴルフ（手引きカートを使って），カヌー
3.8	全身を使ったテレビゲーム（スポーツ・ダンス）
4.0	卓球，パワーヨガ，ラジオ体操第1
4.3	やや速歩（平地，やや速めに＝93 m/分），ゴルフ（クラブを担いで運ぶ）
4.5	テニス（ダブルス，試合），水中歩行（中等度），ラジオ体操第2
4.8	水泳（ゆっくりとした背泳ぎ）
5.0	かなり速歩（平地，速く＝107 m/分），サーフィン，バレエ，モダンダンス，ジャズダンス，野球，ソフトボール
5.3	水泳（ゆっくりとした平泳ぎ），スキー，アクアビクス
5.5	バドミントン
6.0	ゆっくりとしたジョギング，バスケットボール，水泳（のんびり泳ぐ），ウエイトトレーニング（高強度，パワーリフティング，ボディビル）
6.5	山を登る（〜約4.1 kgの荷物を持って）
6.8	自転車エルゴメータ（90〜100ワット）
7.0	ジョギング，サッカー，スキー，スケート，ハンドボール（試合）
7.3	エアロビクス，山を登る（約4.5〜9.0 kgの荷物を持って），テニス（シングルス，試合）
8.0	サイクリング（約20 km/時）
8.3	ランニング（134 m/分），水泳（クロール，ふつうの速さ，46 m/分未満），ラグビー（試合）
9.0	ランニング（139 m/分）
9.8	ランニング（161 m/分）
10.0	水泳（クロール，速い，69 m/分）
10.3	武道・武術（柔道，柔術，空手，キックボクシング，テコンドー）
11.0	ランニング（188 m/分），自転車エルゴメータ（161〜200ワット）

表 12-4　健康づくりのための身体活動基準 2013

<table>
<tr><th>血糖・血圧・脂質に関する状況</th><th colspan="3">身体活動
（生活活動・運動）</th><th colspan="2">運動</th><th>体力
（うち全身持久力）</th></tr>
<tr><td rowspan="2">健診結果が基準範囲内</td><td>65歳以上</td><td>強度を問わず，身体活動を毎日40分（＝10メッツ・時/週）</td><td rowspan="2">今より少しでも増やす（例えば10分多く歩く）</td><td>—</td><td rowspan="2">運動習慣をもつようにする（30分以上・週2日以上）</td><td>—</td></tr>
<tr><td>18〜64歳</td><td>3メッツ以上の強度の身体活動を毎日60分（＝23メッツ・時/週）</td><td>3メッツ以上の強度の運動を毎週60分（＝4メッツ・時/週）</td><td>表12-5に示した性・年代別の強度での運動を約3分間継続可能</td></tr>
</table>

表 12-5　性・年代別の全身持久力の基準

年齢	18～39 歳	40～59 歳	60～69 歳
男性	11 メッツ（39 ml/kg/分）	10 メッツ（35 ml/kg/分）	9 メッツ（32 ml/kg/分）
女性	9.5 メッツ（33 ml/kg/分）	8.5 メッツ（30 ml/kg/分）	7.5 メッツ（26 ml/kg/分）

注）表中の（　）内は最大酸素摂取量を示す

を設定しない．

（4）すべての世代に共通する方向性

❶ **身体活動量の方向性**〈全年齢層における身体活動（生活活動・運動）の考え方〉

現在の身体活動量を，少しでも増やす．たとえば，今より毎日 10 分ずつ長く歩くようにする．アクティブガイドでは，「＋10（プラス・テン）で健康寿命を延ばそう」としている．健康寿命とは，「健康日本 21」（第 2 次）で，「健康上の問題で日常生活が制限されることなく生活できる期間」としている．

❷ **運動の方向性**〈全年齢層における運動の考え方〉

運動習慣をもつようにする．具体的には，30 分以上の運動を週 2 日以上行う．

❸ **体力（全身持久力）の基準**〈性・年代別の全身持久力の基準〉

表 12-5 に示す強度での運動を約 3 分以上継続できた場合，基準を満たすと評価できる．旧基準では，全身持久力の基準値を最大酸素摂取量（ml/kg/分）で提示していた．この新基準では，身体活動の強度との関係が理解しやすいよう，強度の指標であるメッツでも，全身持久力の基準を表示することとした．

・体力のアセスメント

10.0 メッツの強度の運動，たとえばランニングなら 167 m/分（10 km/時）の速度で 3 分間以上継続できるのであれば，「少なくとも 40～59 歳男性の基準値に相当する 10.0 メッツの全身持久力がある」といえる．

・至適なトレーニング強度の設定

基準値の 50～75％の強度の運動を習慣的（1 回 30 分以上，週 2 日以上）に行うことで，安全かつ効果的に基準の全身持久力を達成・維持することができる．

たとえば，50 歳の男性の場合，至適な強度の目安として 5 メッツ（＝10.0 メッツの 50％）を推奨することができる．

3）身体活動に安全に取り組むための留意事項

身体活動に安全に取り組むために以下の 6 項目が示されている．

（1）服装や靴の選択

暑さや寒さは，熱中症に代表される身体活動にともなう事故の要因となるため，温度を調節しやすい服装が適している．また，動きにくい服装は，転倒しかけたときに回避しにくいため適切でない．また，膝痛や腰痛などを予防するためには，緩衝機能に優れ，身体活動に適した靴を履くことが望ましい．

（2）前後の準備・整理運動の実施方法の指導

身体活動の特性，傷害・事故の発生の特徴や対象者の特性を考慮して十分に計画された準備運動は，スポーツなどの運動による傷害（外傷と慢性的な運動器障害を含む）や心血管事故などの発生を予防する効果がある．

（3）種類・種目や強度の選択

運動の種類や強度に配慮する必要がある．身体活動（生活活動・運動）の内容は，血圧上昇が小さく，エネルギー消費量が大きく，かつ傷害や事故の危険性が低い有酸素性運動が望ましい．また，運動器の機能向上などを目的とする場合は，筋や骨により強い抵抗や刺激を与えるようなストレッチングや筋力トレーニングなどを組み合わせることが望ましい．

強度の決定にはメッツ値だけでなく，対象者本人にとっての「きつさ」の感覚，すなわち自覚的運動強度（Borg 指数，RPE：rate of perceived exertion）も有用である．Borg 指数（**表 12-6**）は 6〜20 のスケールで自覚的な運動強度が示されており，10 倍すると脈拍数と近似する（**表 12-7**）ので，脈拍数の目安として有用である．生活習慣病患者などには，「楽である」または「ややきつい」と感じる程度の強さの身体活動が適切であり，「きつい」と感じるような身体活動は避けたほうがよい．

（4）正しいフォーム

身体活動は正しいフォームで実践しないと，思わぬ傷害や事故を引き起こす場合がある．

（5）足腰に痛みなどがある場合の配慮

「腰痛」と「手足の関節の痛み」は 65 歳以上の高齢者では男女とも有訴者率の上位 3 位以内にある．肥満などによって，30 歳〜50 歳代からこうした自覚症状を有していることも少なくないので，水中歩行や自転車運動など，体重の負荷が下肢にかかり過ぎない身体活動から取り組むことが望ましい．

（6）身体活動中の体調管理

対象者自身が自らの体調を運動開始前に確認するために，「運動開始前のセルフチェック

表 12-6 自覚的運動強度（Borg 指数）

Borg 指数	強度感
20	
19	非常にきつい
18	
17	かなりきつい
16	
15	きつい
14	
13	ややきつい
12	
11	楽である
10	
9	かなり楽である
8	
7	非常に楽である
6	

（小野寺・宮下，1976 より）

表 12-7 1 分間当たりの脈拍数の目安（拍/分）

評価（Borg 指数）	年代				
	60 代	50 代	40 代	30 代	20 代
きつい〜かなりきつい*	135	145	150	165	170
ややきつい	125	135	140	145	150
楽である	120	125	130	135	135

*生活習慣病患者などである場合は，この強度の身体活動は避けたほうがよい．

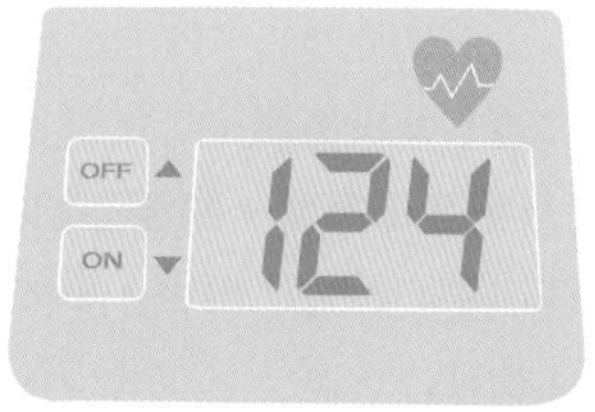

リスト」や「身体活動のリスクに関するスクリーニングシート」および「運動開始前のセルフチェックリスト」が示されている.「健康づくりのための身体活動基準 2013」および「健康づくりのための身体活動指針（アクティブガイド）」で検索できる.

4. 運動の効果と健康増進

1）運動の効果

運動にともなう身体諸器官の反応には直接的反応と永続的反応がある. 直接的反応として, 心拍数の増加, 最高血圧の上昇, 乳酸の増加, 呼吸数の増加, 熱産生の増加, 腸運動の抑制などの全身諸器官の機能に対する促進的影響が中心である. さらに長期的に運動を継続実施した場合の永続的変化として, 関節の強化, 筋力の増加および筋持久力の増加, 心臓容積の増加, 1 回拍出量の増加, 心臓の毛細血管の発達, 最大酸素摂取量の増大など, 全身持久力の基礎となる諸器官の向上的変化などが実証されている.

すなわち, 運動を継続すると, 形態や機能にさまざまな変化が生じるが, とくに筋肉量の減少（サルコペニア）が予防できる. 継続的に繰り返すトレーニングは身体作業能力に関係する行動体力を増大させる. また, 生体内恒常性を維持しようとする防衛体力も併せて高めることになる. 日常の身体活動量を増やすことで生活習慣病および生活機能低下のリスクを下げることができる.

2）運動と肥満（減量）

肥満そのものが問題というよりは, 肥満者は非肥満者よりも死亡率が高いばかりでなく, 糖尿病, 高血圧, 心臓疾患などのいわゆる生活習慣病の罹病率が高いことも問題である.

肥満の予防や減量には食事による方法と運動による方法を併用することが効果的である. 痩せ願望が強く, 食事を抜いたり, 減食したり, 低カロリー食品を用いたり, ダイエット用の錠剤を用いたりすることが行われているが, これでは筋肉量が減少し, 体脂肪率は改善されない.

減量は単に体重を減少させるだけでなく, 身体組成を改善する（体脂肪量を減少させ, 除脂肪体重は維持する）ことである. 減食中にウエイトトレーニングを実施した例では, 減食だけよりも体重の減少は少ないが, 体脂肪の減少は体重の減少よりも大きくなり, その分だけ筋肉量が増加する結果が得られている. 身体組成の改善には, 有酸素運動だけでなく筋肉トレーニングを付加することがより効果的である. 有酸素運動により持久力が増大し, 遊離脂肪酸を燃焼させるとともにインスリン感受性も高まる. また, 筋力トレーニングにより筋力の増大と基礎代謝量の維持または増加が期待できる. 日本人の食事摂取基準では, 体重の減少または増加を目指す場合は, おおむね 4 週間ごとに体重をモニターすることと, 16 週以上フォローすることをすすめている. また, 食事と運動による体重コントロールの必要性を示している.

3）運動と高血圧

運動によって血圧は上昇するが, 上昇の程度は運動の種類によって異なる. 有酸素運動では一般に収縮期血圧は上昇するが拡張期血圧は運動強度が増しても上昇することは少ない．有酸素運動は本態性高血圧の療法として効果は認められている．また安静時の血圧は習慣的な運動により低下する．

瞬発的な運動や重いものを押す運動（静的筋収縮）や息こらえをするような運動では，血圧が急激に上昇し，危険であり，高血圧の運動療法には適さない．

4）運動と骨密度

骨密度は運動と密接な関係をもっている．運動により骨に機械的刺激が加わることで骨の血流量が増加し，また骨を作る骨芽細胞の働きが活発になるので，骨へのカルシウムの取り込みが促進し，骨密度が高くなる（骨粗鬆症の進行を抑制）．加齢にともない骨密度は減少する．男性では一般に骨密度の減少はゆるやかであるが，女性では閉経後に急激な減少がみられる．

一方，成長期においては，体の成長とともに骨密度がもっとも増加する．青年期に骨密度は最大になるが，このころまでに可能なかぎり骨密度を高くすることが，後の加齢による骨密度減少に対してそなえることになる．食事ではカルシウムおよびたんぱく質の摂取を心がけるとともに，運動による骨への機械的刺激を多くすることが重要である．したがって，子どものころから運動習慣を身につけることが大切である．

5）運動と寿命，生活の質（QOL）

わが国の平均寿命は2019年では，女性87.45歳，男性81.41歳である．長寿社会の背景として食事摂取基準とともに運動指針（2006年）が示され，積極的に運動を生活に取り入れることがすすめられてきた．

また，2013年には「健康づくりのための身体活動基準」が発表され，身体活動の包括的な効果を示している．

日常の身体活動量を増やすことで，①メタボリックシンドロームを含めた生活習慣病（循環器疾患・糖尿病・がんなど）の発症およびこれらを原因として死亡に至るリスクや，②加齢にともなう生活機能低下（ロコモティブシンドロームおよび認知症など）をきたすリスクを下げることができる．ロコモティブシンドロームとは，骨や関節の病気，筋力の低下，バランス能力の低下によって転倒・骨折しやすくなることで，自立した生活ができなくなり介護が必要となる危険性が高い状態を示している．

身体活動（生活活動・運動）で得られる効果は，将来的な疾病予防だけではない．日常生活のなかでも，気分転換やストレス解消につながることで，いわゆるメンタルヘルス不調の一次予防として有効であることおよび認知症などをきたすリスクを下げることができる．加えて運動習慣をもつことで，これらの疾病などに対する予防効果をさらに高めることが期待できる．

ストレッチングや筋力トレーニングによって腰痛や膝痛が改善する可能性が高まること，中強度の運動によって風邪（上気道感染症）に罹患しにくくなること，健康的な体型を維持することで自己効力感が高まることが見込まれる．一方で，身体活動不足は，肥満や生活習慣病発症の危険因子であり，さまざまな角度から現在の生活の質（QOL：quality of life）を高めることができる．

3 スポーツ種目と栄養

1. エネルギー供給とスポーツ種目

運動の種類を有酸素運動と無酸素運動に分類したが，スポーツ種目では**表 12-8** に示したように，エネルギー供給機構によりハイパワー（筋力・瞬発力）系，ミドルパワー（筋持久力）系，ローパワー（持久力）系の 3 種類に分類されている．

ハイパワー系では 100 m 走のように短距離種目のスポーツで筋グリコーゲンを使いきる前に，ATP や CP は消耗されるので，この種目の選手の筋肉には ATP，CP の貯蔵量が多く，分解する酵素の働きも強い．

ミドルパワー系は，400 m 走のような種目で，貯蔵グリコーゲンがエネルギー源として重要である．

マラソンのようなローパワー系でもミドルパワー系と同様，貯蔵グリコーゲンがエネルギー源として重要な役割を果たす．

2. スポーツ選手の食事摂取基準

一般人の食事摂取基準は，基礎代謝基準値と PAL（身体活動レベル）で算出されるが，スポーツ選手では，競技特性やトレーニングの程度などにもよるが，一般に体脂肪率が低く，体重に占める除脂肪量の割合が大きくなる．その場合，基礎代謝基準値から推定した基礎代謝量（BMR）は，実測値より低くなる可能性が高い．また，PAL の範囲も広い．

表 12-8 エネルギー獲得機構からみたスポーツ種目

<table>
<tr><th>段階</th><th>運動時間</th><th>エネルギー獲得機構</th><th>スポーツの種類(例)</th><th>パワーの種類</th></tr>
<tr><td>1</td><td>30 秒以下</td><td>非乳酸性</td><td>砲丸投げ，100 m 走，盗塁，ゴルフ，テニス，アメリカンフットボールのバックスのランニングプレー</td><td>ハイパワー</td></tr>
<tr><td>2</td><td>30 秒～1 分 30 秒</td><td>非乳酸性＋乳酸性</td><td>200 m 走，400 m 走，スピードスケート（500 m，1,000 m），100 m 競泳</td><td rowspan="2">ミドルパワー</td></tr>
<tr><td>3</td><td>1 分 30 秒～3 分</td><td>乳酸性＋有酸素性</td><td>800 m 走，体操競技，ボクシング(1 ラウンド)，レスリング（1 ピリオド）</td></tr>
<tr><td>4</td><td>3 分以上</td><td>有酸素性</td><td>1,500 m 競泳，スピードスケート（10,000 m），クロスカントリースキー，ジョギング</td><td>ローパワー</td></tr>
</table>

〔Fox（1979）を宮下加筆（1988）より〕

表 12-9 種目系分類別 PAL（身体活動レベル）

<table>
<tr><th rowspan="2">種目カテゴリー</th><th colspan="2">期別</th></tr>
<tr><th>オフトレーニング期</th><th>通常練習期</th></tr>
<tr><td>持久系</td><td>1.75</td><td>2.50</td></tr>
<tr><td>瞬発系</td><td>1.75</td><td>2.00</td></tr>
<tr><td>球技系</td><td>1.75</td><td>2.00</td></tr>
<tr><td>その他</td><td>1.50</td><td>1.75</td></tr>
</table>

国立スポーツ科学センターの研究プロジェクト（小清水ら，2006）は，スポーツマンの基礎代謝量は除脂肪体重（lean body mass：LBM）当たり 28.5 kcal/日として，算出することを提案している．また，この値は男女に差はないとしている．

したがって，スポーツ選手の推定エネルギー必要量（EER）は次式によって求める．

スポーツ選手の推定 EER（kcal/日）

＝28.5（kcal/kg LBM/日）×LBM（kg）×PAL

また PAL は，種目とトレーニング期別で**表 12-9** のように示されている．

しかし，PAL は競技特性やトレーニング時期やコンディショニング中心の時期あるいは激しいトレーニングのないオフの時期などによって，大きく異なる．そのため，1日のエネルギー消費量を調査し個人ごと，練習期別に PAL を設定することが望ましい．

また BMR を実測するのが望ましいが，早朝の起床時に測定するのは困難であり，選手の負担も大きいので，安静時代謝量（REE）を測定し，BMR を推定（REE＝BMR×1.2）することもすすめられる．

3．トレーニングと栄養補給

アメリカスポーツ医学会，アメリカ栄養士会およびカナダ栄養士会は競技成績と栄養について共同で示している（2009）．

① アスリートにおいて高強度トレーニング期では，体重を維持し，トレーニング効果を最大にする，さらに健康維持のために十分なエネルギーが必要である．低栄養摂取では筋肉量減少，月経機能低下，骨密度減退の原因となり，疲労，障害，疾病が増加する．

② 体重と身体組成は，たとえ競技参加の基準とならなくても，競技成績に影響を及ぼす．最適な体脂肪水準は選手の性，年齢や遺伝的特質および競技種目によって異なる．体脂肪の評価を適正にする必要がある．

③ 炭水化物は運動中の血糖を維持し，筋グリコーゲンの回復に重要である．競技者に対する推奨範囲は 6～10 g/kg/日である．この必要量は選手の1日総エネルギー消費量に相当し，競技種目の種類，選手の性および環境条件により異なる．

④ たんぱく質の推奨量は，持久的競技種目および筋肉トレーニングの選手ともに 1.2～1.7 g/kg/日の範囲である．これらの値は，エネルギー摂取量が体重維持のために十分であり，たんぱく質やアミノ酸の栄養補助食品に頼らず，食物だけで摂取する場合である．

⑤ 脂質は制限する必要はないが，脂質からのエネルギーが 20～35 %の場合と比較して，20 %以下の食事を摂取しても競技成績に影響はない．競技選手にとって脂質は，エネルギーや脂溶性ビタミン，必須脂肪酸の供給に重要である．高脂質食を推奨する科学的根拠はないとしている．

⑥ 競技選手は，エネルギー摂取量を制限することや，著しく体重を減少させる練習をしたり，食事から一つまたはそれ以上の食品群を除いたり，微量栄養素の比率が少ない高炭水化物食を摂取する場合は，微量栄養素が欠乏する危険性が高い．選手は最終的には，食物からすべての微量栄養素を推奨量に従って摂取する必要がある．

⑦ 脱水（体重の2～3％損失）は運動成績を低下させる．そのために健康や最適な運動を遂行するために運動前および運動中と運動後に十分な水分を補給する必要がある．選手は水分損失量に見合う量の水分摂取が必要である．最終的には体重減少量 0.5 kg 当たり

450〜675 ml である．

⑧ 運動前には，食事や間食で水分を十分供給する必要がある．それは，胃を早く空にしたり胃の疲れを最小限にできる比較的低脂質で繊維の少ないもので，血糖を最大限維持できる高炭水化物で，適度のたんぱく質が含まれ，食べ慣れている食物がよい．

⑨ 運動中は，喪失した水分の補給と血糖を維持するために，およそ 30〜60 g/時の炭水化物を供給する．これらの摂取基準は，運動前に十分な食物や水分を摂取していないとき，または極端な環境（暑熱，寒冷，高地）で運動する場合，あるいは 1 時間以上の持久的な運動ではとくに必要となる．

⑩ 運動後の食事目標は，筋グリコーゲンのすばやい回復のためにエネルギーや炭水化物を供給することである．炭水化物は 1.0〜1.5 g/kg を最初の 30 分で摂取し，それから 2 時間ごとに 4〜6 時間まで再度十分摂取する．これはグリコーゲンの貯蔵を取りもどすためである．運動後のたんぱく質摂取は筋肉細胞を再合成するためにアミノ酸で供給する．したがって，炭水化物・たんぱく質・脂質の混合食を競技やトレーニングの後，すみやかに摂取する必要がある．

⑪ 一般的には，体重を維持するための種々の食品から十分なエネルギーが供給されていれば，ビタミンやミネラルの補助食品は必要ない．もし，選手が減量中とか食事制限で，ある食物または食品群を除去・排除している場合あるいは，疾病または障害の回復時とか，特別の微量栄養素の欠乏状態である場合は，総合ビタミン，ミネラルの補助食品はふさわしい．単一の補助食品は特別，医学的栄養学的理由（たとえば鉄欠乏性貧血に対する鉄補助食品）がある以外は利用しない．選手は，補助食品の利用は，安全，効能や法的問題について十分考慮し，評価したうえで利用すべきである．

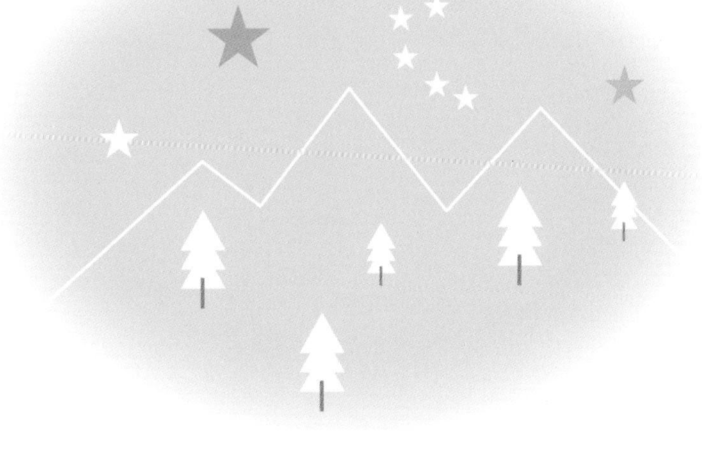

国家試験問題（⑫運動・スポーツと栄養）

12-1
第 21 回
（103）

運動選手が筋グリコーゲンを再補充するために摂取する食事である．正しいのはどれか．

(1) 高脂肪食
(2) 高炭水化物食
(3) 高たんぱく質食
(4) 高ナトリウム食
(5) 高食物繊維食

12-2
第 23 回
（104）

運動選手の貧血に関する記述である．正しいのはどれか．

(1) 鉄排泄量の増加が，原因の１つである．
(2) 鉄欠乏性貧血では，持久性の体力は維持される．
(3) 希釈性貧血（偽性貧血）では，持久性の体力は低下する．
(4) 循環血漿量の増加により，溶血性貧血をおこすことがある．
(5) 着地などの衝撃により，希釈性貧血をおこすことがある．

12-3
第 27 回
（103）

習慣的な有酸素運動によって起こる身体の変化に関する記述である．正しいのはどれか．１つ選べ．

(1) 安静時心拍数は，低下する．
(2) 安静時収縮期血圧は，上昇する．
(3) 最大酸素摂取量は，低下する．
(4) 血清 HDL-コレステロール値は，低下する．
(5) 骨格筋のグルコース輸送体（GLUT 4）の機能は，低下する．

12-4
第 30 回
（97）

体力の測定項目と評価項目の組合せである．正しいのはどれか．１つ選べ．

(1) 上体起こし ―――――――― 敏捷性
(2) 握力 ―――――――――――― 瞬発力
(3) 反復横とび ―――――――― 筋力
(4) 20 m シャトルラン ―――― 全身持久力
(5) 立ち幅とび ―――――――― 筋持久力

13 環境と栄養

特殊な環境である，高温・低温，低圧・高圧，騒音，振動，無重力などは，労働環境だけではなく，日常生活においても曝露される可能性がある．近年は地球温暖化現象により，日常生活においても高温を経験することが多い．

登山やスキューバダイビングなども身近に経験できるようになり，低圧環境，高圧環境も経験する．高地トレーニングなどもスポーツ分野ではさかんに行われるようになった．このような環境に曝露されると，生体内の内部環境を一定に維持するよう恒常性を保つ調節のために負担が増す．こうした恒常性の維持を支援するためにも栄養は重要である．

1 高温環境下における栄養

1．高温環境における生体反応

1）高温環境下の体温調節

ヒトの体温は産熱と放熱のバランスにより37℃付近に保たれている．体温調節反応には，自律性と行動性の反応がある．高温環境では，薄着になる，日陰に移動する，水浴びをする，冷房を使うなどの行動性反応が起きる．一方，自律性反応は，皮膚血管拡張による皮膚血流を増加させる．これは皮膚表面温を上昇させ周囲温度と温度勾配を大きくし，放熱を促進させる．さらに，発汗反応により，汗の蒸発で熱を放散させる．高温環境では，汗による依存率が高い．

とくに，高温環境における運動時には大量の発汗により脱水（水負債）が生じる．脱水は体温調節能や運動能力を低下させ，高体温を誘発し暑熱障害をまねく．運動能力の低下や暑熱障害の予防には，適切な量の水分と塩分を摂取することが必要である．しかし，運動の強度・持続時間や着衣条件および環境温度により発汗量は異なる．

2）高温環境における障害（熱中症）

熱中症とは暑さによって生じる障害の総称で以下の病型がある．

（1）熱失神

炎天下にじっと立っている場合などにみられる．直射日光による皮膚血管拡張と立位姿勢持続による血液の下肢への貯留によって，脳への血流が減少し，一過性の意識消失（失神発作）を起こすもので，基本的には起立性低血圧（立ちくらみ）である．

（2）熱けいれん

暑熱環境で長時間運動を行い，たくさん汗をかいたときに，疲労した筋に生じる有痛性のけいれんで，通常，下肢の筋に多く起こるが，上肢や腹筋に起こることもある．とくに，真水や塩分濃度の低い飲料を補給すると，血液中の塩分濃度が低下し，筋の被刺激性が亢進することでけいれんにつながる．

（3）熱疲労

熱疲労は熱中症の中核をなす病態である．暑熱環境で長時間の運動をすると，大量の発汗のため，水分と塩分を失い，循環血液量が減少し，重要臓器（脳など）への血流が不足する．高度の脱水とそのための循環不全により，脱力感，倦怠感，頭痛，めまい，吐き気などの症状がみられる．

（4）熱射病

熱疲労の病態（高度の脱水と循環不全）がさらに進行すると，体温が過度（40℃以上）に上昇し，そのため脳の機能が障害され，意識障害や体温調節機能不全をきたすのが，熱射病である．意識障害は重要で，重症の昏睡だけではなく，応答が鈍い，何となく言動がおかしい，日時や場所がわからないなどの軽いものにも注意する．いったん，熱射病を発症すると，迅速適切な救急救命処置を行っても救命できないことがあるため，熱疲労から熱射病への進展を予防することが重要である．意識障害と高体温（40℃以上）および発汗停止（皮膚の乾燥）が主徴候である．

3）脱水と運動能力

脱水は有酸素性運動能力を低下させる報告がある．

大学野球選手を対象とした調査（Yoshida et al., 2002）では，脱水が体重の0.7〜1.3％であれば有酸素性運動能力の低下は認められないが，2％を超えると，その能力は顕著に低下したと報告している．

また，脱水量が比較的軽度（2.5％以内）であれば，反復横跳び，垂直跳び，背筋力などの無酸素性（瞬発性）運動能力の顕著な低下は認められない．

しかし野球練習前後に10秒間の最大自転車こぎ運動による無酸素パワーを測定すると，初期体重の0.7〜2.5％の脱水では無酸素パワーの低下は認められないが，3％以上の脱水では無酸素パワーが顕著に低下することを報告している．このように脱水量が，2％以上では有酸素運動能力が，3％以上では無酸素性運動能力が低下する．

2．人体の水分出納

高温環境下においては体温調節反応が問題となる．この反応には皮膚血流の増大と発汗が関係する．いわゆる，体液がその主役となっている．人体の水分量（体液量）は，およそ体重の50〜70％（乳児70〜80％，成人男子60％，成人女子55％，高齢者50％）であり，体構成成分のなかでもっとも多く占めている．

これらの体水分量を維持するために，水分の摂取が必要であるが，1日当たりの水分出納は2.5 *l* とされている．その内訳を**表13-1**に示したが，これには発汗による水分の損失は含まれていない．

表 13-1　1日の水分出納（成人男子）

摂取量		排泄量	
飲み物	1,200 m*l*	尿	1,500 m*l*
食　物	1,000 m*l*	不感蒸泄	900 m*l*
代謝水	300 m*l*	糞	100 m*l*
合計	2,500 m*l*	合計	2,500 m*l*

高温下で発汗がある場合は発汗量に見合った水分を追加補給する必要がある．

3．水分補給

1）水分・塩分補給と自発的脱水

汗の塩分濃度は薄く 0.5％程度であるが，大量の発汗時には損失する塩分は無視できない．暑熱下の持久性運動では，発汗により 13〜17 g の塩分（汗 1 *l* 当たり 2.3〜3.4 g）が体外へ消失し，この量は毎日の食事で通常摂取するよりも約 8 g 多い（McArdle et al., 2005）．血液中塩分濃度は約 0.9％で，生体はこの濃度を一定に保つよう調節している．

多量に発汗すると，体液の全体量が減ると同時にナトリウムの全体量も減る．そこで，失った水分を補給する際に水だけを飲むと体液のナトリウム濃度が低下する．ナトリウム濃度が低下すると濃度を一定に保つために水利尿が起こり，体液量は十分に回復できない．この現象を自発的脱水あるいは二次的脱水（voluntary dehydration）という．

これらのことから，多量に発汗したときは塩分を含んだ飲料（スポーツ飲料など）が必要である．多量の発汗とは体重の 2％の減少を目安にする．2％以上の体重減少（脱水）では，塩分を含んだスポーツ飲料でないと体液量は回復できず，さらに熱痙攣を起こす危険性がある．

2）運動時の水分補給の目安（指針）

水分補給スケジュールは，環境条件および運動強度によって発汗量が異なるので体重測定で脱水状況を把握することがすすめられている．「スポーツ活動中の熱中症予防ガイドブック第 5 版」（日本スポーツ協会，2019）では，水分補給の目安を示している．運動時の水分補給は積極的な飲水休憩と自由飲水により，発汗による体重減少が体重の 2％以内に収まるよう心がける．

摂取する水分の組成は食塩（0.1〜0.2％）と糖質を含んだものが効果的である．1 時間以上運動する場合はエネルギーの補給として 4〜8％程度の糖質（おもにブドウ糖）を含んだものが有効である．また糖質を含んだ水分は腸管内での吸収を速める．一方，飲み物の温度は 5〜15℃が望ましく，冷たいほうが小腸での吸収が早く，また，冷水による冷却効果も期待できる．

2 低温環境下における栄養

寒冷下の生体反応

1）寒冷環境下の体温調節

寒冷環境においては，体温調節のために産熱と保温の反応が起きる．産熱は，非ふるえ熱産生とふるえ（骨格筋の収縮）により起きる．一方保温は，皮膚血管を収縮させ，末梢の血流を抑制することで熱放散を減少させる．その結果，末梢血管が収縮し，血管抵抗の増加が血圧を上昇させる．さらに体表への血流が減少すると，内臓への血流が増加する．血圧の調整とあわせて，利尿作用が促進されるいわゆる寒冷利尿が起きる．

2）寒冷適応と食事

体温を維持するために熱産生を促進するにはエネルギー源がもっとも重要となる．

図 13-1 は気温と摂取エネルギーの関係を示したものである．種々の気候地域に駐屯する兵士の調査結果であるが，熱帯地方と寒帯地方の 38°Cから－40°Cの地域での摂取エネルギーは負の相関関係が認められる．わが国の最高気温が 41.1℃（熊谷，2018 年），日最低気温は－41.0℃（旭川，1902 年）であるため，このような広い範囲の気温に曝露される可能性はある．

寒冷環境では，高脂質食が耐寒性を高めることが報告されている．高糖質食も少々の効果はあるようである．脂質は寒冷時にはエネルギー効率が良好であり，非ふるえ熱産生の

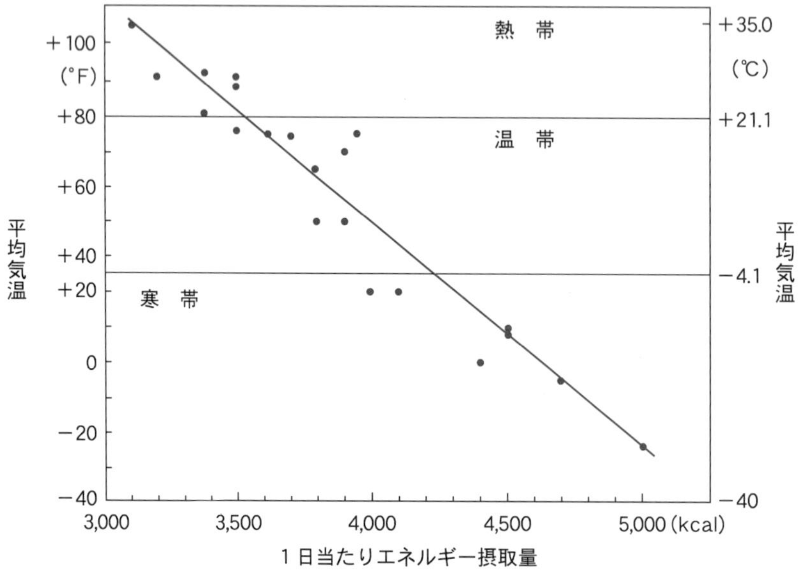

図 13-1　気温と摂取エネルギー量の関係（種々の気候地域に駐屯する兵士の調査結果）

（中山昭雄，1983 より）

エネルギー源となる．寒冷地の住民は無意識的に脂質食の嗜好が強いことが知られている．

3 高圧環境下における栄養

高圧環境下としては，シュノーケル潜水，スキューバダイビング，アクアラング潜水，潜函作業（不飽和潜水）や，潜水艦で経験する．深度が 10 m 増すごとに 1 気圧増加する．したがって，10 m の海底では 2 絶体気圧，20 m では 3 絶体気圧となる．

高圧環境下での組織や体液は，圧力で体積を変えず血管や内臓に変化はないが，肺胞の気体は圧力で体積を変えるため，潜水では水深に応じた圧縮空気を呼吸する．水深 30 m では窒素分圧 2,374 mmHg，酸素分圧 637 mmHg，二酸化炭素分圧 0.9 mmHg で窒素，酸素，二酸化炭素が血中，組織中に溶け込みやすい．水深から急浮上すると組織の窒素ガスは過飽和の状態となり，組織中や血液中で気泡となる．この気泡は神経を圧迫したり重要な器官の血管を詰まらせたりし，減圧症となる．症状として，皮膚の湿疹様発疹，筋や関節の不快感や疼痛，運動麻痺，知覚障害，痙攣，めまい，意識混濁，さらには死に至る．

また，長時間潜水した場合には慢性酸素中毒となり，疲労，胸痛，咳，脈拍・脈圧の減少，脳や網膜血管の収縮がみられ，さらに肺の炎症性病変，うっ血，浮腫，気管支の炎症，心臓肥大などがみられることがある．これに運動が加わると，症状の発現が速く，頻度も高くなる．熟練したダイバーは，呼吸中枢の感受性が低下していることと，潜水時間を延長するために換気量を少なくしており，血中の二酸化炭素分圧が高くなり，呼吸性アシドーシスになりがちである．

高圧環境ではエネルギー代謝に影響はない．しかし，環境温度が問題となる．寒冷環境では伝導による熱放射が増大するので，保温のために代謝性産熱も必要となる．海洋科学技術センターで実施された 3〜31 気圧に及ぶ飽和潜水実験でも特別の食事を必要としなかったとの報告もある．しかし，高圧環境下における栄養補給は，精神的ストレスや労作によるエネルギー消費に配慮して糖質や良質のたんぱく質，疲労回復とコンディション調整のためのビタミンA，C，β-カロテン類などが必要になる．

4 低圧環境下における栄養

1．低圧環境の生理（順化と高山病）

海面付近の平地から高地に登ると高度の上昇に従い，気圧がしだいに減少して空気は希薄になるので低圧・低酸素環境となる．高地では呼吸する空気中の酸素分圧は低下し，酸素欠乏の状態となる．富士山頂の気圧は約 464 mmHg で酸素分圧は 97 mmHg（＝20.93

%×464 mmHg）で平地（159 mmHg）の61%となる．低酸素の状態では血液中の酸素飽和量が低下し，組織への酸素の供給が不十分となる．

生体が低圧環境に曝露されると，呼吸循環機能（呼吸数・肺換気量の増大，心拍数・心拍出量の増大）などをはじめ，血液性状にも変化が現れる．高地に順化すると，赤血球数，ヘモグロビン量の増加など酸素運搬に関する生体順化が起きる．

低圧環境下で筋運動をすると，体内での酸素需要が高まると同時に，環境空気からの酸素供給量が低下するので，高度の上昇にともない最大酸素摂取量は低下する．

高地では酸素供給量が低下するので，高地に順化していない人が時間をかけずに2,500 m くらいの高地に登ると，高山病になることがある．気分が重苦しくなり，ちょっとした運動をしても疲れやすく，激しい運動ではすぐ疲労困憊し，頭痛，起立時のめまい，悪心，嘔吐，食欲不振，息苦しさ，無気力，協調運動能力の欠如，思考力・判断力の減退などの症状が現れる．重症の場合は意識喪失をきたすこともある．このような激しい症状は，2～4日のうちに徐々に消失してしまうのが普通である．高地曝露初期に現れる症候群を急性高山病といい，その比較的軽症のものを山酔いといっている．

平地住民でも高地に数週間滞在すると高地に順化して，赤血球の増加と筋の毛細血管の発達により酸素運搬能力が亢進し，換気量が増大し，肺拡散機能が亢進し，ヘモグロビンの酸素放出がすすみ，ミトコンドリアの大きさや数，酸化酵素量が増加する．

2．高地での栄養

高地では一般的に空気が乾燥しているうえに換気量が増大するので，水分損失が増加し，体水分量が不足する．また，カルシウムが離脱して骨折しやすくなり，紫外線量が多いので細胞中の酸素に働いて活性化し，無酸素代謝が先進し，血液がアシドーシスになりやすく，呼吸促進により水分が損失し疲労しやすく，食欲不振を招き栄養上の問題を生じる．

栄養補給としては，エネルギー源となる糖質，赤血球の材料となる良質のたんぱく質や鉄，カルシウムの補給が必要であり，疲労回復とコンディション調整のためのビタミン B_1，B_2 や，紫外線照射による活性酸素の除去や生成の抑制のための抗酸化ビタミンであるA，C，Eや β-カロテンなどが必要になる．

ヒマラヤ登山隊員についての調査では，高度6,000 m 以上では，エネルギー摂取量は1日1,500 kcal 以下に低下し，また脱水状態になる．登山時に良好な身体的コンディションを維持するためには，摂取すべきエネルギーはおよそ4,500 kcal/日を必要とするといわれている．また，十分な水分補給も重要である．

5 無重力環境と栄養

1．微小重力の生体影響

月や火星に向かっての宇宙飛行は現段階ではよくトレーニングされた宇宙飛行士に限ら

れているが，やがて宇宙観光も近い将来実現するであろう．地球上では物体に1Gの重力加速度が加わっているが，宇宙飛行船のなかでは無重力状態でなくほんのわずかな重力，すなわち微小重力が加わっている．微少重力での生理的影響は，循環器系への影響（体液・血液が頭部方向にシフトし，体液量調節に影響し体液量の減少が起きる），宇宙酔い（感覚器への影響で船酔い状態となる），筋肉萎縮（骨格筋への負担が減少し骨格筋が萎縮する），骨量減少（筋肉同様に骨への荷重負荷が減少し骨量が低下する），放射線の影響（リンパ様組織，性腺，骨髄，消化管粘膜組織などに影響し，水晶体への影響が強く白内障の発症に関係する）などがある．

2．宇宙飛行での栄養

（1）エネルギー供給

宇宙でのエネルギー利用は地上と基本的に同じであり，運動時のエネルギー消費量は少ないが，安静時のエネルギー消費量は地上と変わらない．

WHO（1985）はエネルギー供給量を以下の式で示している．

男性：18〜30歳　kcal/日＝1.7（15.3 W＋679）　（W：体重）

＞30歳　kcal/日＝1.7（11.6 W＋879）

女性：18〜30歳　kcal/日＝1.6（14.7 W＋496）

＞30歳　kcal/日＝1.6（8.7 W＋829）

（2）体液バランス

宇宙飛行では体液シフトが起こるため口渇感が乏しくなり，その結果脱水になりやすい．これらの反応は，骨への荷重負荷の減少からくる脱灰，そして高カルシウム尿症と重なり，尿路結石発症のリスクが高まる．そのため水分を十分にとるように指導されている．正常な大人の毎日の水分摂取量は1.0〜1.5 ml/kcalまたは最小限2 l/日必要である．

（3）3大栄養素

無重力状態では筋肉や骨に対する影響を考慮して，筋肉の喪失が，とくに下肢の筋肉に著明に起こるため，十分なたんぱく質の摂取が要求される．現在の推奨量としては，エネルギー消費量の12〜15％である．炭水化物はエネルギー消費量の50〜55％を，脂質はエネルギー消費量の30〜35％でトリグリセリドの形でとるべきであるとしている．国際宇宙ステーションでの勧告量ではビタミン類，ミネラル類についても示されているが，宇宙での栄養量は不明な点が多いのでさらなる研究を必要としている．

6　騒音環境下における栄養

騒音とは「騒がしい音」のことであり，騒々しく，不愉快で，仕事，勉強，睡眠などの生活の妨げとなる音である．日本工業規格（JIS）では，望ましくない音と定義している．音の性質は，音圧，周波数スペクトル，持続時間などの物理的特性によって決まるだけではなく，その音に曝露される人間の個性，状態あるいはそのときの心身状態にも影響される．いわゆる不快な音であれば騒音となる．騒音の発生源は工場，自動車，バイク，鉄道，航空機，建設，深夜営業，拡声器などが考えられる．騒音は音の大きさ，音質，持続時間，回数，発生時間帯など複雑である．

音は，可聴音波（20〜20,000 Hz）が空気伝導により外耳から中耳（伝音器），内耳（倍音器）へ到達し伝わる．音の強さは振幅（音圧）が関係し，音の大きさ（デシベル：dB），音の高さは周波数が多いと高く，少ないと低い．騒音環境に曝露されると大部分の人が不快感を訴え，やがて自律神経および内分泌系へ影響し，血圧，脈拍数，呼吸数，発汗量などの増加がみられ，消化液の分泌を抑制させる．

内分泌系への影響としては，副腎皮質ホルモンが急増しストレス症となる．このような状態ではビタミンCが不可欠であるため，ビタミンCの消費量も増加し，また神経が緊張するため，食物の消化・吸収に影響を及ぼす．

騒音環境下における栄養補給は，これらをふまえて甘味の糖質，良質のたんぱく質，疲労回復とコンディション調整のためのビタミンB_1，B_2が必要になる．また，騒音環境下での食事は不快感が強いので，食欲を亢進させるために，食器，盛りつけ，色あい，香りなどに配慮が必要である．

国家試験問題（⑬環境と栄養）

13-1
第23回
（105）

暑熱環境における運動時の水分補給に関する記述である．正しいものの組合せはどれか．

a　飲料からの水分の吸収速度は，低張液より高張液で速い．
b　体重の2％程度の体水分の損失で，競技力が低下する．
c　水分補給は，運動による体重減少の70〜80％を目標とする．
d　運動の前に口の中をしめらす程度の水分を摂取する．

(1)　aとb　(2)　aとc　(3)　aとd
(4)　bとc　(5)　cとd

13-2
第28回
（104）

特殊環境と身体への影響の組合せである．正しいのはどれか．1つ選べ．

(1)　高温環境 ―― 熱産生の増加
(2)　低温環境 ―― 熱けいれん
(3)　高圧環境 ―― 酸素中毒
(4)　低圧環境 ―― 肺換気量の低下
(5)　無重力環境 ―― 骨量の増加

13-3
第31回
（99）

低温環境に曝露されたときに起こる身体変化に関する記述である．正しいのはどれか．1つ選べ．

(1)　ふるえによる産熱は，減少する．
(2)　基礎代謝量は，減少する．
(3)　血圧は，低下する．
(4)　皮膚血流量は，増加する．
(5)　アドレナリンの分泌は，増加する．

14 ストレスと栄養

ストレス（stress）は，心と身体の両面の健康に大きく影響しており，上手なストレス対処は心身の健康に不可欠である．それだけではなく，食欲はストレスの影響を受けやすい．栄養マネジメントが目標とする個々の食習慣の変化を実行するには，本人の前向きな気持ちや上手なストレス対処，実生活での問題を解決する能力などが必要となる．とくに疾病を抱えた患者は，それだけでストレスに敏感な状況にある．ストレスは今日「何かしら嫌なこと」という意味で，漠然と気軽な日常語として用いられている．しかし，疾病の予防や管理において，管理栄養士・栄養士が対象者のストレスを理解し的確に対応するためには，ストレスについて，その定義や内容を正しく理解しておかねばならない．

そこで本章では，管理栄養士・栄養士が教育や指導を行う際に，最低おさえておきたいストレスに関する理論と具体的な対処法を整理する．

1 ストレスについての基礎知識

1．生体の恒常性（ホメオスターシス）と心身相関

たとえば暑い夏でも寒い冬でも，通常体温は大きく変化せず36～37℃に保たれている．また血圧，脈拍，呼吸数，血液などの生化学的性状もある一定の範囲内にある．このように，外界の環境が変化しても，生体の内部環境は一定の性状に保たれるように絶えず調節されている．この現象を**生体の恒常性**（ホメオスターシス，homeostasis）といい，19世紀半ばにベルナール（Bernard, C）によって名づけられた．

生体の恒常性は，ヒトに限らず動物が種々の環境変化に適応して生きるための重要な条件で，**図14-1**のように，自律神経系，内分泌系，免疫系という身体の調節システムが関与している．

また，「病は気から」というように，ヒトの心と身体は密接な関係にあることが古くから経験的にわかっていた．しかし，とくに近年，脳科学の発展とともに，心と身体のつながりが科学的にも明らかになりつつある．このように，心と身体が深く関係していることを**心身相関**という．たとえば，心労や抑うつ，悲哀などの状況にあると，感染症，アレルギー疾患，自己免疫疾患，がんなどの病気にかかりやすくなる（**表14-1**）．また，ある種の行動様式とかかりやすい病気との間に関係があることもよく知られている．たとえば，古くから研究されてきたA型行動と心臓病の発症率との関係が代表的である．A型行動は，

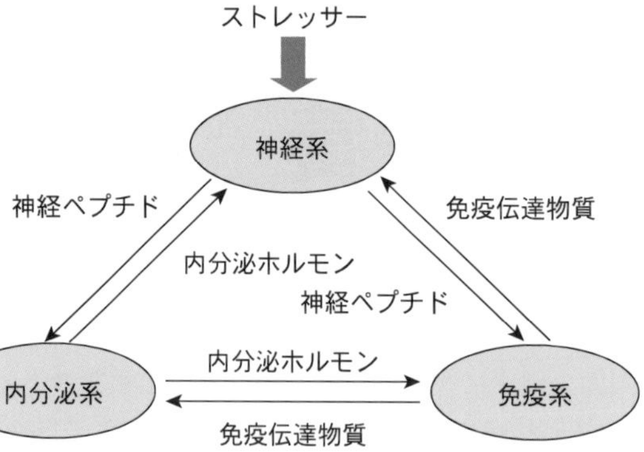

図 14-1　ストレスが神経・内分泌，免疫に及ぼす相互作用

表 14-1　ストレスと健康の関係

①心労，抑うつ，悲哀が続くと病気にかかりやすくなる（感染症，アレルギー疾患，自己免疫疾患，がん） ②行動様式とかかりやすい病気に関係がある ③不治の病でも，心のもちようで寿命が延びる ④脳の働きもストレスに大きく影響される

典型的な仕事人間によくみられるもので，野心的，攻撃的，活動的，せっかちなどを特徴とするものである．最近では，心のもちようによって免疫力にも違いが生じることが明らかになってきた．

心が身体に影響する一方で，風邪をひいただけでも気が滅入るし，糖尿病ではうつ病を併発しやすいなど，身体の状態が心にも大きく影響している．

心身医学（psychosomatic medicine）は，このような心と身体のつながりを研究する学問である．ストレスや不安が大きく影響する代表的な疾患としては，精神疾患と**心身症**（psychosomatic disease）があげられる．

精神疾患はいわゆる神経症（不安障害）やうつ病などの精神病であり，精神症状を主症状とする．一方，心身症は身体症状をおもな症状としているが，その成り立ちや症状や経過に，とりわけストレスや不安などの心理的要因が強く影響する疾病のことである．

たとえば，ストレス性の胃潰瘍は，身体的・精神的なストレスで自律神経が乱れ，胃粘膜への血流が悪くなって，粘膜の胃酸に対する防御機能が低下したことで生じると考えられている．

しかし心身症に限らず，ストレスは自律神経系，内分泌系，免疫系に作用し，これらの調節システムは相互に密接に関与し合っているので，どのような疾病であっても，ストレスや不安などの心理的要因は，その病気の発症や経過に多かれ少なかれ影響するといえる．

2．ストレスの定義とストレッサーに対する生体の反応

ストレスは，もともとは物理学の用語で「外から力が加えられたときに生じるゆがみ」を意味するものであった．セリエ（Selye, H）は，この言葉を医学に導入し，環境刺激で起きる非特異的な生体内反応を**ストレス**，これを引き起こす刺激を**ストレッサー**（stressor：**ストレス因子**）と定義した．そして，生体がストレッサーの種類とは関係なく同じような反応を示すことに注目し，「**汎適応症候群**（general adaptation syndrome）」という新しい概念を提唱した．彼は，汎適応症候群で生じる生体の一連の反応を，ストレッサーが加わった直後の**警告反応期**（stage of reaction），**抵抗期**（stage of resistance），**疲はい期**（stage of exhaustion）の 3 つの時期に分け，ストレッサーが強すぎたり長すぎたりすると，適応能力が消耗して破たんしてしまうと考えた．

警告反応期は最初の**ショック相**とその後の**反ショック相**からなる．**ショック相**は急激に

ストレッサーにさらされ，ショックを受けている状態である．体温・血圧・血糖値が低下し，血液が濃縮され，神経系の活動も抑制され筋肉の緊張も低下する．**反ショック相**は，その後のアドレナリンの分泌や交感神経系の活性化により，ショック期とは反対の反応が起きてショックから立ち直る時期である．**抵抗期**では，持続するストレッサーに対して副腎皮質ホルモンなどの分泌により抵抗力を高めて適応しているが，ほかのストレスには弱い．**疲はい期**はストレス状態が限界に達して破たんした状態であり，ストレスへの抵抗力が弱まり身体の機能が低下していく．

それ以前にキャノン（Cannon., WB）は，犬に吠え立てられておびえた猫の**副腎髄質**から**アドレナリン**が分泌され，交感神経—副腎髄質系が興奮していることを見い出している．この例では，猫にとって「吠える犬」がストレッサーであり，「交感神経—副腎髄質系の興奮」がストレス（反応）になる．これは，猫が危険な犬から逃げだすために必要な生体の反射的行動である．いいかえるとストレスは，ストレッサーに適応するための生体の防御反応ということもできる．なお，これ以降はストレスで起きている具体的な反応をストレス反応として記述する．

3．ストレッサーの種類と性質

ストレスを論じたり，それへの対処を考える際には，ストレッサーと**ストレス反応**とを明確に区別して特定することが大切である．その理由は，後述するように，何がストレッサーになり，どのような反応が生じるかというストレスの個人差は非常に大きく，一概に論じられないからである．同じようなストレス状況にあっても，それを強く感じ敏感に反応する人もいるし，あまり感じない人もいる．

たとえば今日では，統合失調症やうつ病などの精神疾患の発症は「**ストレス ― 脆弱性理論**」で説明されている．そこではある疾病への発病脆弱性が弱い人では（つまり体質的に罹患しにくい），ストレスが強くても発症しにくいが，脆弱性が強い人では，わずかなストレスで発症してしまう，と考えられている．

ストレッサーには，後で詳しく述べる心理社会的要因のほかに，**物理的刺激**（騒音，高温，寒冷など），**化学的刺激**（臭い，ガスなど），**生物的刺激**（細菌，ウイルスなど），**身体的刺激**（疲労，外傷，出血など）も含まれる．セリエ以降，これらの要因のなかでもとくに心理社会的要因についてのストレス研究が発展し，多くの知見が明らかとなった．

たとえば，ホームズとレイ（Holmes, T & Rahe, RH）は社会的ストレスのうち，結婚，家族の死や転職などの生活上のできごと（**ライフイベント**）と病気との関係に注目し，「社会的再適応評価尺度」を作成した．そして，ライフイベントの大きさとうつ病や心臓発作などの罹患とが関係することを示した．これから，多くの人にとって，生活上の大きな変化は，よかれ悪しかれ，ストレッサーになることがうかがえる．

その後，ラザラス（Lazarus, RS）は，ストレス反応の個人差に注目し，その個人差はストレッサーの受け止め方（認知的評価）と対処（コーピング）によると考えた．同様に，ステプトー（Steptoe, A）は，個人がストレスをコントロールする余地があるかどうかが鍵になると考えた．また，マイケンバウム（Meichenbaum, D）は，ストレスへの強さを免疫の概念で説明し，**ストレス免疫訓練**（stress inoculation training）という認知行動療法プログラムを提唱している．

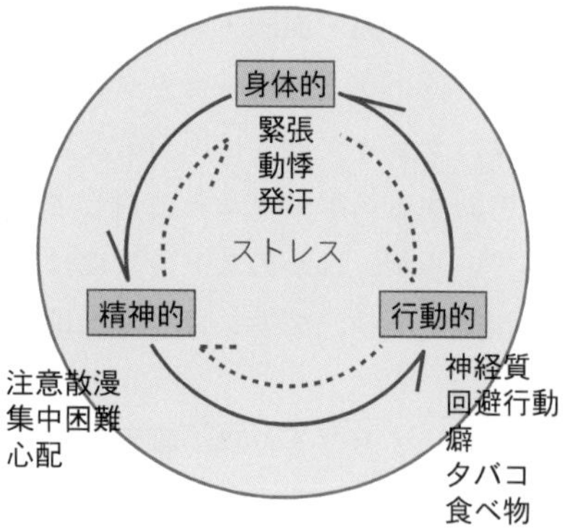

図 14-2　ストレスで起きる反応（ストレス反応）

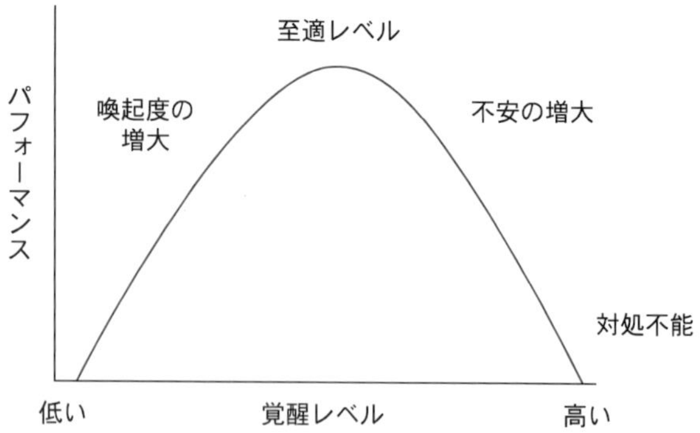

図 14-3　覚醒レベルとパフォーマンスの関係

（Yerkes, RM & Dodson, JD,1908 より）

これらは，いずれもストレス反応は，後天的に身についた習慣行動であるという考えに立っている．したがって後述するが，人はストレスに上手に対応することを，後になってももう一度学習し直すことができるのである．

4．ストレスに対する反応

人におけるストレス反応は，大きく精神的反応，身体的反応，行動的反応に分けることができる(図 14-2)．その反応は前述したようにストレスの強さや時期によって異なるが，ここでは警告反応期のショック相以外の反応を一般的な反応として取りあげる．

精神的反応は，たとえば恐れや課題に直面すると，不安になり周囲に対して注意深くなる．周りが気になり，一つのことに集中しにくくなる．試験や試合の前の不安もストレスが緊張（興奮）をもたらし課題を達成しやすくするように，適度な不安やストレスは人が成長するためには必要不可欠であるが，過度になると対処ができなくなり，抑うつや無力感に至ることもある．多くの場合不安とストレスは密接であり同じように自覚される．

ヤークス･ドッドソン曲線（図 14-3）は，覚醒度(不安)とパフォーマンスとの関係を示したものである．身体的反応は，闘いに必要な反応で自律神経と内分泌が強く関わっている．前述したように，警告反応期，抵抗期，疲弊期によって身体的反応も変化する．生体は危険を予期したり察知すると，瞳孔が開き，指先などの末梢や胃腸の血流は減って筋肉と脳への血流が増す．心臓は興奮し脈拍は速くなり，血圧が上がる．肝臓や筋肉のグリコーゲン分解と脂肪の分解が促進されて，グルコースの産生（糖新生）がうながされ，血糖値も上昇するなどエネルギー代謝が亢進する．気管支は拡張し，呼吸数は増加し，筋肉は緊張する．手や脇の下に汗をかく．

このような反応は，視床下部を介して交感神経が興奮し，副腎髄質からのカテコールアミン（アドレナリンとノルアドレナリン）分泌，副腎皮質からのグルココルチコイド（糖質コルチコイド）分泌が増加してもたらされる（図 14-4）．

このようにストレスは全身に反応を引き起こし，大きなエネルギーを消費して身体は疲労するがこの反応が際限なくつづくことはなく，しだいに副交感神経が身体をリラックスさせる方向に働きだす．

行動的反応としては，多くは神経質になり，うろうろしたり，貧乏ゆすりや爪噛みなど

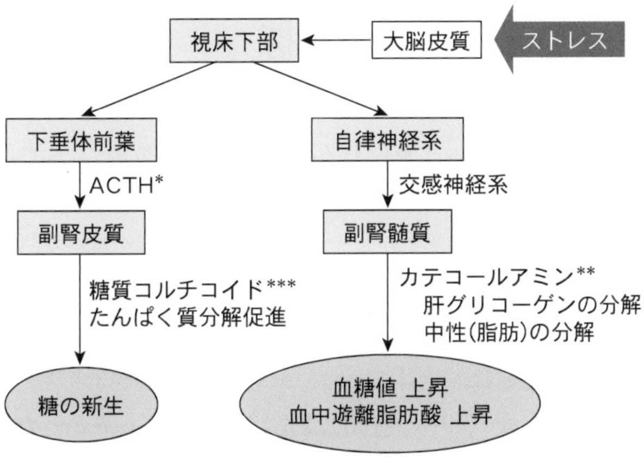

*　ACTH；副腎皮質刺激ホルモン
**　カテコールアミン：アドレナリン，ノルアドレナリン
***　糖質コルチコイド：副腎皮質ホルモン

図 14-4　ストレスと栄養

の習癖が目立ったり，タバコを吸ったり，つまみ食いをしたりする．これらの行動は身体と心のエネルギーを発散させて，リラックスさせる効用がある．

5．ストレスと栄養

前述したように，ストレスにより交感神経の活動は活発となり，逆に副交感神経の活動は抑えられる．その結果，消化液の分泌や消化管の運動は低下し，一般的には食欲は低下する．

一方，ストレス下（抵抗期）ではストレスに対応するために必要なエネルギー量（エネルギー需要）は増加し，たんぱく質の分解は亢進して尿中の窒素排泄は増加する．また，副腎では糖質コルチコイドやカテコールアミンの代謝が亢進し，ビタミンC消費が亢進するため血中のビタミンCは低下する．エネルギー代謝も高まるために，補酵素やその前駆体であるビタミンB群の必要量も増加する．

このように，ストレス状況では，食欲は低下しているにも関わらず，エネルギー，たんぱく質，ビタミンC，Bなどを，通常より以上に十分に摂取する必要が生じる．

2 ストレスへの対処法

ストレス科学の基礎をふまえたうえで，具体的には，日常起きるさまざまなストレスに対し，われわれはどのように受け止め，どのように働きかけることができるだろうか．次に示すように，日本人では多くの人々がストレスを感じており，その比率は以前よりも高くなっている．生きているかぎり誰でもストレスを体験しない人はいないが，同じ社会環境要因でも，その感じ方や強さには大きな個人差がある．そこで前述したようにストレスへの対処能力を学習によって向上させることが可能であり，重要となる．

1．日本人におけるストレスの実態

国民健康・栄養調査（平成19年）によると，最近1カ月に日常生活のストレス（不満，悩み，苦労）が「大いにある」「多少ある」と答えた人は61.1％で，20〜40歳代では男女とも7割以上にのぼっている．ストレス対処法として，男性は「趣味を楽しんだりリラックスする」「楽観的に考える」「テレビ・ラジオ」が31〜38％，女性は「家族や友人に悩みを聞いてもらう」が45.1％であった．

また，国民生活基礎調査（令和元年）では，12歳以上で日常生活での悩みやストレスが「ある」と答えた者の比率は，全体では47.9％で，男性（43.0％）より女性（52.4％）が高く，男女とも40〜49歳（49.5％，60.4％）がもっとも高かった．

このように，調査方法によって若干結果は異なるが，多くの人が日常的にストレスを自

表14-2　職場における心理的負荷評価表

出来事の類型	平均的な心理的負荷の強度 具体的出来事	負荷の強度*		
		弱	中	強
事故や災害の体験	大きな病気やケガ			●
	悲惨な事故や災害の体験（目撃）		●	
仕事の失敗や過重な責任の発生	交通事故（重大な人身・過失）			●
	労働火災（重大な人身・過失）に関与			●
	会社にとっての重大なミス		●	
	会社で起きた事故（事件）で責任を問われた		●	
	ノルマが達成できなかった		●	
	新規事業または，会社立て直しの担当になった		●	
	顧客とのトラブルが発生した	●		
仕事の量・質の変化	仕事の内容・量に大きな変化		●	
	勤務・拘束時間が長時間化した		●	
	勤務形態に変化があった	●		
	仕事のペース・活動に変化があった	●		
	職場のOA化がすすんだ	●		
身分の変化など	退職を強要された			●
	出向した/左遷された		●	
	仕事上の差別，不利益扱いを受けた		●	
	転勤した/配置転換		●	
	自分の昇格・昇進があった	●		
	部下が減った/増えた	●		
対人関係のトラブル	セクシュアルハラスメントを受けた		●	
	上司とのトラブルがあった		●	
	同僚とのトラブル/部下とのトラブル	●		
対人関係の変化	理解してくれた人が異動になった	●		
	上司が変わった	●		
	昇進で先を越された/同僚の昇進・昇格	●		

*「弱」は日常的に経験する心理的負荷で一般的に問題とならない程度，「強」は人生のなかでまれに経験することもある強い心理的負荷，「中」はその中間，とくに発病前6カ月のエピソードが問題になる．

（労働省労働基準局：心理的負荷による業務上外の判断指針について，1999より抜粋・改変）

覚している点，そして性や年代により異なる点は共通している．

2．個人差を考慮したストレス対処

適度なストレスは適度な覚醒と緊張をもたらし，作業能率をあげる．しかし，それが個体の許容量を越えると種々の健康への悪影響が生じるようになる．ストレスの強さは，ストレッサー側の要因と，個人の要因の両者のバランスによる．ストレッサー側の要因は，その強さや持続時間，性質や予測可能性，コントロール可能性などで，個人の要因には，

表 14-3　職場以外の心理的負荷評価表

出来事の類型	平均的な心理的負荷の強度 具体的出来事	負荷の強度*		
		弱	中	強
自分の出来事	離婚または夫婦が別居			●
	重い病気やケガ/流産			●
	病気やケガ		●	
	夫婦のトラブル，不和	●		
	妊娠	●		
	定年退職	●		
自分以外の家族親族の出来事	配偶者や子ども，親または兄弟が死亡			●
	配偶者や子どもが重い病気やケガをした			●
	親類の誰かが世間的にまずいことをした			●
	親族との付き合いで困ったり，辛い思いをした		●	
	家族が婚約した，または話が具体化した	●		
	子どもの入試，進学または受験勉強の開始	●		
	親子の不和，子どもの問題，非行があった	●		
	子どもが増えた（生まれた）または減った（独立した）	●		
	配偶者が仕事を始めた，または辞めた	●		
金銭関係	多額の財産損失，または突然の大きな支出			●
	収入の減少		●	
	借金返済の遅れ，困難		●	
	住宅ローンまたは消費者ローンを借りた	●		
事件，事故，災害の体験	天災や火災などにあった，または犯罪に巻き込まれた			●
	自宅に泥棒が入った		●	
	交通事故を起こした		●	
	軽度の法律違反をした	●		
住環境の変化	騒音など，家の周辺の環境（人間環境）が悪化		●	
	転居		●	
	家（土地）の売却，または具体的な話	●		
	家族以外の人（知人・下宿人）と同居した	●		
他人との人間関係	友人，先輩に裏切られショックを受けた		●	
	親しい友人，先輩が死亡した		●	
	先輩，異性関係のもつれがあった		●	
	隣近所とのトラブルがあった		●	

*「弱」は日常的に経験する心理的負荷で一般的に問題とならない程度，「強」は人生のなかでまれに経験することもある強い心理的負荷，「中」はその中間，とくに発病前 6 カ月のエピソードが問題になる．

（労働省労働基準局：心理的負荷による業務上外の判断指針について，1999 より抜粋・改変）

遺伝的素因，気質，人格，性格，問題解決能力，耐性や社会性などがある．

2011年に厚生労働省が作成した心理的負荷評価表（**表14-2，3**）では，業務における出来事と業務以外の出来事について，心理的負荷の強さを3段階に評価している．これが今日におけるストレッサーについての一般的理解を示していると思われる．

同じ体験をしても，それを強いストレスと感じるかどうかは，上述の個人の要因で異なることになる．遺伝的素因や性格は，変えることはむずかしいが，対処の仕方や考え方，行動の仕方は，練習によって変えることが可能である．

3．ストレス対処能力を高める方法の実際

1）認知行動療法によるストレス対処法

ストレス対処法の実際は，**図14-5**にあげたようなプロセスを踏んで行われる．これは，認知行動療法における問題解決法と同じである．まず，①何がストレッサーであり，どんなストレス反応が起きているのかを，ストレス日記など（**表14-4**）を用いてセルフモニタリングさせる（問題の特定）．これによって，②ストレッサーとストレス反応との関係が明らかになる（行動分析）．次に，③ストレスを軽減するにはどんな対処スキルが必要かをみきわめ，④ストレス状況で，それを実際に行わせる，というものである．これが，専門的

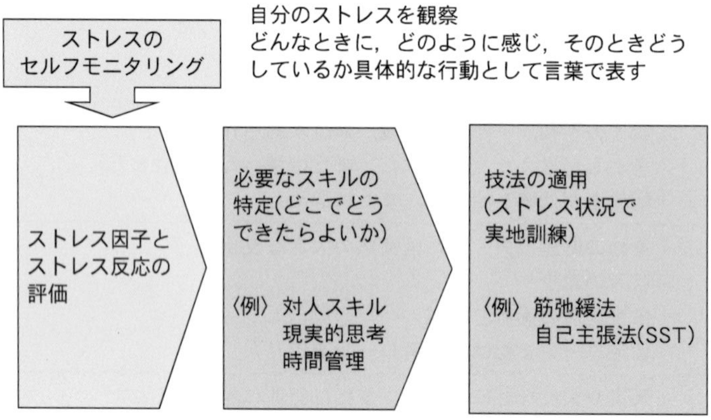

図14-5　ストレス対処法

表14-4　ストレス日記（例）

月/日	時刻	ストレス度（0〜8）	きっかけ，できごと	とった行動	解決の可能性
11/3	7：00	3	子どもが泣きやまない	夫にやつあたり	B

解決の可能性

A　きっかけを避けられない

B　工夫することでストレスを減らせる可能性がある

C　きっかけを避けることができる

（足達淑子：女性の禁煙プログラムより）

に行われるストレス対処法である.

2）個人のストレス対処能力を高めるための方法

「健康日本 21」（第 2 次）では，ストレス対策として，個人の対処能力の向上，周囲のサポートの充実，ストレスの少ない社会の構築，の 3 つを取りあげている．以下にあげる 8 項目は，個人の対処能力を高める方法の具体策と考えられる．

① ストレスの正しい知識を得る．

② 健康的な，睡眠，運動，食習慣によって心身の健康を維持する．

③ 自分自身のストレスの状態を正確に理解する．

④ リラックスできるようになる．

⑤ ものごとを現実的で柔軟にとらえる．

⑥ 自分の感情や考えを上手に表現する．

⑦ 時間を有効に使ってゆとりをもつ．

⑧ 趣味や旅行などの気分転換をはかる．

上記のなかでも①から④までと⑧は，誰にでも共通する一般的な方策であり，それ以外はやや特異的な方法である．たとえば，⑤は現実的思考法，⑥は社会技術訓練，⑦は時間管理法といわれるもので，それぞれに具体的な訓練法がある．したがって，これらの特異的方法については，その人の必要性に応じて取り組むのが実際的である．

3）積極的リラクゼーション

不安やストレス状況下では，身体も心も決まって緊張している．そのようなとき，深呼吸，自律訓練，筋肉弛緩法，ヨガ，瞑想法などの**リラクゼーション法**を積極的に行うと，身体の緊張と同時に不安や心の緊張感もゆるめられる．ストレッチや散歩などの運動やゆっくりとした入浴なども手軽にできるリラクゼーション法になる．

多忙な日常であっても，緊張を続けすぎず，こまめにリラクゼーションを取り入れることが，疲労の予防とストレス低減につながる．

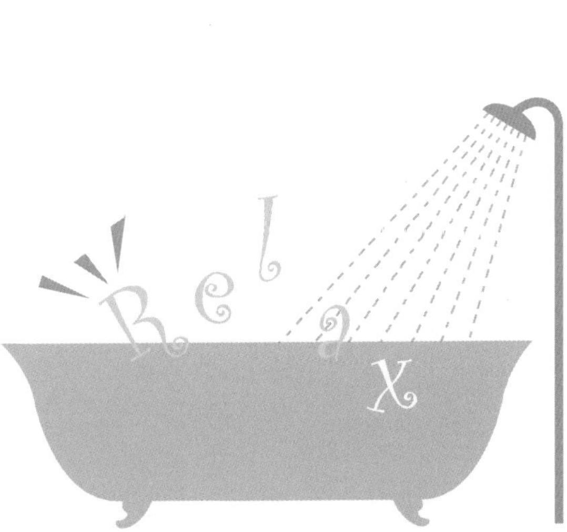

国家試験問題（14ストレスと栄養）

14-1
第 22 回
（105）

生体のストレス応答に関する記述である．正しいものの組合せはどれか．

a　慢性のストレス状態に適応しきれなくなると，副腎皮質機能の低下がおこる．

b　やけど，手術などのストレス状態では，体たんぱく質の異化が亢進する．

c　ストレス性の消化性潰瘍は，膵液の分泌過多によって生じる．

d　ストレス刺激に抵抗している時には，副腎皮質刺激ホルモン（ACTH）の分泌が低下する．

(1)　a と b　　(2)　a と c　　(3)　a と d

(4)　b と c　　(5)　c と d

14-2
第 31 回
（98）

汎（全身）適応症候群に関する記述である．正しいのはどれか．1 つ選べ．

(1)　警告反応期のショック相では，血糖値が上昇する．

(2)　警告反応期のショック相では，血圧が上昇する．

(3)　警告反応期の反ショック相では，生体防御機能が低下する．

(4)　抵抗期では，新たなストレスに対する抵抗力は弱くなる．

(5)　疲はい期では，ストレスに対して生体が適応力を獲得している．

14-3
第 32 回
（98）

ストレス応答の抵抗期に関する記述である．正しいのはどれか．1 つ選べ．

(1)　交感神経の活動は，低下する．

(2)　糖新生は，亢進する．

(3)　血中遊離脂肪酸値は，低下する．

(4)　血清ビタミン C 値は，上昇する．

(5)　尿中カルシウム排泄量は，低下する．

14-4
第 33 回
（98）

ストレス応答の抵抗期に関する記述である．正しいのはどれか．1 つ選べ．

(1)　エネルギー代謝は，低下する．

(2)　窒素出納は，負に傾く．

(3)　副腎皮質モルモンの分泌は，減少する．

(4)　ビタミン C の需要は，減少する．

(5)　カルシウムの尿中排泄量は，減少する．

15 休養と睡眠

休養，なかでも睡眠は，食事と同じように生命維持に不可欠な習慣である．睡眠は脳の栄養ともいわれ，心の健康やストレスの感じ方に直接強く影響を及ぼす．それだけでなく最近は睡眠不足や睡眠障害は，肥満・高血圧・糖尿病の発症や増悪を招き，心疾患や脳血管障害のリスクを高めることも明らかとなってきた．

実際，睡眠の問題で悩んでいる人は，日本人ではどの年代層でも 20 %程度にも達しており，けっして少なくはない．それには夜型の生活や，夜更かしの習慣，交代（夜間）勤務など睡眠を妨げる社会的要因も影響していると考えられる．また，交通事故など睡眠不足が誘因と思われる重大な事故も少なくない．このような背景から，前項のストレスと同様に，睡眠は「健康日本 21」（第 2 次）でも改善すべき習慣として取りあげられ，「睡眠による休養を十分取れていない者」を平成 34 年までに 15 %まで減らすことが目標となった．

睡眠についての研究（睡眠科学）は比較的新しくまだ不明な部分も多いが，この数十年めざましく発展してきた．たとえば，昼間にしっかりと目覚めて働くためには，夜の良質で十分な睡眠が必要になるし，睡眠不足は眠気だけでなく，気分や体調にも悪影響がある．代謝や免疫にも関係していて，慢性の睡眠不足はウイルス感染や糖尿病，肥満，心臓病，うつ病などの危険因子になることが明らかにされつつある（図 15- 1）．

そして実際，糖尿病などの疾病を有する患者では，健康な人に比して睡眠で問題があり，悩んでいる人が多く，また自分からは訴えない場合もある．しかし，睡眠は食事や運動など生活習慣と密接に関連しており，適切な対応で改善する余地も大きい．

したがって栄養マネジメントに際して，管理栄養士・栄養士は睡眠についても，食事や運動と同じように基本習慣として対処することが望まれる．そこで本章では，睡眠科学の基礎的な知識と睡眠に対する行動科学的な対応について学ぶ．

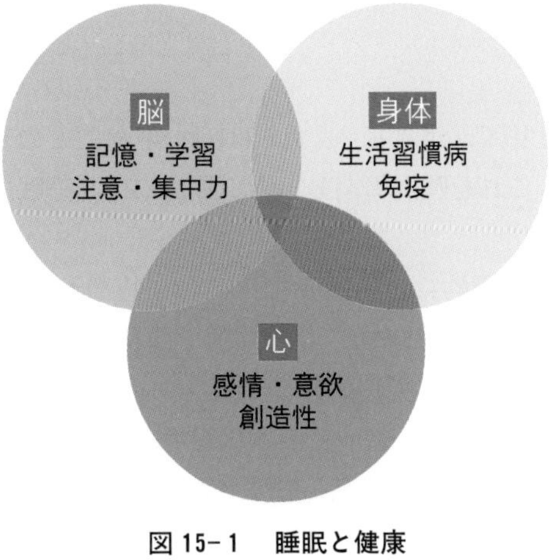

図 15- 1　睡眠と健康

1　睡眠科学により明らかになったこと

1．覚醒ー睡眠のリズムを調節するもの

私たちの多くは，昼は目覚めて活動し，夜は休息し眠りにつく．そして毎晩ほぼ6～8時間の睡眠をとっている．この覚醒と眠りは，約24時間周期，つまり1日のリズムで**概日リズム**あるいは**サーカディアンリズム**（circadian rhythm）とよばれている．また，一般的に睡眠は春から夏にかけては短くなり，秋から冬にかけては長くなる傾向にある．さらに，女性は，月経前から月経開始後までは眠気が増して，月経が終わるとすっきりとする．前者の季節による変動は1年間のリズム（**年周リズム**）であり，後者は1カ月間のリズム（**月周リズム**）である．このように生体には一定のリズムがあり，このリズムは睡眠―覚醒だけでなく，体温，血圧，消化機能などにも存在する．

時間生物学とは，このような生物にそなわった体内時計やリズムに関する学問である．たとえば，同一の環境条件でも，体温は早朝がもっとも低く，しだいに上昇して夕方が高くなる．そして，このリズムは，光や音などの環境刺激，遺伝子，自律神経，ホルモン，食事などの生活習慣によって複雑に調節されている．

たとえば，概日リズムを司る大きな中枢は間脳視床下部の視交叉上核に存在している．ヒトの体内時計は本来は25時間周期であるが，太陽の影響や社会生活によって毎日24時間のリズムにリセットされている．これを**同調**という．そして1日の間にも大きく2つのサイクルがあり，朝の覚醒直前から交感神経が活発になり，午後の1～2時ごろには昼の眠気のピークがくる．新生児は夜昼に関係なく寝たり起きたりしているが，生まれた直後から太陽光や環境刺激の影響を受けて，生後4～6カ月で夜と昼の区別ができるようになる．

年周リズムを生む季節変動には日照時間の変動が，また女性の月内のリズム変動（月周リズム）には，**卵胞ホルモン**（エストロゲン）と**黄体ホルモン**（プロゲステロン）という女性ホルモンの変動が大きく影響している．

ほかにもメラトニンなど種々のホルモンや化学物質，体温の変動や運動，食事，アルコールやカフェイン，薬などの多くの要因が覚醒と眠りのリズムに影響を及ぼしている．

2．睡眠の質

睡眠そのものにもリズムがある．成人では，約90分ごとのサイクルで深くなったり浅くなったりしており，これを睡眠周期という（**図15-2**）．睡眠は大きく**レム睡眠**と**ノンレム睡眠**とにわかれる．

レム睡眠は，系統発生的に古い眠りで，それを特徴づける**急速眼球運動**（rapid eye movements）によって名づけられた．レム睡眠では身体は眠っているが脳は目覚めており，筋緊張は低下し，自律神経系は不安定になる．

ノンレム睡眠は，身体も脳も眠っている状態で，眠りの深さによって4段階に分けられる．このノンレム睡眠の第3～4段階に分類される深い眠りが脳の休息に重要であり，これは寝ついて最初の3時間の間に多い．このレム睡眠とノンレム睡眠が睡眠周期では交互に

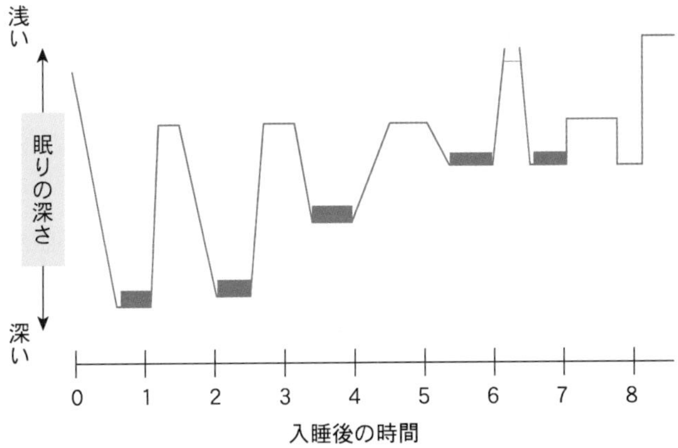

図 15-2　成人の平均的な睡眠パターン

・眠りにもリズムがあり，浅い眠りと深い眠りが繰り返される
・最初のほうが深く眠り，しだいに浅くなる

（Morin, C.M., 1995 を改変）

現れ，睡眠の前半にはノンレム睡眠が，後半にはレム睡眠が多い．また，目覚めている間も約 90 分周期で活動性が変動することがわかっている．つまり 90 分単位で小休止を入れるなどで疲労が回復しやすい．

疫学調査の結果からは，理想的な睡眠時間は 8 時間といわれているが，実際の睡眠時間は個人差が大きい．ただ，6 時間未満では，昼に眠気を感じる人が多く，6 時間が健康に無理のない最短睡眠時間と考えられている．

3．健康づくりのための睡眠指針

「健康づくりのための睡眠指針 2014」（**表 15-1**）では，睡眠の重要性についての普及啓発を推進するために，最新の科学的知見にもとづき，ライフステージ別に要点がまとめられている．第 11 条では，睡眠時無呼吸，むずむず足症候群，うつ病などに注意を喚起し，第 12 条の専門家には，医師，看護師，薬剤師と並んで，管理栄養士・栄養士も含まれている．

表 15-1　健康づくりのための睡眠指針 2014－睡眠 12 箇条

1．良い睡眠で，からだもこころも健康に．
2．適度な運動，しっかり朝食，ねむりとめざめのメリハリを．
3．良い睡眠は、生活習慣病予防につながります．
4．睡眠による休養感は，こころの健康に重要です．
5．年齢や季節に応じて，ひるまの眠気で困らない程度の睡眠を．
6．良い睡眠のためには，環境づくりも重要です．
7．若年世代は夜更かし避けて，体内時計のリズムを保つ．
8．勤労世代の疲労回復・能率アップに，毎日十分な睡眠を．
9．熟年世代は朝晩メリハリ，ひるまに適度な運動で良い睡眠．
10．眠くなってから寝床に入り，起きる時刻は遅らせない．
11．いつもと違う睡眠には，要注意．
12．眠れない，その苦しみをかかえずに，専門家に相談を．

（厚生労働省：2014 より）

一般にも睡眠への関心は高まっているため，相談を受けることも想定される．睡眠12か条の解説はホームページ上で閲覧できるので，栄養マネジメントにも最低限必要な知識として習得しておきたい．

4．睡眠障害とその要因

睡眠障害にはさまざまな種類と多くの分類があるが，大きく**不眠症**，**過眠症**，**睡眠覚醒リズム障害**，**睡眠時随伴症**（悪夢，夢遊病など）の4つに分けることができる．睡眠障害の原因としては，身体的，生理的，心理的，精神医学的，薬理学的要因があげられる．呼吸器，循環器などの身体疾患，うつ病，不安障害などの精神疾患では不眠が高頻度に現れるし，高齢になるほど不眠は増加する．

睡眠時無呼吸症候群では，睡眠中にたびたび呼吸が停止するために睡眠が浅くなり，十分な睡眠がとれず，昼間の眠気につながる．そのため，とくにドライバーなどに対するこの疾患の早期発見と治療が社会的課題になっている．睡眠時無呼吸症候群は肥満があると症状が悪化するので，その治療に減量が必要となることも少なくない．

睡眠障害のなかでももっとも多い不眠症は，そのパターンによって，寝つきが悪い「**入眠障害**」，途中で目覚めてなかなか眠れない「**中途覚醒**」，朝早く目覚めてしまう「**早朝覚醒**」，眠りが浅く昼眠い「**熟眠障害**」の4つに分けられる．

そして，睡眠の状態を評価する指標としては，全体の睡眠時間，就床してから寝つくまでの時間（**入眠潜時**），途中で目覚める回数（中途覚醒回数）と，中途覚醒時間（途中で目覚めてから再度寝つくまでの時間の合計），目覚めてから起床するまでの時間，**睡眠効率**（実質睡眠時間/就床時間%）などが用いられる．ほかに昼間の眠気，目覚めの気分も重要な目安である．

一過性の不眠は誰にでも生じるが，週に3日以上の不眠が1カ月以上続くと，慢性になっていると考えられる．そして慢性不眠においては，食事や運動などの不適切な習慣や眠ろうとするための誤った努力が慢性不眠を維持している可能性が高い（図15-3）．

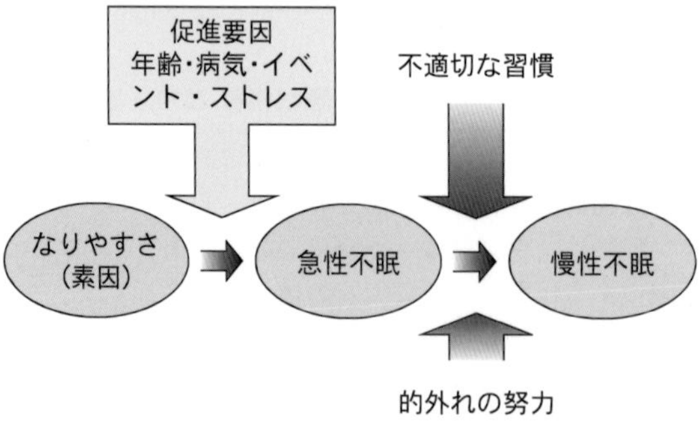

図15-3　急性不眠から慢性不眠へ

表 15-2　慢性不眠の認知行動療法として効果が期待できる行動技法

1．弛緩法（relaxation）
入眠困難と中途覚醒に有効だが厳密に行うには訓練が必要 ・筋弛緩法，バイオフィードバック，腹式深呼吸，イメージ訓練，瞑想，入浴，ストレッチなど
2．刺激統制法（stimulus control）
寝室では眠るように条件づける ① 眠くなってから寝室に行く ② 寝室は睡眠と性行為だけに使う ③ 10 分以上寝つけないか，途中で目覚めて 10 分以上寝つけなければ，起きて別室に行く ④ 眠れなくても朝は定刻に起きる ⑤ できるだけ仮眠を避ける
3．睡眠制限法（sleep restriction）
実質的な睡眠時間の比率を高くする 睡眠効率（寝ている時間/就床時間×100）85 %を目安 ① 眠れなければ，就寝時間を遅くする ② 眠れなくても決まった時刻に起きる ③ 無理に眠ろうとしない ④ 日中はいつもどおりに活動する
4．認知療法（cognitive therapy）
不適切な考えを修正する．適切な考えに置き換える ① 8 時間の睡眠が絶対必要　→　睡眠は量より質，6 時間の熟睡でよい ② 不眠が続くと身体や神経がまいる　→　翌日は眠れる，1 日眠れば悪影響はない ③ イライラ，憂うつは不眠のせい　→　ほかにも理由が，不眠は強めているだけ ④ パタンと寝つき朝まで熟睡すべき　→　睡眠パターンは個人差がある ⑤ よく眠れた翌日は眠れない　→　眠れなければ起きていてよい
5．睡眠健康教育（sleep hygiene education）
日常習慣（食事や運動，飲酒など）や，環境（光，騒音，温度，マットなど）を改善するための教育 ① 朝起きる時刻を一定に（1 時間程度の誤差に） ② 朝はさっさと起きて光を浴びる ③ 朝食を食べ，午前中の活動を活発にする ④ 戸外で光を浴び，身体を積極的に動かす ⑤ コーヒーは 1 日 2 杯まで ⑥ 昼寝は午後 3 時までに，30 分以内 ⑦ 寝る前 1 時間はリラックスタイムとする ⑧ 食事や運動は寝る 2 時間前までに ⑨ 夕食後は照明を落としてリラックス ⑩ 眠るための飲酒をしない，タバコをひかえる ⑪ 寝る 2～3 時間前にぬるめのお風呂にゆっくり入る ⑫ 水を 1 杯飲み，排尿してから就床する

2　認知行動療法による睡眠改善

認知行動療法は，**図15- 3**のような仮説にもとづいて，1960年代から，**リラクゼーション法**，**刺激統制法**，**睡眠制限法**，**認知療法**などの技法（**表15- 2**）を考案し，治療研究を重ねてきた．その結果現在では，米国の睡眠医学会や国立衛生研究所（NIH）によって，認知行動療法は薬物療法と同等かそれ以上に有効であると結論づけられている．この方法については日本ではまだ研究が始まったばかりであるが，性別，年齢を問わず有効で，効果の長期維持も良好とされており，大いに期待できる有望な方法である．

また，睡眠健康教育は誰にでも共通する良好な睡眠のためのライフスタイル教育であるが，まだ指導者にも一般の人にも十分に普及しているとはいえない．現状では，このような教育だけでは臨床的には効果不十分という見方が大勢であるが，メリハリの効いた生活の基本として普及させたい知識である．また，比較的簡単な方法で効果があったとする報告もあり，今後予防的な観点からも研究の余地が大きい．

睡眠健康教育では，光や音などの環境刺激の調整や，食事や運動などの他の生活習慣のあり方が問題となる．

食事は前項（覚醒と睡眠のリズム）で述べたリズムを調整する要因，すなわち**同調要因**のひとつと考えられている．たとえば朝食を食べることで朝の目覚めがよくなり，就眠前の食事は避けるほうが眠りやすい．そして，とくに朝食は，食べるという行為そのものが覚醒刺激になるし，食事によって睡眠中に不足してしまったエネルギーと水分を脳と筋肉に補給し，脳を活性化させることにもつながる．つまり午前中に目覚めて，脳を活性化させ効率よく働くためには，バランスのとれた朝食をしっかりと食べることが大切であることがわかる．

国家試験問題（⑮休養と睡眠）

15-1　第20回（105）

生体リズムに関する記述である．正しいのはどれか．

(1)　ヒトのサーカディアンリズムは，20時間の周期である．
(2)　サーカディアンリズムは，明暗の刺激により変化する．
(3)　消化器のサーカディアンリズムは，食事による影響を受けない．
(4)　体温は，一般に午後1～2時に最も高くなる．
(5)　サーカディアンリズムは，下垂体で調節されている．

16 食事摂取基準の基礎的理解

1 食事摂取基準の意義

食事摂取基準は，健康増進法（第16条の2）にもとづき厚生労働大臣が定めるものである．栄養素の欠乏や過剰摂取が国民の健康保持に影響を与えるものとして，厚生労働大臣は，生涯にわたる国民の栄養摂取の改善に向けた自主的な努力を促進するために，国民健康・栄養調査やその他の調査研究の分析結果をふまえ，厚生労働省令で定められた栄養素（熱量を含む）について，食事による栄養摂取量の基準（食事摂取基準）を定める．

1．食事摂取基準の目的

食事摂取基準は，国民の健康の保持・増進，生活習慣病の予防のために参照するエネルギーや栄養素の摂取量の基準を示すものである．食事摂取基準（当時の名称は「日本人の栄養所要量」）は昭和45年（1970）から策定され，その後，原則5年ごとに見直されている．現在は「日本人の食事摂取基準（2020年版）」が使用されており，使用期間は令和2年度から令和6年度の5年間である．

1）食事摂取基準の基本的方向

「健康日本21（第2次）」では，高齢化の進展や糖尿病有病者数の増加等を踏まえ，主要な生活習慣病の発症予防と重症化予防の徹底を図るとともに，社会生活を営むために必要な機能の維持および向上を図ること等が基本的方向として掲げられている．2020年版は，健康の保持・増進，生活習慣病の発症予防および重症化予防に加えて，高齢者の低栄養予防やフレイル予防も視野に入れて策定され，関連する各種疾患ガイドラインとの調和も図られている（図16-1）．なお，2015年版ではフレイル（Frailty）の用語として「フレイルティ」を用いたが，2020年版では「フレイル」を用いている．また，科学的根拠に基づく策定を行うことを基本とし，現時点で根拠は十分ではないが重要な課題や，今後根拠の集積を図る必要がある研究課題の整理を行っている．さらに，総論および各論（エネルギー・栄養素）について，分野ごとに概要をまとめている．

2）食事摂取基準の対象

食事摂取基準の対象は，健康な個人および健康な者を中心として構成される集団であり，生活習慣病等や，フレイルの危険因子があっても，おおむね自立した日常生活を営んでいる者や，このような者を中心として構成されている集団であり，体格（body mass index：

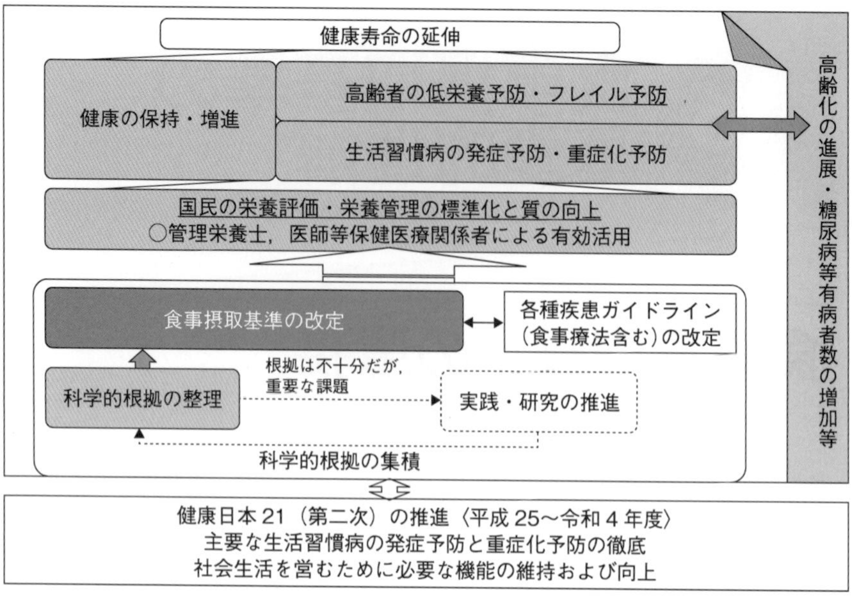

図 16-1　「日本人の食事摂取基準（2020 年版）」策定の方向性

BMI）が標準より著しく外れていない者を含む．食事摂取基準ではフレイルを「健常状態と要介護状態の中間的な段階」とする．また，疾患のある者や，疾患に関する高いリスクがある個人や，集団の治療を目的とする場合は，食事摂取基準の基本的な考え方を理解したうえで，その疾患に関連する治療ガイドライン等の栄養管理指針を用いる．

2．科学的根拠にもとづいた策定

食事摂取基準は，可能なかぎり科学的根拠にもとづいて策定することを基本にしている．2020 年版では，2015 年版で課題であった部分について重点的にレビューを行い，高齢者，乳児等の対象特性についてのレビューも行った．エネルギーおよび栄養素と生活習慣病発症予防・重症化予防との関係については，高血圧，脂質異常症，高血糖，腎機能低下についてレビューされている．今後，食事摂取基準に特化したレビュー方法の開発と，手法の向上およびその標準化を図る必要がある．エビデンスレベルは栄養素間でばらつきがあるが，2020 年版では目標量のエビデンスレベルが示されている．

2　食事摂取基準策定の基本的事項

エネルギーについては，エネルギー摂取の過不足の回避を目的とする指標，栄養素については 3 つの目的からなる 5 つの指標で構成されている．

5 つの指標は，摂取不足の回避を目的とする 3 種類の指標（推定平均必要量，推奨量，目安量）と，過剰摂取による健康障害の回避を目的とする指標（耐容上限量），生活習慣病の

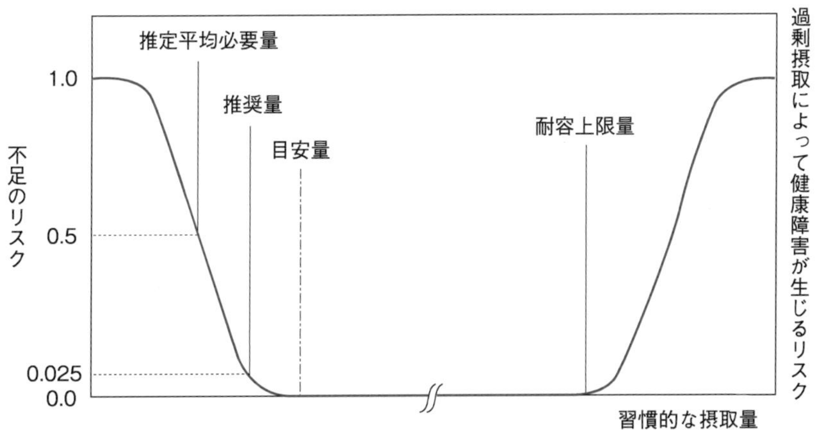

図 16-2　食事摂取基準の各指標（推定平均必要量，推奨量，目安量，耐容上限量）を理解するための概念図

縦軸の左の「不足のリスク」は，個人の場合は不足により健康障害が生じる確率を，集団の場合は健康障害を生じる人の割合を示す．推定平均必要量では 0.5（50％），推奨量では 0.025（2～3％，または 2.5％）である．右縦軸の「過剰摂取によって健康障害が生じるリスク」は，耐容上限量以上を摂取した場合，健康障害が生じる潜在的なリスクが存在することを示す．推奨量と耐容上限摂取量との間の摂取量では，不足と過剰により健康障害が生じるリスクがゼロに近いことを示す．目安量は，推奨量より大きいことから，推奨量より図の右方に位置する．目標量は概念や策定方法が異なるため，同じ図に表示することはできない．

予防を目的とする指標（目標量）から構成される（**図 16-2，表 16-1**）．2020 年版では新たに，生活習慣病の重症化予防およびフレイル予防を目的として，摂取量の基準を設定できる栄養素については，目標量とは区別して食事摂取基準の各表の脚注に示された．

指標の概要

1）エネルギーの指標

エネルギーの摂取量および消費量のバランス（エネルギー収支バランス）の維持を示す指標として， BMI を採用した（p. 306 の**付表 1**〈目標とする BMI の範囲〉参照）．

2）栄養素の指標

（1）推定平均必要量（estimated average requirement：EAR）

推定平均必要量は，ある対象集団において測定された必要量の分布にもとづき，母集団における必要量の平均値の推定値を示す．

（2）推奨量（recommended dietary allowance：RDA）

推奨量は，ある対象集団において測定された必要量の分布にもとづき，母集団に属するほとんどの人（97～98％）が充足している量を示す．推定平均必要量に推奨量算定係数を乗じたものである．

（3）目安量（adequate intake：AI）

目安量は，特定の集団における，ある一定の栄養状態を維持するのに十分な量を示す．

表 16－1　基準を策定した栄養素と指標[1]（1 歳以上）

栄養素			推定平均必要量 (EAR)	推奨量 (RDA)	目安量 (AI)	耐容上限量 (UL)	目標量 (DG)
たんぱく質[2]			○[b]	○[b]	—	—	○[3]
脂　質		脂質	—	—	—	—	○[3]
		飽和脂肪酸[4]	—	—	—	—	○[3]
		n-6 系脂肪酸	—	—	○	—	—
		n-3 系脂肪酸	—	—	○	—	—
		コレステロール[5]	—	—	—	—	—
炭水化物		炭水化物	—	—	—	—	○[3]
		食物繊維	—	—	—	—	○
		糖類	—	—	—	—	—
主要栄養素バランス[2]			—	—	—	—	○[3]
ビタミン	脂溶性	ビタミン A	○[a]	○[a]	—	○	—
		ビタミン D[2]	—	—	○	○	—
		ビタミン E	—	—	○	○	—
		ビタミン K	—	—	○	—	—
	水溶性	ビタミン B_1	○[c]	○[c]	—	—	—
		ビタミン B_2	○[c]	○[c]	—	—	—
		ナイアシン	○[a]	○[a]	—	○	—
		ビタミン B_6	○[b]	○[b]	—	○	—
		ビタミン B_{12}	○[a]	○[a]	—	—	—
		葉酸	○[a]	○[a]	—	○[7]	—
		パントテン酸	—	—	○	—	—
		ビオチン	—	—	○	—	—
		ビタミン C	○[x]	○[x]	—	—	—
ミネラル	多量	ナトリウム[6]	○[a]	—	—	—	○
		カリウム	—	—	○	—	○
		カルシウム	○[b]	○[b]	—	○	—
		マグネシウム	○[b]	○[b]	—	○[7]	—
		リン	—	—	○	○	—
	微量	鉄	○[x]	○[x]	—	○	—
		亜鉛	○[b]	○[b]	—	○	—
		銅	○[b]	○[b]	—	○	—
		マンガン	—	—	○	○	—
		ヨウ素	○[a]	○[a]	—	○	—
		セレン	○[a]	○[a]	—	○	—
		クロム	—	—	○	○	—
		モリブデン	○[b]	○[b]	—	○	—

[1] 一部の年齢区分についてだけ設定した場合も含む．
[2] フレイル予防を図るうえでの留意事項を表の脚注として記載．
[3] 総エネルギー摂取量に占めるべき割合（%エネルギー）．
[4] 脂質異常症の重症化予防を目的としたコレステロールの量と，トランス脂肪酸の摂取に関する参考情報を表の脚注として記載．
[5] 脂質異常症の重症化予防を目的とした量を飽和脂肪酸の表の脚注に記載．
[6] 高血圧および慢性腎臓病（CKD）の重症化予防を目的とした量を表の脚注として記載．
[7] 通常の食品以外の食品からの摂取について定めた．
[a] 集団内の半数の者に不足または欠乏の症状が現れ得る摂取量をもって推定平均必要量とした栄養素．
[b] 集団内の半数の者で体内量が維持される摂取量をもって推定平均必要量とした栄養素．
[c] 集団内の半数の者で体内量が飽和している摂取量をもって推定平均必要量とした栄養素．
[x] 上記以外の方法で推定平均必要量が定められた栄養素．

推定平均必要量が算定できない場合に算定される．特定の集団において不足状態を示す人がほとんど観察されない摂取量である．

（4）耐容上限量（tolelable upper intake level：UL）

耐容上限量は健康障害をもたらすリスクがないとみなされる習慣的な摂取量の上限の摂取量である．これを超えて摂取すると，過剰摂取によって生じる潜在的な健康障害のリスクが高まると考えられる．

（5）目標量（tentative dietary goal for preventing life-style related diseases：DG）

目標量は，生活習慣病の発症予防を目的として，特定の集団において，その疾患のリスクや，その代理指標となる生体指標の値が低くなると考えられる栄養状態が達成できる摂取量である．現在の日本人が当面の目標とすべき摂取量である．

3）年齢区分

乳児は2015年版と同様に，「出生後6カ月未満（0～5カ月）」と「6カ月以上1歳未満（6～11カ月）」の2区分とされた．成長にあわせて，より詳細な年齢区分設定が必要と考えられたエネルギーとたんぱく質については，「出生後6カ月未満(0～5カ月)」「6カ月以上9カ月未満（6～8カ月）」「9カ月以上1歳未満（9～11カ月）」の3区分とされた．1～17歳を小児，18歳以上を成人とする．また，2020年版では，高齢者は65歳以上とし，年齢区分を65～74歳，75歳以上の2区分とした．ただし，栄養素等によっては高齢者における各年齢区分のエビデンスが十分でないことに留意する必要がある．

4）参照体位

食事摂取基準の策定において参照する体位（身長・体重）は，性年齢に応じた平均的な体位をもった日本人を想定し健全な発育，健康の保持・増進，生活習慣病の予防を考えるうえでの参照値とし，参照体位（参照身長・参照体重）とした．乳児・小児については，日本小児内分泌学会・日本成長学会合同標準値委員会による小児の体格評価に用いる身長，体重の標準値を参照体位としている．成人では平成28年国民健康・栄養調査結果の当該の性・年齢階級における身長・体重の中央値とし，女性では妊婦，授乳婦を除いて算定している（p. 306の付表1）．

食事摂取基準策定の留意事項

食事摂取基準に示すエネルギーや栄養素の摂取源は，食事として経口摂取される通常の食品に含まれるエネルギーと栄養素を対象とする．耐容上限量については，いわゆる健康食品やサプリメント由来のエネルギーと栄養素も含む．食事摂取基準は，習慣的な摂取量の基準を示しており，「1日当たり」を単位とし，主に栄養生化学的な視点から策定されている．しかし，食習慣やエネルギー・栄養素摂取量の健康影響を考えるためには，行動学的な視点や栄養生理学的な視点も欠かせない．例えば，1日の中での食事回数（頻度），摂取速度等は，今後さらなる研究が必要である．

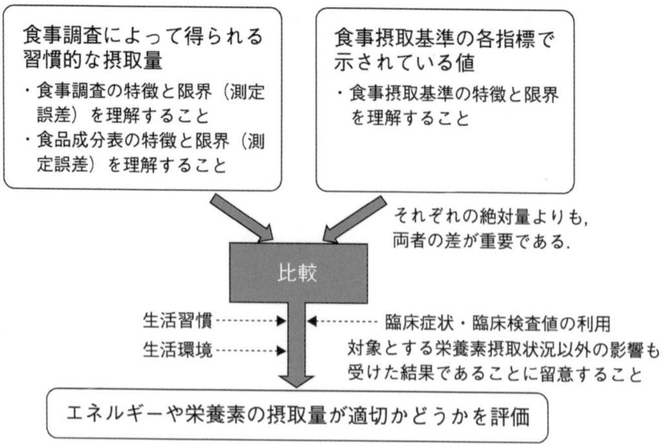

図 16-3　食事摂取基準を用いた食事摂取状況のアセスメントの概要

3　食事摂取基準活用に関する基本的事項

1．食事調査などによるアセスメントの留意事項

エネルギーや各栄養素の摂取状況のアセスメントは，食事調査によって得られる摂取量と，食事摂取基準の各指標を比較することにより行う（図 16-3）．エネルギー摂取量の過不足の評価は，BMI または体重変化量を用いる．ただし，食事調査により得られる摂取量には測定誤差があることに留意する．エネルギーや栄養素の摂取量が適切かどうかの評価は，生活環境や生活習慣等を踏まえ，対象者の状況に応じて臨床症状や臨床検査値も含め，総合的に評価する必要がある．

2．活用における基本的事項

健康な個人または集団を対象として，健康の保持・増進，生活習慣病の発症予防および重症化予防のための食事改善に食事摂取基準を活用する場合は，PDCA サイクルにもとづく活用を基本とする．

推定平均必要量，推奨量，目安量は，可能なかぎり算定された値を考慮する必要性があり，算定された値を考慮した場合，対象とする健康障害が生じる可能性は，摂取量が推奨量付近，目安量付近であれば低い．推定平均必要量と推奨量が設定されている場合でも，その根拠によって示された数値の信頼度が異なることから，活用に当たっては留意が必要である．

耐容上限量は，算定された値を必ず考慮しなければならず，算定された値を考慮した場合，対象とする健康障害が生じる可能性は，耐容上限量未満であればほとんどないが，完全には否定できない．サプリメントなど，通常以外の食品を摂取している場合に，対象とする健康障害が生じる可能性があるため，注意が必要である．

目標量は，生活習慣病の予防を目的に設定されているが，生活習慣病の予防に関連する要因は多数あり，食事はその一部でしかないため，関連する因子の存在とその程度を明確にし，総合的に考慮する必要がある．

食事摂取基準の指標の特性や示された数値の信頼度，栄養素の特性，対象者や対象集団の健康状態や食事摂取状況などにより，どの栄養素を優先的に考慮するかが異なる．指標の特性や状況を総合的に把握し，判断する必要がある．

3．個人の食事改善を目的とした食事摂取基準活用

1）個人の食事改善を目的とした食事摂取基準活用の基礎的概念

個人の食事改善を目的として食事摂取基準を活用する場合，まず食事摂取状況のアセスメントを行い，個人の摂取量から摂取不足や過剰摂取の可能性などを推定する．その結果にもとづき，食事摂取基準を活用して摂取不足や過剰摂取を防ぎ，生活習慣病の発症予防のための適切なエネルギーや栄養素の摂取量について目標値を提案し，食事改善の計画，実施につなげる（**表 16-2**）．

2）食事摂取状況のアセスメント

個人の食事摂取量は，個人内変動や測定誤差などの影響を受けるため，習慣的な数値を把握することは困難である．また，食事調査法は，種類によりその特性が異なる．食事調査の数値の限界を理解したうえで，食事摂取量から，食事摂取基準の指標を適用して，アセスメントを行う．エネルギー摂取量のアセスメントは，エネルギー出納の正負を評価するものであり，BMI または体重変化量を用いる．

3）食事改善の計画と実施

食事改善の計画と実施は，食事摂取状況の評価を行い，その結果にもとづいて行う．対象とする個人の特性を十分に把握するとともに，目的に応じて臨床症状や臨床検査のデータを用いて食事改善の計画と実施を行う必要がある．

4．集団の食事改善を目的とした食事摂取基準の活用

1）食事改善（集団）を目的とした食事摂取基準の活用の基本的概念

集団の食事改善を目的として食事摂取基準を活用する場合，食事摂取基準を適用し食事摂取状況のアセスメントを行い，集団の摂取量の分布から摂取不足や過剰摂取の可能性がある人の割合などを推定する．その結果にもとづき，食事摂取基準を適用し，摂取不足や過剰摂取を防ぎ，生活習慣病の予防のための適切なエネルギーや栄養素の摂取量について目標値を提案し，食事改善の計画，実施につなげる（**表 16-3**）．

2）食事摂取状況のアセスメント

エネルギー摂取の過不足の評価には BMI の分布を用いる．栄養素については，食事調査により得られた摂取量の分布を用いる．その際，食事調査法の有用性と限界を十分に理解して評価を行う．

表 16－2　個人の食事改善を目的として食事摂取基準を活用する場合の基本的事項

目　的	用いる指標	食事摂取状況のアセスメント	食事改善の計画と実施
エネルギー摂取の過不足の評価	体重変化量 BMI	○体重変化量を測定 ○測定された BMI が，目標とする BMI の範囲を下回っていれば「不足」，上回っていれば「過剰」のおそれがないか，他の要因も含め，総合的に判断	○ BMI が目標とする範囲内に留まること，またはその方向に体重が改善することを目的として立案 〈留意点〉おおむね 4 週間ごとに体重を計測記録し，16 週間以上フォローを行う
栄養素の摂取不足の評価	推定平均必要量 推奨量 目安量	○測定された摂取量と推定平均必要量および推奨量から不足の可能性とその確率を推定 ○目安量を用いる場合は，測定された摂取量と目安量を比較し，不足していないことを確認	○推奨量よりも摂取量が少ない場合は，推奨量を目指す計画を立案 ○摂取量が目安量付近かそれ以上であれば，その量を維持する計画を立案 〈留意点〉測定された摂取量が目安量を下回っている場合は，不足の有無やその程度を判断できない
栄養素の過剰摂取の評価	耐容上限量	○測定された摂取量と耐容上限量から過剰摂取の可能性の有無を推定	○耐容上限量を超えて摂取している場合は耐容上限量未満になるための計画を立案 〈留意点〉耐容上限量を超えた摂取は避けるべきであり，それを超えて摂取していることが明らかになった場合は，問題を解決するために速やかに計画を修正，実施
生活習慣病の発症予防を目的とした評価	目標量	○測定された摂取量と目標量を比較．ただし，発症予防を目的としている生活習慣病が関連する他の栄養関連因子および非栄養性の関連因子の存在とその程度も測定し，これらを総合的に考慮したうえで評価	○摂取量が目標量の範囲に入ることを目的とした計画を立案 〈留意点〉発症予防を目的としている生活習慣病が関連する他の栄養関連因子および非栄養性の関連因子の存在と程度を明らかにし，これらを総合的に考慮したうえで，対象とする栄養素の摂取量の改善の程度を判断．また，生活習慣病の特徴から考えて，長い年月にわたって実施可能な改善計画の立案と実施が望ましい

BMI は成人に用いる．

3）食事改善の計画と実施

集団の食事改善を目的とした食事摂取状況のアセスメント結果にもとづき，食事摂取基準を適用した食事改善の計画と実施を行う．エネルギー摂取の過不足に関する食事改善の計画立案・実施には，BMI または体重変化量を用いる．

表 16－3　集団の食事改善を目的として食事摂取基準を活用する場合の基本的事項

目的	用いる指標	食事摂取状況のアセスメント	食事改善の計画と実施
エネルギー摂取の過不足の評価	体重変化量 BMI	体重変化量を測定 測定された BMI の分布から，BMI が目標とする BMI の範囲を下回っている，あるいは上回っている者の割合を算出	BMI が目標とする範囲内に留まっている者の割合を増やすことを目的として計画を立案 ＜留意点＞　一定期間をおいて 2 回以上の評価を行い，その結果に基づいて計画を変更し，実施
栄養書の摂取不足の評価	推定平均必要量目安量	測定された摂取量の分布と推定平均必要量から，推定平均必要量を下回る者の割合を算出 目安量を用いる場合は，摂取量の中央値と目安量を比較し，不足していないことを確認	推定平均必要量では，推定平均必要量を下回って摂取している者の集団内における割合をできるだけ少なくするための計画を立案 目安量では，摂取量の中央値が目安量付近かそれ以上であれば，その量を維持するための計画を立案 ＜留意点＞　摂取量の中央値が目安量を下回っている場合，不足状態にあるかどうかは判断できない
栄養素の過剰摂取の評価	耐容上限量	推定された摂取量の分布と耐容上限量から，過剰摂取の可能性を有する者の割合を算出	集団全員の摂取量が耐容上限量未満になるための計画を立案 ＜留意点＞　耐容上限量を超えた摂取は避けるべきであり，超えて摂取している者がいることが明らかになった場合は，問題を解決するために速やかに計画を修正，実施
生活習慣病の発症予防を目的とした評価	目標量	測定された摂取量の分布と目標量から，目標量の範囲を逸脱する者の割合を算出する．ただし，発症予防を目的としている生活習慣病が関連する他の栄養関連因子および非栄養性の関連因子の存在と程度も測定し，これらを総合的に考慮したうえで評価	摂取量が目標量の範囲に入る者または近づく者の割合を増やすことを目的とした計画を立案 ＜留意点＞　発症予防を目的としている生活習慣病が関連する他の栄養関連因子および非栄養性の関連因子の存在とその程度を明らかにし，これらを総合的に考慮したうえで，対象とする栄養素の摂取量の改善の程度を判断．また，生活習慣病の特徴から考え，長い年月にわたって実施可能な改善計画の立案と実施が望ましい．

BMI は成人に用いる．

4　エネルギー・栄養素別食事摂取基準

1．エネルギー

1）エネルギー収支バランス

エネルギー収支バランスの維持を示す指標としては，体格（BMI）が採用された．エネルギー収支バランスは，「（エネルギー摂取量）－（エネルギー消費量）」と定義される．成人では，その結果が，体重の変化と体格（BMI）であり，エネルギー摂取量がエネルギー消費量を上回る状態（正のエネルギー収支バランス）が続けば体重は増加し，エネルギー消費量がエネルギー摂取量を上回る状態（負のエネルギー収支バランス）では体重が減少

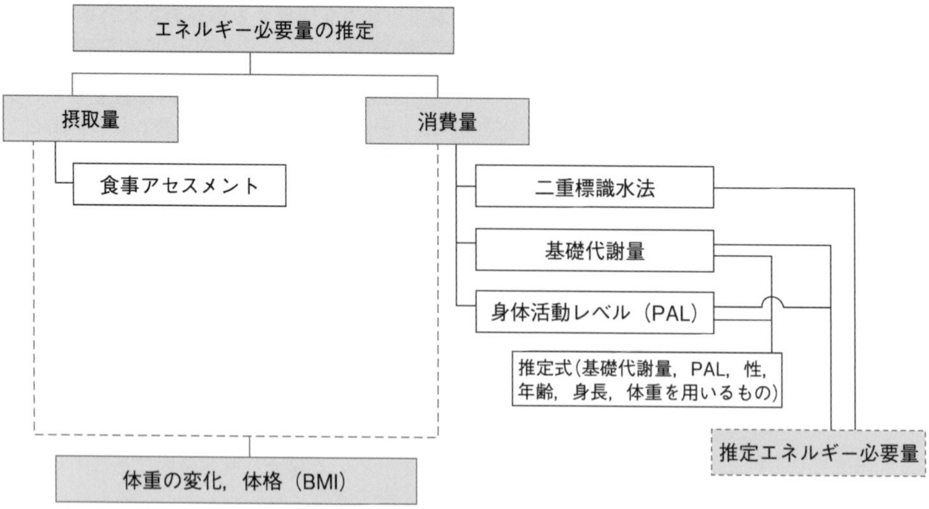

図 16-4 エネルギー必要量を推定するための測定法と体重変化，体格（BMI），推定エネルギー必要量との関連

する．短期的なエネルギー収支のアンバランスは体重変化で評価できる．長期的なエネルギー収支のアンバランスは，エネルギー摂取量，エネルギー消費量，体重が連動して変化することで調整されるため，成人では，長期間にわたって体重・体組成は比較的一定で，エネルギー収支バランスがほぼゼロに保たれた状態にある．

肥満者ややせの者でも，体重，体組成に変化がなければ，エネルギー摂取量とエネルギー消費量は等しいため，健康の保持・増進，生活習慣病予防の観点から，望ましいBMI を維持するエネルギー摂取量（＝エネルギー消費量）を基準とすることが重要である．

2）エネルギー摂取量，エネルギー消費量，エネルギー必要量の推定の関係

エネルギー必要量は，体重が一定の条件下では，摂取量と消費量が等しいため，摂取量または消費量から推定することができる（図 16-4）．

摂取量は食事アセスメント，消費量は二重標識水法，基礎代謝量（表 16-4），身体活動レベルより性，年齢，身長，体重を用いて推定することができる．食事アセスメント法はエネルギー摂取量に関しては測定誤差が大きいため，食事摂取基準ではエネルギー消費量からエネルギー必要量が推定されている．二重標識水法は，2 週間ほどのある程度習慣的なエネルギー消費量を直接測定できるため，測定精度が高い．そのため，エネルギー必要量の推定は，二重標識水法が用いられる．しかし，個人間の差や測定誤差も存在するため，個人のエネルギー必要量を推定することは困難である．また，エネルギー収支の結果は体重変化やBMI で把握できるが，エネルギー必要量を示すものではない．

3）体重管理の基本的な考え方

身体活動量が変わらなければ，エネルギー摂取量の管理は体格の管理とほぼ同等である．体格を測り，その結果にもとづいて，健康的な体格にするために変化させるべきエネルギー

表 16－4　参照体重における基礎代謝量

性　別	男　性			女　性		
年齢（歳）	基礎代謝基準値（kcal/kg 体重/日）	参照体重（kg）	基礎代謝量（kcal/日）	基礎代謝基準値（kcal/kg 体重/日）	参照体重（kg）	基礎代謝量（kcal/日）
1～2	61.0	11.5	700	59.7	11.0	660
3～5	54.8	16.5	900	52.2	16.1	840
6～7	44.3	22.2	980	41.9	21.9	920
8～9	40.8	28.0	1,140	38.3	27.4	1,050
10～11	37.4	35.6	1,330	34.8	36.3	1,260
12～14	31.0	49.0	1,520	29.6	47.5	1,410
15～17	27.0	59.7	1,610	25.3	51.9	1,310
18～29	23.7	64.5	1,530	22.1	50.3	1,110
30～49	22.5	68.1	1,530	21.9	53.0	1,160
50～64	21.8	68.0	1,480	20.7	53.8	1,110
65～74	21.6	65.0	1,400	20.7	52.1	1,080
75 以上	21.5	59.6	1,280	20.7	48.8	1,010

摂取量や供給量を算定し，実施することが望ましい．そのための望ましい体格指数として成人では BMI を用いる．乳児・小児では該当する性・年齢階級の日本人の身長・体重の分布曲線（成長曲線）を用いる．妊婦では，妊娠前の体格区分別に推奨体重増加量を示す．授乳婦では，正常な妊娠，分娩を経た授乳婦が授乳期間中に妊娠前と比べて余分に摂取すべきエネルギー量を付加する量とする．

2020 年版では，観察疫学研究において報告された総死亡率がもっとも低かった BMI を基に，疾患別の発症率と BMI の関連，死因と BMI との関連，喫煙や疾患の合併による BMI や死亡リスクへの影響，日本人の BMI の実態に配慮し，総合的に判断し目標とする範囲を設定した．65 歳以上では，総死亡率がもっとも低かった BMI と実態との乖離がみられたため，フレイル予防と生活習慣病の発症予防に配慮し，当面目標とする BMI の範囲が設定された（p. 306 の**付表 1**〈目標とする BMI の範囲〉）．2020 年版では年齢区分の変更により，50～64 歳の目標とする BMI は 20.0～24.9，65 歳以上の高齢者では，フレイル予防および生活習慣病の予防の両方に配慮する必要があることを踏まえ，当面目標とする BMI の範囲を 21.5～24.9 とした．

目標とする BMI は，あくまでも参考として使用すべきであり，目標とする BMI の設定方法や，望ましいエネルギー消費量については，今後も引き続き検証が必要である．

4）エネルギー必要量

エネルギー必要量は WHO の定義に従い，「ある身長，体重と体組成の個人が，長期間に良好な健康状態を維持する身体活動レベルのとき，エネルギー消費量との均衡がとれるエネルギー摂取量」と定義される．小児，妊婦，授乳婦では，エネルギー必要量に成長や妊娠継続，授乳に必要なエネルギー量を含む．

推定エネルギー必要量は参考として示されたものであり，エネルギー必要量に依存する

表 16－5　年齢階級別に見た身体活動レベルの群分け（男女共通）

身体活動レベル	I（低い）	II（ふつう）	III（高い）
1〜2　（歳）	—	1.35	—
3〜5　（歳）	—	1.45	—
6〜7　（歳）	1.35	1.55	1.75
8〜9　（歳）	1.40	1.60	1.80
10〜11（歳）	1.45	1.65	1.85
12〜14（歳）	1.50	1.70	1.90
15〜17（歳）	1.55	1.75	1.95
18〜29（歳）	1.50	1.75	2.00
30〜49（歳）	1.50	1.75	2.00
50〜64（歳）	1.50	1.75	2.00
65〜74（歳）	1.45	1.70	1.95
75 以上（歳）	1.40	1.65	—

栄養素量を算定するための参考値とするものである．

低体重者，肥満者では，国立健康・栄養研究所の式を用いて算定した基礎代謝量に，普通体重者と同じ身体活動レベルを乗じて推定エネルギー必要量を算定する．保健指導レベルの高血糖者のエネルギー必要量は，健康な者とほぼ同じと考えて体重管理に当たる．糖尿病を含む種々の疾患を有する者のエネルギー摂取量の設定は，それぞれの診療ガイドラインを参照する．なお，若年女性はやせの割合が高いことから，早い年齢からの栄養状況の精査や対応が必要であることが特記された．

5）身体活動レベル

身体活動レベルは，エネルギー消費量を基礎代謝量で除した値である（p. 306 の**付表 1〈参考〉**）．成人，高齢者では健康な日本人の成人のデータ，小児は系統的レビューの結果より策定された．小児（1〜5 歳）はレベルII（ふつう）のみ，6 歳以上はレベル I（低い），レベルII（ふつう），レベルIII（高い）に分けられている．肥満者も身体活動レベルは非肥満者と同じ値を適用する．**表 16-5** に，年齢階級別にみた身体活動レベルの群分けを示した．

2．たんぱく質

たんぱく質の食事摂取基準は，窒素出納維持量をもとに算定された．2020 年版では，男女とも全年齢区分のたんぱく質維持必要量を，0.66 kg/体重/日とした．小児期と妊娠期は，たんぱく質蓄積量が付加され，授乳期のたんぱく質付加量は，泌乳に対する付加とした．乳児は目安量が算定された．2020 年版では，高齢者のフレイル予防の観点から，総エネルギーに占めるたんぱく質由来エネルギー量（%エネルギー）について，65 歳以上の目標量の下限が，13 %から 15 %に引き上げられた．必要エネルギー摂取量が低い者では，下限が推奨量を下回る場合があるが，下限を推奨量以上とすることが望ましい．なお 50〜64 歳の目標量の下限も 13 %から 14 %に引き上げられている．

耐容上限量は，もっとも関連が深いと考えられる腎機能への影響を考慮すべきではあるが，基準を設定し得る明確な根拠となる報告が不十分であるため設定されていない．

3．脂質

1）脂質（脂肪エネルギー比率）

脂質は，小児期から高齢者までは目標量としてエネルギー比率（20～30 %エネルギー）で示された．乳児は目安量が算定された．

2）飽和脂肪酸

高 LDL コレステロール血症の主なリスク要因の一つであり，循環器疾患や肥満の危険因子でもあるため，生活習慣病の発症予防の観点から 3 歳以上の目標量が設定された．3 歳未満については日本人の摂取量の実態が不十分なため，目標量の設定は見送られた．

3）n-6 系，n-3 系脂肪酸

n-6 系脂肪酸の必要量を算定するために有用な研究は存在しないこと，日常生活を自由に営んでいる健康な日本人には n-6 系，n-3 系脂肪酸欠乏が原因と考えられる症状の報告はないことから，目安量が設定された．

4）その他の脂質

（1）一価不飽和脂肪酸

必須脂肪酸ではなく，主な生活習慣病への量的影響も明らかではないため，基準の設定は見送られた．

（2）食事性コレステロール

コレステロールは，体内で合成され，脂質異常症および循環器疾患の発症予防の観点から目標量を設定することは難しい．脂質異常症を有する者およびハイリスク者は，摂取量を低く抑えることが望ましいと考えられるため，2020 年版では，脂質異常症の重症化予防を目的とした量として，200 mg/日未満に留めることが望ましいことが，表の脚注として記載された．

（3）トランス脂肪酸

トランス脂肪酸の摂取による健康への影響は，飽和脂肪酸の摂取によるものと比べて小さいが，飽和脂肪酸と同様に冠動脈疾患に関与する栄養素として，2020 年版では摂取に関する参考情報が，表の脚注に記載された．トランス脂肪酸は健康の保持・増進を図るうえで積極的な摂取は勧められず，その摂取量は 1 %エネルギー未満で，できるだけ低く留めることが望ましい．

4．炭水化物

1）炭水化物

通常，乳児期以外では，かなりの炭水化物を摂取しており，炭水化物が直接，ある特定の健康障害の原因となる報告は糖尿病だけであり，情報が乏しいことから，推定平均必要量，推奨量，耐容上限量は設定されなかった．炭水化物はエネルギー源として重要であるため，アルコールを含む合計量として，たんぱく質および脂質の残余として目標量(範囲)が算定された．

アルコールは，エネルギーを産生することから，炭水化物の合計量に含めたが，摂取を推奨するものではない．食物繊維の摂取量が少なくならないように，炭水化物の質に留意が必要である．糖類の過剰摂取が肥満やう歯の原因となることは広く知られているが，日本人の糖類の摂取量の把握が現状では困難であることから，糖類の目標量は設定されなかった．

2）食物繊維

食物繊維の摂取量不足が生活習慣病の発症率または死亡率に関連していることから，アメリカ・カナダの成人の食事摂取基準と，日本人成人における摂取量の中央値との中間値を，目標量を算定するための参照値として，目標量が設定された．食物繊維の理想的な目標量は成人では 24 g/日以上と考えられるが，現在の日本人の摂取実態と，実行可能性を考慮して，これよりも低く設定された．2020 年版では，小児期の食習慣が，成人後の循環器疾患の発症やその危険因子に影響を与えている可能性を考慮し，3 歳以上について成人と同じ方法で算定された．

5．エネルギー産生栄養素バランス

エネルギー産生栄養素バランスは，「エネルギーを産生する栄養素，すなわち，たんぱく質，脂質，炭水化物（アルコールを含む）とそれらの構成成分が，総エネルギー摂取量に占めるべき割合（%エネルギー）」である．エネルギー産生栄養素バランスとして，これらの構成比率を指標とした．必要なエネルギー量を確保したうえでのバランスとすることが必要である．乳児については，母乳における栄養素の構成比をもって，好ましいエネルギー産生栄養素バランスと考えるものとし，1 歳以上について目標量が設定された．

ただし，各栄養素の範囲は，おおむねの値を示したものであり，生活習慣病の予防とその重症化予防を目的とするものである．また脂質については，その構成成分である飽和脂肪酸など，脂質の質への配慮を十分に行う必要があり，炭水化物については，食物繊維の目標量にも十分注意する必要がある．また，65 歳以上の高齢者では，フレイル予防を目的とした量を定めることは難しく，身長・体重が参照体位に比べて小さい者や，特に 75 歳以上であって加齢に伴い身体活動量が大きく低下した者など，必要エネルギー摂取量が低い者では，下限が推奨量を下回る場合がある．この場合でも，下限は推奨量以上とすることが望ましい．

6．ビタミン，ミネラル

ビタミン，ミネラルについて，2020 年版で変更があるものや，解釈に注意が必要なものをまとめた．

微量ミネラルについては，必要量の算定に有用な日本人のデータは少ない．このため，マンガンを除き，欧米諸国で得られたデータをもとに，推定平均必要量および推奨量が設定された．微量ミネラルの摂取と生活習慣病の発症予防および重症化予防に関しては，十分な科学的根拠がないため，目標量および重症化予防を目的とした量は設定されなかった．微量ミネラルについては，通常の食生活で過剰摂取が生じる可能性はないが，サプリメント等の不適切な利用に伴って過剰摂取が生じる可能性は否定できない．

1）脂溶性ビタミン

脂溶性ビタミンは摂取量の日間変動が比較的に大きい栄養素である．そのために，習慣的な摂取量や習慣的な給与量を把握したうえで，食事摂取基準で定められた値と比較するように努めることが望まれる．脂溶性ビタミンの摂取と生活習慣病の発症予防および重症化予防に関する十分な科学的根拠がなく，目標量および重症化予防を目的とした量は設定されなかった．

（1）ビタミンD

ビタミンD_2とビタミンD_3を区別せず，ビタミンDとして両者の合計量で算定されている．日照により皮膚で産生される量を差し引いた値である．フレイル予防に限らず，全年齢区分を通じて，日常生活において可能な範囲内での適度な日照を心がけることが重要である．

（2）ビタミンE

α-トコフェロールのみを，ビタミンEの基準値としている．日本食品標準成分表2015年版（七訂）では，4種類のビタミンEの記載がされているため，注意が必要である．

（3）ビタミンK

フィロキノン，メナキノン-4の重量にメナキノン-7をメナキノン-4相当量に換算して求めた重量を加えた合計量をビタミンK量として，基準値が算定され，目安量が設定されている．日本人のビタミンK摂取量は納豆摂取の影響が大きいことから，成人の目安量は納豆非摂取者においても明らかな健康障害が認められない値にもとづいて，目安量が設定された．

2）水溶性ビタミン

水溶性ビタミンの摂取と生活習慣病の発症予防および重症化予防に関しては十分な科学的根拠がなく，目標量および重症化予防を目的とした量は設定されなかった．

（1）ビタミンB_1，B_2

尿中にビタミンB_1，B_2の排泄量が増大し始める摂取量（体内飽和量）から算定された．身体活動量レベルIIの推定エネルギー必要量より算定された．

（2）ビタミンB_6

推定平均必要量と推奨量は，たんぱく質の推奨量を用いて算定されている．耐容上限量は，ピリドキシンの重量として設定されている．

（3）葉酸

妊娠の可能性がある女性は，神経管閉鎖障害のリスク低減のために，付加的に400 μg/日のプテロイルモノグルタミン酸の摂取が望まれることが脚注に追記されている．耐容上限量は，アメリカ・カナダの食事摂取基準をもとにサプリメントや強化食品に含まれるプテロイルモノグルタミン酸の量として設定された．妊婦の付加量は中期，後期のみに設定された．食事性の葉酸と，プテロイルモノグルタミン酸は生体利用率が異なるため注意が必要である．

（4）ナトリウム，カリウム

ナトリウムの推定平均必要量は，不可避損失量を補うという観点から設定されている．推奨量は，指標としての意味をもたないことから，算定されていない．2020年版では成人の目標量が0.5 g/日引き下げられた．また，生活習慣病の重症化予防の観点より，国内外のガイドラインを踏まえて，高血圧および慢性腎臓病（CKD）の重症化予防を目的とした量は，男女とも6.0 g/日未満とされ，ナトリウムの表の脚注に示された．

カリウムについては，2020年版では小児の目標量が設定された．生活習慣病の重症化予防のためや，高血圧の重症化予防には，発症予防のための目標量よりも多くのカリウムを摂取することが望まれるが，重症化予防の目的とした量を決めるだけの根拠はなかった．しかし，ナトリウム/カリウムの摂取比を考慮することも重要であり，特に高齢者では腎臓機能障害や糖尿病に伴う高カリウム血症に注意が必要である．

（5）カルシウム

1歳以上については，体内蓄積量，尿中排泄量，経皮的損失量を算定し，要因加算法を用いて推定平均必要量が設定された．耐容上限量については，日本人の通常の食品からの摂取でこの値を超えることはまれであるが，サプリメントなどを使用する場合に注意する必要がある．

（6）鉄

推定平均必要量，推奨量は，要因加算法を用いて算定された．

（7）ヨウ素

耐容上限量は，習慣的なヨウ素摂取に適用されるものである．妊婦は，非妊娠時よりもヨウ素の過剰摂取に注意する必要があることから，成人女性の耐容上限量に不確実性因子1.5を乗じて，非妊娠時よりも低い2,000 g/日とした．

以上の栄養素を含めて，エネルギー・栄養素別の食事摂取基準の策定の概要を，ライフステージごとに**表16-6**（p. 290〜）にまとめた．

5 ライフステージ別食事摂取基準

1．妊婦・授乳婦

推定平均必要量，推奨量の設定が可能な栄養素については，妊婦，授乳婦の付加量が示されている．目安量では，胎児の発育に問題ないと想定される日本人妊婦・授乳婦の中央値を用いるか，これらの値のない場合は，非妊娠時の値を用いて策定されている．授乳期の指標は，泌乳量を哺乳量（0.78 L/日）とみなして策定している．

耐容上限量については，妊婦・授乳婦の報告が乏しいため，策定できない栄養素が多くみられるが，当該年齢の成人の値を厳しく考えることが望まれる．多量に栄養素を摂取しても健康障害が生じないことを保障するものではなく，基本的に非妊娠，非授乳婦における耐容上限量を便宜的に参考とすることとする．また，目標量については，妊婦・授乳婦ともに，非妊娠・非授乳中女性と同じ基準とした．しかし，妊娠高血圧症候群や妊娠糖尿病など，妊娠に関連する生活習慣病が存在し，無視することはできないことから，今後，妊婦の目標量を設定する必要性について詳細な研究が必要である．妊娠期間を細分化して考える必要がある場合は，妊娠初期（～13 週 6 日），妊娠中期（14 週 0 日～27 週 6 日），妊娠後期（28 週 0 日～）に分けた．

2．乳児

推定平均必要量や推奨量を決定するための乳児の臨床研究は容易ではない．また，健康な乳児が摂取する母乳の質と量は乳児の栄養状態にとって望ましいものと考えられることから，乳児における食事摂取基準は，目安量を算定するものとし，母乳中の栄養素濃度と健康な乳児の哺乳量との積とした．

生後 6 カ月以降の乳児では，乳汁（母乳または人工乳）の摂取量が徐々に減り，離乳食の摂取量が増えることから，主要な栄養素および一部のミネラルについては，6 ～ 8 カ月，9 ～11 カ月（または，6 ～11 カ月）の月齢区分で，母乳および離乳食からの摂取量データを検討して算定された．しかし，この集団における摂取量データは限られていることから，他の栄養素については 0 ～ 5 カ月児，1 ～ 2 歳の小児の値等から外挿して算定された．

3．小児

小児の食事摂取基準については，十分な情報が存在しない場合外挿法を用いた．小児では耐容上限量が設定できない栄養素が多くあるが，多量に栄養素を摂取しても健康障害が生じないことを保障するものではない．

4．高齢者

高齢者では，咀嚼能力の低下，消化・吸収率の低下，運動量の低下に伴う摂取量の低下などが存在し，これらは個人差が大きいことが特徴である．また，多くの者が，何らかの疾患を有しているため，高齢者に食事摂取基準を適用する際には，年齢だけでなく，個人の特徴に十分に注意する必要がある．

5．生活習慣病とエネルギー・栄養素との関連

エネルギー・栄養素摂取と生活習慣病との関連についてレビューした結果をもとに，栄養素摂取と高血圧，脂質異常症，糖尿病，慢性腎臓病（CKD）との関連について図にまとめ，解説されている．

ライフステージ別の摂取基準の策定の概要については，エネルギー・栄養素ごとに**表 16-6**（p. 290～）にまとめた．

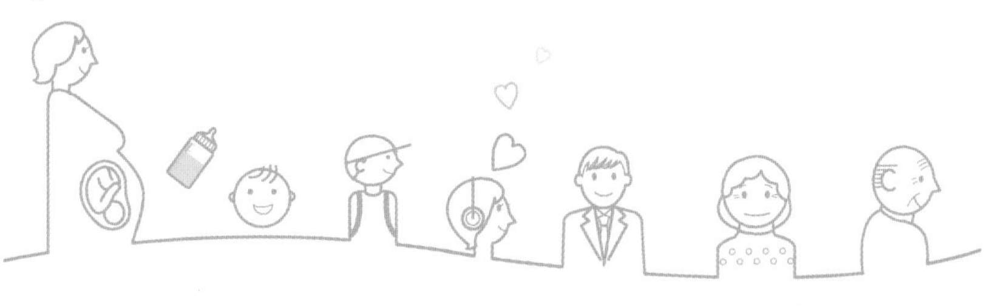

表 16－6　ライフステージごとの食事摂取基準の策定の概要

主要栄養素・ビタミン

栄養素	指標	成人（18歳以上）および高齢者	小児	乳児
エネルギー	推定エネルギー必要量(kcal/日)*1	基礎代謝量（kcal/日）×身体活動レベル	基礎代謝量（kcal/日）×身体活動レベル＋エネルギー蓄積量（kcal/日；成長に必要なエネルギー量）	総エネルギー消費量(kcal/日)＋エネルギー蓄積量(kcal/日)
	BMI (kg/m^2)	18歳〜49歳：18.5〜24.9，50歳〜64歳：20.0〜24.9，65歳以上：21.5〜24.9，男女共通，あくまでも参考として使用すべき．高齢者では，フレイルの予防および生活習慣病の発症予防の両者に配慮する必要があることも踏まえる	該当する性・年齢階級の日本人の身長・体重の分布曲線（成長曲線）を用いる	
たんぱく質(g/日)	推定平均必要量	たんぱく質維持必要量（0.66/kg/日)〕×参照体重(kg)	たんぱく質維持必要量＋〔新生組織蓄積量(g/日)＝たんぱく質蓄積量÷蓄積効率〕，要因加算法により算出	目安量 0〜5カ月：基準哺乳量と母乳のたんぱく質濃度から算出，6〜8カ月：母乳中の母乳中たんぱく質濃度×基準哺乳量＋母乳以外の離乳食のたんぱく質量，9〜11カ月：母乳中のたんぱく質濃度×基準哺乳量＋母乳以外の離乳食のたんぱく質量，人工栄養で育児を行う場合も目安量は母乳で育児を行う場合と同じとした
	推奨量	推定平均必要量×推奨量算定係数(1.25)	推定平均必要量×推奨量算定係数(1.25)	
	目標量 エビデンスレベル　D1	%エネルギーとして13〜20．範囲に関しては，おおむねの値を示したもの，弾力的に運用すること		
脂質(脂肪エネルギー比率)	目標量 エビデンスレベル　D3	20〜30%エネルギー．おおむねの値を示したもの		目安量 0〜5カ月：母乳中の脂質濃度×基準哺乳量，6〜11カ月：0〜5カ月の目安量と1〜2歳児目安量の中間値を丸め処置をして設定
飽和脂肪酸（%エネルギー）	目標量 エビデンスレベル　D1	7以下．飽和脂肪酸は高LDLコレステロール血症の主な危険因子の一つであり，循環器疾患（冠動脈疾患を含む）の危険因子．生活習慣病の発症予防の観点から動脈硬化性疾患，特に心筋梗塞の発症および重症化予防の観点から，日本人の摂取実態も踏まえて上限値を設定．2010年版にあった目標量下限値は2015年版以降は削除	3歳以上に設定．日本人が現在摂取している飽和脂肪酸量を測定し，その中央値を目標量（上限）とする	—

*1 推定エネルギー必要量は参考表として示されたものであり，エネルギー必要量に依存する栄養素量を算出するための参考値とするものである．

<table>
<tr><th>妊婦</th><th>授乳婦</th><th>備考</th></tr>
<tr><td>妊娠前の推定エネルギー必要量（kcal/日）＋妊婦のエネルギー付加量（kcal/日；妊娠継続に必要なエネルギー量として，妊娠による総消費エネルギーの変化量（kcal/日）＋エネルギー蓄積量（kcal/日）を付加）</td><td rowspan="2">妊娠前の推定エネルギー必要量（kcal/日）＋授乳婦のエネルギー付加量（kcal/日；母乳のエネルギーから体重減少分のエネルギー量を引いた値を付加，正常な妊娠，分娩を経た授乳婦が授乳期間中に妊娠前と比べて余分に摂取すべきエネルギー量）</td><td>身体活動レベルⅠの場合，少ないエネルギー消費量に見合った少ないエネルギー摂取量を維持することになるため，健康の保持・増進の観点からは，身体活動量を増加させる必要がある．低体重者，肥満者（BMI 30 以上）では，国立健康・栄養研究所の式を用いて算出した基礎代謝量に，普通体重者と同じ身体活動レベルを乗じて推定エネルギー必要量を算出する．保健指導レベルの高血糖者のエネルギー必要量は，健康な者とほぼ同じと考えて体重管理に当たってよいものと考える．種々の疾患を有する者のエネルギー摂取量の設定は，それぞれの診療ガイドラインを参照する</td></tr>
<tr><td>妊娠前の体格区分別に推奨体重増加量を示す</td><td>肥満者では，発症予防を目標とするBMIの範囲まで減量しなくても，軽度の減量を達成し，それを維持することが重症化予防の観点では望ましい．高齢者のBMIの評価では，脊柱や関節の変形による身長短縮が影響することも考慮する．若年女性のやせについては今後の研究が必要</td></tr>
<tr><td>たんぱく質維持必要量＋〔新生組織蓄積量(g/日)＝たんぱく質蓄積量÷蓄積効率〕．妊娠期の体たんぱく質蓄積量は，体カリウム増加量より間接的に算定</td><td>泌乳に対するたんぱく質付加量をたんぱく質維持必要量への付加量として付加</td><td></td></tr>
<tr><td>推定平均必要量×推奨量算定係数(1.25)</td><td>推定平均必要量×推奨量算定係数(1.25)</td><td></td></tr>
<tr><td>妊婦(初期・中期)の目標量は，13〜20％エネルギー</td><td>妊婦（後期）および授乳婦の目標量は，15〜20％エネルギー</td><td>目標量の下限は，推奨量を満たしたうえで，主な生活習慣病やフレイルの発症予防を目的とする．また目標量の上限は1歳以上の全年齢区分において20％エネルギーとする．フレイル・サルコペニア，慢性腎臓病については科学的根拠が不十分．3妊婦（初期・中期）の目標量は13〜20％エネルギー．妊婦(後期)および授乳婦の目標量は15〜20％</td></tr>
<tr><td colspan="2">非妊娠・非授乳中の女性と同じ値</td><td>脂質の目標量を設定する主な目的は，飽和脂肪酸の過剰摂取を介して発症する生活習慣病を予防することにある．目標量の上限は飽和脂肪酸の目標量の上限を超えないように，下限は必須脂肪酸の目安量を下回らないように設定</td></tr>
<tr><td colspan="2">非妊娠・非授乳中の女性と同じ値</td><td>脂質異常症，特に高LDLコレステロール血症の患者においては，発症予防・重症化予防のための飽和脂肪酸摂取量の低減が求められる</td></tr>
</table>

（次頁へつづく）

表 16－6　ライフステージごとの食事摂取基準の策定の概要（つづき）

栄養素	指標	成人（18 歳以上） および高齢者	小児	乳児
n-6 系脂肪酸（g/日） n-3 系脂肪酸（g/日）	目安量（2010 年版にあった目標量は 2015 年版以降削除）	平成 28 年国民健康・栄養調査の摂取量の中央値		0〜5 カ月：基準哺乳量と母乳の脂質成分から算出，6〜11 カ月：0〜5 カ月児の目安量と 1〜2 歳児の目安量（中央値）の平均
炭水化物（%エネルギー）	目標量 エビデンスレベル　D5	50〜65．1 歳以上について，炭水化物（特に糖質）がエネルギー源として重要な役割を担っていることから，たんぱく質ならびに脂質の残余として設定，範囲に関しては，おおむねの値を示した．アルコールを含む．ただし，アルコールの摂取をすすめるものではない		—
食物繊維（g/日）	目標量 エビデンスレベル　D1	平成 28 年国民健康・栄養調査の摂取量の中央値と，アメリカ・カナダの成人の食事摂取基準との中間値．目標量には，通常の食品以外のサプリメント等は含まない	根拠が乏しいため 1〜3 歳未満は設けない．3〜17 歳は成人と同じ方法で設定	—
エネルギー産生栄養バランス（%エネルギー）	目標量	各種栄養素の摂取不足を回避するとともに，生活習慣病の発症予防とその重症化予防を目的に設定．それぞれの栄養素の範囲については，おおむねの値を示したもの．エネルギーおよび他の栄養素の摂取量に十分に配慮し，それぞれの状況に応じたエネルギー産生栄養素のバランスを考慮すべき．脂質については，その構成成分である飽和脂肪酸など，質への配慮を十分に行う必要がある．炭水化物にはアルコールを含む．ただし，アルコールの摂取をすすめるものではない．食物繊維の目標量を十分に注意すること．65 歳以上の高齢者について，フレイル予防を目的とした量を定めることは難しいが，身長・体重が参照体位に比べて小さい者や，特に 75 歳以上であって加齢に伴い身体活動量が大きく低下した者など，必要エネルギー摂取量が低い者では，下限が推奨量を下回る場合があり得る．この場合でも，下限は推奨量以上とすることが望ましい		—
ビタミン A（μgREA/日）*2	推定平均必要量	肝臓内最小貯蔵量を維持するために必要な摂取量より算出．推定平均必要量の参照値（9.3 μgRAE/kg 体重/日）と参照体重から概算．プロビタミン A カロテノイドを含む	18〜29 歳の成人男性または女性の推定平均必要量をもとにし，それぞれ成長因子を考慮し，体重比の 0.75 乗を用いて体表面積を推定する方法により外挿	目安量　0〜5 カ月：基準哺乳量と母乳中濃度から算出，6〜11 カ月：0〜5 カ月児の目安量から外挿．母乳中のプロビタミン A カロテノイド濃度は，乳児にどのように利用されるか解析されていないため，レチノール活性当量の計算には加えていない
	推奨量	推定平均必要量×推奨量算定係数（1.4）．プロビタミン A カロテノイドを含む	推定平均必要量×推奨量算定係数（1.4）	
	耐容上限量	肝臓へのビタミン A の過剰蓄積による肝臓障害を指標として外挿，不確実性因子 5．プロビタミン A カロテノイドを含まない	18〜29 歳の耐容上限量を体重比から外挿して設定	過剰摂取による頭蓋内圧亢進の症例報告をもとに設定，不確実性因子 10

*2 レチノール活性当量（μgRAE）＝レチノール（μg）＋β-カロテン（μg）×1/12＋α-カロテン（μg）×1/24＋β-クリプトキサンチン（μg）×1/24＋その他のプロビタミン A カロテノイド（μg）×1/24，耐容上限量にはプロビタミン A カロテノイドは含まない．

<table>
<tr><th>妊婦</th><th>授乳婦</th><th>備考</th></tr>
<tr><td colspan="2" rowspan="2">平成 28 年国民健康・栄養調査の摂取量の中央値</td><td>冠動脈疾患の予防・重症化予防に役立つ可能性について科学的根拠不十分</td></tr>
<tr><td>n-3 系脂肪酸摂取量，特に EPA ・ DHA の循環器疾患や認知機能低下・認知症予防について科学的根拠不十分．コレステロールの目標量（上限値）を設定することは難しいが，コレステロールに目標量は設定されていないが，コレステロール摂取量は脂質異常症の重症化予防の目的からは，200 mg/日未満に留めることが望ましい．一価不飽和脂肪酸は，必須脂肪酸でなく，主な生活習慣病への量的影響も明らかではないため，目標量は策定せず．トランス脂肪酸の摂取量は 1 % エネルギー未満，1 %未満でもできるだけ低く留めることが望ましい</td></tr>
<tr><td colspan="2">非妊娠・非授乳中の女性と同じ値</td><td>目標量（下限）は，たんぱく質の目標量の上の値（20 % エネルギー）と脂質の目標量の上の値（30 % エネルギー）に対応して設定</td></tr>
<tr><td colspan="2">非妊娠・非授乳中の女性と同じ値</td><td>食物繊維の積極的な摂取が生活習慣病予防・重症化予防に重要．食物繊維が豊富な食品は，グリセミック・インデックス（glycemic index：GI）が低い傾向があるが，糖尿病患者にどの程度の GI（値）の食事をすすめるべきかは根拠が不十分．アルコールの過剰摂取による健康障害への注意喚起を行うことに留め指標は算定せず</td></tr>
<tr><td colspan="2">非妊娠・非授乳中の女性と同じ値</td><td>たんぱく質の目標量（範囲）を算定し，飽和脂肪酸の目標量（上限）を算定した．脂質の目標量（上限）は飽和脂肪酸の目標量（上限）を主に参照して算定．脂質の目標量（下限）は，必須脂肪酸（n-6・n-3 系脂肪酸）の目安量を参照して算定．炭水化物の目標量（範囲）は，これらの合計摂取量の残りとして算定．活用上の注意点は，①基準とした値の幅の両端は明確な境界を示すものではない．このことを十分に理解して柔軟に用いるべき．各栄養素の範囲の下端や上端を合計しても 100 %にならない．②脂質・炭水化物は，それぞれの栄養素の質，個々の脂肪酸や個々の糖の構成（特に，飽和脂肪酸と食物繊維）に十分に配慮すること．③何らかの疾患を特定してその疾患の発症予防・重症化予防を試みる場合には，期待する予防の効果とともに，これらの栄養素バランスに関する対象者の摂取実態などを総合的に把握し，適正な構成比率を判断すること</td></tr>
<tr><td>初期及び中期の付加量はなし．後期のみ，胎児へのビタミン A の移行蓄積量を付加</td><td>母乳中に分泌される量を付加</td><td rowspan="3">プロビタミン A カロテノイド（β-カロテン，α-カロテン，クリプトキサンチン）によるビタミン A 過剰症は生じない．ビタミン A に変換されなかったプロビタミン A カロテノイド，ビタミン A にならないカロチノイド（リコペン，ルテイン，ゼアキサンチンなど）の抗酸化作用，免疫賦活作用などの有効性や安全性は根拠が不十分</td></tr>
<tr><td>推定平均必要量×推奨量算定係数(1.4)</td><td>推定平均必要量×推奨量算定係数(1.4)</td></tr>
<tr><td>—</td><td>—</td></tr>
</table>

（次頁へつづく）

表 16－6　ライフステージごとの食事摂取基準の策定の概要（つづき）

栄養素	指標	成人（18 歳以上）および高齢者	小児	乳児
ビタミンD (μg/日)*3	目安量	アメリカ・カナダの食事摂取基準（2011）に準拠し，日照により皮膚で産生されると考えられるビタミンDを差し引いた値	成人で得られた目安量をもとに成長因子を考慮し，体表面積を推定する方法により外挿	くる病防止の観点から設定
	耐容上限量	アメリカ・カナダの食事摂取基準に準拠，100 μg/日，不確実性因子 2.5	18〜29 歳の値と乳児の値の間を参照体重を用いて体重比から外挿	アメリカ・カナダの食事摂取基準と同様の方法で設定，不確実性因子 1.8
ビタミンE (mg/日)	目安量	平成 28 年国民健康・栄養調査における性別および年齢階級ごとの摂取量の中央値をもとに設定		0〜5 カ月児：日本人の母乳中の α-トコフェロール量の平均値と基準哺乳量より算定，6〜11 カ月児：体重比を用いて体表面積を推定する方法で外挿
	耐容上限量	健康障害非発現量 800 mg/日と参照体重を用いて，体重比から性別，年齢階級別に算出，不確実性因子 1		—
ビタミンK (μg/日)	目安量	平成 28 年国民健康・栄養調査の納豆非摂取者の平均値を参照し設定．高齢者は 50〜64 歳と同じ値	成人で得られた目安量をもとに成長因子を考慮し，体表面積を推定する方法により外挿	0〜5 カ月児：母乳中のビタミンK濃度と基準哺乳量より算出，6〜11 カ月児：母乳以外の食事からの摂取量も考慮して設定．臨床領域では出生後，ただちにビタミンKの経口投与が行われていることを前提としている
ビタミン B_1 (mg/日)	推定平均必要量	ビタミン B_1 の欠乏症である脚気を予防するに足る最小必要量からではなく，尿中にビタミン B_1 の排泄量が増大し始める摂取量（体内飽和量）から算定		目安量　0〜5 カ月：基準哺乳量と母乳中濃度から算出，6〜11 カ月：0〜5 カ月児の目安量と 18〜29 歳の推定平均必要量から外挿値の平均値
	推奨量	推定平均必要量×推奨量算定係数(1.2)	推定平均必要量×推奨量算定係数(1.2)	
ビタミン B_2 (mg/日)	推定平均必要量	推定平均必要量は，ビタミン B_2 の欠乏症である口唇炎，口角炎，舌炎などの皮膚炎を予防するに足る最小量からではなく，尿中にビタミン B_2 の排泄量が増大し始める摂取量（体内飽和量）から算定		目安量 0〜5 カ月：基準哺乳量と母乳中濃度から算出，6〜11 カ月：0〜5 カ月児の目安量と 18〜29 歳の推定平均必要量から外挿値の平均値
	推奨量	推定平均必要量×推奨量算定係数(1.2)	推定平均必要量×推奨量算定係数(1.2)	
ナイアシン (mgNE/日)*3	推定平均必要量	ナイアシン欠乏症のペラグラの発症を予防できる最小摂取量をもとに，エネルギー当たりの値を算出して設定		目安量　0〜5 カ月：基準哺乳量と母乳中濃度から算出，単位は mg/日．6〜11 カ月：0〜5 カ月児の目安量と 18〜29 歳の推定平均必要量から外挿値の平均値．単位は mg/日
	推奨量	推定平均必要量×推奨量算定係数(1.2)	推定平均必要量×推奨量算定係数(1.2)	
	耐容上限量	ニコチン酸あるいはニコチンアミドの量で参照体位を用いて算定，不確実性因子 5．ニコチンアミドの重量(mg/日）で示す		—
ビタミン B_6 (mg/日)	推定平均必要量	血漿ＰＬＰ濃度を 30 nmol/L に維持できる摂取量として，たんぱく質摂取量当たりで算定		目安量　0〜5 カ月：基準哺乳量と母乳中濃度から算出，6〜11 カ月：0〜5 カ月児の目安量と 18〜29 歳の推定平均必要量から外挿値の平均値
	推奨量	推定平均必要量×推奨量算定係数(1.2)	推定平均必要量×推奨量算定係数(1.2)	
	耐容上限量	健康障害非発現量 300 mg/日，不確実性因子 5，耐容上限量算定の参照値を 0.86 mg/kg 体重/日とし，参照体重を乗じて，性別，年齢階級別に設定		—

*3 NE＝ナイアシン当量＝ナイアシン＋1/60 トリプトファン

<table>
<tr><th>妊婦</th><th>授乳婦</th><th>備考</th></tr>
<tr><td colspan="2">母乳栄養児でのビタミンD不足によるくる病，低カルシウム血症の報告なども踏まえ，母乳中に分泌されるビタミンD量も考慮した値とした．非妊娠・非授乳中の女性と同じ値</td><td rowspan="2">フレイル予防を目的とした量を設定できるだけの科学的根拠も不十分．日照によりビタミンDが産生されることを踏まえ，フレイル予防を図る者はもとより，全年齢区分を通じて，日常生活において可能な範囲内での適度な日光浴を心掛けるとともに，ビタミンDの摂取については，日照時間を考慮に入れることが重要</td></tr>
<tr><td colspan="2">非妊娠・非授乳中の女性と同じ値</td></tr>
<tr><td>平成28年国民健康・栄養調査結果から算出された妊婦のビタミンE摂取量の中央値を参照</td><td>平成28年国民健康・栄養調査結果から算出された授乳婦のビタミンE摂取量の中央値を参照</td><td rowspan="2">α-トコフェロールについて算定．α-トコフェロール以外のビタミンEは含んでいない</td></tr>
<tr><td>—</td><td>—</td></tr>
<tr><td colspan="2">非妊娠・非授乳中の女性と同じ値</td><td></td></tr>
<tr><td>エネルギー要求量に応じて増大するという代謝特性から付加量を算定</td><td>母乳中のビタミンB_1濃度に泌乳量を乗じ，相対生体利用率を考慮して算出</td><td rowspan="2">欠乏症を回避する最小摂取量をもとに設定した値ではないため，例えば，災害時の避難所における食事提供の計画・評価のために当面の目標とする栄養の参照量として活用する際には留意が必要．チアミン塩化物塩酸塩（分子量＝337.3)の重量として示す．身体活動レベルIIの推定エネルギー必要量を用いて算定</td></tr>
<tr><td>推定平均必要量×推奨量算定係数(1.2)</td><td>推定平均必要量×推奨量算定係数(1.2)</td></tr>
<tr><td>エネルギー要求量に応じて増大するという代謝特性から付加量を算定</td><td>母乳中に分泌される量に相対生体利用率を考慮し，付加量を算定</td><td rowspan="2">欠乏症を回避する最小摂取量をもとに設定した値ではないため，例えば，災害時の避難所における食事提供の計画・評価のために当面の目標とする栄養の参照量として活用する際には留意が必要．身体活動レベルIIの推定エネルギー必要量を用いて算定</td></tr>
<tr><td>推定平均必要量×推奨量算定係数(1.2)</td><td>推定平均必要量×推奨量算定係数(1.2)</td></tr>
<tr><td rowspan="2">トリプトファン－ニコチンアミド転換率が，非妊娠時に比べ増大することから付加量は設定せず</td><td>母乳中のナイアシン濃度に泌乳量を乗じ，相対生体利用率を考慮して算出</td><td rowspan="2">欠乏の症状を予防できる最小摂取量をもって推定平均必要量とした．ナイアシン当量（NE)＝ナイアシン＋1/60トリプトファンで示した．身体活動レベルIIの推定エネルギー必要量を用いて算定した</td></tr>
<tr><td>推定平均必要量×推奨量算定係数(1.2)</td></tr>
<tr><td>—</td><td>—</td><td></td></tr>
<tr><td>胎盤や胎児に必要な体たんぱく質の蓄積を考慮して，付加量を設定</td><td>母乳中のビタミンB_6濃度に泌乳量を乗じ，相対生体利用率を考慮して算出</td><td rowspan="2"></td></tr>
<tr><td>推定平均必要量×推奨量算定係数(1.2)</td><td>推定平均必要量×推奨量算定係数(1.2)</td></tr>
<tr><td>—</td><td>—</td><td>ピリドキシン（分子量＝169.2）の重量として示す</td></tr>
</table>

（次頁へつづく）

表 16－6 ライフステージごとの食事摂取基準の策定の概要（つづき）

栄養素	指標	成人（18 歳以上） および高齢者	小児	乳児
ビタミン B_{12} （μg/日）	推定平均 必要量	内因子を欠損した悪性貧血患者が貧血を治癒するために必要な量を基に算定	18〜29 歳の値をもとに，体重比を用いて推定した体表面積比と成長因子を考慮して算定	目安量 0〜5 カ月：基準哺乳量と母乳中濃度から算出，6〜11 カ月：0〜5 カ月児の目安量と 18〜29 歳の推定平均必要量から外挿値の平均値
	推奨量	推定平均必要量×推奨量算定係数（1.2）	推定平均必要量×推奨量算定係数（1.2）	
葉酸 （μg/日）*4	推定平均 必要量	赤血球中の葉酸濃度を 305 nmol/L 以上に維持できる最小摂取量を基に算定	18〜29 歳の値をもとに，体重比を用いて推定した体表面積比と成長因子を考慮して算定	目安量 0〜5 カ月：基準哺乳量と母乳中濃度から算出，6〜11 カ月：0〜5 カ月児の目安量と 18〜29 歳の推定平均必要量から外挿値の平均値
	推奨量	推定平均必要量×推奨量算定係数（1.2）	推定平均必要量×推奨量算定係数（1.2）	
	耐容上限量	アメリカ・カナダの食事摂取基準をもとにサプリメントや強化食品に含まれるプテロイルモノグルタミン酸の量として設定，不確実性因子 5		—
パントテン酸（mg/日）	目安量	平成 28 年国民健康・栄養調査結果の性別および年齢階級ごとの摂取量の中央値		0〜5 カ月：基準哺乳量と母乳中濃度から算出，6〜11 カ月：0〜5 カ月児の目安量から外挿
ビオチン （μg/日）	目安量	トータルダイエット法の値を採用．高齢者は成人と同じ値	18〜29 歳の値をもとに，体重比を用いて推定した体表面積比と成長因子を考慮して算定	0〜5 カ月：基準哺乳量と母乳中濃度から算出，6〜11 カ月：0〜5 カ月児の目安量から外挿
ビタミン C （mg/日）	推定平均 必要量	ビタミン C の欠乏症である壊血病を予防するに足る最小量からではなく，心臓血管系の疾病予防効果ならびに抗酸化作用効果から算定．高齢者も成人と同じ値	18〜29 歳の値をもとに，体重比を乗じて推定した体表面積比と成長因子を考慮	目安量 0〜5 カ月：基準哺乳量と母乳中濃度から算出，6〜11 カ月：0〜5 カ月児の目安量と 18〜29 歳の推定平均必要量から外挿値の平均値
	推奨量	推定平均必要量×推奨量算定係数（1.2）	推定平均必要量×推奨量算定係数（1.2）	

*4 シアノコバラミン（分子量＝1,355.37）の重量として示す．

ミネラル

栄養素	指標	成人（18 歳以上） および高齢者	小児	乳児
ナトリウム	推定平均 必要量 （mg/日）	不可避損失量の観点から設定	—	目安量 0〜5 カ月：基準哺乳量と母乳中濃度から算出，6〜11 カ月：母乳，離乳食からの摂取量をもとに算定
	目標量 （g/日） エビデンスレベル DⅠ	WHO のガイドラインでの推奨値と平成 28 年国民健康・栄養調査における摂取量の中間値	WHO の推奨値を参照値とし，成人（18 歳以上男女）における参照体重の平均値と性別および年齢区分ごとの参照体重を用い，その体重比を乗じて体表面積を推定する方法により外挿	
カリウム （mg/日）	目安量	不可避損失量を補い平衡を維持するのに必要な値と平成 28 年国民健康・栄養調査摂取量の中央値から設定	成人の値を基準として，参照体重を用いその体重比と成長因子を用いて推定する方法により外挿	0〜5 カ月：基準哺乳量と母乳中濃度から算出，6〜11 カ月：0〜5 カ月児の目安量と離乳食に由来するカリウム摂取量の合計

妊婦	授乳婦	備考
胎児の肝臓中のビタミンB_{12}量から推定し，付加量を設定	母乳中の濃度に泌乳量を乗じ，吸収率を考慮して算出	欠乏の症状を予防できる最小摂取量をもって推定平均必要量とした．シアノコバラミン（分子量＝1,355.37）の重量として示した
推定平均必要量×推奨量算定係数(1.2)	推定平均必要量×推奨量算定係数(1.2)	
赤血球中の葉酸レベルを適正量に維持できたという報告の値をもとに付加量を設定．付加量は，中期および後期にのみ設定	母乳中の葉酸濃度に泌乳量を乗じ，相対生体利用率を考慮して算定	欠乏の症状を予防できる最小摂取量をもって推定平均必要量とした．妊娠を計画している女性，妊娠の可能性がある女性および妊娠初期の妊婦は，胎児の神経管閉鎖障害のリスク低減のために，通常の食品以外の食品に含まれる葉酸（狭義の葉酸）を 400 μg/日摂取することが望まれる．耐容上限量は通常の食品以外の食品に含まれる葉酸（狭義の葉酸）に適用する
推定平均必要量×推奨量算定係数(1.2)	推定平均必要量×推奨量算定係数(1.2)	
—	—	
文献から算出された妊婦のパントテン酸摂取量の中央値	文献から算出された授乳婦のパントテン酸摂取量の中央値	
値の設定に十分なデータがないことから非妊娠時の目安量を適用		
新生児の壊血病を防ぐと言われている報告を参考に付加量を算定	母乳中のビタミンC 濃度に哺乳量を乗じ，相対生体利用率を考慮して算定	L-アスコルビン酸（分子量＝176.12）の重量で示す．災害時等避難所における食事提供の計画・評価のために当面の目標とする栄養素の参照量として活用する場合は留意が必要
推定平均必要量×推奨量算定係数(1.2)	推定平均必要量×推奨量算定係数(1.2)	

妊婦	授乳婦	備考
付加必要なし	付加必要なし	高血圧および慢性腎臓病(CKD)の重症化予防のための食塩相当量の量は，男女とも 6.0 g/日未満とした．通常の食品からの摂取において欠乏症は生じないと考えられる．高血圧および慢性腎臓病の発症予防の観点から目標量(上限)を設定した．また，高血圧症および慢性腎臓病の重症化予防のために摂取すべき量も国内外のガイドラインを踏まえて設定した．ナトリウムの推定平均必要量は，食塩相当量として成人で 1.5 g/日程度と推定されている．ナトリウム/カリウムの摂取比を考慮することも重要
非妊娠時の目標量を適用		
平成 28 年国民健康・栄養調査結果から算出された妊婦のカリウム摂取量の中央値と非妊娠時の目安量をもとに設定	平成 28 年国民健康・栄養調査結果から算出された授乳婦のカリウム摂取量の中央値	通常の食品からの摂取において欠乏症は生じないと考えられる

（次頁へつづく）

表 16－6 ライフステージごとの食事摂取基準の策定の概要（つづき）

栄養素	指標	成人（18歳以上） および高齢者	小児	乳児
カリウム （mg/日）	目標量 エビデンスレベル D1	WHOから提案された成人を対象とした高血圧予防のための望ましい摂取量（3,510 mg/日）と平成28年国民健康・栄養調査結果にもとづく日本人の成人におけるカリウム摂取量の中央値を目標量算出のための参照値とした	3〜17歳に対し，成人と同じ方法で算出し，算出された目標量よりも現在の平均摂取量が多い場合には，現在の平均摂取量を目標値とした	—
カルシウム （mg/日）	推定平均必要量	要因加算法（性別および年齢区分ごとの参照体重をもとにして体内蓄積量，尿中排泄量，経皮的損失量を算出し，これらの合計を見かけの吸収率で除す）		目安量 0〜5カ月：基準哺乳量と母乳中濃度から算出，6〜11カ月：母乳，離乳食からの摂取量をもとに算定
	推奨量	推定平均必要量×推奨量算定係数(1.2)	推定平均必要量×推奨量算定係数(1.2)	
	耐容上限量	摂取の目標とすべき値ではなく，日本人の通常の食品からの摂取でこの値を超えることはまれであるが，サプリメントなどを使用する場合に注意するべき値，不確実性因子 1.2	十分な報告がないため設定せず，多量摂取をすすめるものでも多量摂取の安全性を保証するものでもない	—
マグネシウム（mg/日）	推定平均必要量	出納試験によってマグネシウムの平衡を維持できる必要量を推定して設定		目安量 0〜5カ月：基準哺乳量と母乳中濃度から算出，6〜11カ月：母乳，離乳食からの摂取量をもとに算定
	推奨量	推定平均必要量×推奨量算定係数(1.2)	推定平均必要量×推奨量算定係数(1.2)	
	耐容上限量	—		—
リン （mg/日）	目安量	アメリカ・カナダの食事摂取基準を参考に，平成28年国民健康・栄養調査の摂取量の中央値に設定		0〜5カ月：基準哺乳量と母乳中濃度から算出，6〜11カ月：母乳，離乳食からの摂取量をもとに算定
	耐容上限量	リン摂取量と血清リン濃度上昇の関係にもとづき設定，不確実性因子 1.2	—	—
鉄 （mg/日）	推定平均必要量	6カ月以上は要因加算法，アメリカ・カナダの食事摂取基準に従う．小児は成長に伴う鉄蓄積を加算．10歳〜64歳の女性の推定平均必要量および推奨量については，月経血による鉄損失を考慮した値を設定		目安量 0〜5カ月児：アメリカ・カナダの食事摂取基準の採用値に哺乳量を乗じて算出
	推奨量	15歳以上：推定平均必要量×推奨量算定係数(1.2)	1歳〜5歳：推定平均必要量×推奨量算定係数(1.4)，6歳以上は推奨量算定係数(1.2)	
	耐容上限量	15歳以上：100 mg/日を鉄沈着症を指標にした場合の最低健康障害発現量と考え，鉄沈着症が胃腸症状よりも重い健康障害につながることを考慮し，不確実性因子2を適用した 50 mg/日を15歳以上の鉄の耐容上限量の基準値とする	1〜2歳：アメリカ食品医薬局が，鉄剤や鉄サプリメントの誤飲による急性鉄中毒を考慮して設定している限界値を参考に設定．不確実性因子 30，3〜14歳：15歳以上との連続性を考慮して設定	健康障害非発現量，最低健康障害発現量ともに決定することが困難であることから設定せず

<table>
<tr><th>妊婦</th><th>授乳婦</th><th>備考</th></tr>
<tr><td colspan="2">非妊娠時の目標量を適用</td><td>ナトリウム/カリウムの摂取比を考慮することも重要．特に高齢者では腎臓機能障害や糖尿病に伴う高カリウム血症に注意が必要</td></tr>
<tr><td>付加必要なし</td><td>付加必要なし</td><td rowspan="2">フレイル予防のための量を設定するには，科学的根拠が不十分．日本人を対象とした出納試験は近年実施されていないため，要因加算法を用いて設定した．また，耐容上限量は，日本人の通常の食品からの摂取で超えることはまれであるが，サプリメント等を使用する場合に注意すべきである</td></tr>
<tr><td>—</td><td>—</td></tr>
<tr><td>妊婦に対するマグネシウムの出納試験の結果等をもとに算定</td><td rowspan="2">付加必要なし</td><td rowspan="3">通常の食品からの摂取において欠乏症は生じないと考えられる．通常の食品以外からの摂取量について設定，成人 350 mg/日，小児 5 mg/kg 体重/日，不確実性因子 1．それ以外の通常の食品からの摂取の場合，耐容上限量は設定しない</td></tr>
<tr><td>推定平均必要量×推奨量算定係数(1.2)</td></tr>
<tr><td>—</td><td>—</td></tr>
<tr><td colspan="2">成人の目安量を適用</td><td rowspan="2">通常の食品からの摂取において欠乏症は生じないと考えられる</td></tr>
<tr><td>—</td><td>—</td></tr>
<tr><td>妊娠に伴う鉄の必要量の合計値に妊娠女性の鉄の吸収率を乗じて算出</td><td>母乳中鉄濃度の採用値，基準哺乳量，吸収率（15 %）から算出して付加</td><td rowspan="3">要因加算法は出納法に比べ，その信頼度は理論的に低いため，活用に当たっては注意を要する．特に，女性の必要量は月経血の有無およびその量に大きな影響を受けるため，貧血の有無等を個別に把握するなど，食事摂取基準は柔軟に用いることがすすめられる</td></tr>
<tr><td>推定平均必要量×推奨量算定係数(1.2)</td><td>推定平均必要量×推奨量算定係数(1.2)</td></tr>
<tr><td>特別に耐容上限量を設定する必要はないと判断</td><td>特別に耐容上限量を設定する必要はないと判断</td></tr>
</table>

（次頁へつづく）

表 16－6 ライフステージごとの食事摂取基準の策定の概要（つづき）

栄養素	指標	成人（18歳以上） および高齢者	小児	乳児
亜鉛 （mg/日）	推定平均 必要量	アメリカ・カナダの食事摂取基準を参考に腸管内因性排泄量より算定	1～11歳：精液と月経血に由来する亜鉛消失量を除いた腸管内因性排泄量をもとに推定平均必要量の参照値を算出し，参照体重にもとづき体重比と成長因子を用いて参照値から外挿，12～17歳は，参照体重にもとづき体重比を用いて推定した体表面積比と成長因子を考慮して，成人の推定平均必要量算定の参照値から外挿	目安量 0～5カ月児：アメリカ・カナダの食事摂取基準と日本人の母乳中の亜鉛濃度の代表値と基準哺乳量から母乳への亜鉛損失量を参考に設定，6～11カ月児：0～5カ月児の目安量を体重比を乗じて男女で平均した値より算定
	推奨量	推定平均必要量×推奨量算定係数（1.2）	推定平均必要量×推奨量算定係数（1.2）	
	耐容上限量	食事由来の亜鉛摂取量を19～50歳のアメリカ人女性の亜鉛摂取量の平均値と同じとし総摂取量を算出し，この値を亜鉛の最低健康障害発現量と考え，アメリカ・カナダの19～30歳女性の参照体重と不確実性因子1.5で除した0.66 mg/kg体重/日に，性別および年齢区分ごとの参照体重を乗じて算出	—	—
銅（mg/日）	推定平均 必要量	アメリカの研究データより0.8 mg/日を参照値として，性別および年齢区分ごとに，それぞれの参照体重にもとづき，体重比を乗じて算出	参照体重にもとづき，体重比と成長因子を用いて，成人の値から外挿	目安量 0～5カ月：基準哺乳量と母乳中濃度から算出，6～11カ月：0～5カ月児の目安量と18～29歳の推定平均必要量の参照値をそれぞれ体重比で乗じ成長因子を用いた外挿値の平均値
	推奨量	推定平均必要量×推奨量算定係数（1.2）	推定平均必要量×推奨量算定係数（1.2）	
	耐容上限量	7 mg/日，健康障害非発現量10 mg/日，不確実性因子1.5	—	—
マンガン （mg/日）	目安量	日本人のマンガン摂取量の報告の中で摂取量の少なかったものを基準値として用い，総エネルギー摂取量の性差を考慮し設定	体重比と成長因子を用いて成人の目安量から外挿	0～5カ月：基準哺乳量と母乳中濃度から算出，6～11カ月：0～5カ月児の目安量と18～29歳の目安量のそれぞれ体重比で乗じ成長因子を用いた外挿値の平均値
	耐容上限量	11 mg/日，アメリカ・カナダの食事摂取基準に準じ健康障害非発現量11 mg/日，不確実性因子1	—	—
ヨウ素 （μg/日）	推定平均 必要量	甲状腺へのヨウ素蓄積量を必要量をみなし，アメリカの研究結果にもとづき算定	参照体重にもとづき，体重比と成長因子を用いて，成人の値を外挿	目安量 0～5カ月児：アメリカ・カナダの食事摂取基準における0～6カ月児の目安量をもとに日本とアメリカの乳児の体格差を考慮して算定，6～11カ月児：0～5カ月児の目安量に体重比を乗じて外挿し，男女の値の平均値を算出
	推奨量	推定平均必要量×推奨量算定係数（1.4）	推定平均必要量×推奨量算定係数（1.4）	

妊婦	授乳婦	備考
妊娠期間中の亜鉛の平均蓄積量を非妊娠女性の吸収率で除して得られる値を付加量とした	母乳中の亜鉛濃度の代表価に基準哺乳量を乗じ，授乳婦の吸収率を除して算出	
推定平均必要量×推奨量算定係数(1.2)	推定平均必要量×推奨量算定係数(1.2)	
—	—	
胎児の銅保有量と吸収率から得た，0.1 mg/日を妊婦の推定平均必要量の付加量とする	分娩後0～5カ月の日本人の母乳中銅濃度の平均値と基準哺乳量，銅の吸収率より算出	
推定平均必要量×推奨量算定係数(1.2)	推定平均必要量×推奨量算定係数(1.2)	
—	—	
非妊娠時の目安量を適用		マンガンの平衡維持量を大幅に上回ると推定される日本人の摂取量にもとづき，目安量を設定
—	—	
新生児の甲状腺内ヨウ素量の中間値を付加量に設定	授乳によって失われるヨウ素を補うには，0～5カ月児の目安量で十分と考え付加量とする	
推定平均必要量×推奨量算定係数(1.4)	推定平均必要量×推奨量算定係数(1.4)	

（次頁へつづく）

表 16－6　ライフステージごとの食事摂取基準の策定の概要（つづき）

栄養素	指標	成人（18 歳以上） および高齢者	小児	乳児
ヨウ素 （μg/日）	耐容上限量	習慣的なヨウ素摂取に適用されるもの．健康障害非発現量，もしくは最低健康障害発現量にもとづいて試算した耐容上限量がいずれも 3.0 mg/日付近になることから，耐容上限量は一律 3.0 mg/日とした	1〜7 歳，10〜11 歳：8〜9 歳の耐容上限量を体重比で乗し外挿し設定，8〜9 歳：世界各地の小児を対象とした研究から得た値を最低健康障害発現量と考え，不確実性因子 1.5 で算出．12〜17 歳：10〜11 歳と 18 歳以上の耐容上限量を考慮し設定．12〜14 歳は，8〜9 歳の耐容上限量と 18 歳以上の耐容上限量を考慮して算出．15〜17 歳は成人と同じ方法	日本と同様に海藻類の消費が多い韓国での研究結果をもとに設定，不確実性因子 3
セレン （μg/日）	推定平均 必要量	WHO の考え方に従い，克山病のような欠乏症の予防の立場から設定．中国のデータを参照値とし，性別・年齢区分ごとの推定平均必要量を，中国の対象者の平均体重を 60 kg と推定し，体重比を乗じて外挿	成人の推定平均必要量の参照値を参照体重にもとづき体重比と成長因子を用いて外挿	目安量 0〜5 カ月児：母乳中のセレン濃度と基準哺乳量をもとに算定，6〜11 カ月児：体重比を用いて 0〜5 カ月児の目安量から算出した値と，成人の推定平均必要量の参照値を体重比と成長因子を用いて外挿した値の平均値
	推奨量	推定平均必要量×推奨量算定係数（1.2）	推定平均必要量×推奨量算定係数（1.2）	
	耐容上限量	食品のセレン濃度が多い地域でのセレン中毒の報告等から設定した毛髪と爪の脆弱化・脱落を指標とした最低健康障害発現量をもとに設定，不確実性因子 2	成人の耐容上限量の参照値に性別および年齢区分ごとの参照体重を乗じて設定	—
クロム （μg/日）	目安量	食品成分表を用いて日本人の献立からクロム摂取量を算出した報告にもとづき設定	—	0〜5 カ月児：日本人の母乳中クロム濃度と基準哺乳量をもとに算定，6〜11 カ月児：0〜5 カ月児の目安量を体重比を乗じて外挿
	耐容上限量	1,000 μg/日を成人における 3 価クロムの最低健康障害発現量と考え，不確実性因子を 2 として，成人のクロム摂取の耐容上限量を一律に 500 μg/日とした	—	—
モリブデン （μg/日）	推定平均 必要量	推定平均必要量の参照値（22 μg/日）と，参照体重をもとに体重比を用いて外挿	アメリカ・カナダの食事摂取基準と同様に，性別および年齢区分ごとの参照体重にもとづき体重比と成長因子を用いて成人の参照値より外挿	目安量　0〜5 カ月児は，日本人の母乳中のモリブデン濃度と基準哺乳量をもとに算定，6〜11 カ月児：体重比を用いて 0〜5 カ月児の目安量から算出した値と，成人の推定平均必要量の参照値を体重比と成長因子を用いて外挿した値の平均値
	推奨量	推定平均必要量×推奨量算定係数（1.3）	推定平均必要量×推奨量算定係数（1.3）	
	耐容上限量	アメリカ人を対象にした実験およびわが国の女性菜食者のモリブデン摂取量を総合的に判断し，男性 600 μg/日，女性 500 μg/日を一律のモリブデンの耐容上限量とした	—	—

妊婦	授乳婦	備考
非妊娠時よりもヨウ素の過剰摂取に注意する必要があることから，成人女性の耐容上限量に不確実性因子 1.5 を乗じて算出		妊婦および授乳婦の耐容上限量は，2,000 μg/日とした
胎児および胎盤に必要なセレン量と妊娠中に生じる血液体積の増加に伴い必要となるセレン量をもとに食事中のセレン吸収率を考慮し付加量を算定	母乳中のセレン濃度，哺乳量，食品中セレン吸収率にもとづき付加量を算定	
推定平均必要量×推奨量算定係数(1.2)	推定平均必要量×推奨量算定係数(1.2)	
—	—	
非妊娠・非授乳中女性の目安量を適用		
—	—	
妊婦への付加量の設定は見合わせた	日本人の母乳中の濃度，基準哺乳量，吸収率をもとに付加量を推定	
	推定平均必要量×推奨量算定係数(1.3)	
—	—	

国家試験問題（16食事摂取基準の基礎的理解）

16-1
第 34 回
（84）

日本人の食事摂取基準（2020 年版）における策定の基本的事項に関する記述である．正しいのはどれか．1 つ選べ．

⑴ 対象者に，生活習慣病のリスクを有する者は含まれない．
⑵ 対象とする摂取源に，ドリンク剤は含まれない．
⑶ 示された数値の信頼度は，栄養素間で差はない．
⑷ 望ましい摂取量は，個人間で差はない．
⑸ エネルギー収支バランスの指標に，成人では BMI（kg/m^2）を用いる．

16-2
第 34 回
（86）

日本人の食事摂取基準（2020 年版）における，成人の推定平均必要量（EAR）の策定根拠に関する記述である．正しいのはどれか．1 つ選べ．

⑴ ビタミン B_1 は，尿中にビタミン B_1 の排泄量が増大し始める摂取量から算定された．
⑵ ナイアシンは，尿中にナイアシン代謝産物の排泄量が増大し始める摂取量から算定された．
⑶ ビタミン C は，壊血病を予防できる摂取量から算定された．
⑷ カルシウムは，骨粗鬆症を予防できる摂取量から算定された．
⑸ 鉄は， 出納試験で平衡状態を維持できる摂取量から算定された．

16-3
第 33 回
（85）

日本人の食事摂取基準（2020 年版）において，1 歳以上で推奨量（RDA）が設定されている栄養素である．正しいのはどれか．1 つ選べ．

⑴ n-3 系脂肪酸
⑵ 炭水化物
⑶ ビタミン D
⑷ ビタミン B_1
⑸ カリウム

16-4
第 33 回
（87）

日本人の食事摂取基準（2020 年版）の小児に関する記述である．正しいのはどれか．1 つ選べ．

⑴ 1 歳児の基礎代謝基準値は，4 歳児より低い．
⑵ 身体活動レベル（PAL）は，2 区分である．
⑶ 炭水化物の目標量（DG）は，成人に比べ高い．
⑷ 脂質の目標量（DG）は，男女で異なる．
⑸ 鉄の推定平均必要量（EAR）は，要因加算法で算定した．

16-5
第 32 回
（87）

日本人の食事摂取基準（2020 年版）における，ビタミンの耐容上限量（UL）に関する記述である．正しいのはどれか．1 つ選べ．

⑴ ビタミン A では，カロテノイドを含む．
⑵ ビタミン E では，α-トコフェロール以外のビタミン E を含む．
⑶ ナイアシンでは，ナイアシン当量としての量で設定されている．
⑷ ビタミン B_6 では，食事性ビタミン B_6 としての量で設定されている．
⑸ 葉酸では，プテロイルモノグルタミン酸としての量で設定されている．

付表

付表 1　日本人の食事摂取基準（2020 年版）

年齢等	参照体位（参照身長，参照体重）[1]			
	男性		女性[2]	
	参照身長（cm）	参照体重（kg）	参照身長（cm）	参照体重（kg）
0 ～ 5 （月）	61.5	6.3	60.1	5.9
6 ～11 （月）	71.6	8.8	70.2	8.1
6 ～ 8 （月）	69.8	8.4	68.3	7.8
9 ～11 （月）	73.2	9.1	71.9	8.4
1 ～ 2 （歳）	85.8	11.5	84.6	11.0
3 ～ 5 （歳）	103.6	16.5	103.2	16.1
6 ～ 7 （歳）	119.5	22.2	118.3	21.9
8 ～ 9 （歳）	130.4	28.0	130.4	27.4
10～11 （歳）	142.0	35.6	144.0	36.3
12～14 （歳）	160.5	49.0	155.1	47.5
15～17 （歳）	170.1	59.7	157.7	51.9
18～29 （歳）	171.0	64.5	158.0	50.3
30～49 （歳）	171.0	68.1	158.0	53.0
50～64 （歳）	169.0	68.0	155.8	53.8
65～74 （歳）	165.2	65.0	152.0	52.1
75 以上（歳）	160.8	59.6	148.0	48.8

[1] 0 ～ 17 歳は，日本小児内分泌学会・日本成長学会合同標準値委員会による小児の体格評価に用いる身長，体重の標準値を基に，年齢区分に応じて，当該月齢及び年齢区分の中央時点における中央値を引用した．ただし，公表数値が年齢区分と合致しない場合は，同様の方法で算出した値を用いた．18 歳以上は，平成 28 年国民健康・栄養調査における当該の性及び年齢区分における身長・体重の中央値を用いた．
[2] 妊婦，授乳婦を除く．

- エネルギーの摂取量及び消費量のバランス（エネルギー収支バランス）の維持を示す指標として BMI 及び体重の変化を用いる．
- BMI については目標とする範囲を定めた．

目標とする BMI の範囲（18 歳以上）[1,2]

年齢（歳）	目標とする BMI（kg/m^2）
18 ～ 49	18.5 ～ 24.9
50 ～ 64	20.0 ～ 24.9
65 ～ 74[3]	21.5 ～ 24.9
75 以上[3]	21.5 ～ 24.9

[1] 男女共通．あくまでも参考として使用すべきである．
[2] 観察疫学研究において報告された総死亡率が最も低かった BMI を基に，疾患別の発症率と BMI の関連，死因と BMI との関連，喫煙や疾患の合併による BMI や死亡リスクへの影響，日本人の BMI の実態に配慮し，総合的に判断し目標とする範囲を設定．
[3] 高齢者では，フレイルの予防及び生活習慣病の発症予防の両者に配慮する必要があることも踏まえ，当面目標とする BMI の範囲を 21.5 ～ 24.9 kg/m^2 とした．

（参考）

年齢等	推定エネルギー必要量（kcal/日）					
	男性			女性		
	身体活動レベル[1]			身体活動レベル[1]		
	Ⅰ	Ⅱ	Ⅲ	Ⅰ	Ⅱ	Ⅲ
0 ～ 5 （月）	－	550	－	－	500	－
6 ～ 8 （月）	－	650	－	－	600	－
9 ～11 （月）	－	700	－	－	650	－
1 ～ 2 （歳）	－	950	－	－	900	－
3 ～ 5 （歳）	－	1,300	－	－	1,250	－
6 ～ 7 （歳）	1,350	1,550	1,750	1,250	1,450	1,650
8 ～ 9 （歳）	1,600	1,850	2,100	1,500	1,700	1,900
10～11 （歳）	1,950	2,250	2,500	1,850	2,100	2,350
12～14 （歳）	2,300	2,600	2,900	2,150	2,400	2,700
15～17 （歳）	2,500	2,800	3,150	2,050	2,300	2,550
18～29 （歳）	2,300	2,650	3,050	1,700	2,000	2,300
30～49 （歳）	2,300	2,700	3,050	1,750	2,050	2,350
50～64 （歳）	2,200	2,600	2,950	1,650	1,950	2,250
65～74 （歳）	2,050	2,400	2,750	1,550	1,850	2,100
75 以上（歳）[2]	1,800	2,100	—	1,400	1,650	—
妊婦[3]　初期				＋ 50	＋ 50	＋ 50
中期				＋250	＋250	＋250
後期				＋450	＋450	＋450
授乳婦				＋350	＋350	＋350

[1] 身体活動レベルは，低い，ふつう，高いの 3 つのレベルとして，それぞれⅠ，Ⅱ，Ⅲで示した．
[2] レベルⅡは自立している者，レベルⅠは自宅にいてほとんど外出しない者に相当する．レベルⅠは高齢者施設で自立に近い状態で過ごしている者にも適用できる値である．
[3] 妊婦個々の体格や妊娠中の体重増加量及び胎児の発育状況の評価を行うことが必要である．
注 1：活用に当たっては，食事摂取状況のアセスメント，体重及び BMI の把握を行い，エネルギーの過不足は，体重の変化又は BMI を用いて評価すること．
注 2：身体活動レベルⅠの場合，少ないエネルギー消費量に見合った少ないエネルギー摂取量を維持することになるため，健康の保持・増進の観点からは，身体活動量を増加させる必要がある．

〔編集部注：本資料において，妊婦及び授乳婦の基準値欄で＋（プラス）記号とともに示される値は付加量をさす．〕

年齢等	たんぱく質（g/日，目標量：%エネルギー）								脂質（%エネルギー）			
	男性				女性				男性		女性	
	推定平均必要量	推奨量	目安量	目標量[1]	推定平均必要量	推奨量	目安量	目標量[1]	目安量	目標量[5]	目安量	目標量[5]
0～5（月）	—	—	10	—	—	—	10	—	50	—	50	—
6～8（月）	—	—	15	—	—	—	15	—	—	—	—	—
6～11（月）	—	—	—	—	—	—	—	—	40	—	40	—
9～11（月）	—	—	25	—	—	—	25	—	—	—	—	—
1～2（歳）	15	20	—	13～20	15	20	—	13～20	—	20～30	—	20～30
3～5（歳）	20	25	—	13～20	20	25	—	13～20	—	20～30	—	20～30
6～7（歳）	25	30	—	13～20	25	30	—	13～20	—	20～30	—	20～30
8～9（歳）	30	40	—	13～20	30	40	—	13～20	—	20～30	—	20～30
10～11（歳）	40	45	—	13～20	40	50	—	13～20	—	20～30	—	20～30
12～14（歳）	50	60	—	13～20	45	55	—	13～20	—	20～30	—	20～30
15～17（歳）	50	65	—	13～20	45	55	—	13～20	—	20～30	—	20～30
18～29（歳）	50	65	—	13～20	40	50	—	13～20	—	20～30	—	20～30
30～49（歳）	50	65	—	13～20	40	50	—	13～20	—	20～30	—	20～30
50～64（歳）	50	65	—	14～20	40	50	—	14～20	—	20～30	—	20～30
65～74（歳）	50[2]	60[2]	—	15～20[2]	40[2]	50[2]	—	15～20[2]	—	20～30	—	20～30
75以上（歳）	50[2]	60[2]	—	15～20[2]	40[2]	50[2]	—	15～20[2]	—	20～30	—	20～30
妊婦 初期					＋0	＋0		—[3]			—	20～30
中期					＋5	＋5	—	—[3]			—	20～30
後期					＋20	＋25		—[4]			—	20～30
授乳婦					＋15	＋20	—	—[4]			—	20～30

[1] 範囲に関しては，おおむねの値を示したものであり，弾力的に運用すること．
[2] 65歳以上の高齢者について，フレイル予防を目的とした量を定めることは難しいが，身長・体重が参照体位に比べて小さい者や，特に75歳以上であって加齢に伴い身体活動量が大きく低下した者など，必要エネルギー摂取量が低い者では，下限が推奨量を下回る場合があり得る．この場合でも，下限は推奨量以上とすることが望ましい．
[3] 妊婦（初期・中期）の目標量は，13～20%エネルギーとした．
[4] 妊婦（後期）及び授乳婦の目標量は，15～20%エネルギーとした．
[5] 範囲に関しては，おおむねの値を示したものである．

年齢等	飽和脂肪酸（%エネルギー）[1,2]		n-6系脂肪酸（g/日）		n-3系脂肪酸（g/日）		炭水化物（%エネルギー）		食物繊維（g/日）	
	男性	女性	男性	女性	男性	女性	男性	女性	男性	女性
	目標量	目標量	目安量	目安量	目安量	目安量	目標量[3,4]	目標量[3,4]	目標量	目標量
0～5（月）	—	—	4	4	0.9	0.9	—	—	—	—
6～11（月）	—	—	4	4	0.8	0.8	—	—	—	—
1～2（歳）	—	—	4	4	0.7	0.8	50～65	50～65	—	—
3～5（歳）	10以下	10以下	6	6	1.1	1.0	50～65	50～65	8以上	8以上
6～7（歳）	10以下	10以下	8	7	1.5	1.3	50～65	50～65	10以上	10以上
8～9（歳）	10以下	10以下	8	7	1.5	1.3	50～65	50～65	11以上	11以上
10～11（歳）	10以下	10以下	10	8	1.6	1.6	50～65	50～65	13以上	13以上
12～14（歳）	10以下	10以下	11	9	1.9	1.6	50～65	50～65	17以上	17以上
15～17（歳）	8以下	8以下	13	9	2.1	1.6	50～65	50～65	19以上	18以上
18～29（歳）	7以下	7以下	11	8	2.0	1.6	50～65	50～65	21以上	18以上
30～49（歳）	7以下	7以下	10	8	2.0	1.6	50～65	50～65	21以上	18以上
50～64（歳）	7以下	7以下	10	8	2.2	1.9	50～65	50～65	21以上	18以上
65～74（歳）	7以下	7以下	9	8	2.2	2.0	50～65	50～65	20以上	17以上
75以上（歳）	7以下	7以下	8	7	2.1	1.8	50～65	50～65	20以上	17以上
妊婦		7以下		9		1.6		50～65		18以上
授乳婦		7以下		10		1.8		50～65		18以上

[1] 飽和脂肪酸と同じく，脂質異常症及び循環器疾患に関与する栄養素としてコレステロールがある．コレステロールに目標量は設定しないが，これは許容される摂取量に上限が存在しないことを保証するものではない．また，脂質異常症の重症化予防の目的からは，200 mg/日未満に留めることが望ましい．
[2] 飽和脂肪酸と同じく，冠動脈疾患に関与する栄養素としてトランス脂肪酸がある．日本人の大多数は，トランス脂肪酸に関する世界保健機関（WHO）の目標（1%エネルギー未満）を下回っており，トランス脂肪酸の摂取による健康への影響は，飽和脂肪酸の摂取によるものと比べて小さいと考えられる．ただし，脂質に偏った食事をしている者では，留意する必要がある．トランス脂肪酸は人体にとって不可欠な栄養素ではなく，健康の保持・増進を図る上で積極的な摂取は勧められないことから，その摂取量は1%エネルギー未満に留めることが望ましく，1%エネルギー未満でもできるだけ低く留めることが望ましい．
[3] 範囲に関しては，おおむねの値を示したものである．
[4] アルコールを含む．ただし，アルコールの摂取を勧めるものではない．

年齢等	エネルギー産生栄養素バランス（%エネルギー）							
	男性				女性			
	目標量[1,2]				目標量[1,2]			
	たんぱく質[3]	脂質[4]		炭水化物[5,6]	たんぱく質[3]	脂質[4]		炭水化物[5,6]
		脂質	飽和脂肪酸			脂質	飽和脂肪酸	
0〜11（月）	—	—	—	—	—	—	—	—
1〜2（歳）	13〜20	20〜30	—	50〜65	13〜20	20〜30	—	50〜65
3〜5（歳）	13〜20	20〜30	10 以下	50〜65	13〜20	20〜30	10 以下	50〜65
6〜7（歳）	13〜20	20〜30	10 以下	50〜65	13〜20	20〜30	10 以下	50〜65
8〜9（歳）	13〜20	20〜30	10 以下	50〜65	13〜20	20〜30	10 以下	50〜65
10〜11（歳）	13〜20	20〜30	10 以下	50〜65	13〜20	20〜30	10 以下	50〜65
12〜14（歳）	13〜20	20〜30	10 以下	50〜65	13〜20	20〜30	10 以下	50〜65
15〜17（歳）	13〜20	20〜30	8 以下	50〜65	13〜20	20〜30	8 以下	50〜65
18〜29（歳）	13〜20	20〜30	7 以下	50〜65	13〜20	20〜30	7 以下	50〜65
30〜49（歳）	13〜20	20〜30	7 以下	50〜65	13〜20	20〜30	7 以下	50〜65
50〜64（歳）	14〜20	20〜30	7 以下	50〜65	14〜20	20〜30	7 以下	50〜65
65〜74（歳）	15〜20	20〜30	7 以下	50〜65	15〜20	20〜30	7 以下	50〜65
75 以上（歳）	15〜20	20〜30	7 以下	50〜65	15〜20	20〜30	7 以下	50〜65
妊婦　初期					13〜20	20〜30	7 以下	50〜65
中期					13〜20			
後期					15〜20			
授乳婦					15〜20			

[1] 必要なエネルギー量を確保した上でのバランスとすること．
[2] 範囲に関しては，おおむねの値を示したものであり，弾力的に運用すること．
[3] 65 歳以上の高齢者について，フレイル予防を目的とした量を定めることは難しいが，身長・体重が参照体位に比べて小さい者や，特に 75 歳以上であって加齢に伴い身体活動量が大きく低下した者など，必要エネルギー摂取量が低い者では，下限が推奨量を下回る場合があり得る．この場合でも，下限は推奨量以上とすることが望ましい．
[4] 脂質については，その構成成分である飽和脂肪酸など，質への配慮を十分に行う必要がある．
[5] アルコールを含む．ただし，アルコールの摂取を勧めるものではない．
[6] 食物繊維の目標量を十分に注意すること．

◎脂溶性ビタミン

年齢等	ビタミン A（μgRAE/ 日）[1]							
	男性				女性			
	推定平均必要量[2]	推奨量[2]	目安量[3]	耐容上限量[3]	推定平均必要量[2]	推奨量[2]	目安量[3]	耐容上限量[3]
0〜5（月）	−	−	300	600	−	−	300	600
6〜11（月）	−	−	400	600	−	−	400	600
1〜2（歳）	300	400	−	600	250	350	−	600
3〜5（歳）	350	450	−	700	350	500	−	850
6〜7（歳）	300	400	−	950	300	400	−	1,200
8〜9（歳）	350	500	−	1,200	350	500	−	1,500
10〜11（歳）	450	600	−	1,500	400	600	−	1,900
12〜14（歳）	550	800	−	2,100	500	700	−	2,500
15〜17（歳）	650	900	−	2,500	500	650	−	2,800
18〜29（歳）	600	850	−	2,700	450	650	−	2,700
30〜49（歳）	650	900	−	2,700	500	700	−	2,700
50〜64（歳）	650	900	−	2,700	500	700	−	2,700
65〜74（歳）	600	850	−	2,700	500	700	−	2,700
75 以上（歳）	550	800	−	2,700	450	650	−	2,700
妊婦　初期					＋ 0	＋ 0	−	−
中期					＋ 0	＋ 0	−	−
後期					＋ 60	＋ 80	−	−
授乳婦					＋300	＋450	−	−

[1] レチノール活性当量（μgRAE）
＝レチノール（μg）＋β-カロテン（μg）× 1/12 ＋α-カロテン（μg）× 1/24
＋β-クリプトキサンチン（μg）× 1/24 ＋その他のプロビタミン A カロテノイド（μg）× 1/24
[2] プロビタミン A カロテノイドを含む．
[3] プロビタミン A カロテノイドを含まない．

年齢等	ビタミンD（μg/日）[1]				ビタミンE（mg/日）[2]				ビタミンK（μg/日）	
	男性		女性		男性		女性		男性	女性
	目安量	耐容上限量	目安量	耐容上限量	目安量	耐容上限量	目安量	耐容上限量	目安量	目安量
0～5（月）	5.0	25	5.0	25	3.0	—	3.0	—	4	4
6～11（月）	5.0	25	5.0	25	4.0	—	4.0	—	7	7
1～2（歳）	3.0	20	3.5	20	3.0	150	3.0	150	50	60
3～5（歳）	3.5	30	4.0	30	4.0	200	4.0	200	60	70
6～7（歳）	4.5	30	5.0	30	5.0	300	5.0	300	80	90
8～9（歳）	5.0	40	6.0	40	5.0	350	5.0	350	90	110
10～11（歳）	6.5	60	8.0	60	5.5	450	5.5	450	110	140
12～14（歳）	8.0	80	9.5	80	6.5	650	6.0	600	140	170
15～17（歳）	9.0	90	8.5	90	7.0	750	5.5	650	160	150
18～29（歳）	8.5	100	8.5	100	6.0	850	5.0	650	150	150
30～49（歳）	8.5	100	8.5	100	6.0	900	5.5	700	150	150
50～64（歳）	8.5	100	8.5	100	7.0	850	6.0	700	150	150
65～74（歳）	8.5	100	8.5	100	7.0	850	6.5	650	150	150
75以上（歳）	8.5	100	8.5	100	6.5	750	6.5	650	150	150
妊　婦			8.5	—			6.5	—		150
授乳婦			8.5	—			7.0	—		150

[1] 日照により皮膚でビタミンDが産生されることを踏まえ，フレイル予防を図る者はもとより，全年齢区分を通じて，日常生活において可能な範囲内での適度な日光浴を心掛けるとともに，ビタミンDの摂取については，日照時間を考慮に入れることが重要である．

[2] α-トコフェロールについて算定した．α-トコフェロール以外のビタミンEは含んでいない．

◎水溶性ビタミン

年齢等	ビタミンB_1（mg/日）[1,2]						ビタミンB_2（mg/日）[3]					
	男性			女性			男性			女性		
	推定平均必要量	推奨量	目安量	推定平均必要量	推奨量	目安量	推定平均必要量	推奨量	目安量	推定平均必要量	推奨量	目安量
0～5（月）	—	—	0.1	—	—	0.1	—	—	0.3	—	—	0.3
6～11（月）	—	—	0.2	—	—	0.2	—	—	0.4	—	—	0.4
1～2（歳）	0.4	0.5	—	0.4	0.5	—	0.5	0.6	—	0.5	0.5	—
3～5（歳）	0.6	0.7	—	0.6	0.7	—	0.7	0.8	—	0.6	0.8	—
6～7（歳）	0.7	0.8	—	0.7	0.8	—	0.8	0.9	—	0.7	0.9	—
8～9（歳）	0.8	1.0	—	0.8	0.9	—	0.9	1.1	—	0.9	1.0	—
10～11（歳）	1.0	1.2	—	0.9	1.1	—	1.1	1.4	—	1.0	1.3	—
12～14（歳）	1.2	1.4	—	1.1	1.3	—	1.3	1.6	—	1.2	1.4	—
15～17（歳）	1.3	1.5	—	1.0	1.2	—	1.4	1.7	—	1.2	1.4	—
18～29（歳）	1.2	1.4	—	0.9	1.1	—	1.3	1.6	—	1.0	1.2	—
30～49（歳）	1.2	1.4	—	0.9	1.1	—	1.3	1.6	—	1.0	1.2	—
50～64（歳）	1.1	1.3	—	0.9	1.1	—	1.2	1.5	—	1.0	1.2	—
65～74（歳）	1.1	1.3	—	0.9	1.1	—	1.2	1.5	—	1.0	1.2	—
75以上（歳）	1.0	1.2	—	0.8	0.9	—	1.1	1.3	—	0.9	1.0	—
妊　婦				+0.2	+0.2	—				+0.2	+0.3	—
授乳婦				+0.2	+0.2	—				+0.5	+0.6	—

[1] チアミン塩化物塩酸塩（分子量＝337.3）の重量として示した．

[2] 身体活動レベルⅡの推定エネルギー必要量を用いて算定した．
特記事項：推定平均必要量は，ビタミンB_1の欠乏症である脚気を予防するに足る最小必要量からではなく，尿中にビタミンB_1の排泄量が増大し始める摂取量（体内飽和量）から算定．

[3] 身体活動レベルⅡの推定エネルギー必要量を用いて算定した．
特記事項：推定平均必要量は，ビタミンB_2の欠乏症である口唇炎，口角炎，舌炎などの皮膚炎を予防するに足る最小量からではなく，尿中にビタミンB_2の排泄量が増大し始める摂取量（体内飽和量）から算定．

年齢等	ナイアシン（mgNE/日）[1,2]								ビタミン B_6（mg/日）[5]							
	男性				女性				男性				女性			
	推定平均必要量	推奨量	目安量	耐容上限量[3]	推定平均必要量	推奨量	目安量	耐容上限量[3]	推定平均必要量	推奨量	目安量	耐容上限量[6]	推定平均必要量	推奨量	目安量	耐容上限量[6]
0～5（月）	−	−	2[4]	−	−	−	2[4]	−	−	−	0.2	−	−	−	0.2	−
6～11（月）	−	−	3	−	−	−	3	−	−	−	0.3	−	−	−	0.3	−
1～2（歳）	5	6	−	60(15)	4	5	−	60(15)	0.4	0.5	−	10	0.4	0.5	−	10
3～5（歳）	6	8	−	80(20)	6	7	−	80(20)	0.5	0.6	−	15	0.5	0.6	−	15
6～7（歳）	7	9	−	100(30)	7	8	−	100(30)	0.7	0.8	−	20	0.6	0.7	−	20
8～9（歳）	9	11	−	150(35)	8	10	−	150(35)	0.8	0.9	−	25	0.8	0.9	−	25
10～11（歳）	11	13	−	200(45)	10	10	−	150(45)	1.0	1.1	−	30	1.0	1.1	−	30
12～14（歳）	12	15	−	250(60)	12	14	−	250(60)	1.2	1.4	−	40	1.0	1.3	−	40
15～17（歳）	14	17	−	300(70)	11	13	−	250(65)	1.2	1.5	−	50	1.0	1.3	−	45
18～29（歳）	13	15	−	300(80)	9	11	−	250(65)	1.1	1.4	−	55	1.0	1.1	−	45
30～49（歳）	13	15	−	350(85)	10	12	−	250(65)	1.1	1.4	−	60	1.0	1.1	−	45
50～64（歳）	12	14	−	350(85)	9	11	−	250(65)	1.1	1.4	−	55	1.0	1.1	−	45
65～74（歳）	12	14	−	300(80)	9	11	−	250(65)	1.1	1.4	−	50	1.0	1.1	−	40
75以上（歳）	11	13	−	300(75)	9	10	−	250(60)	1.1	1.4	−	50	1.0	1.1	−	40
妊　婦					+0	+0	−	−					+0.2	+0.2	−	−
授乳婦					+3	+3	−	−					+0.3	+0.3	−	−

[1] ナイアシン当量（NE）＝ナイアシン＋1/60 トリプトファンで示した.
[2] 身体活動レベルⅡの推定エネルギー必要量を用いて算定した.
[3] ニコチンアミドの重量（mg/日），（　）内はニコチン酸の重量（mg/日）.
[4] 単位は mg/日.
[5] たんぱく質の推奨量を用いて算定した（妊婦・授乳婦の付加量は除く）.
[6] ピリドキシン（分子量＝169.2）の重量として示した.

年齢等	ビタミン B_{12}（μg/日）[1]						葉酸（μg/日）[2]							
	男性			女性			男性				女性			
	推定平均必要量	推奨量	目安量	推定平均必要量	推奨量	目安量	推定平均必要量	推奨量	目安量	耐容上限量[3]	推定平均必要量	推奨量	目安量	耐容上限量[3]
0～5（月）	−	−	0.4	−	−	0.4	−	−	40	−	−	−	40	−
6～11（月）	−	−	0.5	−	−	0.5	−	−	60	−	−	−	60	−
1～2（歳）	0.8	0.9	−	0.8	0.9	−	80	90	−	200	90	90	−	200
3～5（歳）	0.9	1.1	−	0.9	1.1	−	90	110	−	300	90	110	−	300
6～7（歳）	1.1	1.3	−	1.1	1.3	−	110	140	−	400	110	140	−	400
8～9（歳）	1.3	1.6	−	1.3	1.6	−	130	160	−	500	130	160	−	500
10～11（歳）	1.6	1.9	−	1.6	1.9	−	160	190	−	700	160	190	−	700
12～14（歳）	2.0	2.4	−	2.0	2.4	−	200	240	−	900	200	240	−	900
15～17（歳）	2.0	2.4	−	2.0	2.4	−	220	240	−	900	200	240	−	900
18～29（歳）	2.0	2.4	−	2.0	2.4	−	200	240	−	900	200	240	−	900
30～49（歳）	2.0	2.4	−	2.0	2.4	−	200	240	−	1,000	200	240	−	1,000
50～64（歳）	2.0	2.4	−	2.0	2.4	−	200	240	−	1,000	200	240	−	1,000
65～74（歳）	2.0	2.4	−	2.0	2.4	−	200	240	−	900	200	240	−	900
75以上（歳）	2.0	2.4	−	2.0	2.4	−	200	240	−	900	200	240	−	900
妊　婦				+0.3	+0.4	−					+200[4,5]	+240[4,5]	−	−
授乳婦				+0.7	+0.8	−					+ 80	+100	−	−

[1] シアノコバラミン（分子量＝1,355.37）の重量として示した.
[2] プテロイルモノグルタミン酸（分子量＝441.40）の重量として示した.
[3] 通常の食品以外の食品に含まれる葉酸（狭義の葉酸）に適用する.
[4] 妊娠を計画している女性，妊娠の可能性がある女性及び妊娠初期の妊婦は，胎児の神経管閉鎖障害のリスク低減のために，通常の食品以外の食品に含まれる葉酸（狭義の葉酸）を 400 μg/日摂取することが望まれる.
[5] 付加量は，中期及び後期にのみ設定した.

年齢等	パントテン酸（mg/日）		ビオチン（μg/日）		ビタミンC（mg/日）[1]					
	男性	女性	男性	女性	男性			女性		
	目安量	目安量	目安量	目安量	推定平均必要量	推奨量	目安量	推定平均必要量	推奨量	目安量
0～5（月）	4	4	4	4	—	—	40	—	—	40
6～11（月）	5	5	5	5	—	—	40	—	—	40
1～2（歳）	3	4	20	20	35	40	—	35	40	—
3～5（歳）	4	4	20	20	40	50	—	40	50	—
6～7（歳）	5	5	30	30	50	60	—	50	60	—
8～9（歳）	6	5	30	30	60	70	—	60	70	—
10～11（歳）	6	6	40	40	70	85	—	70	85	—
12～14（歳）	7	6	50	50	85	100	—	85	100	—
15～17（歳）	7	6	50	50	85	100	—	85	100	—
18～29（歳）	5	5	50	50	85	100	—	85	100	—
30～49（歳）	5	5	50	50	85	100	—	85	100	—
50～64（歳）	6	5	50	50	85	100	—	85	100	—
65～74（歳）	6	5	50	50	80	100	—	80	100	—
75以上（歳）	6	5	50	50	80	100	—	80	100	—
妊　婦		5		50				＋10	＋10	—
授乳婦		6		50				＋40	＋45	—

[1] L-アスコルビン酸（分子量＝176.12）の重量で示した．
特記事項：推定平均必要量は，ビタミンCの欠乏症である壊血病を予防するに足る最小量からではなく，心臓血管系の疾病予防効果及び抗酸化作用の観点から算定．

◎多量ミネラル

年齢等	ナトリウム（mg/日，（　）は食塩相当量［g/日］）[1]						カリウム（mg/日）			
	男性			女性			男性		女性	
	推定平均必要量	目安量	目標量	推定平均必要量	目安量	目標量	目安量	目標量	目安量	目標量
0～5（月）	—	100（0.3）	—	—	100（0.3）	—	400	—	400	—
6～11（月）	—	600（1.5）	—	—	600（1.5）	—	700	—	700	—
1～2（歳）	—	—	（3.0未満）	—	—	（3.0未満）	900	—	900	—
3～5（歳）	—	—	（3.5未満）	—	—	（3.5未満）	1,000	1,400以上	1,000	1,400以上
6～7（歳）	—	—	（4.5未満）	—	—	（4.5未満）	1,300	1,800以上	1,200	1,800以上
8～9（歳）	—	—	（5.0未満）	—	—	（5.0未満）	1,500	2,000以上	1,500	2,000以上
10～11（歳）	—	—	（6.0未満）	—	—	（6.0未満）	1,800	2,200以上	1,800	2,000以上
12～14（歳）	—	—	（7.0未満）	—	—	（6.5未満）	2,300	2,400以上	1,900	2,400以上
15～17（歳）	—	—	（7.5未満）	—	—	（6.5未満）	2,700	3,000以上	2,000	2,600以上
18～29（歳）	600（1.5）	—	（7.5未満）	600（1.5）	—	（6.5未満）	2,500	3,000以上	2,000	2,600以上
30～49（歳）	600（1.5）	—	（7.5未満）	600（1.5）	—	（6.5未満）	2,500	3,000以上	2,000	2,600以上
50～64（歳）	600（1.5）	—	（7.5未満）	600（1.5）	—	（6.5未満）	2,500	3,000以上	2,000	2,600以上
65～74（歳）	600（1.5）	—	（7.5未満）	600（1.5）	—	（6.5未満）	2,500	3,000以上	2,000	2,600以上
75以上（歳）	600（1.5）	—	（7.5未満）	600（1.5）	—	（6.5未満）	2,500	3,000以上	2,000	2,600以上
妊　婦				600（1.5）	—	（6.5未満）			2,000	2,600以上
授乳婦				600（1.5）	—	（6.5未満）			2,200	2,600以上

[1] 高血圧及び慢性腎臓病（CKD）の重症化予防のための食塩相当量の量は，男女とも6.0g/日未満とした．

年齢等	カルシウム（mg/ 日）								マグネシウム（mg/日）							
	男性				女性				男性				女性			
	推定平均必要量	推奨量	目安量	耐容上限量	推定平均必要量	推奨量	目安量	耐容上限量	推定平均必要量	推奨量	目安量	耐容上限量[1]	推定平均必要量	推奨量	目安量	耐容上限量[1]
0～5（月）	—	—	200	—	—	—	200	—	—	—	20	—	—	—	20	—
6～11（月）	—	—	250	—	—	—	250	—	—	—	60	—	—	—	60	—
1～2（歳）	350	450	—	—	350	400	—	—	60	70	—	—	60	70	—	—
3～5（歳）	500	600	—	—	450	550	—	—	80	100	—	—	80	100	—	—
6～7（歳）	500	600	—	—	450	550	—	—	110	130	—	—	110	130	—	—
8～9（歳）	550	650	—	—	600	750	—	—	140	170	—	—	140	160	—	—
10～11（歳）	600	700	—	—	600	750	—	—	180	210	—	—	180	220	—	—
12～14（歳）	850	1,000	—	—	700	800	—	—	250	290	—	—	240	290	—	—
15～17（歳）	650	800	—	—	550	650	—	—	300	360	—	—	260	310	—	—
18～29（歳）	650	800	—	2,500	550	650	—	2,500	280	340	—	—	230	270	—	—
30～49（歳）	600	750	—	2,500	550	650	—	2,500	310	370	—	—	240	290	—	—
50～64（歳）	600	750	—	2,500	550	650	—	2,500	310	370	—	—	240	290	—	—
65～74（歳）	600	750	—	2,500	550	650	—	2,500	290	350	—	—	230	280	—	—
75 以上（歳）	600	700	—	2,500	500	600	—	2,500	270	320	—	—	220	260	—	—
妊　婦					+0	+0	—	—					+30	+40	—	—
授乳婦					+0	+0	—	—					＋ 0	＋ 0	—	—

[1] 通常の食品以外からの摂取量の耐容上限量は，成人の場合 350 mg/日，小児では 5 mg/kg 体重 /日とした．それ以外の通常の食品からの摂取の場合，耐容上限量は設定しない．

◎微量ミネラル

年齢等	リン（mg/日）				鉄（mg/日）									
	男性		女性		男性				女性					
									月経なし		月経あり			
	目安量	耐容上限量	目安量	耐容上限量	推定平均必要量	推奨量	目安量	耐容上限量	推定平均必要量	推奨量	推定平均必要量	推奨量	目安量	耐容上限量
0～5（月）	120	—	120	—	—	—	0.5	—	—	—	—	—	0.5	—
6～11（月）	260	—	260	—	3.5	5.0	—	—	3.5	4.5	—	—	—	—
1～2（歳）	500	—	500	—	3.0	4.5	—	25	3.0	4.5	—	—	—	20
3～5（歳）	700	—	700	—	4.0	5.5	—	25	4.0	5.5	—	—	—	25
6～7（歳）	900	—	800	—	5.0	5.5	—	30	4.5	5.5	—	—	—	30
8～9（歳）	1,000	—	1,000	—	6.0	7.0	—	35	6.0	7.5	—	—	—	35
10～11（歳）	1,100	—	1,000	—	7.0	8.5	—	35	7.0	8.5	10.0	12.0	—	35
12～14（歳）	1,200	—	1,000	—	8.0	10.0	—	40	7.0	8.5	10.0	12.0	—	40
15～17（歳）	1,200	—	900	—	8.0	10.0	—	50	5.5	7.0	8.5	10.5	—	40
18～29（歳）	1,000	3,000	800	3,000	6.5	7.5	—	50	5.5	6.5	8.5	10.5	—	40
30～49（歳）	1,000	3,000	800	3,000	6.5	7.5	—	50	5.5	6.5	9.0	10.5	—	40
50～64（歳）	1,000	3,000	800	3,000	6.5	7.5	—	50	5.5	6.5	9.0	11.0	—	40
65～74（歳）	1,000	3,000	800	3,000	6.0	7.5	—	50	5.0	6.0	—	—	—	40
75 以上（歳）	1,000	3,000	800	3,000	6.0	7.0	—	50	5.0	6.0	—	—	—	40
妊　婦　初期			800	—					+2.0	+2.5	—	—	—	—
中期・後期									+8.0	+9.5	—	—	—	—
授乳婦			800	—					+2.0	+2.5	—	—	—	—

年齢等	亜鉛（mg/日）								銅（mg/日）								マンガン（mg/日）			
	男性				女性				男性				女性				男性		女性	
	推定平均必要量	推奨量	目安量	耐容上限量	推定平均必要量	推奨量	目安量	耐容上限量	推定平均必要量	推奨量	目安量	耐容上限量	推定平均必要量	推奨量	目安量	耐容上限量	目安量	耐容上限量	目安量	耐容上限量
0～5（月）	—	—	2	—	—	—	2	—	—	—	0.3	—	—	—	0.3	—	0.01	—	0.01	—
6～11（月）	—	—	3	—	—	—	3	—	—	—	0.3	—	—	—	0.3	—	0.5	—	0.5	—
1～2（歳）	3	3	—	—	2	3	—	—	0.3	0.3	—	—	0.2	0.3	—	—	1.5	—	1.5	—
3～5（歳）	3	4	—	—	3	3	—	—	0.3	0.4	—	—	0.3	0.3	—	—	1.5	—	1.5	—
6～7（歳）	4	5	—	—	3	4	—	—	0.4	0.4	—	—	0.4	0.4	—	—	2.0	—	2.0	—
8～9（歳）	5	6	—	—	4	5	—	—	0.4	0.5	—	—	0.4	0.5	—	—	2.5	—	2.5	—
10～11（歳）	6	7	—	—	5	6	—	—	0.5	0.6	—	—	0.5	0.6	—	—	3.0	—	3.0	—
12～14（歳）	9	10	—	—	7	8	—	—	0.7	0.8	—	—	0.6	0.8	—	—	4.0	—	4.0	—
15～17（歳）	10	12	—	—	7	8	—	—	0.8	0.9	—	—	0.6	0.7	—	—	4.5	—	3.5	—
18～29（歳）	9	11	—	40	7	8	—	35	0.7	0.9	—	7	0.6	0.7	—	7	4.0	11	3.5	11
30～49（歳）	9	11	—	45	7	8	—	35	0.7	0.9	—	7	0.6	0.7	—	7	4.0	11	3.5	11
50～64（歳）	9	11	—	45	7	8	—	35	0.7	0.9	—	7	0.6	0.7	—	7	4.0	11	3.5	11
65～74（歳）	9	11	—	40	7	8	—	35	0.7	0.9	—	7	0.6	0.7	—	7	4.0	11	3.5	11
75以上（歳）	9	10	—	40	6	8	—	30	0.7	0.8	—	7	0.6	0.7	—	7	4.0	11	3.5	11
妊　婦					＋1	＋2	—	—					＋0.1	＋0.1	—	—			3.5	—
授乳婦					＋3	＋4	—	—					＋0.5	＋0.6	—	—			3.5	—

年齢等	ヨウ素（μg/日）								セレン（μg/日）							
	男性				女性				男性				女性			
	推定平均必要量	推奨量	目安量	耐容上限量	推定平均必要量	推奨量	目安量	耐容上限量	推定平均必要量	推奨量	目安量	耐容上限量	推定平均必要量	推奨量	目安量	耐容上限量
0～5（月）	—	—	100	250	—	—	100	250	—	—	15	—	—	—	15	—
6～11（月）	—	—	130	250	—	—	130	250	—	—	15	—	—	—	15	—
1～2（歳）	35	50	—	300	35	50	—	300	10	10	—	100	10	10	—	100
3～5（歳）	45	60	—	400	45	60	—	400	10	15	—	100	10	10	—	100
6～7（歳）	55	75	—	550	55	75	—	550	15	15	—	150	15	15	—	150
8～9（歳）	65	90	—	700	65	90	—	700	15	20	—	200	15	20	—	200
10～11（歳）	80	110	—	900	80	110	—	900	20	25	—	250	20	25	—	250
12～14（歳）	95	140	—	2,000	95	140	—	2,000	25	30	—	350	25	30	—	300
15～17（歳）	100	140	—	3,000	100	140	—	3,000	30	35	—	400	20	25	—	350
18～29（歳）	95	130	—	3,000	95	130	—	3,000	25	30	—	450	20	25	—	350
30～49（歳）	95	130	—	3,000	95	130	—	3,000	25	30	—	450	20	25	—	350
50～64（歳）	95	130	—	3,000	95	130	—	3,000	25	30	—	450	20	25	—	350
65～74（歳）	95	130	—	3,000	95	130	—	3,000	25	30	—	450	20	25	—	350
75以上（歳）	95	130	—	3,000	95	130	—	3,000	25	30	—	400	20	25	—	350
妊　婦					＋75	＋110	—	—[1]					＋5	＋5	—	—
授乳婦					＋100	＋140	—	[1]					＋15	＋20	—	—

[1] 妊婦及び授乳婦の耐容上限量は，2,000 μg/日とした.

年齢等	クロム（μg/日）				モリブデン（μg/日）							
	男性		女性		男性				女性			
	目安量	耐容上限量	目安量	耐容上限量	推定平均必要量	推奨量	目安量	耐容上限量	推定平均必要量	推奨量	目安量	耐容上限量
0～5（月）	0.8	－	0.8	－	－	－	2	－	－	－	2	－
6～11（月）	1.0	－	1.0	－	－	－	5	－	－	－	5	－
1～2（歳）	－	－	－	－	10	10	－	－	10	10	－	－
3～5（歳）	－	－	－	－	10	10	－	－	10	10	－	－
6～7（歳）	－	－	－	－	10	15	－	－	10	15	－	－
8～9（歳）	－	－	－	－	15	20	－	－	15	15	－	－
10～11（歳）	－	－	－	－	15	20	－	－	15	20	－	－
12～14（歳）	－	－	－	－	20	25	－	－	20	25	－	－
15～17（歳）	－	－	－	－	25	30	－	－	20	25	－	－
18～29（歳）	10	500	10	500	20	30	－	600	20	25	－	500
30～49（歳）	10	500	10	500	25	30	－	600	20	25	－	500
50～64（歳）	10	500	10	500	25	30	－	600	20	25	－	500
65～74（歳）	10	500	10	500	20	30	－	600	20	25	－	500
75以上（歳）	10	500	10	500	20	25	－	600	20	25	－	500
妊　婦			10	－					＋0	＋0	－	－
授乳婦			10	－					＋3	＋3	－	－

付表 2　栄養アセスメントに用いられる身体計測のパラメータと判定基準

パラメータ	判定基準
体格指数（BMI：body mass index）＝体重(kg)/身長(m^2)	18.5 未満：低体重　30.0～34.9：(肥満 2 度) 18.5～24.9：普通体重　35.0～39.9：(肥満 3 度) 25.0～29.9：肥満（1 度）　40.0 以上　(肥満 4 度)
標準体重(IBW：ideal body weight)＝身長(m^2)×22	
肥満度(%)＝(現体重－標準体重)/標準体重×100	－20 %以下：痩せ　－20～－10 %：痩せ傾向 ±10 %　：標準　＋10～＋20 %：肥満傾向 ＋20 %以上：肥満
体重減少率(%) ＝(通常体重－現体重)/通常体重×100	期間　軽度　重度 1 週間　1～2 %　2 %以上 1 カ月　5 %　5 %以上 3 カ月　7.5 %　7.5 %以上 6 カ月　10 %　10 %以上
標準体重比(% IBW)＝現体重/標準体重×100	70 %以下　：重度低栄養(高度の筋たんぱく消耗) 70～ 80 %：中等度低栄養(中等度の筋たんぱく消耗) 80～ 90 %：軽度低栄養(軽度の筋たんぱく消耗) 90～110 %：基準体重減 110～120 %：過体重 120～150 %：肥満 150～200 %：重度肥満 200 %以上　：病的肥満
通常体重比(% UBW：usual body weight) ＝実測体重/通常体重×100	75 %以下：高度の栄養障害 75～85 %：中等度の栄養障害 85～95 %：軽度の栄養障害
体脂肪率(% FAT)	軽度肥満　中等度肥満　重度肥満 男性　20 %≦　25 %≦　30 %≦ 女性 6～14 歳　25 %≦　30 %≦　35 %≦ 女性 15 歳以上　30 %≦　35 %≦　40 %≦
ウエスト/ヒップ比(W/H 比)	男性　女性 皮下脂肪型肥満　0.7 以下　0.7 以下 内臓脂肪型肥満の可能性　0.9 以上　0.8 以上 内臓脂肪型肥満　1.0 以上　0.9 以上
腹囲 ・内臓脂肪量の指標となる	男性 85 cm 以上 女性 90 cm 以上
腹部 CT スキャン ・腹腔内内臓脂肪(V)／腹壁皮下脂肪(S)の面積比 ・内臓脂肪面積	V/S 比 0.4 未満：皮下脂肪型肥満 0.4 以上：内臓脂肪型肥満 100 cm^2以上を内臓脂肪型肥満
上腕周囲長(AC)：上腕三頭筋中心を通る円周の長さ % AC＝実測値/標準値×100 上腕三頭筋皮下脂肪厚(TSF) % TSF＝実測値/標準値×100 上腕筋周囲長(AMC)＝AC(cm)－π×TSF(cm) 上腕筋面積(AMA)＝AMC×AMC 4 π 体脂肪と筋肉量を反映する % AMC＝実測値/標準値×100 % AMA＝実測値/標準値×100 AMC および AMA はともに筋たんぱく量の指標となる	AC 標準値　男性：27.23 cm　女性：25.38 cm TSF 標準値　男性：11.36 mm　女性：16.07 mm % AC・% TSF：70 %以下　高度栄養障害 70～80 %　中等度栄養障害 80～90 %　軽度栄養障害 90 %以上　正常 AMC 標準値　男性：23.67 cm　女性：20.25 cm AMA 標準値　男性：44.6 cm^2　女性：32.6 cm^2 % AMC・% AMA：60 %以下　高度栄養障害 60～80 %　中等度栄養障害 80～90 %　軽度栄養障害 90 %以上　正常

(玉川和子・他編著：臨床栄養学実習書第 12 版，医歯薬出版，2015 より)

国家試験問題・練習問題の解答・解説

1．栄養ケア・マネジメント（p. 16）

1－1　正解(4)

(1) ×　骨格筋量はクレアチニン身長係数のほか，簡易法は上腕や下腿の周囲長で評価し，体内のたんぱく質貯蔵量の推定に有用である．クレアチニン身長係数は同一身長の健常者と比較して，筋たんぱく質の消耗状態の評価に用いる．

(2) ×　内臓脂肪蓄積量は腹部 CT スキャンで評価する．

(3) ×　潜在性鉄欠乏状態は，フェリチン(貯蔵鉄)値や血清鉄値で評価する．

(4) ○　VB_1欠乏は全血総 VB_1濃度や赤血球トランスケトラーゼ活性で評価する．

(5) ×　半減期の短い血清プレアルブミン値（血清トランスサイレチン値）で評価する．

1－2　正解(1)，(2)

(1) ○　問診，観察以外に身体計測，臨床検査，臨床診査，食事摂取状況調査などがある．

(2) ○　栄養ケア計画は管理栄養士，医師，看護師など他職種が連携して作成する．

(3) ×　到達目標は長期目標である．

(4) ×　モニタリングは栄養ケア計画を適正に修正するために行う．

(5) ×　経済評価（費用効果）は当然含まれる．ほかに経過評価，影響評価（短期目標），結果評価（中･長期目標），総括的評価などがある．

1－3　正解(4)

(1) ×　鉄欠乏性貧血になると Ht は低下する．

(2) ×　MCV は低下し小球性貧血になる．

(3) ×　鉄欠乏性貧血になると Hb は低下する．

(4) ○　鉄欠乏性貧血になると総鉄結合能（TIBC）は上昇する．

(5) ×　鉄欠乏性貧血になると血清鉄は低下する．

1－4　正解(1)

(1) ○　血清アルブミンは，比較的長期のたんぱく質欠乏状態を知るパラメーターとして用いられる半減期は 17～23 日で，静的アセスメントの指標としてもちいられる．

(2) ×　血清トランスフェリンは血清鉄の輸送たんぱく質で半減期が 7～10 日で比較的短時間の栄養状態を知ることができ，動的アセスメントである．

(3) ×　血清レチノール結合たんぱく質は，肝臓で合成され血液中のレチノール分泌に関与している．半減期は 12 時間と非常に早く栄養状態を反映するので動的アセスメントである．

(4) ×　トランスサイレチンは，動的アセスメントでチロキシンやレチノールの輸送に関与する血清たんぱく質で短期に栄養状態を反映する．半減期は 2～3 日である．

(5) ×　ヘパプラスチンテストは，肝臓で生成する凝固因子を測定するもので血中半減期は短く肝臓機能障害に鋭敏に反応するテストである．

1－5　正解(3)

(1) ×　クレアチニンは腎機能の指標である．尿素窒素に比べて食事による影響を受けることがなく，腎臓から排泄されるので，血清クレアチニン濃度は糸球体濾過能と関係する．

(2) ×　HbA1c は糖代謝の指標である．ヘモグロビン A と糖結合したもので，ヘモグロビンの平均寿命が約 120 日であることから過去 1～2 カ月の平均的な血糖値を反映する．

(3) ○　長期的なたんぱく質の欠乏状況を知る指標である．

(4) ×　総コレステロール高値は脂質代謝の指標である．

(5) ×　ヘマトクリットは，血液全体に対する赤血球の容積率であり貧血の指標である．

1－6　正解(4)

(1) ×　肥満度の高いものは，食事記録法による調査では過少申告しやすい．

(2) ×　内臓脂肪面積は，CT スキャンにより定量的に評価する．100 平方メートル以上を内臓脂肪型肥満とされている．

(3) ×　上腕筋面積は，上腕周囲長と上腕三頭筋皮下脂肪厚で算出する．筋たんぱく量の指標となる．

(4) ○　尿中クレアチニンの排出量は，筋肉量に比例し筋たんぱく質の評価に用いる．

(5) ×　窒素出納が負のときは，体たんぱく質量が減少する．

2．発育・発達・加齢変化（p. 28）

2－1　正解(1)

(1) ○　骨格の発達は乳幼児期と思春期に著しい．

(2) ×　脳の重量は 2 歳で成人の約 60 %，6 歳で成人の 90 %程度になる．

(3) ×　尿濃縮力は乳児では，成人の 1/2 程度である．

(4) ×　胸腺の重量は思春期以降，減少する．

(5) ×　運動機能は粗大運動が先行して発達したあと，微細運動が発達する．

2－2　正解(4)

a．リンパ型，b．神経型，c．一般型，d．生殖型

2－3　正解(4)

(1) ×　低出生体重児とは，出生体重が 2,500 g 未満の児をいう．

(2) ×　リンパ組織の機能的成長は，スキャモンの発達・成長曲線によると，12 歳前後が盛んである．

(3) ×　1 年間の体内カルシウム蓄積量が最大となるのは，身長の伸びが著しい時期で，男子は 13 歳前後，女子は 12 歳前後である．

(4) ○　塩味の閾値は，高齢期で上昇する．

(5) ×　唾液分泌量は，高齢期では腺細胞の萎縮にともない低下する．

2 - 4　正解(2)

(1) ×　頭囲と胸囲が同じになるのは 1 歳頃である．

(2) ○　体重 1 kg 当たりの摂取水分量は成人期より幼児期の方が多い．

(3) ×　カウプ指数は 3 か月以後の乳・幼児の肥満判定に用いる．満 1 歳以降の判定基準は年齢によって異なる．

(4) ×　50 パーセンタイル値は平均値ではなく，中央値を示す．

(5) ×　微細運動の発達は，粗大運動の発達より遅れる．

2 - 5　正解(4)

(1) ×　体水分量に占める細胞外液の割合は，成人期より新生児期のほうが大きい．

(2) ×　免疫系を司る胸腺の重量は，10～12 歳までが最大であるが思春期以降は減少する．

(3) ×　糸球体濾過量は，腎臓が老廃物を尿へ排泄する能力を示すものであり，加齢に伴い下降するので，高齢期では成人期より少ない．

(4) ○　味覚の域値は塩味・甘味・苦味・酸味ともに高齢期のほうが高くなり，一般に濃い味を好むようになる．

(5) ×　高齢期になると唾液腺の萎縮や損傷，自律神経の乱れ，血液や体液の減少，服用する薬の副作用などが原因で，唾液分泌量は減少する．

2 - 6　正解(4)

(1) ×　精神機能の変化の過程は発達という．

(2) ×　身長の伸びる過程は成長という．

(3) ×　臓器発育の発達速度は年齢によって異なる．

(4) ○　身長の急激な伸びは生後 1 歳頃までと，10～13 歳頃の 2 回である．

(5) ×　体重 1 kg 当たりの体水分量は，新生児期より学童期が少ない．

3．妊娠期 (p. 54)

3 - 1　正解(5)

a　×　非妊娠時の肥満は，妊娠高血圧症候群の発症リスクが高い．

b　×　非妊娠時の肥満は，妊娠糖尿病の発症リスクが高い．

c　○　妊娠糖尿病は，出産後に 2 型糖尿病への移行リスクが高い．

d　○　非妊娠時の痩せは，低出生体重児の出産リスクが高い．

3 - 2　正解(4)

(1) ×　鉄欠乏性貧血では，不飽和鉄結合能と総鉄結合能は上昇する．二次性貧血では，総鉄結合能は正常か，または下がる．

(2) ×　血清トランスフェリンは，鉄を結合するたんぱく質であり上昇する．

(3) ×　妊娠高血圧症候群と血清 LDL-コレステロールは直接的な関連がない．

(4) ○　分娩時の出血を抑制するため，正常妊娠では血液の凝固因子として役立つ血症フィブリノーゲンは上昇する．

(5) ×　妊娠期，とくに後半期では循環血液量が増加するため，見かけ上の赤血球数，血色素量，ヘマトクリットは低下し，血清アルブミン値も低下する．

3 - 3　正解(2)

(1) ○　妊娠前から健康的なからだづくりをする．

(2) ×　非妊時の BMI が 18.5 未満の妊婦では，妊娠前期間における推奨体重増加量は 9～21 kg である．

(3) ○　主食を中心にエネルギーを摂る．

(4) ○　多様な食品を組み合わせてカルシウムを摂る．

(5) ○　妊婦の喫煙は低出生体重児のリスクとなる．

3 - 4　正解(1)

(1) ○　妊娠糖尿病は妊娠中に初めて発症した糖代謝異常で，明らかな糖尿病や糖尿病合併妊娠は含まない．

(2) ×　妊娠糖尿病と非妊娠糖尿病の診断基準は異なり，前者では空腹時・75 g OGTT 時のいずれにおいても，血糖値の基準値はより低い（参照 p.52）．

(3) ×　妊娠糖尿病では巨大児出産の可能性が高い．

(4) ×　肥満・糖尿病の家族歴，巨大児分娩既往歴，高齢妊娠などは発症リスクになる．

(5) ×　糖尿病合併妊娠では血糖値を調整するためインスリン療法を行う．

3 - 5　正解(2)

(1) ×　妊娠期の体重増加は，妊娠 3 カ月末までは 0 kg，5 カ月末までは約 4 kg，7 カ月末までは約 8 kg，10 カ月末では 7～12 kg 程度となり，妊娠後期ほど多くなる．

(2) ○　基礎代謝量は，妊娠初期では内分泌環境の変化などから非妊婦より低いが，母体の体重増加に伴い増加する．

(3) ×　循環血液量は増加する．とくに妊娠後半期の増加は著しく，血漿量では妊娠前の 25～50 %増，赤血球では 15～20 %増になるため，見かけ上の赤血球数，血色素量，ヘマトクリットは低下する．

(4) ×　血漿量の増加に伴いヘモグロビン濃度は低下する．

(5) ×　インスリン感受性は低くなるため，その作用力が鈍くなり血糖値が上昇しやすくなる．

3－6　正解(2)

(1) ×　胎児の神経管閉鎖障害の発症リスク低減のためには，葉酸の摂取が望ましい．

(2) ○　重症妊娠悪阻による食事摂取不全から，ビタミン B_1 欠乏となり，ウェルニッケ脳症を招くことがある．

(3) ×　β-カロテンなどによる過剰症はないと考えられているが，ビタミンA過剰摂取が奇形をもたらす可能性が報告されているので注意する．

(4) ×　妊娠中の低体重は，胎児の発育不全のリスクや産後の乳汁分泌不足とかかわりが深い．

(5) ×　鉄の需要は，妊娠後期に高まる．

4．授乳期（p. 68）

4－1　正解(3)

(1) ×　妊娠中は，胎盤から分泌されるエストロゲンにより乳管系の増殖・発育が促進され，同時に乳腺細胞に対するプロラクチンの作用を抑制し，乳汁分泌が抑制される．

(2) ×　100 g 当たりの脂質量は，初乳が 2.9 g 程度，成熟乳が 3.5 g 程度で成熟乳に多い．

(3) ○　人乳は牛乳よりカゼイン含量が少ない．

(4) ×　70°C以上にする必要がある．

(5) ×　家庭では規定量の湯に溶かして調乳する無菌操作法が利用される．終末滅菌法は集団保育で用いられる．

4－2　正解(3)

(1) ×　母乳育児を成功させる一つの手段として，分娩後30分以内に授乳することをすすめている．

(2) ×　吸啜刺激により母体のプロラクチンとオキシトシンの分泌は促進される．

(3) ○　オキシトシンは乳腺の平滑筋を収縮させ射乳現象を起こす．

(4) ×　分泌型 IgA は初乳に多く含まれる．

(5) ×　成熟乳は初乳より脂肪含量が多いのでエネルギー量が多くなる．

4－3　正解(3)

(1) ×　吸啜刺激はオキシトシンの分泌を促進する．

(2) ×　吸啜刺激はプロラクチンの分泌を促進するので乳汁生成に役立つ．

(3) ○　分泌型 IgA は初乳に多く含まれる．

(4) ×　母乳のたんぱく質量は牛乳の約1/3程度であるが，初乳はこれより多い．

(5) ×　母親の摂取したアルコールは母乳に移行する．

4－4　正解(2)

(1) ×　成熟乳のたんぱく質含量は初乳の約4割である．

(2) ○　成熟乳の乳糖含量は，初乳の約1.4倍である．

(5) ×　成熟乳は免疫学的に初乳成分より劣る．IgA,ラクトフェリン，リゾチームともに初乳のほうが多い．

4－5　正解(2)

(1) ×　オキシトシンの分泌は吸啜刺激により増大する．

(2) ○　吸啜刺激はプロラクチンの分泌を増加させる．

(3) ×　免疫グロブリンである IgA は初乳に多く含まれる．

(4) ×　たんぱく質量は牛乳より母乳のほうが少ない．

(5) ×　多価不飽和脂肪酸は牛乳より母乳が多い．

4－6　正解(4)

(1) ×　乳糖は成熟乳に多い．

(2) ×　ラクトフェリンは初乳に多い．

(3) ×　吸啜刺激はプロラクチンやオキシトシンの分泌を刺激する．

(4) ○　母乳の脂肪酸組成は食事内容の影響を受ける．

(5) ×　母親の摂取したアルコールは母乳に移行する．

5．乳児期（p. 109）

5－1　正解(5)

(1) ×　乳歯は生後6カ月から8カ月頃に，下あごの内切歯から生え始める．

(2) ×　粗大運動が先行して発達したあと，微細運動が発達する．

(3) ×　乳幼児期の身長の年間増加量は，年齢にともない小さくなる．

(4) ×　大泉門の閉鎖は1歳から1歳半の頃である．

(5) ○　体重当たりの体水分量の割合は，月齢が幼いほど成人より多い．

5－2　正解(4)

(1) ×　離乳開始の目安には，乳児の発達状態，月齢・哺乳反射の減弱などが該当する．

(2) ×　離乳の開始は，生後5〜6か月頃が適当とされる．

(3) ×　フォローアップミルクは，鉄分などの補給を目的に9か月以降から使用してもよい．

(4) ○　離乳の完了は，エネルギーや栄養素の大部分が乳汁以外の食べ物から摂取できるようになった状態をいうが，母乳や育児用のミルクの摂取も継続している．

(5) ×　食事量の評価は，体重や身長などを経時的に測定したり，発育のパーセンタイル曲線などを流用したりして評価する．

5－3　正解(2)

(1) ×　乳児が自ら摂食するようになった段階では，手づかみ食べが可能になった後にスプーンなどを使用する．

(2) ○　生後12カ月頃になれば，こぼすことがあっても手づかみ食べを通して自分で食べる楽しさを体験させるとよい．

(3) ×　こぼしてもよい．

(4) ×　家族と一緒に食事を楽しむようにするのがよい．

5－4　正解(4)

(1) ×　頭蓋内出血の予防としてビタミンKを投与する．
(2) ×　母乳性黄疸は治療する必要はない．
(3) ×　乳糖不耐症では乳糖を含まない特殊治療乳を使用する．
(4) ○　ビタミンDの欠乏により，くる病が起こる．
(5) ×　フェニルケトン尿症では早期にフェニルアラニン制限食にして，乳児期・幼児期の前半までの血中フェニルアラニン値を2～4 mg/dLの範囲に維持するように治療する．

5－5　正解(2)

(1) ×　離乳開始前に果汁を与えることについて栄養学的意義は認められていない．
(2) ○　離乳の開始とは，食物を滑らかにすりつぶしたものを与え始めることをいう．
(3) ×　離乳開始の1カ月間ほどは，1日1回の離乳食とする．その後乳児が7～8カ月になれば1日2回食にする．
(4) ×　調味料は離乳開始の頃には使用しない．その後においても薄味を守る．
(5) ×　母乳の分泌能力があるならば母乳を継続する．母乳は無理に断乳するよりも自然に母乳を離す卒乳の時期を待つほうがよい．

5－6　正解(1)

(1) ○　生理的体重減少は，生後数日で起こる．
(2) ×　生理的黄疸は，生後2～3日頃から現われ，7～10日頃に消失する．
(3) ×　第一乳臼歯は，生後16～24カ月頃に生える．
(4) ×　糸球体濾過量は，2歳前後で成人と同程度となる．
(5) ×　呼吸数は学童期以降で成人と同程度となる．

6．幼児期（p. 126）

6－1　正解(4)

(1) ×　カウプ指数は男女差は考慮しない．
(2) ×　二次性肥満より原発性肥満のほうが多い．
(3) ×　体重当たりのエネルギー量は低年齢ほど多い．
(4) ○　幼児期の体水分に占める細胞外液の割合は成人より高い．
(5) ×　幼児の年齢により幅があるが，間食は総エネルギー量の10～15 %までが望ましい．

6－2　正解(2)

(1) ×　幼児期のたんぱく質維持必要量は，男女ともに0.67 g/kg体重/日である．
(2) ○　年齢が幼いほど，また女児よりも男児が高い．
(3) ×　カウプ指数による肥満判定基準には，男児女児の差はない．
(4) ×　幼児期の食事摂取基準における脂質エネルギー比率は，20～30 %未満を目標値としている．
(5) ×　浮腫がみられるのは，たんぱく質低栄養のクワシオルコルである．

6－3　正解(3)

(1) ×　乳幼児期の脈拍数は成長にともない減少する．
(2) ×　体重当たりの体水分量は成人期より乳幼児期が多い．
(3) ○　正しい．
(4) ×　乳歯は生後6～8カ月頃から生え始める．
(5) ×　IgG値は生後3～4カ月で最低値となる．

6－4　正解(5)

(1) ×　3歳児以上では，頭囲は胸囲より小さい．
(2) ×　幼児期のエネルギー必要量は成人より多い．
(3) ×　1年当たりの体重増加率は乳児期より低い．
(4) ×　幼児期の呼吸数は乳児期より少ない．
(5) ○　咀しゃく機能は第二小臼歯が生えそろう24～36カ月頃に獲得される．

6－5　正解(2)

(1) ×　幼児期の基礎代謝量は成人より高い．
(2) ○　幼児期の推定エネルギー必要量は基礎代謝量(kcal/日)×身体活動レベル＋エネルギー蓄積量で求めるので含まれている．
(3) ×　適切な間食とは，1～2歳頃児では1日の総エネルギー量の15～20 %を午前と午後に分けて与え，3～5歳児では10～15 %を午後に与えるのが望ましい．
(4) ×　咀しゃく機能は生後18か月頃までに完成する．
(5) ×　クワシオルコルはたんぱく質不足から生ずる栄養失調症である．

6－6　正解(4)

(1) ×　幼児期の年間体重増加量は，乳児期のほうが多い．乳児期の1年間で生下時体重の約3倍ほどに成長し，6 kg前後の体重増加をみるが，幼児期ではどの年齢層においてもそれほどの体重増加はない．
(2) ×　幼児期の体脂肪率は，乳児期のほうが高い．
(3) ×　カウプ指数の判定基準に性差はない．
(4) ○　幼児期の貧血のおもな原因は，鉄欠乏である．
(5) ×　間食のエネルギー摂取量は，1～2歳児では総エネルギー量の15～20 %，3～5歳児で10～15 %がよい．

7．学童期（p. 142）

7－1　正解(5)

a　×　単純性肥満の方が多い．
b　×　もっとも多い貧血は，鉄欠乏性貧血である．
c　○　朝食欠食率は，学童期より思春期，青年期のほうが多い．
d　○　学校保健統計調査には，肥満傾向児や痩身傾向児の年齢別出現率が示されている．

7－2　正解(4)

(1) ×　基礎代謝基準値は年齢が低いほど高い．したがって12〜14歳女子では成人女子のどの年齢区分より高い.

(2) × 小児(1〜17歳)のたんぱく質推奨量は，たんぱく質維持必要量に成長にともなう蓄積量を加えて算出している．したがって12〜14歳女子は55 g，成人女子では50 gで成長期の方が高い.

(3) × カルシウム推奨量は，体内のカルシウム蓄積量＋尿中排泄量＋経皮的損失量に吸収率を考慮して要因加算法で決められている．12〜14歳女子では成人に比して，蓄積量が多く，また吸収率がよいことから成人より高い.

(4) ○ 成人(18歳以上)の女性の推奨量が100 mgであるのに対して，12〜14歳の女子の推奨量は100 mgで同じである.

(5) × 鉄の推奨量（月経のある場合）は，成人では基本的鉄損失量に月経血による鉄の損失量を加算して算出しているが，12〜14歳女子ではこれに成長にともなう鉄の蓄積量が加算されているので高い.

7－3 正解(2)

(1) × 一般型は，4歳前後までに急速に発達し，学童期には緩やかになり，思春期になるとふたたび急速に発達する.

(2) ○ 神経・脳型はほかの型に比べ，出生直後から急速に発達し，4〜5歳になると成人の約8割ほどに達する.

(3) × 生殖器型は，思春期以降に発達する.

(4) × リンパ型は，出生以降12〜13歳頃までに目覚ましく発達する．思春期以降は成人のレベルになる.

(5) × リンパ型の発達の最大値は12〜13歳頃である.

7－4 正解(1)

(1) ○ 基礎代謝基準値は年齢が高まるほど低くなる.

(2) × 学童期の推定エネルギー量＝基礎代謝量（kcal/日)×身体活動レベル＋エネルギー蓄積量

(3) × 原発性肥満のほうが多い.

(4) × 成人期の肥満に移行しやすい.

(5) × 肥満傾向児は小学校高学年のほうが高い.

7－5 正解(3)

(1) × 咀嚼機能は，第2乳臼歯が生え揃う24〜36カ月頃までに完成する.

(2) × 幼児期の間食は，1〜2歳児では1日の栄養量との約10％を午前と午後に，3〜5歳児では約10％量を午後に1回与える.

(3) ○ 基礎代謝基準値（kcal/kg体重/日）は，男女児とも年齢とともに低下する.

(4) × 学童期の肥満は，成人期の肥満に移行しやすい.

(5) × 学童期のたんぱく質の目標量は，13〜20％エネルギーである.

8．思春期 (p. 156)

8－1 正解(1)

b ○ 高度の肥満から糖尿病を発症すると，性機能障害が起こる.

c × 初経の2〜3年前から卵胞の発育はすすむ.

d × 女性では，カルシウムの見かけの吸収率は思春期初期では38±18％，成人非妊娠時では23±8％，妊娠後期では42±19％に高まり，変化する.

8－2 正解(3)

(1) × 思春期スパートは女子が早い.

(2) × 思春期には，卵胞刺激ホルモン（FSH）の分泌が活発になる.

(3) ○ 女子のカルシウム蓄積速度は，思春期前期(11〜13歳）に最大となる.

(4) × 思春期女子では，相対的な鉄不足により鉄欠乏性貧血が生じやすい.

(5) × 摂食障害はいずれも女性に多い特徴がある.

8－3 正解(2)

(1) × 思春期には，エストロゲンの分泌が活発になる.

(2) ○ 思春期には，卵胞刺激ホルモン（FSH）の分泌が活発になる.

(3) × 女子では体脂肪が多くなり，乳房も大きくなるなど，第二次性徴が現れる.

(4) × 女子のカルシウム蓄積速度は，思春期前期(11〜13歳）に最大となる.

(5) × 思春期発育急進現象（思春期スパート）は女子が早い.

8－4 正解(4)

(1) × 思春期は性ホルモン(エストロゲン，FSH，LH)の分泌量がいずれも増加する.

(4) ○ 女子のカルシウムの蓄積速度は思春期前期(11〜13歳）に最大となる.

(5) × 月経開始に伴って鉄損失量が増加し，鉄欠乏性貧血になりやすい.

8－5 正解(4)

(1) × 性腺刺激ホルモンの分泌は思春期に急増する.

(2) × 第二次発育急進期の特徴は女子が男子より早いことである.

(3) × 思春期男子は成人男性より見かけのカルシウム吸収率が高い.

(4) ○ 思春期前半（12〜14歳）は身長の伸びに応じて1日当たりのカルシウム体内蓄積量は最大となる.

(5) × 鉄欠乏症貧血は，月経が始まる女子で，男子より問題となる.

9．成人期 (p. 182)

9－1 正解(2)，(5)

(1) × エネルギー収支バランスはエネルギー消費量＝エ

ネルギー摂取量＝エネルギー必要量で，基礎代謝量と身体活動量の和でよい．消化吸収率は入れない．

(2) ○　良質な動物性たんぱく質の維持必要量を基本にしているが，日常生活においては良質なたんぱく質のみを摂取しているわけではないので，混合たんぱく質の利用効率を考慮した．

(3) ×　脂質摂取量は，たんぱく質・炭水化物の摂取量を考慮に入れて設定する必要がある．そのためにエネルギー比率で示している．

(4) ×　鉄の推定平均必要量は，基本的鉄損失量に吸収率を考慮して決めている．したがって出納法ではなく要因加算法である．月経のある女性は月経による鉄損失量を加算している．したがって月経のない女性，男性とは別に必要量を決めている．

(5) ○　正しいカルシウムの推定平均必要量は蓄積量と損失量を加算して，吸収率を考慮して決めている．

9-2　正解(2)，(4)

(1) ○　飽和脂肪酸の摂取量を減少させると冠動脈罹患率やLDL-コレステロール値の減少がみられることから，エネルギー比7％以下とされている．

(2) ×　WHOガイドライン（2003）で5 g/日未満とされているが，実施可能性を考慮して国民健康・栄養調査の摂取量との中間値を採用して，男7.5 g，女6.5 g/日未満とした．また高血圧治療のためのガイドライン6 g/日未満に少しでも近づける意味もある．

(3) ○　理想値と実際の摂取量の中間値で示した（男21 g，女18 g/日）．

(4) ×　エネルギー産生バランス（％エネルギー）は，たんぱく質13～20％，脂質20～30％，炭水化物50～65％である．

(5) ○　WHOが示した高血圧予防のための望ましい摂取量（2012）は，3,510 mg/日以上とされているが，国民健康・栄養調査の摂取量との中間値を目標量にした．

9-3　正解(1)，(4)

(1) ○　ウエスト周囲長：男≧85 cm，女≧90 cm

(2) ×　収縮期血圧：≧130 mmHg

(3) ×　空腹時血糖値：≧110 mg/dl

(4) ○　空腹時血清トリグリセリド値：≧150 mg/dl

(5) ×　血清HDL-コレステロール値：＜40 mg/dl

10．更年期（p. 192）

10-1　正解(3)

a　○　閉経期にはエストロゲンの分泌は減少し，消化管からのカルシウム吸収や腎尿細管からのカルシウム再吸収力が低下するため，骨の形成が阻害され骨密度が減少する．骨粗鬆症の予防には，カルシウムの摂取と運動が重要であり，成長期から骨量を高めておくことが大切である．

b　×　虚血性心疾患の発生は増加する．虚血性心疾患の一次予防ガイドラインでは，禁煙，中等度の運動の継続，栄養面での注意，BMI 25未満の維持，休養の確保，虚血性心疾患のリスクファクターである高血圧・脂質異常症・糖尿病などのコレステロールへの注意をあげている．

c　×　50歳以上の女性の半数では，血清コレステロールの上昇がみられる．エストロゲンは肝臓の脂質代謝に影響しているので，その減少はHDL-コレステロールを減少させ，LDL-コレステロールを上昇させる．

d　○　骨粗鬆症の好発部位は脊椎，橈骨(とうこつ)，大腿骨である．橈骨は手首から肘にかけての親指側の骨である．遠位端とは心臓から遠い部分をさしているので，手首に近い部分をさす．

10-2　正解(4)

(1) ×　更年期になると，エストロゲン分泌の低下が起こり，フィードバック機構によって，下垂体から性腺刺激ホルモンの分泌を促進する．

(2) ×　エストロゲン分泌低下により，性腺刺激ホルモンを刺激するため，視床下部から放出されるGnRHの分泌を促進させる．

(3) ×　閉経は卵巣機能が低下して，エストロゲンの分泌が減少することにより起こる．

(4) ○　エストロゲンは，おもに骨芽細胞に作用して骨形成を促進し，破骨細胞や甲状腺などに作用して骨吸収を抑制する働きがある．そのため，更年期になりエストロゲンが低下することにより，骨サイクルは異常をきたし，骨吸収が骨形成を大きく上回る「高回転型」の骨量減少となる．さらに進行すると骨粗鬆症となる．

(5) ×　バーセルインデックスは日常生活動作の判定指標である．更年期障害の判定にはクッパーマン（Kupperman）更年期指数や簡略更年期指数（SMI）がある．

11．高齢期（p. 229）

11-1　正解(2)

(1) ×　褥瘡は，たんぱく質摂取不足や栄養状態の低下，それに加えて基本的動作の低下により体圧がかかることがリスク因子である．

(2) ○　変形性膝関節症は体重負荷のかかる下肢，とくに膝関節に障害を起こすもので，加齢とともにたんぱく質合成の低下による基質の減少とカルシウムの沈着の減少がみられ骨減少症を示すことが多く，それに力学的圧力が加わり進行するもので，高尿酸血症のリスク因子ではない．

(3) × 認知症は，食べ物以外のものを食べたり，食べることを忘れたり，拒食，過食など食行動の異常がみられる．

(4) × うつ状態では，社会的不活発に陥り運動器機能の低下，食欲の低下により低栄養状態をまねく．

(5) × 高齢者の便秘は，筋肉の萎縮による腸の蠕動運動の低下と腹筋の緊張低下によるものが多い．

11-2 正解(1)

(1) ○ 体温程度の食べ物は，口腔内に食べ物が入ったことを認識しにくい．やや熱いか冷たいほうが，また味もはっきりしているほうが誤嚥しにくい．

(2) × 咀嚼した食べ物は，随時運動と反射運動が協調して咽頭に送られる高齢者では，反射運動の遅延やタイミングのずれにより誤嚥が起こる．したがって，とろみをつけたほうがこれに対応できる．

(3) × 認知症では，食べ物を認知できないことがある．

(4) × 誤嚥を防ぐには顎を下げる．口腔と食道のラインが一直線になり，食道に運ばれやすくなる．

(5) × 食べ物は，噛み砕き唾液と混合して，舌の上で食塊を作り，嚥下する．きざみ食は口の中でバラバラになり，食塊が作りにくく誤嚥につながる．

11-3 正解(3)

(1) × 高齢者は，成人に比して身体機能の個人差は大きくなる．長い間の日常の生活活動，疾病，食習慣，環境，本人の性格などにより影響を受ける．

(2) × 胃の粘膜の萎縮などにより消化酵素や胃酸の分泌量が減少し，活性が低下して食物の胃内の滞留時間が延長する．

(3) ○ 嚥下とは，口から食物が入り胃に至るまでの一連の運動をいう．唾液の分泌，嚥下反応の低下により誤嚥を起こしやすい．

(4) × 知覚反応が鈍くなり温冷感が鈍感になる．

(5) × 口渇中枢機能の低下がみられる．これは体内の恒常性を保つ機能が低下していることで，脱水に注意が必要である．

11-4 正解(3)

(1) × 酢の物は刺激が強く，誤嚥を招くので不適切である．

(2) × 口に取り込まれた食物は，舌と歯を使って砕かれ唾液と混合して食塊を形成するが，きゅうりの漬物はつぶれにくく食塊を形成しにくい．誤嚥につながる．

(3) ○ やわらかく煮ただいこんは，舌と歯でつぶれ，食塊を形成しやすいため，適している．

(4) × 口の中でバラバラになり，まとまりにくく，誤嚥を招く．

11-5 正解(2)

(1) ○ サルコペニアは，筋肉量の低下である（診断基準は，握力，歩行速度，四肢筋肉量で判定される）．

(2) × 歩行速度は保たれない，低下する．

(3) ○ 加齢によりADLの低下や身体障害などによりサルコペニアの原因になる．

(4) ○ 食事摂取量の低下は低栄養につながり筋量の低下を招く．

(5) ○ ベッドで安静にしていると生活機能が低下しサルコペニアの原因になる．

11-6 正解(1)

(1) ○ 身体の構成成分は加齢とともに脂肪組織の割合が増加し，除脂肪体重は減少する．そのため細胞内液に対する細胞外液の比は高くなる．

(2) × 肺弾性収縮力が低下し胸壁が硬化して，肺活量は低下する．

(3) × 免疫機能は低下する．

(4) × たんぱく質の代謝は体内の異化同化でバランスが取れている．高齢者になると筋肉の萎縮などにより，そのバランスが崩れ，筋たんぱく質の代謝は低下する．

(5) × 胃粘膜の萎縮などの原因で胃酸分泌量は減少する．

12．運動・スポーツと栄養（p. 248）

12-1 正解(2)

(2) ○ 筋グリコーゲンのすばやい回復には，高炭水化物食が最適である．筋グリコーゲンを運動などで枯渇させた後，高炭水化物食を摂取することにより枯渇されたグリコーゲン量が元のレベル以上に急速に回復される．この原理を利用した方法をグリコーゲンローディングという．

12-2 正解(1)

(1) ○ 発汗，消化管からの出血や血尿などによる鉄の排泄が増大するので，正解である．

(2) × ヘモグロビン量の減少により酸素運搬能が低下するので，持久力が低下する．

(3) × 希釈性貧血は，循環血漿量の増加による見かけの貧血であり，持久性は維持される．

(4) × 循環血漿量の増加では，希釈性貧血を起こすことがある．

(5) × 衝撃により血流中の赤血球が破壊され，溶血性貧血となることがある．

12-3 正解(1)

(1) ○ 心臓の収縮力が強くなり，1回拍出量が増大するため，安静時心拍数は低下する．

(2) × 交感神経の緩和と血管拡張に関わるホルモン分泌の活性化により安静時収縮期血圧は低下する．

(3) × 呼吸循環機能が改善されるので最大酸素摂取量は増加する．

(4) × コレステロールをエステル化する酵素活性が高まるので，HDL-コレステロール値は上昇する．

(5) ×　習慣的な運動によりインスリンの細胞膜受容体への結合や筋収縮が促進されるので，骨格筋のGLUT 4の機能が高まる．

12-4　正解(4)

(1) ×　上体起こしは腹筋のトレーニングを体力測定にしたもので，腹筋の筋持久力を評価する．

(2) ×　握力は物を握るときの手の筋力を評価する．

(3) ×　反復横跳びは全身を使った側方への反復運動の素早さにより，敏捷性を評価する項目である．

(4) ○　20 m シャトルランは持久走であり，有酸素運動能力，すなわち全身持久力の評価方法である．

(5) ×　立ち幅跳びは直立姿勢から助走せずに，身体の屈伸運動のみで反動をつけて遠くへ跳ぶ能力で跳躍力の評価である．

13. 環境と栄養（p. 256）

13-1　正解(4)

a　×　水分は低張から高張に移送するので，水分の吸収速度は低張液が速い．

b　○　体重の2％程度の脱水で持久力が低下する．

c　○　運動中には100％摂取できないので，70～80％を目標としている．

d　×　運動前にしめらす程度では摂取不足である．十分摂取することがすすめられている．

13-2　正解(3)

(1) ×　高温環境では，体温上昇と脱水が問題となるので，熱産生を低下させ，熱放散による体温調節が必要である．

(2) ×　低温環境では，低体温を防ぐため，保温と産熱による調節が必要となる．産熱のために「ふるえ」が起きるが，熱けいれんは脱水が関係し痛みをともなうけいれんである．

(3) ○　高圧環境（たとえば潜水）で混合ガスを吸入するとき，酸素分圧が上昇するので酸素中毒を起こすことがある．

(4) ×　低圧環境では低酸素（酸素分圧の低下）が問題になる．酸素摂取量を増加させるため肺換気量を増大させる必要がある．

(5) ×　無重力環境では運動不足となり，筋量や骨量が低下する．

13-3　正解(5)

(1) ×　体温調節のためにふるえにより産熱量は増加する．

(2) ×　低温により放熱量が増加するので体温維持のために基礎代謝量は増加する．

(3) ×　低温により血管が収縮するので血圧は上昇する．

(4) ×　皮膚血管が収縮するので皮膚血流量は低下する．

(5) ○　寒冷ストレスによりアドレナリンの分泌は増加する．

14. ストレスと栄養（p. 266）

14-1　正解(1)

a　○　ストレス下では副腎皮質機能は亢進するが，慢性ストレスに適応できなくなると副腎皮質機能は低下する．

b　○　ストレス下では副腎皮質ホルモンの分泌は増加するが，それにより糖質コルチコイドの分泌は増加しグリコーゲン合成を促進する．また，筋たんぱく質の分解が生じ，尿中窒素排泄量は増加する．

c　×　胃酸の分泌が促進するため，消化管の血流や粘液の産生が低下するなどのためにストレス性消化性潰瘍が生じる．

d　×　ストレスに抵抗している期間は，下垂体前葉からの副腎皮質刺激ホルモンの分泌は増加する．

14-2　正解(4)

(1) ×　警告反応期のショック相では，血圧，血糖値，体温などが低下する．

(2) ×　(1) に同じ．

(3) ×　警告反応期の反ショック相は，ショックから立ち直る時期で生態防御機能が高まり，ショック相と反対の反応が起きる．

(4) ○　抵抗期は持続するストレッサーには適応しているが，異なるストレスへの抵抗力は弱い．

(5) ×　疲はい期は，ストレスへの適応が破たんした状態（不適応）である．

14-3　正解(2)

(1) ×　ストレス応答の抵抗期では，交感神経の活動は亢進する．

(2) ○　副腎皮質ホルモンの分泌やカテコールアミン活性により，糖新生は亢進する．

(3) ×　副腎皮質ホルモンの分泌やカテコールアミン活性により糖新生が亢進し，血中遊離脂肪酸は上昇する．

(4) ×　抗ストレス作用を有するビタミンCの消費量が増え，血清ビタミンC値は低下する．

(5) ×　コルチゾール分泌亢進による破骨細胞の増加と，腎臓からのカルシウム再吸収抑制により，尿中カルシウム排泄量は増加する．

14-4　正解(2)

(1) ×　抵抗期では，ストレスに適応するためにエネルギー代謝は亢進する．

(2) ○　たんぱく質消費量も増加するため，窒素出納は負に傾く．

(3) ×　副腎皮質ホルモンの分泌は，抵抗期に増加し，疲労期では，低下する．

(4) ×　ビタミンCは抗酸化物質であり，ストレス応答によりその受容は亢進する．

(5) ×　尿中カルシウム排泄量は，骨吸収が刺激され骨組織からのカルシウム遊離が促進して増加する.

15. 休養と睡眠（p. 272）

15- 1　正解(2)

(1) ×　ヒトの生体リズムは約24時間である.このリズムは身体に備わったメカニズム（体内時計）と光，音，食事などの環境からの刺激や自律神経，ホルモンなどにより複雑に調節されている.

(3) ×　影響を受ける.

(4) ×　体温は昼から夜にかけて上昇し，明け方にはもっとも低下する.

(5) ×　サーカディアンリズムは概日リズムともいい，これを司る中枢は間脳視床下部視交叉上核に存在している.概日リズムは約24時間周期であるが，ヒトの体内時計は約25時間周期といわれており，光，音，食事，社会生活などの環境からの刺激により24時間のリズムにセットされている.これを同調という.

16. 食事摂取基準の基礎的理解（p. 304）

16- 1　正解(5)

(1) ×　対象者には，生活習慣病等やフレイルの危険因子があっても，おおむね自立した日常生活を営んでいる者や，BMIが標準より著しく外れていない者を含む.

(2) ×　対象とする摂取源に，経口摂取される通常の食品やいわゆる健康食品やサプリメントも含む.

(3) ×　数値は可能な限り科学的根拠にもとづいて策定されるが，エビデンスレベルは栄養素間でばらつきがある.

(4) ×　望ましい摂取量は個人により異なる.生活環境や生活習慣等を踏まえ，個人の状況に応じて臨床症状や臨床検査値も含め，総合的に評価する必要がある.

16- 2　正解(1)

(2) ×　ナイアシンは，ペラグラの発症を予防できる最小摂取量から算定された.

(3) ×　ビタミンCは，壊血病を予防するに足る最小量からではなく，心臓血管系の疾病予防効果と，抗酸化作用効果を指標として算定された.

(4) ×　カルシウムは，参照体重をもとに体内蓄積量，尿中排泄量，経皮的損失量と吸収率より，要因加算法を用いて算定された.

(5) ×　鉄は，要因加算法を用いて算定された.

16- 3　正解(4)

(1) ×　n-3系脂肪酸は，目安量が設定されている.

(2) ×　炭水化物は，目標量が設定されている.

(3) ×　ビタミンDは，目安量が設定されている.

(5) ×　カリウムは，目安量，目標量が設定されている.

16- 4　正解(5)

(1) ×　1歳児の基礎代謝基準値は，4歳児より高い.1～2歳児は61.0（kcal/kg体重/日），3～5歳児は54.8（kcal/kg体重/日）である.

(2) ×　1～5歳児の身体活動レベル（PAL）は，1区分のみ（レベルII，ふつう）である.6歳以上では，低い（I），ふつう（II），高い（III）の3区分である.

(3) ×　炭水化物の目標量（DG）は，男女1歳以上の全ての年齢で50～65％エネルギーである.

(4) ×　脂質の目標量(DG)は，男女1歳以上で20～30％エネルギーである.

16- 5　正解(5)

(1) ×　ビタミンAのULでは，プロビタミンA カロテノイドを含まない.推奨量では含む.

(2) ×　ビタミンEでは，AI, ULともα-トコフェロールを算定.α-トコフェロール以外のビタミンEは含んでいない.

(3) ×　ナイアシンではULは，ニコチンアミドの重量で設定されている.EAR，RDA，(AI)はナイアシン当量（NE）で設定されている.

(4) ×　ビタミンB_6のULは，ピリドキシンの重量で設定されている.

参考文献

1) 久米美代子・他：ウーマンズヘルス．医歯薬出版，2007.
2) Utian WH, Serr D : The climacteric syndrome. Consensus on Menopause Research-A Summary of International Opinion, MTP Press. Lancaster. p. 1～4, 1976.
3) Consensus on Menopause Research. Eds. P.A. van Keep, R. B. Greenblatt, M. Albeaux-Fernet. MTP, 1976.
4) Report of a WHO Scientific Group. Research on the menopause. WHO technical report series 670. Geneva : World Health Organization, 1981.
5) 玉田太郎，岩崎寛和：本邦女性の閉経年齢．日産婦誌，47：947～952，1995.
6) 一戸喜兵衛：性機能の老化—卵巣の寿命を決するもの．臨婦産，36：349～356，1982.
7) Jimḿnez LJ, Pérez SG : The attitude of the woman in menopause and its influence on the climacteric. Ginecol Obstet Mex 67：319～322, 1999.
8) 九嶋勝司：自律神経性婦人科疾患に就いて．日産婦誌，5：91～94，1953.
9) 九嶋勝司：更年期障害に対する私の見解と治療法(2)．産婦人科 MOOK 30　更年期老年期の婦人科．金原出版，153～159，1985.
10) 筒井末春：心身医学的にみた更年期の臨床—閉経期症候群．新興医学出版社，1989.
11) 青野敏博：ホルモン療法の適応と治療法．臨婦産，45：576～577，1991.
12) 後山尚久：これからの更年期．閉経期の外来診療—実施医家のための手引書として．ライフサイエンス社，1994.
13) 久米美代子・他：更年期．新風社，2005.
14) 河野洋子：更年期症状と日常生活．産婦治療，76：196～201，1998.
15) 杉山みち子・他：ふしめの意識をもつ実年期女性の血液ビタミン濃度．ビタミン，65：57，1991.
16) 柴田みち・他：更年期外来患者における更年期症状と栄養摂取状況の関係について．日更年医会誌，10：58～63，2002.
17) 太田静行：調理と塩．学建書院，1979.
18) 日野原重明・他：看護のための水と電解質の知識．医学書院，1974.
19) 厚生労働省：健康日本 21（第 2 次）の推進に関する参考資料，2012.
20) Rosenberg IH: Summary comments. Am J Cin Nutr, 50(5)：1231～1233, 1989.
21) Bergman H, et al : Frailty : An emerging research and clinical paradigm-issues and controversies. J Gerontol A Biol Sci Med Sci, 62(7)：731～737, 2007.
22) 日本整形外科学会編：ロコモティブシンドローム診療ガイド 2010．ロコモティブシンドロームとは，p. 2～13，文光堂，2010.
23) 鳥羽研二：老人医療と介護保険をめぐる諸問題　施設介護の問題点，日老医誌，34：981～986，1997.
24) Sullivan DH：Under nutrition in Older Adults. Annals of Long-Term Care 8：41～46，2001.
25) 大庭建三・他：高齢者の特徴とその診察時の注意点．すぐに使える高齢者総合診療ノート．第 1 版，p. 2～8，日本医事新報社，2014.
26) 中村丁次・他：摂食機能の障害．管理栄養士養成課程におけるモデルコアカリキュラム準拠 第 5 巻，臨床栄養学．第 1 版，p. 230～235，医歯薬出版，2013.
27) Petersen RC, et al : Current concepts in mild cognitive impairment. Arch Neurol, 58(12)：1985～1992, 2001.
28) 池田　学：認知症．中央公論新社，2010.
29) 池田　学：認知症．高次機能研究，29：222～227，2009.
30) 日本静脈経腸栄養学会編：コメディカルのための静脈・経腸栄養ガイドライン．p. 5，南江堂，2000.
31) 国立長寿医療研究センター：平成 24 年老人保健健康増進事業　在宅療養患者の摂取状況・栄養状態の把握に関する調査研究報告．p. 14，2013.
32) 雨海照祥監修：栄養—負のスパイラルと正のスパイラル．高齢者と栄養．高齢者の栄養スクリーニングツール MNA ガイドブック．第 1 版，p. 9，医歯薬出版，2011.
33) 伊藤　孝編：現代生活と保健衛生．篠原出版新社，2002.
34) American College of Sports Medicine, American Dietetic Association and Dietitians of Canada, Joint Position Stand：Nutrition and Athletic Performanc, Med. Sci. Sports Exerc., 41(3)709～731, 2009.
35) 彼末一之，能勢　博：やさしい生理学．改訂第 6 版，南江堂，2011.

36) 日本体育協会スポーツ医・科学専門委員会監修，小林修平編：アスリートのための栄養・食事ガイド．第一出版，2001.
37) 厚生労働省：健康づくりのための身体活動基準 2013，2013.
38) 中屋　豊，宮本賢一編著：基礎栄養学．医歯薬出版，2005.
39) 金子佳代子，万木良平：環境・スポーツ栄養学．建帛社，2003.
40) 中山昭雄：温熱生理学．p. 512，理工学社，1983.
41) 川原　貴・他：スポーツ活動中の熱中症予防ガイドブック．日本体育協会，2013.
42) McArdle WD, et al.：Sports And Exercise Nutrition, Lippincott Williams & Wilkins, 2005.
43) 万木良平，井上太郎：異常環境の生理と衛生．光生館，1980.
44) 森本武利監修，中井誠一，寄本　明，芳田哲也編著：高温環境とスポーツ・運動—熱中症の発生と予防対策—．篠原出版新社，2007.
45) 川西秀徳監修：栄養ケア・マネジメントマニュアル．医歯薬出版，2003.
46) 中原澄男・他：介護・福祉施設の栄養管理業務実践マニュアル．日本医療企画，2001.
47) 日本人の新身体計測基準 JARD 2001．栄養—評価と治療，19（suppl.），メディカルレビュー社，2002.
48) 厚生労働省：日本人の食事摂取基準(2015 年版)．第一出版，2014.
49) 厚生労働省：授乳・離乳支援ガイド（2019 年改定版），2019.
50) 特殊ミルク共同安全開発委員会広報部会：特殊ミルク情報 第 54 号，母子愛育会，2018.
51) 厚生労働省：先天性代謝異常等検査実施状況，平成 24 年度
52) 特殊ミルク共同安全開発委員会編：改訂 2008 食事療法ガイドブック—アミノ酸代謝異常症・有機酸代謝異常症のために—．母子愛育会，2008.
53) 菅野貴浩・他：栄養法別にみた乳児の発育，哺乳量，便性ならびに罹病傾向に関する調査成績．小児保健研，72：253〜260，2013.
54) 日本小児心身医学会：小児心身医学会ガイドライン集．南江堂，2009.
55) メタボリックシンドローム診断基準検討委員会：メタボリックシンドロームの定義と診断基準．日内会誌，94：794〜809，2005.
56) 日本肥満学会：肥満症治療ガイドライン 2006．肥満研，12：臨時増刊号，2006.
57) 日本肥満学会：肥満研，17(50)，肥満症診断基準 2011，2011.
58) 日本肥満学会：肥満症診療ガイドライン 2016．ライフサイエンス出版，2016.
59) 日本動脈硬化学会：動脈硬化性疾患予防ガイドライン 2017 年版，2017.
60) 日本高血圧学会：高血圧治療ガイドライン 2019，2019.
61) 日本糖尿病学会：糖尿病治療ガイド 2018-2019，文光堂，2018.
62) 日本妊娠高血圧学会：妊娠高血圧症候群の診療指針 2015．メディカルビュー社，2015.
63) 厚生労働省健康局：標準的な健診・保健指導プログラム【平成 30 年度版】，2018.
64) 足達淑子編：ライフスタイル療法Ⅰ—生活習慣改善のための行動療法．第 4 版，医歯薬出版，2014.
65) 足達淑子：ライフスタイル療法Ⅱ—肥満の行動療法．第 2 版，医歯薬出版，2011.
66) 足達淑子：ぐっすり眠る．不眠を克服する習慣改善法．健康行動出版，2002.
67) 足達淑子：女性の禁煙プログラム．女子栄養大学出版部，1998.
68) 齋藤　滋：厚生労働科学特別研究　HTLV-Ⅰの母子感染予防に関する研究総括，2010.
69) 厚生労働省：平成 19 年国民健康・栄養調査報告，2007.
70) 厚生労働省：平成 27 年国民健康・栄養調査報告，2015.
71) 厚生労働省：平成 28 年国民健康・栄養調査報告，2016.
72) 厚生労働省：日本人の食事摂取基準（2020 年版）．第一出版，2020.

索 引

和文索引

ろ

欧文索引

応用栄養学　第 11 版
―ライフステージからみた人間栄養学―　ISBN978-4-263-70814-9

1988 年 4 月 15 日　第 1 版第 1 刷発行(栄養学各論)
1990 年 1 月 20 日　第 2 版第 1 刷発行
1996 年 5 月 15 日　第 3 版第 1 刷発行
2000 年 3 月 30 日　第 4 版第 1 刷発行
2002 年 4 月 5 日　第 5 版第 1 刷発行(改題)
2005 年 6 月 1 日　第 6 版第 1 刷発行
2006 年 3 月 1 日　第 7 版第 1 刷発行
2008 年 3 月 25 日　第 8 版第 1 刷発行
2010 年 3 月 25 日　第 9 版第 1 刷発行
2013 年 3 月 15 日　第 9 版第 4 刷(補訂)発行
2014 年 2 月 1 日　第 9 版第 5 刷(補訂)発行
2015 年 3 月 20 日　第 10 版第 1 刷発行
2021 年 3 月 20 日　第 11 版第 1 刷発行

著者代表　森　　基子
　　　　　玉川和子
発 行 者　白石泰夫
発行所　**医歯薬出版株式会社**

〒113-8612　東京都文京区本駒込 1-7-10
TEL. (03) 5395―7626(編集)・7616(販売)
FAX. (03) 5395―7624(編集)・8563(販売)
https://www.ishiyaku.co.jp/
郵便振替番号　00190-5-13816

乱丁，落丁の際はお取り替えいたします　　印刷・あづま堂印刷／製本・愛千製本所